MONOGRAPHIEN AUS DEM GESAMTGEBIETE DER NEUROLOGIE UND PSYCHIATRIE
HERAUSGEGEBEN VON
O. BUMKE · O. FOERSTER † · E. RÜDIN · H. SPATZ
HEFT 71

DIE SCHIZOPHRENEN SYMPTOMVERBÄNDE

VON

PROFESSOR DR. **CARL SCHNEIDER**
DIREKTOR DER PSYCHIATRISCH-NEUROLOGISCHEN
UNIVERSITÄTSKLINIK IN HEIDELBERG

BERLIN
SPRINGER-VERLAG
1942

ISBN 978-3-642-51301-5 ISBN 978-3-642-51420-3 (eBook)
DOI 10.107/978-3-642-51420-3

SOFTCOVER REPRINT OF THE HARDCOVER 1ST EDITION 1942

Vorwort.

Diese Untersuchungen stellen eine Weiterführung jener Forschungen dar, welche mit einer Arbeit über den Gedankenentzug bei Schizophrenen vor 20 Jahren begonnen, in den „Beiträgen zur Lehre von der Schizophrenie“ weitergeführt wurden und in der zusammenfassenden Darstellung der „Psychologie der Schizophrenen“ einen vorläufigen Abschluß fanden. Schon in diesen Untersuchungen enthielt der Ausgang von der Analogie schizophrener Symptome zum Einschlaferlebnis biologische Ansätze, welche allerdings angesichts der Aufgabe, erst einmal rein psychopathologische Grundlagen zu schaffen, noch nicht voll zur Auswirkung gelangen konnten. Auf den Ergebnissen jener früheren Untersuchungen baut nun die gegenwärtige, durch die biologischen Erfahrungen aus der Arbeitstherapie erweitert, aufs neue auf und zieht zum erstenmal unter gewissen Ergänzungen der früheren Ergebnisse bewußt die biologischen Folgerungen. Sie gelangt damit zu einer Wendung im psychiatrisch nosologischen Denken überhaupt und dies rechtfertigt die Herausgabe der Untersuchungen in Buchform. Im übrigen aber bildet auch diese Untersuchung noch nicht den Abschluß der gesamten geplanten Schizophrenieuntersuchungen, im Gegenteil sie eröffnet nunmehr erst das Tor zu einer streng folgerichtigen biologischen Gesamtuntersuchung. Leider hat der Kriegsbeginn die geplante Weiterführung auf dem Gebiete der Stoffwechselphysiologie vorerst unmöglich gemacht. Hoffentlich wird es dem Verfasser einmal möglich sein, einen einzelnen Symptomverband in allen seinen biologischen Merkmalen und allen seinen Teilvorgängen und auch in seiner Erbbiologie methodisch und systematisch darzustellen, damit der jetzige Überblick über eine neue Art des psychiatrischen Denkens durch die völlig exakte Einzelforschung auf einem allerdings dann begrenzten Gebiet ergänzt werde

Heidelberg, im Mai 1941. CARL SCHNEIDER.

Inhaltsverzeichnis.

Berichtigungen.

Auf Seite 152, Zeile 11 von oben lies: „das epinoetische Wollen“ statt: „das epibulische Wollen“.

Auf Seite 160, Zeile 21 von unten lies: „erschlossenen“ statt: „beschlossenen“.

Einführung.

Man braucht heute nicht mehr auseinanderzusetzen, welchen großen Fortschritt die Aufstellung der Schizophrenie als Krankheitseinheit durch KRAEPELIN bedeutet hat. Zwar waren die hierhergehörigen Zustandsbilder unter wechselnden Namen fast seit den ältesten Zeiten der wissenschaftlichen Medizin, wohl bereits seit DIOKLES VON KARYSTOS, eingehender bekannt. Aber erst als KRAEPELIN durch seine Aufstellung die innere Zusammengehörigkeit der wechselnden Bilder erstmalig aus der Gleichartigkeit des Verlaufes und der Syndrome begründet hatte, wurde mindestens für den Kern der ganzen Gruppe von Zustandsbildern eine systematische Erforschung ermöglicht, die sich auf Ursache und Verlaufarten, auf Somatopathologie und Psychopathologie in gleicher Weise erstrecken konnte.

Trotzdem ist es nunmehr nötig geworden, über KRAEPELIN hinauszugehen, gerade wenn man — etwa in gewissem Gegensatz zu KLEISTS stetig wiederholten Versuchen, die Schizophrenie auch in ihrem Kerngebiet in selbständige Syndrome aufzulösen — von der sachlichen Berechtigung der KRAEPELINschen Aufstellung voll überzeugt ist. Denn auf die Dauer ist es ein unhaltbarer Zustand, wenn bei der praktisch häufigsten, soziologisch nächst dem Schwachsinn wichtigsten Psychose die Frage nicht zur Ruhe kommt, ob man es überhaupt mit einem biologisch einheitlichen Geschehen zu tun habe, und wenn der Eugeniker noch immer gezwungen ist, sich bei seinen Erbuntersuchungen zur Entstehung der Schizophrenie auf die bloße Fiktion einer Krankheitseinheit Schizophrenie zu stützen, so daß sich die Forschung oft geradezu im Kreise dreht: Erbbiologie und Klinik hoffen sich gegenseitig bei der Umgrenzungsfrage zu helfen, indem einer auf des andern fragwürdige Versuche zurückgreift.

Gerade die Tatsache, daß weder die Aufteilung noch die Umgrenzung der Schizophrenie befriedigend gelungen ist, fordert zu einer grundsätzlichen Überprüfung der Standpunkte heraus. Nachgerade ist ja die Annahme am wahrscheinlichsten, daß die ganze Aporie nur durch Fehler verursacht wird, welche sich in den Ausgangsgrundlagen der Problemstellung eingeschlichen haben.

Man kommt also um eine Überprüfung der Grundlagen der sog. „klinischen Psychiatrie", wie sie KRAEPELIN, auf KAHLBAUM fußend, geschaffen hatte, nicht herum. Diese Überprüfung hatte BONHOEFFER durch die Lehre von den Reaktionstypen, hatten SEELERT u. a. durch die Strukturanalyse und KRETSCHMER durch seine Konstitutionstypen und durch den Begriff der psychischen Radikale[1] jeweils von anderen Gesichtspunkten aus eingeleitet. Es ist ihnen nicht gelungen durchzustoßen. Denn die KRAEPELINsche klinische Systematik und Nosologie hat alle diese Versuche schließlich in sich aufgesogen, ohne doch dadurch an

[1] Zuletzt von ihm als „einheitliche Grundeigentümlichkeiten" bezeichnet (Körperbau und Charakter, 13./14. Aufl.)

innerer Festigkeit zu gewinnen und ohne die z. T. gegensätzlichen Strömungen wirklich zu überwinden.

Noch einen einzelnen jener verschiedenen Standpunkte jemals so auszubauen, daß er allein das Feld behaupten kann, wird wohl kaum voll gelingen. Die Möglichkeiten der Fragestellungen scheinen in dieser Hinsicht voll ausgeschöpft zu sein. Man muß wohl vielmehr nach einem Standpunkt suchen, der die scheinbaren Gegensätze ausgleicht, indem er sie überhöht und als berechtigte Teilglieder einer umfassenderen Psychiatrie erkennen läßt.

Die allgemeine Grundrichtung einer solchen neuen Psychiatrie kann unschwer aus den Strebungen unserer Gegenwart abgelesen werden. Wenn heute die Erbbiologie bereits unter dem Gesichtswinkel der Manifestation und Penetranz verschiedener Anlagen das Wechselspiel von Anlage und Umweltseinfluß untersucht, wenn die Konstitutionslehre die Leistungen des Organismus als ganzem unter den verschiedensten Umständen prüft und wenn die Therapie die ganze Lebenssituation einschließlich der Arbeit als Heilmittel neben die Arzneien und die Hormone stellt, so ist in all diesen Strömungen ein biologischer Standpunkt erkennbar, der die Lebensvorgänge im Organismus des Kranken unmittelbarer und umfassender begreifen will als bisher. Man kann infolgedessen mit den Grundlagen der KRAEPELINschen Klinik nicht mehr auskommen.

Diesen grundsätzlichen Wechsel zum Bewußtsein aller Fachgenossen zu bringen, ist eine der wichtigsten Aufgaben der Gegenwart. Denn gerade wer das letzte Ziel KRAEPELINS verwirklichen will, eine natürliche Systematik und Biologie der Psychosen zu finden, sieht sich auf den Weg der umfassenden biologischen Betrachtung verwiesen und muß die Anatomie, die Pathophysiologie, die Psychopathologie, die Erbbiologie und die Ätiologie unbeschadet ihrer Unentbehrlichkeit im einzelnen in ein neues Verhältnis zur Gesamtaufgabe der Psychiatrie bringen, mag dieses auch für den ein ungewohntes Unterfangen sein, der in ihnen selbständige und theoretisch voneinander unabhängige Bestandteile der Psychiatrie zu sehen gewohnt ist.

Freilich würde eine solche „*biologische Psychiatrie*" nur den Wert eines Schlagwortes besitzen, würde sie sich nicht aus empirischer Krankenbeobachtung heraus zu Erkenntnissen erheben, die schon durch die Art ihres Inhaltes und ihrer Bildung das gegenseitige Verhältnis der einzelnen psychiatrischen Teilgebiete in neuer Weise regeln. Gelingt es ihr, diese Regelung zu schaffen, so würde ohne viel Aufhebens jener heute kaum noch tragbare Übelstand der Psychiatrie behoben sein, der es eigentlich verhindert, daß man die Psychiatrie eine strenge Naturwissenschaft nennen kann. Denn das Hauptmerkmal einer solchen ist es, daß sich die einzelnen Gebiete der Forschung immer gegenseitig *in ihren Einzelbehauptungen überprüfen und verifizieren*, ein Verhältnis, wie es etwa zwischen Licht-, Elektrizitäts- und Wärmelehre der Physik oder zwischen Atomtheorie und Valenzlehre der Chemie waltet. In der Psychiatrie jedoch würde heute — um nur zwei Disziplinen heranzuziehen — der Erbbiologe schwerlich in der Lage sein, eine These der Psychopathologie zu verifizieren und umgekehrt. Manchem Forscher mag es noch als Unding erscheinen, wenn man fordert, daß aus einer erbbiologischen Sonderthese spezielle psychopathologische Folgerungen abgeleitet und verifiziert werden sollen, ja daß ein ähnliches Überprüfungsverhältnis zwischen allen Teilfächern der Psychiatrie erstrebt werden könne.

Diese Untersuchung liefert aber den Nachweis, daß der neue Ansatz im Bereich der Verwirklichung liegt, wenn man nur Ernst damit macht, das Lebensgeschehen im Organismus als seinem Wesen nach einheitlich zu fassen.

Denn dieser leidige Zustand der inneren Uneinheitlichkeit unter den psychiatrischen Hilfs- und Einzelwissenschaften liegt nicht im Gegenstand der Psychiatrie begründet, sondern letztlich in den weltanschaulichen Grundlagen der KRAEPELINschen Klinik und in deren geschichtlichen und methodologischen Ausgangspunkten. Wenn man sich daher bemüht, dem psychiatrischen Denken jene strenge Einheitlichkeit zu geben, auf Grund deren erst der einheitliche Tatbestand der Lebensvorgänge in den Psychosen in einem richtigen gegenseitigen Verhältnis der Einzeldisziplinen biologisch umfassend zur Darstellung gebracht werden kann, dann muß man noch einmal zu diesen Ausgangspunkten zurückgehen und die hier liegenden Fehlerquellen aufdecken.

I. Die geschichtlichen Voraussetzungen der Problemstellung.

1. Die Entwicklung bis zu KRAEPELIN.

Der klinische Standpunkt hatte eigentlich schon mit LANGERMANN in der Psychiatrie Fuß gefaßt. Seine erste konkrete Verwirklichung fand er in der Lehre von der Einheitspsychose durch ZELLER-NEUMANN und GRIESINGER. Aber groß geworden ist die klinische Psychiatrie doch erst im Kampfe gegen die Einheitspsychiatrie. Den ersten Durchbruch erzwang die Aufstellung der Paralyse als nosologischer Einheit, und es ist gerade im Hinblick auf die Lehre von der Schizophrenie nicht unwesentlich, von KAHLBAUM zu hören, daß er sich bei der Aufstellung seines Aufrisses einer klinischen Psychiatrie nach dem Krankheitsbilde der Paralyse ausrichtete.

KAHLBAUM beginnt seine Abhandlung über die Katatonie mit der Feststellung, daß die körperlichen Krankheitserscheinungen trotz dem Siege der somatischen Schule meist als zufällige Komplikationen der Psychosen gewertet würden und höchstens für die Erforschung ihrer Behandlung, Ursachenlehre und Vorhersagung einige Beachtung fänden. Allein die Paralyse mache eine Ausnahme. Hier würden körperliche und psychische Krankheitszeichen maßgebend für die Auffassung vom Wesen der Krankheit. KAHLBAUM bemüht sich einleitend geradezu, die Katatonie „gewissermaßen“, d. h. in der Vereinigung psychischer und somatischer Symptome als ein Gegenstück zur Paralyse hinzustellen. So sehr bedeutet für ihn die „Paralyse“ das Schulbeispiel einer „klinischen“ Krankheitseinheit. Denn in der „klinischen Betrachtung“ werden „möglichst alle Lebenserscheinungen am einzelnen Kranken“ verwertet und „der ganze Krankheitsverlauf“ beachtet. Dadurch ordnen sich die Krankheitsbilder zu Gruppen, an welchen „durch die Zusammenfassung der häufigsten koinzidierend vorkommenden Symptome“ und „durch rein empirische Abgrenzung“ die Vorhersage außerordentlich erleichtert wird, weil man auf solche Weise den ganzen Krankheitsverlauf vorwärts und rückwärts konstruieren lernt.

Diese Methode allein liefert für KAHLBAUM, wenn sie nur umfassend genug angewendet wird, die Gesichtspunkte zur Ordnung der empirischen Beobachtungen. Nicht die Psychopathologie, nicht die pathologische Anatomie — wir könnten heute sagen, überhaupt keine Teildisziplin der Psychiatrie, ja auch nicht deren Summe — ergeben die wahren Krankheitsbilder, sondern erst die Zusammenfassung des Gesamtkrankheitsgeschehens nach Syndrom, Verlauf und Pathologie. Sicher würde daher auch KAHLBAUM die Bedenken teilen, die gewissen gegenwärtigen Versuchen entgegenstehen, eine bestimmte Form der chemischen Pathophysiologie zur alleinigen Grundlage der Pathologie der Schizophrenie zu machen. Sonst würde er gewiß nicht ausdrücklich die Forderung aufgestellt haben: „Der *ganze* geisteskranke Mensch, *alle* psychischen und neurotischen Vorgänge müssen beachtet und einzeln studiert werden."

Allerdings scheitert die von KRAEPELIN im Anschluß an KAHLBAUM ausgebildete „klinische Psychiatrie" gerade an der Verwirklichung dieses Grundsatzes. Ihr fehlt die Möglichkeit, die Dynamik der Lebenserscheinungen unmittelbar in ihre Nosologie einzubauen. Dies konnte sie nicht; denn sie räumte der Behandlung und den aus ihr folgenden biologischen Erkenntnissen keine Stellung in der Nosologie ein. Aber auch wenn man sich auf die Wertung der ursprünglichen Ziele KAHLBAUMS beschränkt, bedeutet der KRAEPELINsche Ansatz gegenüber KAHLBAUMS umfassender Betrachtung zunächst einen Rückschritt. KAHLBAUM entwirft den Plan einer umfassenden Empirie auf Grund einer innerlich lebendigen, aber begrifflich noch ungeformten Einsicht in das Wesen und die Einheit aller Lebensvorgänge. KRAEPELIN dagegen tritt an die Empirie mit einer im Sinne des dualistischen psychophysischen Parallelismus dogmatisch vorgefaßten Meinung über das Leben und seine Vorgänge heran. Er bringt eine metaphysisch ausgerichtete Doktrin mit und verengert daher die Empirie. KAHLBAUM dagegen wollte offenbar, weil er an keine philosophische Doktrin verhaftet ist, der Empirie alle Möglichkeiten lassen, um erst aus empirischen Daten seine gesuchten und geahnten Einsichten über die Einheit der Lebensvorgänge zu definieren.

Gewiß verwirklichte KRAEPELIN die „klinischen" Intentionen KAHLBAUMS. Aber seine Klinik wurde zur Statik von Syndromen auch in Persönlichkeiten statt der von KAHLBAUM gesuchten Dynamik des biologischen Geschehens im kranken Organismus.

Anfänglich mußte KRAEPELIN noch mit gewissen theoretischen Skrupeln kämpfen. Man versteht aber auch, warum sich KRAEPELIN zuerst so weit vom Standpunkt KAHLBAUMS entfernt fühlen konnte, daß er dessen klinischer Konzeption im Anfang geradezu Unrecht tut, mit ihr nichts anzufangen weiß und ihr die Aufnahme in sein Lehrbuch zunächst verwehrt.

Wie sehr KRAEPELIN im Gegensatz zu KAHLBAUM nicht von einer lebendigen Einsicht in das Wesen des Lebensvorganges geleitet wird, die zwar erst aus der Empirie fest formuliert werden kann, aber diese doch bereits als Ahnung leitet, sondern wie sehr er die Empirie aus seiner weltanschaulichen dogmatischen Auffassung vom psychophysischen Dualismus der Lebensvorgänge formt, wird schon aus der 1. Auflage seines Lehrbuchs klar. Nur von der spekulativen, philosophischen Formulierung des Dualismus setzt er sich ab, nicht dagegen von der Annahme eines psychophysischen Parallelismus. Er bemerkt nicht, daß dieser doch nur ein gemäßigter Dualismus ist.

Es ist lehrreich, für die weitere Untersuchung die KRAEPELINsche Entwicklung bis zu ihren bleibenden Standpunkten in der 5. Auflage zu verfolgen.

Sie beginnt mit allgemeiner Problematik. Ganz im Sinne dieser (allerdings auch vom materialisch-monistischen Standpunkt abgesetzten), aber doch dogmatisch dualistischen und parallelistischen Lehre heißt es in der 1. Auflage des KRAEPELINschen Lehrbuchs, die Fortentwicklung der Psychologie von der spekulativ-dualistischen Richtung zur physiologischen Auffassung der psychischen Funktionen und Funktionsstörungen habe zwar auch der Psychiatrie einen Aufschwung gegeben, indem sie aus der Psychiatrie eine Pathologie der Hirnrinde gemacht habe. Aber wissenschaftlich wertvoll werde eine solche Richtung doch nur sein, wenn die Hirnrinde die psychischen Phänomene ebenso absondere wie die Niere den Urin. Da jedoch der wahre Zusammenhang von Hirngeschehen und psychischer Funktion noch unbekannt sei, beruhe die klinische Psychiatrie zunächst vorwiegend auf exakter Analyse der seelischen Krankheitserscheinungen, die man durch experimentelle Psychologie vorwärts zu treiben habe. Das klinisch-nosologische Ideal setze einen Schluß von der Psychologie auf die Pathologie voraus, den man mangels Einsicht in die „Mechanik" der Psychosen noch nicht zu ziehen vermöge. Die Klassifikation allein nach den klinischen Erscheinungen stoße noch auf die zunächst unüberwindliche Schwierigkeit, daß man die wesentlichen Symptome noch nicht von den unwesentlichen zu scheiden imstande sei und daher auch die gemeinsamen Grundzüge noch nicht kenne, in denen sich die Eigenart einer Psychose verrate.

In der 2. Auflage lautet die Behauptung schon viel zuversichtlicher und vom eigentlichen Ansatz der KAHLBAUMschen Empirie weg bereits auf den dogmatischen Standpunkt hin fortentwickelt, daß bei genauer Kenntnis die Einteilung der Psychosen die gleiche sein würde, gleichviel ob sie unter ätiologischen, psychopathologischen oder pathologisch-anatomischen Gesichtspunkten unternommen würde. Ja, KRAEPELIN glaubt, hiermit eine Grundforderung der Psychiatrie als Wissenschaft festgestellt zu haben, ohne auch nur zu ahnen, daß er damit der unbefangenen Beobachtung die Fesseln einer philosophischen Grundanschauung anlegte, welche die Psychiatrie bis heute noch nicht abgelegt hat. Denn seine Behauptung setzt ja voraus, daß man das an sich noch unbekannte, aber als einheitlich aufzufassende, weil als einheitlich erlebte Geschehen der Lebensvorgänge in eine additive Summe von anatomischen, physiologischen, psychologischen und ätiologischen Tatbeständen zerlegen könne, zwischen denen nur noch gegenseitige „Entsprechungen" bestehen, deren tiefere Naturgesetze man aber im Grunde niemals zu ermitteln hoffen kann. Stillschweigend wird vorausgesetzt, daß man das dank des psychophysischen Parallelismus auch nicht braucht.

Das war eine bedenkliche Gedankenführung. Sie setzt an die Stelle einer die Dynamik des Lebensgeschehens abzeichnenden Methode, wie sie KAHLBAUM vorschwebte, die Behauptung einer Statik der ontologisch-parallelistischen Entsprechungen verschiedener Forschungsgesichtspunkte.

In der 3. Auflage wird aber dieser Standpunkt noch einmal verengert durch das klassifikatorische und diagnostische Interesse. Zwar seien durch die Eigenart der Gehirntätigkeit zahllose Übergänge zwischen den einzelnen zunächst mehr „konstruierten" Krankheitsbildern bedingt. Aber „die aus den gleichen Ursachen hervorgegangenen Krankheitsbilder würden stets auch dieselben Erscheinungen und denselben Sektionsbefund" darbieten müssen. Aus dieser Grundanschauung ergebe sich, daß die klinische Gruppierung der psychischen Störungen auf alle drei Kriterien der Klassifikation (Ätiologie, Symptomatologie, Pathologie) gestützt werden müsse und könne, da ja (so muß man den Gedankengang ergänzen) infolge der gegenseitigen Entsprechungen der einzelnen Forschungsgebiete jedes derselben für die etwaigen Lücken der anderen eintreten könne. Hinzugenommen werden müssen noch die Erfahrungen aus dem Verlauf, der Prognose und der Therapie. Hierbei bleibt freilich offen, wie diese Erfahrungen gewonnen werden sollen. Offenbar sollen sie aus den im Verlauf der Krankheiten eintretenden Wandlungen jener Entsprechungen zwischen Ätiologie, Symptomatologie und Pathologie bestehen, von denen bereits die Rede war. Decken sich nun die aus diesen verschiedenartigen Tatbeständen gewonnenen Krankheitsformen, d. h. hat man es mit gesetzmäßig wiederkehrenden Krankheitsformen zu tun, so hat man „die Sicherheit, daß diese letzteren wirklich eigenartige Krankheitszustände repräsentieren". Daß es Krankheiten gibt, welche diesem Ideal entsprechen, stellt die 4. Auflage ausdrücklich fest, wobei sich auch die symptomatologisch ausgerichtete klinische Analyse immer mehr von den äußerlich hervortretenden Zustandsbildern zur Beobachtung der feineren gleichartigen Krankheitszeichen gewendet hat.

Unzweifelhaft waren damit bestimmte Gedankengänge des KAHLBAUMschen Planes verwirklicht. So konnte denn die 5. Auflage sich nunmehr — trotz der anfänglichen Ablehnung — geradezu auf KAHLBAUM stützen. Allerdings blieben die tiefen Unterschiede in der Denkweise außer Beachtung. Überall war der Übergang von der symptomatologischen zur klinischen Betrachtungsweise vollzogen. Aber nur scheinbar ganz im Sinne KAHLBAUMS erfolgte die Gruppierung der Krankheitsbilder auf Grund einer differenzierten Psychopathologie wesentlich nach Entstehungsbedingungen, Verlauf und Ausgang der Krankheiten, d. h. auf Grund des durch den Längsschnitt der Beobachtung festgestellten Symptom- und Syndromgesetze.

2. Die Entwicklung nach KRAEPELIN.

Über diesen Standpunkt ist KRAEPELIN dann grundsätzlich und methodisch nicht mehr hinausgeschritten. Er hat ihn in die Breite entwickelt und dabei eine solche Fülle wichtigster klinischer Feststellungen gemacht, die sofort unentbehrliches Tatsachengut der Psychiatrie wurden, daß sein Festhalten am einmal gewonnenen Boden durchaus verständlich erscheint. Denn für ihn war ja durch die dogmatischen ontologischen Grundlagen seines Denkens ein Weiterschreiten gar nicht gefordert. Seine Krankheitsbilder konnten nur noch durch die Häufung weiterer „Entsprechungen" zwischen Klinik, Anatomie, Pathophysiologie, schließlich auch Erbbiologie usw. ergänzt, nicht aber noch tiefer begründet oder durch derartige Begründungsversuche gar geändert werden. War doch die Verankerung letztlich eine erkenntnistheoretisch-philosophische gewesen.

Die unbemerkte Entfernung vom ursprünglichen Ansatz KAHLBAUMS rächte sich bald durch gewisse Schwierigkeiten. Diese wuchsen aus der zunehmenden Erfahrung immer kräftiger hervor. Denn es war bald bemerkbar, daß die eingemengten theoretischen Standpunkte schon die Beschreibungen der Krankheitsbilder beeinflußten. Diese sind gar nicht so vorurteilslos objektiv, wie mancher Psychiater heute meint, sondern sie geben nur die Folgerungen aus einer allgemeinen Theorie.

Klinisch-nosologisch wollte und konnte z. B. die Abgrenzung bestimmter, scharf umgrenzter Krankheitseinheiten gerade im Gebiete der endogenen Psychosen, also im Bereich der ureigensten Schöpfung KRAEPELINS nicht gelingen. Die Abgrenzung der Schizophrenie vom manisch-depressiven Irresein ist noch immer ebenso schwierig geblieben wie die der Schizophrenie von gewissen exogenen Psychosen und wie die Bestimmung des Unterschiedes vieler schleichender oder larvierter Prozeßpsychosen von psychopathischen Zuständen der zugehörigen Erbkreise. In der Lehre von den schizophren-manisch-depressiven Mischpsychosen trat geradezu der völlige Zusammenbruch der ursprünglichen Annahmen zutage.

Im Bereich der exogenen Psychosen ließ sich die Behauptung nicht ohne weiteres aufrechterhalten, daß eine deutliche ätiologische Beziehung zwischen bestimmten Syndromen und Schädlichkeiten bestünde. Vielmehr schien dem überwiegenden Teil der Fachgenossen die gegensätzliche Lehre, daß der Organismus auf die verschiedenartigsten Einwirkungen mit den gleichen Reaktionen antworte, im Hinblick auf die Syndrome des Delirs, der Amentia, der Benommenheit, der KORSAKOFFschen Syndroms seit BONHÖFFERS Untersuchungen als gesicherter Bestandteil der neueren Psychiatrie.

Die pathologische Anatomie mußte gerade gegenüber den endogenen Psychosen weitgehend resignieren. So wie die Lehre von den Mischpsychosen der einen Grundbehauptung KRAEPELINS die empirische Stütze entzogen hatte, so fiel dadurch die Behauptung von der strengen gegenseitigen Entsprechung der verschiedenen Gebiete des körperlichen, seelischen und funktionalen Geschehens in sich zusammen. Wer wollte, konnte natürlich auch hier noch somatische Prozesse annehmen. Aber er bewegte sich dann im Bereich des philosophischen psychophysischen Parallelismus und nicht mehr in der tatsächlichen Erfahrung. Durch diese Feststellungen aber entstand das Bedürfnis tiefer als bisher einzudringen in die gegenseitigen Beziehungen der einzelnen Krankheitserscheinungen. Zunächst hatte das diagnostische und das klassifikatorische Bedürfnis die Suche nach den wesentlichen Krankheitssymptomen geleitet. Nun verlangte man mehr, nämlich die Einsicht in den inneren Zusammenhang aller Krankheitserscheinungen. Man erkannte, daß die Hoffnung, pathognomische Symptome zu finden, gering ist. Man beobachtete starke Abhängigkeiten der Syndrome von der Art der präpsychotischen Persönlichkeit, dem Lebensalter, der Einwirkung von Umweltseinflüssen. Man lernte die Beeinflussung der inhaltlichen Gestaltung einer Krankheit durch äußere Umstände von dem Einfluß unterscheiden, den diese auf die Funktionsstörungen selbst ausüben. Man erkannte, daß einzelne Symptome nur die Reaktion des Organismus auf die eingebrochene Krankheit selbst sind. Zwar hatte die ältere Klinik KRAEPELINS gewisse Ansätze zur Erforschung auch dieser Tatsachen von Anfang an gezeigt. Aber nun erst wurden sie bewußt fortgeführt und zeitigten als Ergebnis eine weitere Unterhöhlung des Bodens, auf dem die bisherige Klinik aufgebaut war. Denn vielfach schienen sich die präpsychotische Konstitution und die Krankheit selbst gar nicht mehr schlüssig trennen zu lassen. Das bewiesen die Untersuchungen KRETSCHMERS und HOFFMANNS über die Entwicklung symptomarmer schizophrener Psychosen aus schizoiden Psychopathien. Wie sollte angesichts solcher Befunde die ursprüngliche These KRAEPELINS überhaupt noch Geltung besitzen?

Nach allen Richtungen also bröckelte das an sich festgefügte Lehrgebäude ab:

1. An die Stelle der Krankheitseinheiten traten klinische und erbbiologische Konstitutions- und Syndromkreise, die sich auch mischen können.

2. An die Stelle der Morphologie trat vielfach die funktionelle Differenzierung als Merkmal ein; indem man organische und funktionelle Psychosen schied, wurde ein Gebiet abgegrenzt, das sich den Gesichtspunkten KRAEPELINS eigentlich völlig entzog.

3. An die Stelle der Lehren von den eindeutigen Beziehungen zwischen Noxe und Syndrom trat die Reaktionstypenlehre.

4. An die Stelle der statischen Symptombetrachtung trat die Strukturanalyse.

3. Die Kritik der neuen Auffassungen in der KRAEPELINschen Schule (J. LANGE).

Um so sonderbarer ist es, daß es keiner dieser Richtungen gelang, die unbedingte Führung an sich zu reißen. Diese blieb bei der KRAEPELINschen Klinik. Ihr aber wieder gelang es nicht, die verschiedenen Strömungen widerspruchsfrei in sich einzuschmelzen. Daraus ergibt sich eine ungeklärte Lage in der Psychiatrie, welche der Zielsicherheit der Forschung recht abträglich ist. Denn die verschiedenen Gesichtspunkte laufen mehr oder weniger ungeordnet nebeneinander her, von jedem aus lassen sich bestimmte weiterausgreifende Grundsätze entwickeln, aber darüber, wie nun aus diesem Neben- und Gegeneinander eine in sich geschlossene, sauber fortschreitende biologische Wissenschaft werde, herrscht doch die größte Unklarheit. Sie findet auch darin ihren Ausdruck, daß die in den letzten Jahrzehnten neu aufgeworfenen Probleme einer Lösung nicht zugeführt werden konnten. Jede der vier Richtungen, welche neben der KRAEPELINschen Klinik aufstrebten, ist auf halbem Wege stecken geblieben. Man kann ohne viel Übertreibung von einem Chaos der Forschungsrichtungen, Forschungswege und Forschungsergebnisse in der Psychiatrie sprechen. Die Erbbiologie vermag mit der Psychopathologie, die Psychopathologie mit den Ergebnissen der Anatomie, die Anatomie im einzelnen nichts mit der Pathophysiologie anzufangen, die Konstitutionslehre läuft neben allen anderen Disziplinen her; ihnen allen fehlt die Leitung durch eine allgemeine Forschungshypothese, welche das Abbild der inneren Einsicht in die Art der Lebensvorgänge darstellt und dadurch das gegenseitige Verhältnis der Einzelzweige regelt und die gegenseitige Verifizierung der einzelnen Folgerungen aus den Nachbargebieten heraus ermöglicht. Jede Disziplin findet das Ergebnis der anderen nicht sicher und möchte es doch bestätigen, ergänzen, fortführen. Ihrer aller Ansatz aber ist zu heterogen, als daß sie einander zu vertiefter Methodik verhülfen.

Die Berechtigung zu diesen Sätzen wird gerade durch den Versuch von J. LANGE[1] erwiesen in seiner Bearbeitung der 9. Auflage des 1. Bandes von KRAEPELINS Lehrbuch, die verschiedenen Richtungen mit den alten klinischen Gesichtspunkten zu vereinigen.

Grundsätzlich hält LANGE an der Idee der Krankheitseinheit fest. Die Konstitutionsbiologie, die daraus entwickelte Lehre von den Mischpsychosen, die Strukturanalyse und die Lokalisationslehre bedeuten ihm nur Abwandlungen des

[1] KRAEPELIN, E.: Lehrbuch der Psychiatrie. 9. Aufl. 1. Bd. Leipzig: J. A. Barth.

ursprünglichen klinischen Standpunktes. Von diesem aus habe man nur die Achsensyndrome der Psychosen zu einseitig ins Auge gefaßt. Zwar hätten jene „nichtklinischen“ Bestrebungen der Psychiatrie ein lebhaftes Bewußtsein ihrer „Klinikfremdheit“. Aber die Konstitutionsforschung bedeute letzten Endes nichts anderes als „eine erweiterte klinische Forschung unter Betonung besonders der ursächlichen Verhältnisse, insofern als sie ihre Fragestellungen vom einzelnen auf seine Gesamtfamilie ausdehnt und in ihrer vollkommensten Ausbildung geeignet sein wird, Herkunft und Gliederung aller für die entstehende Erkrankung wesentlichen Persönlichkeitsmerkmale aufzuzeigen“. Das Mißverständnis LANGES, als sei die Konstitutionsbiologie nur eine Art erweiterter Ursachenforschung ist kennzeichnend für die Auffassungen KRAEPELINS und seiner Schule. Gewiß auch die Ursachenforschung wird einmal durch die Konstitutionslehre weitgehend befruchtet werden. Aber die volle Auswirkung dieses Einflusses wird doch nur eintreten können, wenn das Wesen der Konstitutionsforschung in der Klarstellung der Dynamik einzelner Funktionen und Funktionsverbände erblickt wird. Auf die Erforschung der inneren Dynamik aber kommt es, soviel man überblicken kann, doch auch KRETSCHMER an. Zwar bekundet er noch vielfach eine anthropometrische und psychologische Merkmalsauffassung, welche die Eigenschaften seiner Typen mehr als fixe Naturtatsachen statt als labile Indikatoren des dynamischen Funktionsgeschehens und des Zusammen- oder Gegenspiels der Funktionsverbände im Organismus definiert[1], aber die prognostischen Schlüsse, die er und seine Schule entwickeln, sind doch nur unter der Annahme verständlich, daß es ihm auf die innere Dynamik ankommt. Denn die Konstitution kann den Maßstab für die Krankheitsentwicklung nur abgeben, wenn sie als dynamischer Faktor in das Zusammenspiel der Ursachen eingreift. Faßt man aber die Aufgabe der Konstitutionslehre so, dann ist es klar, daß es gerade ihr zufällt, jene autonomen endogenen Lebensvorgänge zu begreifen, deren innere Dynamik von exogenen Einflüssen her nicht definiert werden kann. KRETSCHMERS Ansatz enthält also wesentlich mehr als LANGE zugeben möchte und zielt letzten Endes auf eine Überwindung der — statischen — Symptom- und Syndromauffassung KRAEPELINS hin. Die auf das Dynamische ausgerichtete Konstitutionsforschung löst also die ursprüngliche Idee der Krankheitseinheit auf, eine Folgerung, welche dann von vielen, besonders auch von GAUPP und MAUZ, gezogen wurde. Die Berechtigung hierzu ergibt sich besonders aus dem Vorkommen der Mischpsychosen zwischen Schizophrenie und manisch-depressivem Irresein. Hier hat die Konstitutionsbiologie eine klare und konkrete Vorstellung davon entwickeln können, wie derartige Psychosen zustande kommen, indem sie die betreffenden Personen als Träger von Anlagen zweier Konstitutionskreise aufzufassen und vielfach auch aus ihrem Eigenschaftsgemenge oder ihrer Abkunft nachzuweisen lehrte. Auf die selbständige Durchdringung der einzelnen dynamisch verschieden gelagerten Geschehniskreise kommt es dabei an. Ihr besonderes Gesetz gewinnen diese Psychosen doch nur deswegen, weil hier zwei verschiedenartige Störungen bestimmter Funktionsverbände miteinander ringen.

---

[1] *Anm. bei der Korrektur:* Die erste folgerichtige, aber in sich noch nicht völlig widerspruchsfreie Durchführung einer dynamisch-entwicklungsbiologischen Betrachtung wird von CONRAD in seinem während des Druckes dieser Untersuchung erschienenen Werke „Der Konstitutionstypus als genetisches Problem“ gegeben. (Berlin: Springer 1941.)

Dieser fruchtbaren Vorstellung gegenüber vermag LANGE nur die Meinung entgegenzustellen, daß bei den Mischpsychosen die Persönlichkeitsartung eine Modifikation des Krankheitsbildes bedinge. Daß dies nicht richtig sein kann, lehrt die unmittelbare Vergleichung solcher Mischpsychosen mit all jenen Zustandsbildern, in welchen sicher auf Grund der Persönlichkeitsartung nur eine Modifikation der Schizophrenie oder der Manie oder der Depression erzeugt wird. Man braucht nur die durch cyclothyme Artung bedingten paraphrenen Verläufe der Schizophrenie oder die autistisch gefärbten Depressionen Schizothymer mit echten Mischpsychosen zu vergleichen, um unmittelbar einzusehen, daß die LANGEsche Deutung an der wesentlichen biologischen Dynamik des Krankheitsgeschehens vorbeigeht. Die gegenseitige Durchdringung zweier Störungen (= Mischpsychose) ist als Geschehen und in den dadurch ausgelösten Reaktionen des psychophysischen Organismus etwas völlig anderes als die Abänderung einer Störung durch bestimmte Reaktionsbedingungen im Organismus (= individuelle Krankheitsmodifikation).

Die Tatsache der Mischpsychosen rechtfertigt also die dynamische Auffassung und Zielsetzung der Konstitutionslehre. Sie sprengt damit aber auch die alte KRAEPELINsche Klinik. Basierte diese auf der Vorstellung isolierter Krankheitsvorgänge, so könnte sie im Rahmen der Konstitutionspathologie kaum Platz finden. Es ist aber fraglich, ob mit der Idee der Krankheitseinheit diese Vorstellung isolierbarer Krankheitsentitäten wirklich begrifflich verbunden sein muß. Richtet man sein Augenmerk auf die Dynamik der Geschehnisabläufe, so führen die Wiederholungen ganz bestimmter Vorkommnisse doch zu der Vorstellung gleichförmiger Gesetzmäßigkeiten in der biologischen Dynamik. Daraus aber läßt sich der Begriff der biologischen Krankheitseinheit entwickeln: Von einer biologischen Krankheitseinheit kann man dann sprechen, wenn die biologischen Zustandsänderungen im Organismus jeweils die gleichen Funktionen oder Funktionsverbände dergestalt verändern, daß aus gleicher Dynamik die gleichen Reaktionen und die gleichen Reaktionsserien des Gesamtorganismus unbeschadet einer gewissen individuellen Schwankungsbreite hervorgehen. Im Grunde hat auch KRAEPELIN auf etwas Ähnliches abgezielt, wenn er auf den Verlauf als ein wesentliches Merkmal der Krankheitseinheit abhebt. Aber seine Art der Merkmalsfindung, jenes eigenartige Gewebe von einander fest entsprechenden ätiologischen, morphologischen und symptomatologischen Einzeldaten, ergab eine Statik der Beobachtung, welche der Verlaufsbetrachtung innerlichst zuwider lief. Dies war wohl auch der Grund, weshalb man in der Psychiatrie vielfach trotz KRAEPELIN mit der Verwendung des Verlaufs als nosologischen Merkmals nichts Rechtes anzufangen wußte. So wertvoll der Verlauf für die Diagnose war, für die Analyse der Krankheitsvorgänge und ihre zeitliche Entwicklung blieb er wissenschaftlich fast durchweg ohne Fruchtbarkeit[1]. Denn erst dort, wo die Forschung abgestellt ist auf die biologische Dynamik der Reaktionen und Zustandsänderungen im Organismus kann der Verlauf der Krankheit mit Nutzen

[1] *Anm. bei der Korrektur:* Das zeigt sich in der Therapie. Diese ist in ihrer Durchführung darauf angewiesen, sich dem wechselnden Geschehen, das im Verlauf einer Krankheit eintritt, immer neu anzupassen. Um das zu können, brauchte man Aufschlüsse über die biologische Dynamik der den Verlauf gestaltenden Faktoren. Und wie wenig weiß man davon!

analysiert werden. Daher konnte denn auch erst die Konstitutionsbiologie hierin zu tieferen Problemstellungen fortschreiten, während für die Nachkraepelinsche Klinik die Behandlung der Zustandsbilder während des Verlaufes mehr den Charakter eines Puzzle-Spieles der Einzelsymptome annahm, in welchem man nach durchwaltenden Gesetzmäßigkeiten und ihren Gründen meist gar nicht erst suchte. Leider zeigt sich auch KRETSCHMER noch in hohem Maße beeinflußt von der unbiologischen Statik der Symptom- und Merkmalsauffassung der verflossenen Epoche. Daher schafft auch er noch einen Gegensatz zwischen generalisierendem und typologischem Krankheitsbegriff. Die folgerichtige biologische Klinik wird in Zukunft auch diesen Gegensatz durch die Art ihrer Forschung beseitigen müssen und können. Dann erst wird ihr letztes wissenschaftliches Ziel erreichbar werden, das sich freilich von dem LANGEs merklich entfernt.

Wie sehr, das zeigt sich dann, wenn man dem Versuch LANGES, die Strömungen der Psychiatrie in das Gebäude der KRAEPELINschen Klinik einzufangen, weiterhin kritisch folgt.

Nach LANGE hat man sich infolge der mangelhaften Durchdringung des Aufbaues der Psychosen einer Fülle von Einsichten, die auch für die Diagnostik zu gewinnen waren, verschlossen. Entsprechend dieser Einstellung behandelt LANGE nur die diagnostische Bedeutung der Strukturanalyse. Aber auch die Strukturanalyse geht in ihrem Wollen wesentlich über den bescheidenen Anspruch hinaus, nur die Diagnostik dadurch zu verfeinern, daß gewisse Änderungen der typischen Symptomatologie in Beziehung zu Lebensalter, äußerer Umwelt, innerer Disposition u. ä. gesetzt werden, Beziehungen, welche dann bei der Feststellung der Diagnose zugunsten der übrigen eindeutigen Symptome vernachlässigt und als für den Zustand zufällig abgetan werden müßten. Denn die Strukturanalyse sucht nach den inneren Gründen solcher Beziehungen. Sie begnügt sich nicht mit der Tatsache der Entsprechung zweier Tatsachenreihen, wie z. B. der Feststellung eines Zusammenhanges zwischen paranoiden Zustandsbildern und Involution. Sondern wie jede echte wissenschaftliche Bestrebung sucht sie die Gründe einer solchen Gesetzmäßigkeit auf, um damit zugleich auch die Grenzen ihrer Gültigkeit zu erkennen. Diese Gründe hat nun die Strukturanalyse für keine Strukturbesonderheit in den Zustandsbildern aufzudecken vermocht. In noch keinem Falle hat sie die biologischen Gründe gefunden, durch welche die pathoplastischen oder pathogenetischen Einflüsse des Lebensalters, der Umwelt, der Disposition, des Geschlechtes usw. wirken.

Sie würde dazu auch einer biologischen Psychologie und Somatologie bedürfen, welche die Reifungs- und Involutionsvorgänge des psychophysischen Organismus unter ganz neuen, einheitlich biologischen Gesichtspunkten beschrieben und erklärt hätte. Daher mußte die Strukturanalyse notwendigerweise auf halbem Wege stecken bleiben.

Auch die Konstitutionsbiologie konnte ihr hier nicht helfen. Denn auch sie hat für die Erforschung der Reifungs- und Involutionsvorgänge des psychophysischen Gesamtorganismus noch keine Methodik und keinen Begriffsapparat entwickeln können. Das zeigt sich am deutlichsten dort, wo im Zuge der individuellen Lebenskurve ein Konstitutionswandel eintritt, wie z. B. beim fälschlich sog. Dominanzwechsel[1], etwa vom leptosom-schizothymen zum pyknisch-cyclothymen Merkmalskomplex hin. Es ist ein großes Verdienst der heutigen Konstitutionsbiologie, derartige Ereignisse überhaupt als Tatsachen sichtbar gemacht zu haben. Für die Aufdeckung der Gründe und die Bestimmung des Ausmaßes eines solchen Vorganges aber hat sie noch keinen Ansatz gefunden, nur die Bedeutung, die man dem neuerschlossenen Erscheinungskreise auch für das Problem der Struktur der Psychosen beimißt, zeigt, daß man hier biologisch und nicht mehr im Sinne der KRAEPELINschen Klinik denkt.

Kein Zufall also, daß LANGE auch der Strukturanalyse nicht gerecht werden kann, wenn er sie dem KRAEPELINschen Gedankensystem einzupassen sucht.

Das gilt nun schließlich auch für die Lokalisationslehre. LANGE weist ihr nur die Aufgabe einer vorbereitenden Durcharbeitung der psychopathologischen Symptome zu. Er glaubt, es würden „das nächste Ergebnis einer solchen Betrachtungsweise . . . höchstens psychopathologische Erkenntnisse sein". Gewiß sei, die Örtlichkeit einer Erkrankung im Gehirn auch rein symptomgestaltend wesentlich und könne bestimmte psychopathologische Erkenntnisse vermitteln. Aber die betreffende Örtlichkeit hätte ihre besonderen Qualitäten nicht, wenn diese nicht das Ergebnis eines spezifischen Zusammenwirkens bestimmter biologischer Voraussetzungen im Organismus wären, die wiederum von Alter, Geschlecht, Disposition usw. sowie vom Anlagengesamt abhängen. Diese besondere Qualität einer Hirnstelle dankt ihr Vorhandensein und ihre Aufrechterhaltung doch nur gewissen dynamischen Beziehungen im Organismus. Auch die Ganglienzellen und die Markfasern eines Zentrums im Hirn sind doch lebende Gebilde und sind keine chemischen Elemente oder Leitungsdrähte, und weil sie leben, unterliegen sie den Wandlungen der biologischen Dynamik, die mit allen Lebensvorgängen zwischen Geburt und Tod nun einmal verbunden sind. Daß sich diese Wandlungen der Dynamik hinter der gleichbleibenden Fassade der färberisch darstellbaren Morphologie vollziehen, will nicht viel besagen. Die Ganglienzelle wird während des Lebens nicht minder oft in ihrem stofflichen Bestand wechseln als der Knochen. Außerdem ist die Gleichheit der mit unseren Färbermethoden darstellbaren morphologischen Struktur weithin ein Scheinbild. Wichtige Teile entziehen sich ihnen (z. B. die Synapsen), an anderen sehen wir die Vorgänge nicht, die sich vollziehen, und was wir sehen, deutet, wie die Ablagerung von Lipofuscin in zahlreichen Zellen doch nur hin auf eine ständige Veränderung des Stoffaustausches während des Lebens. Dieser aber wird selbst wieder geregelt von biologischer und nicht von chemischer Dynamik. Daher ist es ein typisches Mißverständnis einer nur in logisch-statischen Beziehungen zwischen einzelnen Symptomen und Tatsachen lebenden unbiologischen Klinik, wenn man die eigentümlichen Bedingungen übersieht, welche eine Hirnstelle auch für den biologischen Ablauf von Erkrankung und Ausheilung, Ausbreitung

[1] *Anm. bei der Korrektur:* Die theoretische Bedeutung dieser Erscheinung findet in dem neuen, während des Druckes dieser Arbeit erschienenen vorzüglichen Werk von CONRAD „Die Konstitutionstypen als genetisches Problem" nur wenig Beachtung. Sie ist mit dem in jenem Werk aufgestellten geistvollen Theorien nicht ohne weiteres vereinbar. Im übrigen bewegt sich das Werk offenbar — nur auf ganz anderen Wegen und von anderen Ausgangspunkten aus — ähnlichen biologischen Zielen zu wie die vorliegende Untersuchung. Eine Stellungnahme zu den durch die Verschiedenheit der Standpunkte aufgeworfenen Fragen ist aber leider nicht mehr möglich.

oder Beschränkung, für An- und Abschwellen und für das Zusammenspiel mit anderen Orten und Funktionen schafft. Hier, in der Biologie der Hirnorte, wird einmal die Bedeutung der Lokalisationslehre liegen. Zugegeben, daß diese Fragen nur noch in geringem Umfang von der Lokalisationslehre behandelt werden. Aber mindestens in der Pathokliselehre von C. und A. VOGT liegen erste Ansätze zur Überwindung dieses Mangels vor. Nicht zufällig sahen sich daher C. und A. VOGT zu allgemeinen biologischen Fragestellungen gedrängt, als sie ihre im Grunde biologisch gedachte Lehre im einzelnen durchführen wollten, um sie über den Rahmen einer nur morphologisch unterbauten Hypothese hinauszuheben.

Die Tatsache aber, daß LANGE überhaupt einen solchen Versuch der Einschmelzung „klinikfremder" Standpunkte in das klinische Lehrgebäude KRAEPELINS wagen konnte, zeigt, wie stark diese klinische Psychiatrie noch ist. Sie ist in der Tat unüberwunden und noch keine andere Richtung hat sie zu ersetzen vermocht. Man könnte sie wohl in vielen Punkten für unüberwindlich halten, verbürgt sie doch in der Geschlossenheit ihres Aufbaues und in der Weite ihres Rahmens als einzige der heute vorhandenen psychiatrischen Strömungen die Möglichkeit zum Einbau zahlreicher Hilfsdisziplinen.

Allerdings muß man diese ihrer Eigenart dann weithin entkleiden. Darin und weiter darin, daß umgekehrt noch keine andere Strömung es vermochte, alle vorhandenen Gesichtspunkte in sich ohne solche inhaltliche Verarmung aufzunehmen, erkennt man, wie sehr die verschiedenen Forschungsrichtungen voneinander wegstreben. Zwar spricht sich in jeder von ihnen der Wille zur biologischen Auffassung aus. Aber jede betrachtet die Lebenserscheinungen von einem besonderen und einseitigen Standpunkt aus. Darin erwiesen sie sich letztlich doch alle als Kinder einer unbiologisch-ontologischen Auffassung von den Lebensvorgängen. Vielfach fehlen deshalb auch alle Verbindungsbrücken zwischen den einzelnen Disziplinen. Konstitutionslehre und Pathokliselehre, aber auch Strukturanalyse und Pathoklise, Pathoklise und Erbbiologie laufen mehr oder weniger beziehungslos nebeneinander her; das zeigt jeder Blick in die Schriften von KLEIST und RÜDIN, KRETSCHMER und SEELERT und von C. und O. VOGT.

4. Kritik vom Standpunkt der Therapie aus.

Am deutlichsten wird dieser bedauerliche Zustand eines fast chaotischen Nebeneinanderherlaufens, wenn man alle Strömungen der heutigen Psychiatrie an den Aufgaben der Behandlung mißt. In ihr müßte sich ja das Ausmaß der einheitlichen biologischen Einsicht zeigen im ärztlichen Angriff gegen die Krankheit, in der Nutzung heilsam fördernder, in der Verhinderung belastender Reaktionen des Organismus auf die im Gleichgewicht des ganzen psychophysischen Organismus eingetretene Störung; in der Bewertung des Einzelsymptoms oder des Gesamtzustandes innerhalb des Gesamtverlaufs und seiner Stadien; und darüber hinaus in der Beherrschung des einmalig-individuellen Geschehens, indem man es als das besondere Zusammenspiel von allgemein faßbaren dynamischen Geschehnissen erkennen gelernt hat. Hier, wo es sich darum handelt, vom ganzen her und im Rahmen des Ganzen Einzelfunktionen zu steuern, möchte man nun alle vorhandenen Strömungen der Psychiatrie einheitlich zusammenfassen oder zugefaßt wissen. Die Therapie ist daher die Prüfstelle auf die innere Einheitlichkeit der psychiatrischen Einzeldisziplinen. Aber sie bestehen die Prüfung auf die innere

Einheitlichkeit ihrer Anschauungen vom Wesen der Lebensvorgänge schlecht. Es zeigt sich beim Behandeln im Gegenteil, daß diese vielfach völlig miteinander unvereinbas ind. Psychopathologie und Lokalisationslehre, Erbbiologie und Neurologie arbeiten mit völlig verschiedenen Begriffen vom Wesen der Lebensvorgänge. Die einzelnen Strömungen der Psychiatrie erschließen uns daher zwar bestimmte Seiten der Lebensvorgänge, aber durch die Vielfalt der auseinanderstrebenden Gesichtspunkte verschließen sie uns zugleich den Blick auf die einheitlichen biologischen Gesetzmäßigkeiten im psychophysischen individuellen Organismus.

Auf diese aber muß jede biologische Klinik hinstreben. Ihr Ziel kann nur das richtig heilende Handeln am Kranken sein. Dazu bedarf sie der Einsicht in die Dynamik, die Reifung und die Involution jeder einzelnen Funktion und aller Funktionsverbände sowie der Einsicht in deren Stellung innerhalb des Ganzen. Damit aber sprengt sie endgültig den Rahmen der KRAEPELINschen Klinik. Trotzdem kann sie deren berechtigte Ansätze (unter erweiterten Gesichtspunkten allerdings) übernehmen, ausbauen und sichern. Denn wie jeder echte Arzt hat auch KRAEPELIN in seinem System und seiner Verlaufspsychiatrie jenen lebendigen Hintergrund der im Laufe des Lebens ständig sich wandelnden, in Funktionsverbänden ablaufenden biologischen Wandlungen des Organismus gemeint. Er hat ihn nur nicht sachgerecht zur Darstellung zu bringen vermocht. Er so wenig wie seine Gegner oder „Ergänzer". Denn auch diesen gelingt es noch nicht, die Lebensvorgänge so zu analysieren, daß in der Darstellung der gleichförmigen Gesetzlichkeiten das eigentliche Wesen der Lebensvorgänge im individuellen Organismus nicht verdeckt oder zerstört wird.

Man empfindet heute als deren entscheidenden Merkmale die schöpferisch den wechselnden Situationen sich anpassende Reizempfänglichkeit und Reaktionsfähigkeit des Organismus, die einheitliche Steuerung aller Reizaufnahmen und Reizbeantwortungen vom Ganzen her, das Gleichgewicht im autonomen Ablauf aller Funktionen, das Reizbedürfnis bzw. Belastungsbedürfnis als Voraussetzung zur vollen Entfaltung der Funktionsleistungen, die ständige Wandlungsfähigkeit von der Jugend bis zum Alter, die sich in einer eigenartigen Übereinanderlegung von Differenzierung und Entdifferenzierung einzelner Funktionen und Funktionsverbänden vollzieht, die Determination auch dieser endogenen Reifungs- und Involutionsvorgänge durch bestimmte Einflüsse vom Ganzen her und ihre Modifizierbarkeit durch Übung oder Übungsmangel innerhalb bestimmter Situationsbedingungen u. a. m.

Es ist klar, daß gegenüber solchen Auffassungen vom Wesen der organischen Lebensvorgänge und -zusammenhänge die KRAEPELINsche Auffassung trotz ihrer logischen und systematischen Größe ärmlich und lebensfremd erscheinen muß. Manches, was für seine Auffassung von der Anatomie und Symptomatologie der Psychosen gilt, wurde schon gesagt. Hier sei nur noch einiges nachgetragen. Seine Auffassung vom Verlauf der Psychosen bleibt an der Oberfläche der biologischen Probleme, ihm ist der Blick in die eigentliche Dynamik der Reifungs- und Entwicklungsvorgänge verschlossen, daher hat er keine Prinzipien zur Deutung der inneren Strukturverhältnisse in den Syndromen entwickeln können, vor allem aber bleibt seine Psychopathologie trotz aller Anschaulichkeit und Flüssigkeit der Beschreibungen abstrakt. Er faßt nicht das biologische Geschehen im seelischen Vorgang, weil er in die spiritualistische-funktionalistische Auffassung vom Seelenleben verhaftet bleibt, welche dem sog. empirisch-psychophysischen Parallelismus WUNDTS und seiner Zeit das Gepräge gibt. Da aber, wie schon KAHLBAUM gesehen hatte, die Klinik der Psychiatrie steht und fällt mit der Auffassung vom Wesen der psychopathologischen Symptome, so mußten solche Mängel sich auch im Gesamtsystem der KRAEPELINschen Klinik überall dort zeigen, wo diese über die Beschreibung hinaus zur Ermittlung der Gründe, Ursachen und Wirkungen vordringen wollte.

II. Die psychopathologischen Grundlagen.

1. Der psychopathologische Ausgangspunkt bei KAHLBAUM.

Es ist gut, sich in der heutigen Zeit zurückzuwenden zu dem Ansatz, von welchem KAHLBAUM ausging. Wenn man heute die sog. phänomenologische Richtung der Psychopathologie, welche sich an HUSSERLS Phänomenolcgie anschloß, überwunden hat, so ist dies an sich ein Gewinn. Wer aber nun in das Gegenteil verfällt und zurückkehrt zu jener Auffassung der seelischen Vorgänge, welche sie nur als Epiphänomene somatischer Prozesse begreifen möchte, der lebt nicht nur völlig an den tiefsten Errungenschaften unserer Zeit vorbei, sondern er verschließt sich auch die Möglichkeit einer wahrhaft biologischen Psychiatrie. Es ist daher wohl kein Zufall, daß diese Auffassung ihre neueste schiefste Formulierung („die Schizophrenie ist eigentlich eine Somatose") in jener Richtung der Erbbiologie gefunden hat, welche aus der psychiatrischen Erbbiologie im wesentlichen eine statistische Wissenschaft ohne wirkliche Berührung mit der Klinik gemacht hat. Niemand wird die Notwendigkeit somatologischer Untersuchungen leugnen, niemand die Bedeutung der so gewonnenen Ergebnisse verkleinern wollen. Nur, eine lebensnahe und biologisch richtige Auffassung vom Wesen der Geistesstörungen kann man von einem so verhältnismäßig eng begrenzten Blickwinkel aus kaum gewinnen.

Zur Abwehr einer solchen, von den an sich bedeutsamen Ergebnissen der neueren Erbbiologie drohenden Gefahr einer Verengung des klinischen Blickfeldes, mögen hier die wichtigsten Gedanken KAHLBAUMS[1] Platz finden, um zu zeigen, wie sehr er, der sich doch durchaus somatologisch ausrichtete, auf die Erfassung der selbständigen Gesetze aller Teilfaktoren des psychophysischen Gesamtorganismus hinaus wollte und wie fremd ihm eine Beschränkung des eigentlichen Krankheitsprozesses auf den somatischen Vorgang unter Nebensächlichmachung der psychobiologischen Teilglieder der Lebensvorgänge gewesen wäre. Innerhalb der psychischen Phänomene steht seine klinische Hauptforderung: der *ganze* geisteskranke Mensch, „*alle psychischen und neurotischen Vorgänge*" müßten beachtet und einzeln studiert werden, aber nicht nach der Weise der Psychologie, in welcher die hergebrachte Tendenz gebiete, alle Phänomene aus einem Prinzip abzuleiten, als Teile eines gleichartigen Ganzen, sondern nach der Weise der Naturforschung, d. h. als Einzelnaturerscheinungen, für welche der Pathologe, wenn er in der Physiologie die Analyse nicht vorfinde, sich selbst die physiologische Analyse schaffen müsse. Der Fehler der Ableitung aller Phänomene von *einem* Prinzip könne sowohl in somatischer und physiologischer (materialistischer) wie in philo-

[1] KAHLBAUM: Die Katatonie. Berlin 1874.

sophischer und psychologischer Auffassung gemacht werden, und es fördere z. B. ebensowenig bleibend die Wissenschaft, wenn alle psychischen Erscheinungen auf das eine Schema des Reflexvorganges zurückgeführt werden, als es gefördert habe, wenn sie nach der Weise philosophischer Schulen aus dem Prinzip der Identität oder dem der Polarität usw. abgeleitet worden seien. Die psychischen Erscheinungen müßten zunächst ganz vorurteilslos betrachtet und angesammelt werden, wie Einzelerscheinungen in anderen Naturwissenschaften, und erst wenn ein umfängliches Material in wenigstens teilweise anderer Fassung und reicherer Fülle als in der bisherigen Psychologie gewonnen sei, werde an die kausale oder physiologische und anatomische Begründung gegangen werden können; und dann erst, wenn eine Reihe von Einzelerscheinungen sozusagen originaliter analysiert seien, werde man eine umfassende Vergleichung und Vereinfachung begründen dürfen. Hier nun könne keine andere Disziplin der Psychiatrie wesentlich zu Hilfe kommen. Die Psychiatrie selbst müsse nach der Weise der Physiologie und Naturwissenschaft die *psychischen Phänomene* zum Gegenstand „*ihres eingehendsten Studiums*" (gesperrt von mir) machen und wie manche Gebiete der somatischen Physiologie erst von der Pathologie aus und von Pathologen ihre erste wissenschaftliche, physiologische Bearbeitung gefunden hätten, so, und noch in viel höherem Grade sei die Originalarbeit der Psychiater erforderlich, um das Material für eine inhaltreiche, echt naturwissenschaftliche Psychologie oder Psychophysiologie anzusammeln und wissenschaftlich gestalten zu helfen. Hierbei scheine ein Hauptmangel in der Psychopathologie seiner Zeit hervorzutreten und die Schuld für den im ganzen sehr unfördersamen Entwicklungsgang der psychiatrischen Disziplin klarzustellen. Die wohlbegründete Diskreditierung früherer psychopathologischer Anschauungen und Forschungen sei zusammengetroffen mit dem Zusammenbruch jener übermütigen naturphilosophischen Luftgebäude, welche nicht einmal im Reiche der moralischen Wissenschaften ihre Stellung hätten behaupten können, die aber noch viel weniger für Gegenstände der Naturwissenschaft eine Berechtigung hatten. Damit hätte sich unter den Psychiatern eine nichtachtende Auffassung für die psychische Seite der Lebenserscheinungen der Geisteskranken entwickelt und gerade die direktesten Symptome des vorzugsweise erkrankten Organs — denn das sind doch die psychischen Symptome — seien in der Psychopathologie ohne alle eingehende Bearbeitung geblieben. Das müsse nun zunächst anders werden, denn nichts erleichtere die klinische Beobachtung so sehr als eine eingehende und genaue Symptomatologie. Aber man dürfe vorerst nicht zurückschrecken vor der Menge der durchaus erforderlichen kleinen Einzelarbeiten, man dürfe sich nicht scheuen, nach der Weise der ersten Entwicklungsphasen der Naturwissenschaften auch mit den einfachsten wissenschaftlichen Operationen vorzugehen. Über die in dem Register der bisherigen Psychologie aufgeführten psychischen Vorgänge hinaus gebe es eine umfangreiche Welt von psychischen Einzelerscheinungen, die psychologisch noch völlig Terra incognita seien und nur durch mühsames Aufsuchen entdeckt werden können, wenn schon sie in den psychischen Gesamtphänomenen enthalten vor aller Augen vorhanden seien und einzelne Hinweise in Schriften, wo man sie am wenigsten suche, namentlich bei Dramatikern und Romanschriftstellern sich vorfänden. Keiner werde diesen psychischen Einzelerscheinungen in ihrer natürlichen Analyse so nahe und so häufig nahe geführt als der Psychiater, der in den Erkrankungsfällen gewissermaßen die von der Natur gestellten Experimentalzustände zur Beobachtung vor sich habe. Hier gelte es nun, durch die Überfülle und Wechselhaftigkeit der Erscheinungen sich zurechtzufinden und dafür gebe es kein besseres Mittel und überhaupt kein anderes Mittel als die Benennung, die Namengebung. Man solle dieses Hilfsmittel nicht verachten, wennschon es nur eine vorläufige Hilfe schaffe und in manchen Disziplinen bereits ein überwundener Standpunkt sei. So paradox es klinge, so sei es doch Tatsache, daß die Psychopathologie, die man vor Jahren wegen ihres symptomatischen Charakters tadelte, eigentlich gar keine Symptomatologie gehabt habe, und daß in den psychiatrischen Lehrbüchern die Symptomatologie den weitaus spärlichsten Umfang einnähme. Manchen scheine die psychische Symptomatologie nur darin zu bestehen, wie ihm gegenüber ein Psychiater aus der Zeit vor ihm einst behauptete, daß die Einzelobjekte der normalen Psychologie nur negativ oder krankhaft abgeändert genommen zu werden brauchten. Damit hätte man dann die psychische Symtomatologie. Mit Recht sagt KAHLBAUM dagegen, der Psychiater habe sich ja mit der Symptomatologie erst die rechte, für ihn brauchbare Psychologie zu schaffen, und er müsse bei diesen Arbeiten ganz rücksichtslos darin vorgehen, ob die zunächst auffallende Erscheinung, sei es praktisch oder wissenschaftlich, wichtig sei und irgendwelche weiter greifende Ausbeute schaffe oder nicht.

Manche dieser Sätze klingen, als seien sie zur Abwehr moderner erbbiologischer oder lokalisationstheoretischer Thesen geschrieben. Denn die gleiche Spekulation wie die, gegen welche KAHLBAUM sich wendet, steckt in vielen modernen Formulierungen noch immer.

Tatsächlich ist ja aber auch die Sachlage genau umgekehrt, als sie vielen Modernen erscheint. Von den somatischen Erscheinungen der Schizophrenie wissen wir angesichts der zunächst sehr eng begrenzten Bedeutung der Befunde von SCHEID, JAHN, GREVING, welche nur einzelne Sonderformen der Schizophrenie und vielleicht nur Randsyndrome der Schizophrenie untersuchen, welche ganz sekundären Charakter haben, so gut wie nichts[1]. Für eine biologische Auffassung vom Aufbau und Verlauf der Psychose sind zunächst die somatologischen Daten, die wir heute kennen, nahezu wertlos. Sie sagen nicht, daß die Schizophrenie eine Somatose ist, sondern höchstens, daß sie eine psychophysische Gesamterkrankung ist, in welcher bald die psychobiologischen, bald die somatobiologischen Teilerscheinungen die Führung übernehmen. Beide Erscheinungsreihen sind aber nur Teilglieder eines einheitlichen biologischen Geschehens, dessen Gesetze über beide hinweggreifen. Jede einseitige Betrachtung nur einer der beiden Reihen oder jeder Versuch, die eine Reihe zur Urache der anderen oder die eine zu einem Epiphänomen der anderen zu erklären, würde die Erkenntnis der eigentlichen biologischen Grundgesetze und dadurch auch die Einsicht in die wahren Gesetze der Schizophrenievererbung verhindern. Zwar ist es begreiflich und nötig, daß endlich einmal mit modernen Methoden das somatobiologische Geschehen in der Schizophrenie eingehend untersucht wird. Aber es wäre verkehrt, nun deshalb an die Stelle der beendeten fast ausschließlich psychopathologischen Epoche der Schizophrenieforschung eine ebenso fast ausschließ-

[1] Vgl. hierzu die Arbeit von A. KÖLLING: Allg. Z. Psychiatr. **116**.

liche somatobiologische zu setzen. Denn vermutlich würde diese, da gerade die Schizophrenie eine jener Erkrankungen ist, bei welchen es auf die Darstellung der übergreifenden psychophysisch-biologischen Gesamtvorgänge im Organismus ankommt, bald wieder stecken bleiben. Schon die Konstitutionsbiologie sollte übrigens zeigen, wie eng und im Grunde genommen überholt die theoretischen Grundlagen sind, von welchen aus die Schizophrenie allenfalls als reine Somatose aufgefaßt werden könnte.

2. Die psychopathologischen Symptome in der biologischen Psychiatrie.

Daß man nun heute beim Versuch, zu einer biologisch-dynamischen Auffassung der Schizophrenie vorzudringen, von den seelischen Phänomenen ausgehen muß, ist also durch die mangelhafte Kenntnis der somatischen Phänomene bedingt. Andererseits hat aber gerade hier die Psychiatrie auf ihrem Wege zur biologischen Wissenschaft besonders viel nachzuholen. Denn daß sich in der Psychopathologie noch unendlich viele Schlacken unbiologischer spiritualistischer, materialistischer, aber auch empiristisch-funktionalistischer Psychologie finden, bedarf kaum einer näheren Belegung durch Tatsachen.

Am deutlichsten aber wird es darin, daß es noch nicht gelang, die krankhaften Abänderungen der menschlichen Instinkte in das Gebäude der Psychopathologie einzubauen.

Hierbei handelt es sich nicht nur darum, die Lehre von den Instinkten überhaupt erst genauer auszubauen, um dadurch das immer noch einseitig rationalistisch gefärbte Bild zu ergänzen, welches heute die Psychopathologie von der Schizophrenie entwirft. Mit der Darstellung einer Pathologie des Instinktlebens verbinden sich vielmehr sehr viel tiefergreifende Probleme. Alles instinktive Verhalten — von bestimmten Aufmerksamkeitsreaktionen angefangen — hat nämlich eine das vitale Geschehen im gesamten Organismus steuernde dynamische Funktion. Man kann dies besonders schön an den instinktiven Aufmerksamkeitsreaktionen verfolgen, welche Haltung und Stellung des Körpers, Richtung und Ausmaß des Denkens, aber auch die Schmerzempfindung und die vegetativen Vorgänge im Vasomotorium, im Appetit und Hunger und schließlich auch im Sexuellen regulieren und aufeinander abstufen.

Mit dem Ansatz zu einer Instinktpathologie erst ergibt sich also die zwingende Notwendigkeit über jede summative Analyse hinauszuschreiten und vorzudringen zu einer die Dynamik in bezug auf das Ganze und vom Ganzen her ständig mitberücksichtigenden Betrachtung der Einzelzusammenhänge im Organismus. — Es wird sich im Laufe dieser Darstellung noch zeigen, wie gerade dieser Umstand für den Fortgang der Schizophrenieforschung Bedeutung gewinnen kann, wenn es gelingt, Situationen herzustellen, auf Grund deren eine solche innere Dynamik des Geschehens in der Schizophrenie sichtbar wird.

Wenn man so versucht, durch den Ausbau der Instinktpathologie die allgemeine Psychopathologie in biologischer Hinsicht zu ergänzen, so stößt man sehr schnell auf ein weiteres und biologisch überaus vordringliches Problem, nämlich das Individualproblem. Denn gerade auch die Instinkte variieren in ihren Einzelreaktionen, weit davon entfernt starre Reaktionsschemata zu sein, besonders beim Menschen vielfältig. Nun ist das Individuum sozusagen der Regelfall der

Biologie. Alles biologische Geschehen vollzieht sich in und an, sowie hinsichtlich der Generationsfolge, durch Individuen. Alle übergreifenden psychophysisch-biologischen Gesetze müssen daher zugleich Regeln für die Variation der Individuen voneinander abgeben. Wer nach rein biologischen Gesetzen im Rahmen des Organismus sucht, muß sie daher am individuellen Einzelfall suchen. Die Ausweitung, die Generalisierung und Begrenzung ihres Geltungsbereiches ist erst der zweite Schritt der Induktion. Dieses Verfahren ist weithin die Umkehrung des heute üblichen, welches Symptomgesetze in einer Krankheit dadurch zu finden hofft, daß man ein oder mehrere Einzelsymptome und -syndrome ohne Rücksicht auf ihre Stellung im individuellen Erscheinungsgesamt und unter Abstraktion vom Individuellen erst einmal hinsichtlich seines Verhaltens bei zahlreichen Kranken verfolgt. Nur in einer kurzen Spanne ist einmal von Jaspers ausgehend die eingehende psychopathologische Schilderung einzelner Krankheitsbilder in der Schizophrenie versucht worden. Mit Recht hat man damals vom Standpunkt der nosologischen Betrachtung aus diese Schilderung geradezu als Zerstörung der klinischen Betrachtung empfunden. Denn allerdings gingen jene Versuche nur auf eine Typisierung aus, mit welcher weder der Kliniker noch der Biologe etwas anfangen konnte, und sie blieben in einer unfruchtbaren Psychologie stecken, welche glaubte, gerade die kennzeichnendsten Erscheinungen der Schizophrenie nur durch rein negative Bestimmungen abgrenzen zu können. Der Grund hierfür lag in der Begrenzung der Psychologie auf den Bereich der verstehbaren Zusammenhänge. Dadurch wurde jede Möglichkeit, in den Bereich der Lebensgesetze vorzustoßen von vornherein unmöglich gemacht.

Aber gerade für den biologisch Denkenden ist das Gebiet der mit der Existenz von Individuen offenbar unvermeidlichen individuellen Variation eine der wichtigsten Aufgaben seiner Untersuchung. Nicht die Aufklärung der Ursachen dieses Phänomens allein interessiert ihn. Sondern zunächst einmal die Feststellung, was denn innerhalb des Ganzen gesetzmäßig miteinander vereint variiert. Die Feststellung der individuellen Variationen ruft daher zunächst einmal dazu auf, ganz vorurteilslos empirisch zu bestimmen, welche Erscheinungen miteinander zusammen unverändert bleiben oder auch sich gemeinsam verändern, mit andern Worten also in Beständigkeit und Veränderlichkeit ihren biologischen Zusammenhang verraten.

Im Bereich einer Krankheit schränkt sich natürlich diese Aufgabe zunächst einmal dahin ein zu untersuchen, welche Krankheitssymptome innerhalb der individuellen Variationen der Symptomenbilder miteinander verbunden bleiben und welche voneinander unabhängig variieren.

Von dieser Frage geht diese Untersuchung aus.

III. Die Theorienbildung in der Schizophrenielehre.

Natürlich ist es notwendig, noch etwas genauer festzulegen, wohin eine solche Fragestellung zielt. Diesen Zweck erreicht man am besten, wenn man die bisherigen Versuche überprüft, die angestellt wurden, um die mannigfaltigen, ja zahllosen Schwankungen im Symptombilde der einzelnen Schizophrenieerkrankungen zu erklären.

Denn auch die neue Art der Fragestellung zielt auf den allgemein bekannten Tatbestand ab, daß das Bild der Schizophrenie geradezu erstaunlichen Differenzen unterliegen kann. Solche kommen auch im engsten Bereich derjenigen Krankheitsbilder vor, welche heute jeder Psychiater (und selbst Kleist) als einwandfreie Schizophrenien ansprechen würde. Und sie betreffen nicht nur die Syndrome und Verläufe, sondern eben gerade auch Art und Ausmaß der für die Schizophrenie kennzeichnendsten Einzelsymptome.

Die bisherigen Erklärungsversuche gingen nicht aus von dem Versuch, die individuelle Variationsbreite aus Gesetzmäßigkeiten zu entwickeln, welche am individuellen Krankheitsbefund selbst abgelesen werden können. Noch weniger erkannte man die Möglichkeit, gerade von den Tatsachen der individuellen Variation zu allgemein biologischen Gesetzen methodisch vorzustoßen. Sondern selbst dort, wo die individuelle Konstitution oder die Eigenart der präpsychotischen Persönlichkeit für die individuelle Besonderheit des Krankheitsbildes verantwortlich gemacht wurde, geschah dies meist in einer Weise, welche mit den Anforderungen einer biologischen Betrachtung nicht übereinstimmt. Denn diese kann die Auswahl der Symptome nicht nur unter dem bis heute fast allein vorherrschenden, jedenfalls die historisch greifbar gewordenen Syndromtheorien bestimmenden Gesichtswinkel begreifen, daß durch die Konstitution oder die Artung der präpsychotischen Persönlichkeit eine Abstreichung oder Hinzufügung von wesentlichen oder unwesentlichen Symptomen des im übrigen wesenhaft autonom determinierten Krankheitsbildes herbeigeführt werde. Nach dieser geläufigsten Vorstellung erscheint, sowie andere Krankheiten, auch die Schizophrenie als ein über den Organismus hereinbrechender, seine Struktur zerstörender, stets in sich geschlossen determinierter Erscheinungskomplex, fast als ein Krankheitswesen. Auch wo man an ein solches heute nicht mehr denkt, erscheint das manifeste Zustandsbild als die Resultante von (zwei oder) drei wirksamen Faktorengruppen, die sich selbständig und unabhängig gegenüberstehen, nämlich 1. der Krankheitskomplex, 2. der individuelle Organismus mit seinen Gegenreaktionen und 3. die Umwelt mit ihren fördernden und hemmenden Einflüssen auf die beiden anderen Gruppen.

Diese Vorstellung aber kann nicht die richtige sein, denn diejenigen Schizophrenien, welche als Fortentwicklung der präpsychotischen Schizoidie zur Schizophrenie imponieren, die Beobachtungen also, welche in Kretschmers Konstitutionslehre theoretisch eine so große Rolle spielen, zeigen, daß die Krankheit gar keinen den Organismus überfallenden Komplex darzustellen braucht, daß sie vielmehr geradezu als die endogene Fortentwicklung der wesentlichsten Persönlichkeitsdynamik in das Krankhafte hinein erscheinen und daß gerade dann die Gegenreaktion des Organismus ebenso wie die Einwirkung der Umwelt fehlen kann. Auch bei diesen Fällen aber variiert doch die Symptomatologie. Wie ist das zu begreifen? Man wird zunächst zusehen, ob dafür die von den Autoren bereitgestellten Erklärungsversuche genügen.

1. Kraepelin und seine Nachwirkung.

Kraepelin hat selbst eigentlich niemals eine klare Theorie der schizophrenen Symptomenbilder entwickelt. Er begnügt sich noch in den letzten Auflagen seines Lehrbuchs mit dem fast unverbindlich klingenden Hinweis, daß der Hauptnachdruck auf den Störungen des Gemüts- und Willenslebens liege. Die Symptome werden in formaler Klassifizierung nach den beschreibenden Erlebnisklassen des Gesunden in fast überreicher Kleinmalerei geordnet aufgezählt, aber weder eine psychologische Ableitung noch eine biologische Gruppierung wird versucht. Die Fülle der Einzelbeispiele soll offenbar dazu helfen, daß im Gewirr der Einzelsymptome einmal gleichsam von selbst, durch unablässige Vergleichung, bestimmte biologische Gesetze kenntlich werden. Daß man freilich diese Gesetze eben nicht durch Häufung zahlloser Varianten der Einzelsymptome und durch Herausreißen derselben aus dem individuellen Gefüge finden kann, dieser Einsicht konnte sich Kraepelin angesichts seiner weltanschaulichen Grundeinstellung wohl nur schwerlich öffnen. Denn die inneren Beziehungen der Symptome interessieren ihn nur sehr wenig, ebenso wie er deren Verhältnis zu den gesunden Phänomenen im unklaren läßt; er begnügt sich damit, entweder einzelne Erscheinungen durch Analogien zu definieren (Traumsprache z. B.), ohne genauer die innere Berechtigung der Vergleichungen zu beweisen; er läßt andere einfach als „unverständlich" stehen, ein Beispiel, von welchem später geradezu als wesentliches diagnostisches Merkmal die Unverständlichkeit der Schizophrenie, die Uneinfühlbarkeit der seelischen Zusammenhänge abgeleitet wurde. Und schließlich kümmert er sich gar nicht um die für das biologische Verständnis und die Einsicht in die eigentlichen biologischen Gesetze des Geschehens grundlegende Frage, in welchem gegenseitigen Verhältnis somatische und psychische Einzelsymptome innerhalb der individuellen Krankheitsbilder stehen. Unter der Voraussetzung des für Kraepelin allein gültigen Dogmas vom psycho-physischen Parallelismus konnte allerdings auch diese Frage gar nicht gestellt werden. Denn hier scheint doch die Forschungsaufgabe methodisch vielmehr darin zu liegen, daß man, ehe das individuelle Gefüge des einzelnen Krankheitsbildes studiert wird, erst einmal durch Vergleichung vieler Krankheitsfälle feststellt, welche Symptome der somatischen und der psychischen Reihe einander entsprechen. Sind diese Entsprechungen dann in gewissen Sonderfällen nicht aufzufinden, so müsse man dafür die Bedingungen suchen, welche ihre Manifestation verhindern. Und damit ist man bei dem schon kurz umrissenen Vorstellungskreise angelangt, daß das individuelle Krankheitsbild die Resultanten mehrerer Faktorengruppen sei, deren jeder pathogenetische und pathoplastische Bedeutung zukomme.

Nun wird man eine allgemeine Berechtigung zu der Feststellung nicht leugnen, daß die Artung des Individuums, die Art und das Ausmaß der Umweltseinflüsse und schließlich auch die mit einer krankhaften Veränderung nun einmal gegebenen Tendenzen (also das sog. „Warum" der Krankheit) zusammenwirken, wenn ein individuelles Krankheitsbild entsteht. Aber es zeigt sich schon bei Kraepelin, daß die damit errungene Vorstellung biologisch gesehen zu unscharf ist. Sie läßt vor allem offen, kraft welcher Dynamik die drei Faktorengruppen denn aufeinander wirken und wieso der Organismus biologisch dabei doch die Reaktionen vom Ganzen her irgendwie steuert.

Zunächst wirkte aber allein die mit Kraepelin herrschend gewordene Auffassung nach. Dies um so mehr als Kraepelin eine Lösung der konkreten Aufgaben, die hier beschlossen lagen, gar nicht versucht hatte. Er hatte eine ungefähre Vorstellung gegeben, wie wohl die schizophrene Gesamtstörung auf gewisse Grundtatsachen reduziert werden könne, mehr nicht.

Von dieser Tatsache nun, daß offenbar einzelne Symptome das Besondere am schizophrenen Krankheitsvorgange ursprünglicher offenbaren als andere, ging zunächst die weitere Forschung aus. Diese Symptome aus den übrigen herauszulösen, wurde vorerst zur Hauptaufgabe. Denn anfänglich galt es, die neu aufgestellte Krankheit zu umgrenzen, indem man sich schärfer auf die diagnostisch entscheidenden Symptome besann. Aber wenn man die Schizophrenie sicher umgrenzen wollte, so mußte man auch die inneren Zusammenhänge der kennzeichnenden Symptome mit den übrigen, mehr als zufälliges Beiwerk erscheinenden wenigstens in den Grundrissen kennen. Denn angesichts der unerhörten Variationsbreite der Zustandsbilder war es nötig, die Umgrenzung weniger auf das fast chaotische Gesamt der Einzelsymptome als auf das Gesetz zu gründen, welches ihr Auftreten bestimmt. Damit aber hatte die Frage nach den Ursachen der Variationsbreite im Bereich der Schizophrenie eine Wendung genommen, welche vom Biologischen völlig abführte und das Verhältnis geradezu umkehrte, in welchem Einzelfall und allgemeines Krankheitsgeschehen bzw. Krankheitsbild logisch und begrifflich zueinander stehen.

So war die Zeit angebrochen, in welcher man, von den eben skizzierten Standpunkten aus, immer im Fahrwasser KRAEPELINscher Weltanschauung, den Kernsymptomen einer Psychose die mehr zufälligen Randsymptome gegenüberstellte. Dabei wurde übersehen, daß das letzte biologische Problem gerade in der Variation der sog. Kernsymptome steckt, welche ja niemals im Einzelfalle sämtlich gleichzeitig vorhanden sind, und daß auch die Beantwortung der Frage nach dem Zustandekommen der Randsymptome im wesentlichen davon abhängt, wie man diese Frage nach der Variabilität der Kernsymptome löst.

So wurde also die Hoffnung, durch psychopathologische Theorienbildung die klinische Umgrenzung der Schizophrenie zu verbessern, weithin zum Hebel im Fortgang der Psychopathologie. Faßte man aber die Aufgabe einmal so, so waren drei Aufgaben zu lösen bzw. drei Bedürfnisse zu erfüllen:

1. Man mußte die entscheidenden Merkmale bzw. Symptome herausheben, bestimmen und in ihrer Häufigkeit festlegen.

2. Man mußte versuchen, durch Zugrundelegung derselben die psychologischen Bedingungen für die Entstehung auch der Randsymptome zu klären.

3. Man mußte die Stellung dieser grundlegenden Symptome zur Norm klären.

Die erste dieser Aufgaben schien am besten dann gelöst, wenn es gelang, ein oder mehrere Merkmale an den Symptomen oder ein bestimmtes Symptom zu finden, welches niemals bei Schizophrenen vermißt wurde. Hiernach wurde zunächst am eifrigsten gesucht. Da diese Hoffnung sich nicht erfüllte, rückte die zweite Aufgabe in den Mittelpunkt der Bemühungen. Man mußte versuchen, das Prinzip zu erkennen, nach welchem die verschiedenen Symptome auseinander hervorgehen bzw. mit den gesundbleibenden Funktionen in Wechselwirkung treten. Ein solches Prinzip stellte dann „die Grundstörung der Schizophrenie“ dar. Nach solchen „Grundstörungen“ wurde denn also auch beharrlich und mit außerordentlichem Scharfsinn gesucht. Indem man hoffte, in ihnen das Wesen der schizophrenen Zustandsbilder zu erfassen, schienen sich ja auch die übrigen Fragen zu erledigen. Die „Grundstörung“ wurde durch individuelle, konstitutionelle oder auch durch Umweltseinflüsse bald gefördert, bald überlagert, sie bemächtigte sich der persönlichen Erlebnisinhalte, sie schimmerte durch charakterologische Strukturen hindurch oder zerstörte sie, sie entschied im wesentlichen darüber, welche Symptome das Zustandsbild beherrschen würden.

Dabei blieb allerdings meist unklar, wodurch diese Entscheidung ermöglicht wurde.

Dank diesen Bemühungen kennt man heute die beschreibbaren Merkmale der schizophrenen Syndrome so genau wie die kaum einer anderen Psychose. Nur einer der hier begangenen Wege führte zu keinem wissenschaftlich biologisch brauchbaren Ergebnis: der Versuch, der Schizophrenie einen tieferen Lebenssinn unterzuschieben. Er kann als ein aus dem Bemühen um die Biologie einer Geisteskrankheit mit untauglichen Mitteln beschrittener Irrweg außer Betracht bleiben. Sowohl die Versuche der Phänomenologen und der Existentialpsychologen als die der Psychoanalytiker oder der Individualpsychologen, die Psychose als sinnvolles Erlebnis zu begreifen, endeten in bedeutungsloser Begriffsspielerei Die entscheidenden schizophrenen Symptome, wie Zerfahrenheit, Wortsalat, gemütliche Verödung, Sinnestäuschungen, Gedankenentzug u. a. entzogen sich jedem derartigen Versuch. Sie wurden daher auch gewöhnlich von diesen Existentialpsychologen im weitesten Sinne gar nicht erst genauer untersucht und ihre psychologische „Ableitung" ist denn auch niemals gründlich versucht worden. Die Vertreter dieser Richtungen mühten sich weit mehr um höhere Persönlichkeitsprobleme als um Fragen der Klinik.

2. WEYGANDT[1], STRANSKY[2], BLEULER[3].

Die Grundstörung der Schizophrenie konnte nun zunächst in einzelnen häufig auftretenden Symptomen gesucht werden. Dies ist der Fall in den Theorien von WEYGANDT, STRANSKY und BLEULER. Jede knüpft an ein bestimmtes, nicht ganz seltenes psychopathologisches Phänomen in der Schizophrenie an: Die Theorien von WEYGANDT an Störungen der inneren und äußeren Aufmerksamkeit, die STRANSKYS an Diskrepanzen zwischen Affektausdruck und Gedankeninhalt, BLEULER an die Zerfahrenheit. Wegweisend ist dabei jeweils der psychologisch-theoretische bzw. weltanschauliche Standpunkt, weniger deutlich bei STRANSKY, der an neurologische Vorstellungen, sehr deutlich bei WEYGANDT, der an die Psychologie WUNDTS, und bei BLEULER, der an die Assoziationspsychologie anknüpft. Die Versuche, die einzelnen Symptome der Schizophrenie nun aus dem Grundsymptom bzw. aus der Grundstörung abzuleiten, sind von den Urhebern dieser Theorien sehr verschieden weit getrieben worden. WEYGANDT und STRANSKY geben mehr oder weniger nur Andeutungen. Eine nähere Entwicklung — etwa der schizophrenen Affektstörungen — ist auch weder aus dem Begriff der Apperzeptionsschwäche noch aus dem einer Ataxie von Noo- und Thymopsyche möglich. Dagegen hat die BLEULERsche Theorie doch ein bleibendes nosologisches Ergebnis gezeitigt, indem sie durch die Unterscheidung von primären und sekundären Symptomen zuerst und wohl im wesentlichen richtig die Bereiche abgrenzte, in welchen der Gesunde der Entwicklung der schizophrenen Seelenerscheinungen mit mehr oder weniger großer Anstrengung noch verständnisvoll zu folgen vermag. Indem BLEULER als vermutlich prozeßhafte Grundstörung

[1] WEYGANDT: Mschr. Psychiatr. **1907** — Zbl. Nervenheilk. **27**.

[2] STRANSKY: Jb. Psychiatr. **24** — Zbl. Nervenhheilk. **1904**, 2 — Über Sprachverwirrtheit. Halle 1905.

[3] BLEULER: Dementia praecox oder die Gruppe der Schizophrenen. Leipzig und Wien 1911.

neben gewissen körperlichen Symptomen (einzelne katatone Erscheinungen, die Todesfälle, die Marasmen, die Pupillenstörungen, die vasomotorischen Anomalien, die Ödeme) und neben der Benommenheit vor allem den Zerfall der assoziativen Verbindungen hinstellte, gewann er ein Prinzip, das tragfähig und weitreichend genug erschien, um darauf die Ableitung der übrigen Symptome zu versuchen und das zugleich, weil es in diesen Symptomen als allgemeine „Grundstörung" durchschimmerte, sowohl als Umgrenzungsmerkmal dienen konnte, wie auch die diagnostische Bedeutung der sekundären Symptome sicherte. Zum ersten Male wurde so eine mögliche innere Beziehung verschiedenartiger Symptome veranschaulicht. Die Wertabstufung der Symptome erfolgte freilich, und das war ein wesentlicher Mangel an Exaktheit, nicht auf Grund von genauen Feststellungen darüber, wie häufig die einzelnen Symptome bei den Schizophrenen gefunden werden, und noch weniger darüber, in welchen Gruppen sie sich untereinander zu verbinden pflegen. Auch dies war ein Mangel, daß der eigentliche Krankheitsprozeß ein fast mythisches Agens wurde. Selbst den organischen „prozeßhaften" Grundsymptomen gegenüber ließ Bleuler Zweifel offen, ob sie den eigentlichen Krankheitsprozeß genügend kennzeichneten oder ob dieser nicht anderswie definiert werden müßte. Wie aber bleibt dunkel, auch ein Weg, um das Dunkel zu erhellen, wird nicht aufgezeigt. Praktisch übernimmt daher doch die „Assoziationsstörung" als wesentliches „Primärsymptom" auch die Rolle der „Grundstörung". Aus ihren speziellen Entfaltungen oder aus ihrem Zusammenwirken mit gesunden Funktionen entstehen die „sekundären Symptome", indem durch die Lockerung der Assoziation einerseits das Denken unrichtige Bahnen einschlägt oder andererseits nur in Bruchstücken vor sich geht. Daraus wieder ergeben sich Verschiebungen, Verdichtungen, Verwechslungen, Verallgemeinerungen sowie die Zerfahrenheit und Unlogik des schizophrenen Denkens. Dies alles wieder führt zu mittelbaren Assoziationen, zur Gebundenheit des Denkens und unter Berücksichtigung der infolge der Schwäche des Denkens abnormen, besonders relativ selbständigen, d. h. vom Denken nicht geleiteten Affektivität zur Abspaltung ganzer Erlebniskomplexe voneinander und, indem die Kranken restlos bald in diesem, bald in jenem Komplex aufgehen, schließlich zur Spaltung der Persönlichkeit. Diese wieder drückt der ganzen Symptomatologie ihren Stempel auf. So wird abgespalten, was den Affekten widerspricht, die unangenehme Wirlichkeit wird im „Autismus abgespalten" oder kann zum Teil unter Mitwirkung der infolge der Assoziationsstörungen eintretenden logischen Schwierigkeiten in verschiedene Wahnprozesse umgestaltet werden. Den inhaltlichen Hintergrund der Wahnideen gehen die Wünsche und Befürchtungen ab, welche sich aber häufig nur symbolisch verkleidet äußern, hierbei wirken oft unbewußte abgespaltene Affekte mit. Allein auf diesen Wegen entstehen auch die Gedächtnisausfälle oder Verdrängungen, die doppelte Orientierung und auch die Demenz. Diese ist zum Teil einfach die Folge der affektiven Verblödung, die im Grunde aber selbst nur ein Schein ist. Denn die Affekte sind nur gehemmt, teils durch die Assoziationsstörung, teils durch die Latenzwirkung der „unbewußt" gewordenen, abgespaltenen Affekte. Zum anderen Teil entsteht die Demenz aus dem Zusammenwirken der „Spaltung" mit den einfacheren Sekundärstörungen, wie Sperrung, Vorbeidenken u. ä. Die Sinnestäuschungen sind vorwiegend psychische und nicht sinnliche Anomalien; ihnen zugrunde liegt die Störung eines intrazentralen Mechanismus, der hauptsächlich dort ansetzt, wo in die Wahrnehmung die früher gesammelten Erinnerungsbilder eingehen usw.

Man erkennt deutlich, wie hier der Zusammenhang der Symptome auf Grund von Vorstellungen hergestellt wird, welche dem Seelenleben des Gesunden entnommen sind. Dies hatte seine Berechtigung dort, wo es galt, die Inhalte von Wahnideen oder die Motive zu bestimmten Einzelreaktionen in ihrem psychologischen Zustandekommen aufzuklären oder die verständlichen Wurzeln der einzelnen Inhaltsbildungen in dem Lebensgang des Kranken bloßzulegen. Die Art, wie Bleuler hier vorgegangen ist, wird immer vorbildlich bleiben. Aber gerade infolge derselben blieben die biologischen Zusammenhänge zwischen den einzelnen „primären" Symptomen offen und fielen eine Fülle von Einzelsymptomen aus der Theorie heraus, z. B. die eigenartigen Primärwahnideen, die Parakinesen, die „Störungen der psychischen Aktivität", der sog. „Gedankenentzug" u. a. m.

3. Berze[1].

Gerade von diesen nun ging Berze aus. Auch er suchte die Grundstörung der Schizophrenie, auch er wollte bis in die feinsten symptomatologischen Verzweigungen hinein die Mitwirkung dieser Grundstörung am Gesamtbild der Schizophrenie verfolgen. Aber er ging dabei doch völlig anders vor als Bleuler, denn seine Grundstörung besteht nicht sowohl in einer organischen Veränderung, welche mit Hilfe von Einzelsymptomen mehr geahnt als bestimmt werden kann, als vielmehr in einer allgemeinen Bewußtseinsbeschaffenheit, welche sich notwendigerweise in allen Symptomen verraten muß, mag sie auch in dem einen wenig, in dem anderen besonders deutlich oder rein hervortreten. Die eigentliche Grundstörung ist hier nicht mehr wie bei Bleuler der (geradezu sagenhafte) Prozeß, sondern ein aus allgemeinen Merkmalen der gesamten seelischen und geistigen Tätigkeit des Kranken definierbarer biologischer Zustand des Gesamtbewußtseins. Aber die Definition dieses Zustandes als einer Aktivitätsschwäche oder auch als einer Hypotonie des Bewußtseins ist trotz der zahlreichen Eigenangaben der Kranken, die zur Veranschaulichung herangezogen werden, zu allgemein, als daß damit wesentliche klinische Einzelfragen hätten heuristisch weiter geführt werden können. Das zeigt sich auch in der Einzelausführung der Theorie.

Bleuler hatte mit seiner Theorie daran anknüpfen können, daß vor ihm Gross[2] bereits von einem Bewußtseinszerfall gesprochen und die Schizophrenie daher als Dementia dejunctiva bezeichnet hatte, und daß Masselon in einer „distraction perpetuelle" einen der wesentlichen Störungsvorgänge sah, während andere Autoren teils eine Unfähigkeit zur Aufmerksamkeit (Tschirsch), eine Abschwächung des Bewußtseins (Freusberg[3]) ein geschwächtes, ja leeres Bewußtsein (Schüle[4]) eine Herabsetzung der Bewußtseinsenergie (Lehmann[5]) ein

[1] Berze: Die primäre Insuffizienz der psych. Aktivität. Leipzig und Wien: Deuticke 1914.

[2] Gross: Die cerebrale Sekundärfunktion. Leipzig 1902.

[3] Freusberg: Arch. Psychiatr. **17**.

[4] Schüle: Handbuch der Psychiatrie. Leipzig: F. C. W. Vogel 1880. Handb. der spez. Pathol. u. Therapie v. Ziemssen. 16. Bd.)

[5] Lehmann: Allg. Z. Psychiatr. **55**.

„abaissement du niveau mentale" (JANET), ein „abaissement intellectuele" (MASSELON) annahmen. BERZE bemängelt, daß BLEULER diese Grundtatsachen des schizophrenen Seelenlebens zu einer bloßen Schwäche der logischen Funktionen herabsetze, die in Verbindung mit den sekundären Affektabspaltungen und der Verselbständigung der „Komplexe" erst die sekundären Symptome ermöglichen. Dagegen knüpft BERZE an alle die Vorstellungen an, welche wie bei GROSS die Herabsetzung der cerebralen Höchstfunktion oder bei WEYGANDT die Apperzipationsschwäche oder bei MASSELON die Diminuation volontaire, bei GÉRIEN die Schwäche der Vorstellungen zur Erklärung des Gesamtzustandes herangezogen werden. So entnimmt nun BERZE den Klagen der Kranken über Schwäche und Leere im Kopf, über Gedankenentzug und Willensstörungen die Berechtigung, von einer „Schwäche der psychischen Aktivität" zu sprechen, da die Grundlage desjenigen Phänomens, welches wir den Willen nennen, nur „in der Gesamtheit der einzelnen Vorgänge der Impulsverteilung, resp. ihrer psychischen Korrelate, den „Intentionen" gelegen sein kann. Denn das Bewußtwerden der (Eigen-) Kraftentfaltung, des „Energieaufwandes" in den Intentionen mache das Wesen des Willens aus.

Es ist klar, daß BERZE die Ableitung aller derjenigen schizophrenen Symptome nicht schwer fallen konnte, welche ohne weiteres als Leistungsverminderungen aufgefaßt werden können. So ließ sich die schizophrene Verständnislosigkeit aus einen mit der Bewußtseinshypotonie verbundenen Defekt des „marginalen" Bewußtseins zurückführen, die Affektivitätsstörungen beruhen darauf, daß kein Gefühl entsteht ohne Mitwirkung der inneren biologischen Aktivität, und daß im hypotonischen Bewußtsein zahlreiche Gefühlsvoraussetzungen nicht produziert werden. Leicht erklärlich erschien auch die Hypo- und Abulie. So konnte weiterhin der hypophrene Aktivitätsdefekt als Ursache einer Verminderung der Bildung ideagener Assoziationen und einer Herabdrückung der Qualität aller gebildeten Assoziationen aufgefaßt werden, ebenso als Grund zu einer Verminderung in der Energie der aktiven Reproduktion bei Erhaltensein der passiven Reproduktion. Auf dem Gebiet der Wahrnehmung wurden aus der Hypophrenie ohne weiteres die oft vorhandene Wahrnehmungsschwäche erklärlich, ebenso die inkompletten Wahrnehmungen und verschwommenen Halluzinationen, die Störung des Gefühles der Eigenaktivität beim Wahrnehmen und des Gefühls des Erleidens bei demselben, die Störung des Bekanntheitsgefühls, das „Fremdfinden". Diese letzteren entspringen der Schwierigkeit, bei hypophrenen Aktivitätsstörungen der kleinen Diskrepanzen Herr zu werden, welche bei allen Eindrücken der Aktivierung der Bekanntseinsqualität im Wege stehen. Sehr viel schwerer aber mußte es sein, alle Hyperfunktionen aus der gleichen Allgemeinstörung abzuleiten. Hier muß nun auch BERZE in einer oft verschlungenen Beweisführung zurückgreifen auf die Interferenzen zwischen normalen Erscheinungen des Seelenlebens und der behaupteten Grundstörung. So ist für BERZE die Steifigkeit und abnorme Penetranz der schizophrenen Affekte nur ein Ausdruck der Tatsache, daß an sich alle Affekterregungen eine normale Tendenz zum Überdauern hätten, welche durch den aus der hypophrenen Aktivitätsstörung fließenden Wegfall der sonst dieses Überdauern dämpfenden und korrigierenden Hemmungen ungehindert frei würde. So beruht die Parathymie auf einer unklaren Anpassung an die Situationen, die Hypermnesie aber auf einer — offenbar einmal angelegten — gesteigerten Bewußtseinsfähigkeit der mnemischen Impressionskomplexe im Zustand der hypophrenen Aktivitätsschwäche. Dies heißt aber, daß normale und pathologische Funktionsstörungen angenommen werden, welche untereinander in Wechselwirkung treten. Damit war der Grundsatz, eine allgemeine Bewußtseinsstörung zur Grundlage der Schizophrenie zu machen, bereits durchbrochen. Trotz dieser Schwächen liegen die Vorzüge der BERZEschen Theorie gegenüber der BLEULERschen vor allem in der biologischen Tendenz der Interpretationen. Überall treten inhaltlich psychologische Argumentationen zurück gegenüber dem Bestreben den biologischen Zustand der Kranken zu erfassen. Dieses zeigt sich auch in der maßvollen lokalisatorischen Deutung, welche BERZE versucht, indem er die Aktivitätsbildung und -störung an der Hand der pathologischen Erfahrungen über Trieb, Initiative und Affektstörung hauptsächlich in den Thalamus opticus verlegt. BERZE ist offenbar wie noch heute viele Psychiater der Meinung, daß bereits eine biologische Wendung dann erreicht ist, wenn cerebrale Lokalisationen vorgenommen werden. Auch er vergißt dabei, wie das gewöhnlich der Fall ist, daß derartige Lokalisationen erst einer Denkrichtung ihre Entstehung verdanken, welche ihrerseits geschichtlich aus ganz unbiologischen Anschauungen hervorging und daß daher alle Lokalisationsversuche nur Surrogate der biologischen Forschung darstellen.

Außerdem konnte nicht verborgen bleiben, daß sich viele Symptome auch der BERZEschen Theorie entzogen. So vor allem die motorischen Störungen, der Primärwahn, die Sprachverwirrtheit, der Autismus u. a. Symptome, für welche BERZE zwar eine Definition oder kurze Beschreibung, aber keine wirkliche Ableitung aus seiner Theorie gibt.

Gerade dieser Umstand aber mußte zu genaueren Studien über die Einzelsymptome auffordern. Für diese aber war der Boden gerade durch die Theorie von BLEULER und BERZE insofern gut vorbereitet, als durch sie das Nachdenken über die schizophrenen „Primär"-Symptome angeregt und die Bedeutung und Artung vieler Symptome erst in ein helleres Licht gerückt war.

4. JASPERS[1], GRUHLE[2].

So schlossen sich denn gerade an die ersten systematischen Durcharbeitungen der Schizophrenie genauere Untersuchungen an, wie die von JASPERS über die Bedeutung der verständlichen Zusammenhänge und über die dazu im Gegensatz dem Verständnis des Gesunden fernstehenden Primärstörungen des Gedankenentzugs, der doppelten Orientierung, der Willensstörungen oder wie die von WETZEL über die Weltuntergangssymptome, wie die von RÜHMKE über die primären ekstatischen Gefühlserlebnisse der Schizophrenen und wie die Arbeiten der Heidelberger Schule über die Wahrnehmungsstörungen, der Halluzinationen[3],

[1] JASPERS: Allgemeine Psychopathologie. 3. Aufl. Berlin: Springer 1923.

[2] BERZE-GRUHLE: Die Psychologie der Schizophrenie. Berlin: Springer 1929.

[3] Man hat diese Arbeitsrichtung mit einem unglücklichen Ausdruck als phänomenologisch bezeichnet. Im Grunde hatte sie mit der Phänomenologie im Sinne der HUSSERLschen nichts zu tun, mochten sie auch ihre Anhänger vor allem unter den Existentialpsychologen und umgekehrt ihre Gegner oft genug so mißverstehen.

ein Gebiet, dem sich vorher und seitdem besonders auch P. SCHRÖDER immer wieder zugewandt hatte. Das Ergebnis der gesamten Arbeit war, daß es nicht möglich ist, alle schizophrenen Symptome aus einer Grundstörung abzuleiten, daß es sich vielmehr um die Vereinigung verschiedener primärer und voneinander unabhängiger Störungskomplexe handeln müsse.

Diese Folgerung hat mit besonderer Schärfe H. W. GRUHLE gezogen. Er sprach geradezu von einem Bankrott der verstehenden Psychologie und lehnte auch die Deutung der Sekundärerscheinungen weithin ab. Als unableitbare Primärstörungen unterschied GRUHLE 1. die Sinnestäuschungen, 2. die schizophrene Grundstimmung (Ichstörung), worin die Phänomene der schizophrenen Stimmungslage und die Störung der Aktivität sowie der Automatismen im Sinne der Franzosen verstanden ist, 3. die Impulse einschließlich der Sperrung, 4. die Denkstörung, die auch der Sprachverwirrtheit zugrunde liegt, 5. der Wahn. Alle diese Grunderscheinungen „können ... nicht durch irgendeine Theorie auf eine gemeinsame Grundlage gestellt werden". An den bisherigen Theorien bemängelte GRUHLE vor allem, daß sie den eigenartigen positiven schizophrenen Bildungen, besonders dem Eigenwert der schizophrenen Sprache nicht genügend gerecht würden und allzusehr nur die Defekte in den Vordergrund rückten. Auf eine eigene Theorienbildung verzichtete GRUHLE. Trotzdem kann auch er natürlich nicht darauf verzichten, eine Erklärung für gewisse Schwankungen im individuellen Symptomenbild und im Verlauf zu suchen. Er findet sie in der Struktur der präpsychotischen Persönlichkeit, welche in den Darstellungen BERZES und BLEULERS völlig zurückgetreten war. Allerdings schwächt GRUHLE die Tragweite seines Versuches dadurch sehr weitgehend ab, daß er die Frage, inwieweit die präpsychotische biologische Beschaffenheit des Kranken als Ursache in Entstehung, Verlauf und Zustandsbild in Frage komme, sehr einengt, indem er das Problem der individuellen Verläufe nur als ein Problem der inhaltlichen Determinierung und nicht als ein Problem des biologischen Strukturwandels in der Beziehung der Funktionen nimmt und als angehbares Problem überhaupt nur die Frage der Beziehungen zwischen „Charakter" und „Schizophrenieformen" ins Auge faßt. So kommt denn auch GRUHLE zu keinem konkreten Ergebnis. Im Gegenteil seine Darstellung endet sozusagen mit einem Trümmerhaufen von Erscheinungskonglomeraten, von denen immer mehrere zu einer Art abgeschwächter Teilgrundstörung zusammengeschlossen sind. Weder wo und wann biologisch dies entsteht, ist aufgezeigt, noch sind die biologischen Gesetze erkennbar, unter denen die einzelnen Primärsymptome sich verbinden. Mit GRUHLE ist eine so äußerste Abwendung vom biologischen Ansatz erfolgt, daß hier eine Brücke zum biologischen Denken und besonders zur Konstitutions- und Erbbiologie überhaupt nicht mehr möglich ist.

5. Cerebrale Lokalisationsversuche (KLEIST u. a.)

Der Standpunkt GRUHLES war gewiß von allen Versuchen grundverschieden, die Symptomenbilder der Schizophrenie auf Grund der Lokalisationslehre im Gehirn zu erklären. GRUHLE selbst hat in seiner Ablehnung der KLEISTschen Annahme darüber keinen Zweifel gelassen. Aber in drei wichtigen Punkten berühren sich die beiden Stellungnahmen doch auf das engste. Denn die lokalisatorische Theorie der schizophrenen Symptome kommt ebenfalls zu dem Ergebnis, bzw. schließt es in sich ein, daß die einzelnen Erscheinungen nicht auseinander abgeleitet werden können, daß sie weiterhin zum großen Teil dem gesunden Seelenleben völlig fernstehen und schließlich daß sie auf einem noch unbekannten Krankheitsprozeß als dessen koordinierte Ausdrucksformen beruhen, so daß eine hirnpathologische Definition bei der Lokalisationstheorie und eine psychopathologische Definition bei GRUHLES Standpunkt nicht gelingen will. Auch vom erbbiologischen Denken stehen beide Denkrichtungen gleich weit ab. Vom biologischen Standpunkt aus sind die streitenden Meinungen mithin gar nicht so weit voneinander entfernt, wie es zunächst scheint; denn der Bezug der einzelnen Symptome auf bestimmte Hirngebiete geschieht ja auch in der Lokalisationstheorie der Schizophrenie nicht etwa auf Grund unwiderleglich aufzeigbarer pathologisch-anatomischer Veränderungen, wodurch ein Gegensatz dieser Lokalisationstheorie zur hirnpathologischen Analyse grob organischer Herdsymptome entsteht. Sondern der Nachweis wird versucht auf Grund der vorgeblichen psychologischen Analogie schizophrener Symptome zu sicheren organischen Herdsymptomen. Der Beweisgang ist also gar kein direkter lokalisatorischer, sondern nur der Versuch einer Fruchtbarmachung lokalisatorischer Erkenntnisse der Hirnpathologie für die Theorie der Schizophrenie. So haben schon nach den ersten Beschreibungen subkortikaler und diencephaler Krankheitsbilder FREUSBERG, LEHMANN und andere in Analogie zu zweifellos organisch-kataleptischen (wir würden heute sagen striären) Syndromen die Katatonie lokalisatorisch deuten wollen, so hat besonders bis in die letzte Zeit KLEIST die schizophrene Sprache in Analogie zur Aphasie gestellt und die von ihm so genannte „Alogie" der Schizophrenie mit der „Alogie" Stirnhirnkranker, die Hyperkinese Schizophrener mit striärer Hyperkinese verglichen. Nicht anders hat man die Halluzinationen in die jeweils zugehörigen Sinnesfelder lokalisieren wollen und hat die Störung des Gemüts- und Trieblebens mit KÜPPERS und EWALD in die vegetativen Zentren des Hirnstammes lokalisiert. Alle diese Analogien sind niemals unbestritten geblieben und die überwiegende Mehrzahl der Forscher hat sich auf den Standpunkt gestellt, daß, von wenigen Ausnahmebildungen[1] abgesehen, die schizophrene Sprache keine Aphasie ist, die schizophrene Denkstörung der Denkstörung der Stirnhirnkranken nur oberflächlich gleicht usf., daß es eben immer nur Ausnahmefälle sind, in denen die Verwandtschaft zwischen schizophrenen und organischen Symptomen annehmbar oder nachweisbar ist, und daß in diesen Ausnahmefällen dann teils konstitutionelle, teils erbbiologische, teils auch klinische Faktoren nachgewiesen werden können, welche auf eine Mitbeteiligung fokaler Hirngebiete an der Färbung des Bildes tatsächlich hinweisen (vgl. hierzu J. LANGE). Umgekehrt beweist das Vorhandensein viel zahlreicherer Zustände, in denen weder Herdsymptome noch eine aphasische, agnostische, dyspraktische usw. Tönung des Zustandsbildes nachgewiesen werden kann, den Schluß, daß eben eine durchgängige Deutung der schizophrenen Symptomvarianten vom Standpunkt der lokalisatorischen Hirnpathologie nicht möglich ist, sondern höchstens bei Einzelfällen Platz greifen kann.

---

[1] Wie sie BERZE veröffentlicht hat. Pseudoaphasische Gehörstäuschungen bei Schizophrenen. Allg. Z. Psychiatr. **104**, 302.

IV. Klinische Grundlagen. Die Ergebnisse der Konstitutionslehre.

Mit dem Auftreten der Konstitutionsbiologie und dem Erstarken der Erbbiologie ist das Interesse an derartigen Untersuchungen stark abgeflaut. Der psychopathologischen folgte wiederum eine somatopathologische Welle.

Die Konstitutionsbiologie ging von vornherein nicht vom Syndrom, sondern von der Gesamtpersönlichkeit aus und suchte deren Typus zu bestimmen. So wurde auch die Krankheit nicht mehr als ein Komplex von Symptomen, sondern als ein Ausdruck für die Totalität der Persönlichkeit aufgefaßt, innerhalb welcher es sich wenig lohnt, nach isolierbaren Einzelerscheinungen zu suchen. Die Wandlung von der präpsychotischen zur psychotischen Persönlichkeit erschien als ein biologischer Entwicklungsvorgang, der um so leichter verstehbar erschien, je mehr sich in ihm Anlagen entfalteten, welche auch sonst innerhalb der Sippe des Kranken nachweisbar waren. Ja, wenn Reihen aufgestellt wurden wie die von der Norm zur Psychose führenden der Schizothymie, Schizoidie, Schizophrenie, so kam damit weniger ein Einbruch der Psychose in die Persönlichkeit als das Herauswachsen aus ihr zur Darstellung. In einer solchen Betrachtung steht nun die Krankheit der Persönlichkeit nicht mehr so als selbständige Naturtatsache gegenüber wie in den Anschauungen der Zeit vorher. Wenn man aus dem Persönlichkeitstyp sogar weithin die Prognose ablesen, d. h. die biologische Verlaufstendenz der Psychose vorhersagen kann, wie dies doch seit den Untersuchungen der Kretschmerschen Schule in gewissen Grenzen durchaus möglich ist, so ist die Totalität der Persönlichkeit geradezu das Maß für die Schwere der Krankheit und es ist eine Auffassung von der biologischen Dynamik des Geschehens gewonnen, welche von der früheren weit abweicht. Auch hier wird anerkannt, daß Anlage, Krankheit und Umwelt im Wechselwirkungsverhältnis stehen. Aber eine Resultante aus drei gleichwertigen Faktoren ist nicht mehr möglich, weil die Dynamik der Persönlichkeit sowohl das Ausmaß und die Tendenz der Krankheit, als auch dessen bestimmt, was überhaupt aus der Umwelt wirksam erscheint. Kennt man also die Dynamik der Persönlichkeitstypen, so überblickt man die entscheidenden Positionen im biologischen Geschehen. Es ist wohl kaum Zufall, daß sich Kretschmer, wenn er das Wesen seiner Typen kurz umschreiben will, dynamische Ausdrücke aufdrängen. Aber an mehreren Stellen zweigt auch er von der weiteren Verfolgung dieser Dynamik ab.

Da es eine bestimmte psychisch-somatische Gesamtstruktur ist, welche den schizophrenen Erbkreis und damit auch seine prägnanteste Inkarnation, die schizophrene Psychose, kennzeichnet, so ist es erklärlich, daß für Kretschmer allgemeine Merkmale wie Hyper- und Hypästhesie, Autismus, Verfall wichtiger sind als Zerfahrenheit, Sperrung, Gedankenentzug, Erregung, Stupor, Negativismus, Halluzinationen. Sein Ansatz schließt geradezu ganze Symptomreihen von der biologischen Analyse aus. Die Schwäche der von ihm geleiteten Analyse der Zustandsbilder zeigt sich daher überall dort, wo die Krankheit mit zahlreichen persönlichkeitsfremden Einzelzügen einhergeht. Diese Schwäche, die zugleich einen Verzicht auf bestimmte biologische Gesichtspunkte einschließt, wird nicht ausgeglichen dadurch, daß die experimentelle Psychologie der Konstitutionstypen inzwischen zahlreiche psychische Einzelleistungen auf ihre Beziehungen zu den Grundwesenszügen der einzelnen Typen untersucht hat, welche KRETSCHMER glaubte feststellen zu können. Denn alle diese Untersuchungen betreffen seelische Bereiche, welche außerhalb der bezeichnendsten schizophrenen Einzelsymptome liegen. Daher bleibt eine Lücke offen, und sie verhindert es, daß die biologische Dynamik der Schizophrenie ganz mit den KRETSCHMERschen Grundbegriffen bestimmt werden kann.

Zweitens — und das folgt aus dem Gesagten schon teilweise — ist auch der Übergang von der Norm zur vollen Psychose nicht ganz so einfach, wie es sich KRETSCHMER darstellt. Die fließende Reihe der Persönlichkeitstypen zwischen Schizothymie und Schizophrenie läßt sich nur aus Kranken bilden, welche die prägnanten „primären“ Schizophreniesymptome vermissen lassen. Zieht man *alle* Syndrome heran, so wird es viel schwerer, die Beziehungen zur Norm und zum normalen Charakter herzustellen.

Drittens: Körperliche und seelische Merkmale laufen nebeneinander her, nur höchstens durch endokrine Funktionen zusammengehalten und aufeinander abgestimmt. Hier wird die Typologie plötzlich und ohne rechte Begründung durchbrochen; trotzdem aber wird kein Vorteil dadurch erreicht, da das so gewonnene Erklärungsprinzip nichts darüber aussagt, warum seelische und körperliche Einzelsymptome und -merkmale in so wechselnder Weise sich innerhalb der Typen miteinander verbinden und voneinander trennen können.

1. Die Gewinnung „biologischer Radikale“.

Kurzum, die Erklärung der innerhalb der Konstitutionstypen auftretenden Spielarten bleibt ungewiß. Sehr früh hat gerade an dieser Stelle die erbbiologische Kritik an den Typen KRETSCHMERS angesetzt. Sie wies darauf hin, daß die Typen durchaus nicht biologisch einheitlich seien (STUMPFL) und daß ihre Aufgliederung dringend notwendig sei. Denn die Erbbiologie hat ein Interesse daran, daß eine starke Aufgliederung der Beobachtungen nach Einzelmerkmalen oder nach miteinander verbundenen Merkmalen erfolgt, sucht sie doch ebenso sehr nach abspaltbaren oder spaltungsfähigen Einzelerscheinungen wie nach Gruppen solcher. Daher stieß STUMPFL auch bald auf das Problem der Teilkonstitution. Mindestens aber muß sie darauf dringen, daß ihr biologische Elementartatsachen im Organismus aufgezeigt werden, welche sie auf ihre mendelnde Erblichkeit untersuchen kann. Derartige Erscheinungen hatte nun die Schizophrenieforschung nicht aufzuzeigen vermocht. Die psychopathologischen Untersuchungen blieben daher auch sämtlich erbbiologisch ziemlich fruchtlos. Mit um so größerer Spannung wurden daher, als auch die konstitutionsbiologischen Untersuchungen zunächst noch ohne Ergebnis blieben, die weiteren Versuche der Konstitutionspsychologie von den Erbbiologen verfolgt, zu derartigen erbbiologisch brauchbaren psychobiologischen Elementarerscheinungen oder Wurzelsymptomen („Radikale“) vorzudringen. Die Schule KRETSCHMERS hat eine Reihe solcher Versuche unternommen und die Assoziationstätigkeit, die Spaltungsfähigkeit der Aufmerksamkeit, die Abstraktionsfähigkeit, die Perseverationstendenz, die Farb- und Formempfindlichkeit bei Schizoiden und Cycloiden untersucht. Jedoch bislang sind diese Versuche zwar zu typendifferentiellen Feststellungen, nicht aber zu erbbiologisch nutzbaren „Radikalen“ vorgedrungen. Das hat mehrere Gründe:

1. KRETSCHMER übernimmt in diesen Versuchen so viel begriffliche Bestandsstücke aus der unbiologischen experimentellen Psychologie, daß er statt zu dynamisch biologischen nur zu statisch-psychologischen Merkmalen durchstößt. Die Merkmale sind vor allem auch entwicklungsbiologisch indifferent[1].

2. Das biologische Verhältnis der experimentell gefundenen Typenunterschiede zu den charakterologischen bleibt bei den meisten der untersuchten Eigenschaften (am wenigsten bei der Abspaltungsfähigkeit) unbestimmt.

3. Das Verhältnis der erhobenen Befunde zu den Durchschnittsbefunden beim Versuchen bleibt unbestimmt. Das schränkt ihre Bedeutung für erbbiologische Analysen ein, da man bei diesen jenes Verhältnis für die Merkmale des Einzelfalles als ein bestimmtes voraussetzen muß.

4. Auch die experimentell psychologischen Untersuchungen der KRETSCHMERschen Schule bleiben weitgehend außerhalb des Bereiches der kennzeichnenden schizophrenen Symptome. Soweit schizophrene Symptome zum Vergleich herangezogen wurden, handelt es sich meist um vieldeutige Erscheinungen zweiten Ranges. Auch für sie gilt also, was für die KRETSCHMERsche Konstitutionsbiologie allgemein gilt, daß sie das Verhältnis der Psychose zur Norm nicht in vollem Umfang richtig darstellen.

Trotzdem haben diese ganzen Untersuchungen ein für jede zukünftige biologische Psychiatrie bleibendes Ergebnis gezeitigt. Denn durch sie und auch gerade durch ihre derzeitige Ergebnislosigkeit sind die Anforderungen geklärt worden, welche man vom biologischen Standpunkt aus an derartige „Radikale" stellen muß. Diese sind:

1. Die „Radikale" müssen das Gesamt der „primären" und „unableitbaren" Schizophreniesymptome mindestens mitumfassen. Es geht nicht an, daß einzelne dieser Symptome außer Betracht bleiben.

2. Die Radikale müssen in qualitativ anderer Weise auch beim Gesunden nachgewiesen werden. Diese Radikale im Bereich des Gesunden müssen die Orte zeigen, an denen die schizophrene Veränderung ansetzt. Man muß ferner klar angeben können, nach welcher Richtung die Veränderung erfolgt. Auch das dem Verständnis des Gesunden entzogene schizophrene Symptom kann ja nicht aus dem Nichts entstehen, sondern geht aus der Abwandlung eines gesunden Lebensvorganges hervor. Lassen sich die Schizophreniesymptome zu Gruppen zusammenfassen, so müssen entsprechende Gruppen im Bereich der Norm vorgebildet sein. Sie müssen gegebenenfalls bei anderen Psychosen oder abnormen Zuständen in qualitativ anderer Weise abwandlungs- oder erkrankungsfähig sein.

3. Es muß klar erkennbar sein, welches Bereich des seelischen Geschehens ein bestimmtes Radikal umfaßt.

4. Die Radikale müssen, da das Leben ein psychophysisch einheitlicher Vorgang und nicht eine Dualität aus spirituell seelischen und materiell leiblichen Vorgängen ist, stets leibliche und seelische Teilfunktionen in sich begreifen.

5. Die Radikale müssen dynamische Faktoren darstellen, nicht statische Symptom- oder Leistungsgruppen, d. h. man muß ihre Reifung und Involution, ihre Entfaltung und ihr Absterben im Laufe der Entwicklung darstellen und aus der Verschiebung ihrer Leistungs- und Übungsfähigkeit aufzeigen können.

[1] *Anm. bei der Korrektur:* Anders CONRAD, dessen psychologische Behauptungen an diesen Stellen aber besonders anfechtbar sind.

6. Die Radikale dürfen die organismische Ganzheit nicht zerstören, sondern müssen als deren elementarere Aufbaufaktoren vom Ganzen her steuerbar sein. Sie müssen den Ansatzpunkt für Umweltseinflüsse abgeben können, ohne daß die Autonomie der Lebensvorgänge dadurch beeinträchtigt wird.

7. Die Radikale müssen geeignet sein, bestimmte Voraussetzungen für die Deutung der individuellen Lebenskurven und damit auch für Verlauf und Schwere einer Erkrankung zu schaffen.

8. Die Radikale müssen als Untersuchungsgegenstände der Erbbiologie dienen können. Die Erbbiologie der Psychose muß durch ihre Auffindung zu neuen empirischen Leistungen befruchtet werden können.

9. Jede als „Radikal" anzusprechende Gruppe von Funktionen muß ihre selbständige biologische Entwicklung während des Lebens nehmen.

Daß diese Grundsätze richtig sind, wird die nachfolgende Untersuchung noch im einzelnen erweisen. Man braucht sich daher im Augenblick mit ihrer Begründung nicht aufzuhalten. Viel wichtiger ist es, den Zugang zu ihrer praktischen Verwirklichung zu suchen.

Das Ergebnis der in den ersten Abschnitten dieser Arbeit gegebenen Entwicklung des Schizophrenieproblems ist eindeutig: Die Psychiatrie befindet sich auf dem Wege von der klinischen zur biologischen Forschung. Im Schizophreniebereich wurde diese Entwicklung jedoch nur fruchtbar innerhalb der Konstitutionslehre und auch hier nur in begrenztem Umfang. Will man den dadurch entstandenen Gegensatz einmal in etwas übertriebener Weise formulieren, um ihn jedermann sichtbar zu machen, so ist folgende Lage gegeben: Die Konstitutionslehre ist biologisch ausgerichtet, aber sie gibt keine Handhaben, die biologische Struktur der einzelnen Syndrome aufzuhellen. Die Klinik hat eine Fülle von Ansätzen entwickelt, um das Strukturproblem der Syndrome und Symptome teils vom psychopathologischen, teils vom somatischen Standpunkt her aufzulösen. Es fehlt ihr aber jeder biologische Gesichtspunkt. Klinik und Konstitutionslehre aber erlauben in ihrer heutigen Fassung auch dort, wo sie, sei es das biologische Ganze der Persönlichkeit, sei es die Struktur der Syndrome darstellen, keinen Einblick in die Dynamik des biologischen Geschehens. Dieser aber wird im steigenden Maße die Voraussetzung sein für die Weiterentwicklung der Psychiatrie. Das hat besonders die letzte Phase der Erbbiologie in der Psychiatrie gezeigt. Hier haben die Untersuchungen über die Manifestationsschwankungen der Schizophrenie allmählich zu der Erkenntnis geführt, daß am Ausbruch der manifesten Psychose neben dem Genbestand auch Umweltsfaktoren aller Art maßgeblich mitwirken müssen, d. h. aber, nicht die Statik des Genbestandes und der Umweltsfaktoren, sondern ihre gegenseitige Dynamik ist ausschlaggebend. Insoweit nun die Erbbiologie ausgehen muß von den Eigenschaften der Untersuchten, hat sie es stets mit dem Ergebnis einer solchen Dynamik zu tun und muß daher Wert darauf legen, die Gesetze dieser Dynamik genauer zu kennen als bisher.

Diese Dynamik entfaltet sich innerhalb des Ganzen, gesteuert vom Ganzen des Organismus. Aber sie ist doch nur möglich, weil innerhalb der Ganzheit des Organismus biologische Elementartatbestände vorhanden sind, welche miteinander in Reaktion treten. Wenn die „Radikale" richtig gefunden wurden, müssen sich in ihnen derartige biologische Elementartatbestände mitausdrücken. Will die Psychiatrie aber zu den Elementartatbeständen im Organismus vordringen, so kann sie dies doch nur wieder von den Krankheitserscheinungen aus, welche ja selbst nur das Ergebnis einer vom Ganzen her gesteuerten Reaktion einzelner oder aller Elementarfunktionen des Organismus auf eine Störung im biologischen Gleichgewicht darstellen.

Für die Schizophrenie bedeutet dies, daß man praktisch doch wieder von den psychopathologischen Krankheitserscheinungen ausgehen muß, nachdem man von den somatischen zu wenig weiß. Den meisten Psychiatern allerdings scheint es unmöglich, vom psychopathologischen Syndrom aus auf die biologische Dynamik zu schließen. Dies ist jedoch nur ein zwar durch die lange Tradition fast ehrwürdiges, aber doch durch nichts begründetes weltanschauliches Vorurteil. Denn nur wenn man die seelischen Erscheinungen von vornherein aus dem Naturgeschehen als eine (überirdische) Seinsklasse ganz oder teilweise (nämlich die geistig-seelischen) herausnimmt, fallen sie auch aus dem Bereich der Lebenserscheinungen im Organismus heraus und man kann mit ihnen keine Biologie treiben. So hat man freilich nun seit fast 2000 Jahren gedacht, gleichviel ob man das Seelenleben als Epiphänomen der Materie, als spiritualistisch gefaßte Seinstatsache an sich oder als eine mit finalen Tendenzen begabte vitale Urkraft auffaßte.

Dort aber, wo man wieder wie einst Hippokrates und Paracelsus das Leben als eine einheitliche Naturtatsache einer undogmatisch empirischen Untersuchung unterwirft, dort wird man voraussetzen dürfen, daß die biologischen Grundtatsachen des menschlichen Organismus sich im seelischen wie im körperlichen Bereich gleichförmig fassen lassen, eben weil das Leben ein Vorgang ist, der seelische und körperliche Erscheinungen einheitlich in sich begreift.

2. Notwendige Ergänzungen.

Hier kommt es also nicht auf das von irgendwelchen weltanschaulichen, metaphysischen Standpunkten der Vergangenheit aus mögliche Wenn und Aber an, sondern auf die empirische Untersuchung der im psychopathologischen Syndrom der Schizophrenie wirklich vorhandenen Tatbestände an.

Allerdings mußte hierzu dieses Syndrom nach zwei Richtungen hin ergänzt werden.

Um die Notwendigkeit der ersten dieser Ergänzungen klarzustellen, muß man noch etwas weiter ausholen.

Die biologische Stellung der psychopathologischen Syndrome ist auch seit Beginn der wissenschaftlichen Psychiatrie immer etwas unklar geblieben. Alle großen Kliniker haben sie dargestellt, aber keiner hat ihre methodologische und biologische Bedeutung voll geklärt. Die Rückbesinnung auf ihre Stellung seit Kahlbaum führte — nachdem Griesinger zuerst eine lokalisatorisch ausgerichtete Psychopathologie versucht hatte — zu drei verschiedenen Positionen:

1. Man weist dem Seelenleben eine völlige Sonderstellung zu. Dann sind die psychischen Erscheinungen der Krankheit „Erlebnisse“ und deren Ausdrucksformen. Als seelische Erlebnisse sind sie biologisch nicht faßbar und den somatischen Symptomen völlig inkongruent. Sie sind nach rein seelisch-geistigen Gesetzen miteinander verbunden und ihr Studium bildet ein methodologisch mit

den übrigen Disziplinen der Psychiatrie kaum innerlich zusammenhängendes Unternehmen. Das ist der psychopathologische Standpunkt, welcher in der sog. „phänomenologischen" Psychopathologie seine radikalste Ausprägung erfahren hat. Er hat an der Weiterbildung der Psychiatrie nur so viel Anteil, als gewisse Seiten der psychopathologischen Syndrome durch die phänomenologische Richtung näher beschrieben wurden. Im allgemeinen endet er bei einer klinisch und ärztlich wenig fruchtbaren „Existenzialpsychologie".

2. Man sieht im Seelenleben eine epiphänomenale Funktion des somatischen Geschehens. Dann würden die seelischen Krankheitssymptome zu Folgen lokalisierbarer Hirnveränderungen oder zu Folgen von humoralen u. a. Störungen der Gehirn- oder Körpertätigkeit. Seelische Symptome treten damit in eine Reihe mit den Symptomen beliebiger Organfunktionsstörungen und ihre Eigenart geht weithin verloren. Die biologische Bedeutung des Seelenlebens innerhalb der Einheit „Leben" und innerhalb der Ganzheit „Organismus" verflüchtigt sich und damit werden auch die psychopathologischen Symptome nosologisch wertlos. Daher herrscht hier das Bestreben, sie allmählich ganz durch somatische Symptome zu ersetzen.

3. Man sucht die Sonderstellung des Seelischen innerhalb des Organismus aufrechtzuerhalten, ohne doch den Bezug auf die somatischen Erscheinungen aufzugeben. Indem man so die Fehler zu vermeiden sucht, deren sich die beiden anderen Standpunkte schuldig machen, ist man mangels der Einsicht in die biologische Einheitlichkeit der Lebensvorgänge unter dem Einfluß der dogmatisch dualistischen Ontologie meist genötigt gewesen, seelisches und leibliches Lebensgeschehen mit Hilfe der (metaphysischen) Hypothese des psychophysischen Parallelismus aufeinander zu beziehen. Praktisch, im Gebrauch der empirischen Wissenschaft, bedeutet dies, daß man den seelischen Symptomen nur eine diagnostische Stellung zuweist. Diese Folgerung hat z. B. am schärfsten HÖNIGSWALD gezogen.

Keiner der hier naturgemäß nur kurz umrissenen Standpunkte ist aber der Tatsache gerecht geworden, daß das Seelenleben mehr ist als die Summe der Inhalte, der Affekte, der Elementarfunktionen (wie Gedächtnis, Merkfähigkeit) und auch mehr als das Phänomen des Bewußtseins. In diesen allen werden Lebensvorgänge sichtbar und unter ganz genau zu präzisierenden Bedingungen auch wissenschaftlich faßbar, welche hinter dem Bewußtsein mit seinen Inhalten, Erlebnissen, Funktionen, Affekten usw. stehen. BUMKE nennt das neuerdings den „unbewußten lebendigen Quell der Seele"[1]. *Diese Lebensvorgänge sind am Bewußtsein mit seinen Inhalten, Vorgängen, Funktionen und Erlebnissen und durch diese hindurch feststellbar. Schon im Alltagsleben sind wir uns dessen in der Art, wie uns zumute ist, bewußt. Es kommt nur darauf an, diese der inneren Wahrnehmung an sich zugänglichen Tatsachen genau zu beschreiben und die hier auffindbaren biologischen Gesetze zu untersuchen. Diese Lebensvorgänge erst und nicht unmittelbar das Bewußtsein und seine Erlebnisse sind mit den Lebensvorgängen im körperlichen Geschehen vergleichbar. Erst von ihnen aus kann überhaupt der Versuch gewagt werden, die Einheit „Leben" im organischen Geschehen daraufhin zu untersuchen, wie ihre Gesetze sich im Bereich der seelischen wie der leiblichen*

[1] O. BUMKE: Gedanken über die Seele. Berlin: Springer 1941.

Teilvorgänge gleichzeitig auswirken. C. SCHNEIDER nannte die Gesamtheit dieser sehr verschiedenen Tatbestände den „Vollzug“ der seelischen Erlebnisse, Vorgänge und Ereignisse.

Hier also war die Lücke zu suchen, welche zuerst der Ausfüllung bedurfte, ehe man auf dem Wege zur biologischen Psychologie weiterschreiten konnte. Daraus geht hervor, daß die psychische Symptomatologie klinisch nur bedeutsam wird, wenn sie sich auf einem Hintergrund von Beobachtungen aufbaut, welcher die Wahrnehmungen am unmittelbaren Vollzug des Seelenlebens selbst zum Gegenstand hat. Nur dann wird sie unabhängig von allen fremden Positionen und gewinnt jene Selbständigkeit, welche schon KAHLBAUM forderte. Um diesen Hintergrund zu finden, muß man freilich glauben, daß das seelische Geschehen nicht nur aus einer oder mehreren somatisch bedingten Funktionen oder aus Erlebnissen besteht, sondern daß es ein biologischer Vorgang für sich ist, der nur aus sich selbst interpretiert werden kann und daher zunächst einmal auch an sich selbst überhaupt wahrgenommen werden muß. Dieser Vorgang kann dann aber auch nicht nur in den Inhalten des Bewußtseins und in den Erlebnissen restlos gegeben sein, da er ja ihren Hintergrund und ihren Realgrund abgibt. Er kann auch in den Bewußtseinsinhalten miterscheinen, aber er muß als solcher unmittelbar faßbar sein. Die Unterlassung aller an sich möglicher Wahrnehmungen über derartige Vorgänge — das war wohl von jeher die wesentlichste theoretische Lücke in der Psychiatrie.

An drei Stellen zeigt sich das Vorhandensein dieser Lücke in den empirischen Beobachtungen der Psychopathologie:

1. Am Fehlen einer Brücke vom normalen zum wirklich geistesgestörten Innenleben. Alle gängigen Analogien sind doch nur biologisch wertlose Surrogate.

2. Am Mißverhältnis zwischen psychischen und somatischen Symptomen und der Unmöglichkeit für beide übergreifende biologische Gesetze zu finden.

3. In der Unmöglichkeit von unmittelbaren Wahrnehmungen am eigenen Seelenleben und seiner Dynamik aus die Voraussetzungen zu einer biologisch angemessenen Beeinflussung des seelischen Geschehens im Kranken zu finden.

Natürlich kommt für die Ausfüllung dieser Lücken in der Psychopathologie, da sie sich auf unmittelbare Gegebenheiten im Bewußtsein bezieht, welche vorerst nur der Selbstwahrnehmung zugänglich sind, nur die Eigenbeobachtung in Frage. Hierzu ist nun der durchschnittliche Wachzustand seiner Gleichförmigkeit wegen nicht gut geeignet, da durch diese Gleichförmigkeit die Wahrnehmung biologischer Unterschiede im Garzen und in den einzelnen seelischen Vorgängen äußerst erschwert ist. Daher kamen für die Untersuchung vor allem die normalen Varianten des gesunden Seelenlebens und die Intoxikationen in Frage, also das Einschlafen, das Erwachen, die Übermüdung, der Alkoholrausch, der Haschisch- und Meskalinrausch, leichte Infektionen u. ä.

3. Die Analogie zum Einschlafen und ihre Bedeutung.

Die Untersuchung lehrte nun, daß in diesen Zuständen abgesehen von den Erlebnisinhalten zwei Gruppen von Wahrnehmungen möglich sind:

1. Wahrnehmungen über formale Geschehniseigenschaften und -merkmale an den Inhalten und Inhaltsgefügen des Bewußtseins. Diese Untersuchung braucht

nicht ohne weiteres über den Standpunkt der bisherigen Theorienbildung hinaus zu führen. Sie tut es sicher, wenn man sich zuwendet

2. den Wahrnehmungen über den Ablauf des jeweiligen seelischen Vorganges beim Bewußtwerden dieser meist formal eigenartigen Inhalte. Diese Abläufe können in ihrer Eigenart mit beschreibenden Prädikaten belegt werden. Sie sind der eigentliche Vorgangshintergrund, in welchem sich die Bewußtseinsinhalte in ihrer jeweils kennzeichnenden Eigenart bilden. So zeichnen sich als die kennzeichnenden Vorgänge im Erleben des Einschlafens ab: die beschreibbaren Merkmale der „Flüchtigkeit", der „Uneindringlichkeit" und des „Gliederungs- und Cäsurverlustes" zwischen einzelnen Erlebnisakten. Die Vorgänge der Norm weisen andere beschreibbare Merkmale auf, wieder andere die der Übermüdung, des Erwachens[1].

Die Nachprüfung dieser Beschreibung durch andere Beobachter[2] hat ihre Richtigkeit erwiesen, so daß an der Tatsächlichkeit der Beobachtungen nicht wohl gezweifelt werden kann. Und auch dies konnte nicht bestritten werden, daß die hier wahrnehmbaren Vorgänge gleichsam hinter den Inhaltsbildungen stehen und sie irgendwie fundieren.

Was diese Feststellungen über inhaltsfreie Vorgangsarten im seelischen Geschehen, die man am besten wohl als „Arten des seelischen Vollzuges" kennzeichnet, rein psychiatrisch klinisch bedeuten, bedarf selbst für jede Psychose erst wieder einer sorgfältigen Überprüfung. Allgemein aber war damit erwiesen, daß es Wahrnehmungsmöglichkeiten am innerseelischen Geschehen gibt, die über die rein inhaltlichen und sonstigen psychologischen Feststellungen hinausgehen. Wenn man nun bis dahin die psychiatrische Untersuchung und Theorienbildung auf die an den Inhalten des Seelenlebens feststellbaren formalen Eigentümlichkeiten beschränkt hatte, so war jetzt klar, daß man auf die Feststellung wesentlicher Tatbestände am seelischen Geschehen ohne Grund verzichtet hatte. Umgekehrt wurden durch diese neuen Befunde gewisse formale Eigentümlichkeiten des Denkens und Erlebens ohne weiteres geklärt. Das hat auch z. B. die Kritik an der Psychologie der Schizophrenen von C. Schneider zugeben müssen. Dieses Hinausgreifen über die Bewußtseinsinhalte auf die Vollzüge des seelischen Geschehens selbst hat grundsätzliche Bedeutung. Das ist bisher noch kaum erkannt worden, trotzdem das Bemühen von Anfang an darauf gerichtet war, auf diesem Wege über die üblichen psychologischen Feststellungen hinaus biologische Tatsachen im innerseelischen Leben erkennbar und für die Klinik nutzbar zu machen.

Ehe man nun daran gehen konnte, diese biologische Bedeutung der erhobenen Befunde zu klären, mußte aber erst die Übertragbarkeit der gewonnenen Gesichtspunkte auf die Psychosen geklärt und überprüft werden. Die Schizophrenie bot sich hier aus mehreren Gründen an:

1. Sie war psychologisch immer die bestuntersuchte Psychose.
2. Sie steht in den für derartige Untersuchungen entscheidenden Krankheitssymptomen dem gesunden Seelenleben genügend fern, so daß eine Verfälschung der Beobachtungen und Schlüsse durch unzeitiges „Verstehen" recht eingeschränkt ist.
3. Sie bedarf biologisch besonders dringend der weiteren Aufklärung.

---

[1] Vgl. C. Schneider: Beiträge zur Lehre von der Schizophrenie. Z. Neur. 1925ff.

[2] Mayer-Gross: Handbuch der Geisteskrankheiten, hrsg. von Bumke, Bd. I. Mörs-Messmer, Inaug.-Dissert. Heidelberg 1935.

Die infolgedessen an der Schizophrenie eingeleiteten Untersuchungen zeigten, daß man weitgehende Aufschlüsse über die Art, den Aufbau und die Bedeutung der schizophrenen Symptome bekommt, wenn man in Analogieschlüssen die Kundgaben der Schizophrenen über ihr inneres Seelengeschehen mit dem Einschlafen des Gesunden vergleicht und daraus die formellen Kriterien der wichtigsten schizophrenen Symptome festlegt.

Dann läßt sich zeigen, daß auch in den innerseelischen Vorgängen der Schizophrenen die Merkmale der Flüchtigkeit, der Uneindringlichkeit und des Gliederungs- bzw. Cäsurenverlustes nachgewiesen werden können und daß diese Merkmale bald rein, bald miteinander gemischt in den einzelnen Symptomen erkennbar sind. Ihre Verteilung unterscheidet sich gegenüber dem Bilde des Einschlafens wesentlich. Von einer Gleichsetzung kann auch sonst biologisch nicht die Rede sein. Aber so viel war doch aus diesen Untersuchungen klar geworden, daß die Symptomtheorie der Schizophrenie neue, bislang noch ganz unbekannte Merkmale des schizophrenen Innenlebens würde berücksichtigen müssen. Diese Merkmale unterscheiden sich von den bisherigen Symptomen durch mehrere Eigentümlichkeiten:

1. Sie waren rein formaler Natur, völlig inhaltsfrei und daher der bisherigen psychologischen Betrachtung unzugänglich. Aber aus eben demselben Grunde schienen sie geeignet als Ausgangspunkte einer rein biologischen Forschung zu dienen.

2. Sie waren auf Grund der Kritik der inneren Wahrnehmungen der Kranken und ihres Vergleichs mit den inneren Wahrnehmungen des Gesunden gewonnen und hatten daher auch einen objektiven Erkenntniswert. Denn sie erlaubten es nun, Aussagen über den Bewußtseins- und seelischen Allgemeinzustand der Schizophrenen dort zu machen, wo bisher nur theoretisch-spekulative Schlüsse möglich schienen.

Man braucht sich in diesem Augenblick nicht mit allgemeinen Fragen darüber auseinanderzusetzen, ob es möglich sei, von den Vollzugsformen aus die Brücke zu den Inhaltsformen zu schlagen. Daß eine solche Brücke vorhanden sein muß, ist ja klar. Ohne sie kommt auch die Assoziationstheorie der Schizophreniesymptome nicht aus, noch weniger der BERZEsche oder GRUHLEsche Standpunkt. Denn BERZE muß die Brücke vom Bewußtseinstonus der Hypophrenen nach dem Wahn und GRUHLE die von der Ichstörung zur individuellen Inhaltsgestaltung der Verläufe schlagen. Es liegt hier also eine theoretische Frage allgemeinster Art vor. Diese aber werden für gewöhnlich erst lösbar, wenn vorher geeignete empirische Befunde vorliegen, nicht umgekehrt werden empirische Befunde durch den Versuch sichtbar, solche allgemeine theoretische Fragen zu lösen. So wird auch die Klärung der Frage nach den Brücken zwischen den beschreibbaren formalen Veränderungen der Zustands- und Vollzugsformen des seelischen Geschehens einerseits und den formalen Eigentümlichkeiten der Inhalte aus den empirischen Befunden selbst erwachsen. Diese aber gilt es vorwärts zu treiben. Es ist nicht sonderbar, daß ein solcher Befund zunächst auf Mißverständnisse stieß. Er ist dahin mißverstanden worden, als sollten im Sinne der früheren Theorienbildung neue „Grundstörungen" beschrieben werden. Dies war nicht der Fall. Denn das ganze Gebäude von Beweisen, Schlüssen, Theorien und Hypothesen ruht auf Wahrnehmungen am seelischen Erleben. Es wurde also nicht aus Symptomen ein theoretischer Rückschluß auf eine hypothetische Grundstörung unternommen, sondern es wurden auf Grund der Eigenwahrnehmungen des Gesunden in biologischen Varianten die Eigenwahrnehmungen der Schizophrenen über ihren Zustand überprüft und dann die von den Schizophrenen selbst wahrgenommenen und durch Vergleich mit ähnlichen Varianten dem Gesunden anschaulich gemachten schizophrenen Änderungen der unmittelbaren seelischen Lebensvorgänge in allen Inhalten, Erlebnissen, Funktionen, d. h. den schizophrenen Symptomen als durchschimmernd bzw. als zum Zustandekommen der Symptome wesentlich nachgewiesen.

Das Vorgehen war also auf Anschaulichmachung der tatsächlich erlebten Störungen, nicht auf den hypothetischen Rückschluß ausgerichtet. Hierin lag z. B. der entscheidende Unterschied gegenüber der Theorie Berzes.

Auf die Wahrnehmungen also zunächst der sich selbst beobachtenden Gesunden, sodann der Schizophrenen und auf den richtigen Vergleich beider kam es an. Davon war in den früheren Hypothesen bisher nicht die Rede.

Die Wahrnehmungen zunächst mußte der berichtigen, der das so errichtete Gebäude angreifen oder verbessern wollte. Zur Zeit aber sind die grundlegenden Wahrnehmungen über die Beschaffenheit der seelischen Vorgänge im Einschlafen von den Nachuntersuchern durchgängig bestätigt worden. Auch die Feststellung der eigenartigen Stellung der Vollzugsvorgänge zu den Inhalten beruht auf dem unwiderleglichen Zeugnis der inneren Wahrnehmung und kann nur durch neue verfeinerte Wahrnehmungen berichtigt oder verbessert werden. Da die Selbstwahrnehmung der Kranken ebenfalls fast lückenlos herangezogen wurde, hat man bisher auch gegen die Richtigkeit der endlich gezogenen Vergleiche keine Einwendungen vorzubringen vermocht. Im Gegenteil, Ewald hat erst kürzlich sich für dieses Vorgehen ausgesprochen. Da die biologische Bedeutung der Symptome am Kranken nun von den Grundwahrnehmungen an den seelischen Vollzügen selbst aus beurteilt werden muß, kann also die an den Erlebnissen und Inhalten gewonnene einfache Theorie der Symptome auch nicht in der bisherigen Weise fortgeführt werden. Tatsächlich hatte man sich auch praktisch seit Jahren von allen Versuchen in dieser Richtung abgewandt. Da man aber andererseits in der Biologie der Psychosen nicht des Einblickes in die biologischen Gesetzmäßigkeiten der psychischen Symptome entraten kann, ohne sich wesentlicher nosologischer und biologischer Hilfsmittel zu begeben, wird man sich wohl oder übel damit befreunden müssen, den gewiß schwierigen Weg, wie er hier für die Schizophrenie gegangen wurde, mitzugehen und ihn auch bei anderen Psychosen zu versuchen.

Der Nachweis, daß auch die unmittelbaren inneren Eigentümlichkeiten des schizophrenen Seelenlebens durch geeignete kritische Beschreibung der Aussagen Schizophrener deskriptiv zugänglich werden, genügt allein aber noch nicht zum Weiterbau. Vielmehr mußte nunmehr erst eine nähere Vertrautheit mit gewissen biologischen Grundverhältnissen schizophrener Psychosen erreicht werden, welche nur bei der Behandlung der Schizophrenie fürs erste augenfällig werden konnten.

4. Die neue Stellung der Einzelsymptome.

Allerdings mußte man sich hierzu erst bewußt werden der neuen Stellung, in welche die schizophrenen Symptome nunmehr geraten waren. Man hatte an diesen Symptomen für die objektive Verwendung in der Nosologie immer als störend empfunden: 1. ihre Subjektivität, 2. ihren fließenden Charakter, 3. ihre gegenseitige Durchdringung. In den neugewonnenen formalen, aber der inneren Anschauung zugänglichen Merkmalen an den seelischen Vollzügen fanden der fließende Charakter und die gegenseitige Durchdringung der Symptome nunmehr eine ungezwungene Erklärung, erwiesen sich doch die subjektiven, vom Kranken empfundenen Störungen und die objektiv in seinem Verhalten erkennbaren Veränderungen zum großen Teile bedingt durch formale Veränderungen der seelischen Lebensvorgänge, welche über die fluktuierenden Inhalte, Erlebnisse, Affekte und Funktionen in stetiger Gleichförmigkeit hinweggriffen. Auf der anderen Seite ermöglichte es gerade der stetige Rückbezug auf diese formalen Tatbestände, nunmehr über die Subjektivität der psychischen Symptome hinwegzukommen. Denn diese stetige und gleichförmige formale Vollzugsänderung bildete die Voraussetzung dafür, *an die Stelle der Einzelsymptome das gegenseitige Verhältnis dieser Symptome zueinander* und im Rahmen des Ganzen zu setzen, d. h. aber, da derartige gegenseitige Verhältnisbeziehungen subjektiver Tatbestände, wenn sie gleichförmig wiederkehren, stets auch objektiven Charakter haben, die Objektivierung der schizophrenen Symptome.

5. Die Bedeutung der Arbeitstherapie für den Fortgang der Forschung.

Unbefangen konnte also auf der einmal gegebenen Grundlage weitergebaut werden. Denn noch war ja zu den eigentlichen biologischen Gesetzen der Symptome nicht vorgestoßen worden. Angesichts der mannigfachen Verschlingungen der verschiedenen „primären" Störungen mit den verschiedensten Reaktionen des Organismus auf diese Störungen selbst im Bereich des seelischen Geschehens konnte der Vorstoß zu den biologischen Strukturgesetzen nur gelingen auf Grund einer Methode, welche die biologisch dynamischen Beziehungen der Symptome möglichst rein erkennen lehrte. Diese innere Dynamik in der Struktur der Psychosen vollzieht sich unter Steuerung vom Ganzen und von den höchsten Funktionen her. Die anzuwendende Methode zur Aufdeckung der inneren Dynamik durfte also diese Steuerung vom Ganzen her nicht durchbrechen. Daß diese Steuerung aber tatsächlich durch die Versetzung in eine unbiologische Situation unterbrochen wird, ist der entscheidende Nachteil in der bisher ausschließlich üblichen Methode, durch reine Exploration Einblick in die Natur der Symptome und die Struktur der Psychosen zu gewinnen.

Andererseits handelt es sich bei der Schizophrenie um einen endogenen Prozeß. Die Gesetzmäßigkeiten mußten sich also besonders klar darstellen, wenn die angewendete Methode zugleich den endogenen Funktionsbedingungen des menschlichen Organismus adäquat ist.

Als solche Methode aber trat nun die Arbeitstherapie in Erscheinung. Sie ist den biologischen Bedürfnissen des menschlichen Organismus voll angemessen. Bei richtiger Verwendung müssen innerhalb der Arbeitssituation endogene dynamische Beziehungen besonders rein zum Vorschein kommen. Sie ist aber auch eine Methode, welche die Steuerung der Einzelfunktionen vom Ganzen her gewährleistet und durchsetzt. Wenn überhaupt, so mußte also die gesuchte zweite Ergänzung der bisherigen Standpunkte mit der Durchführung einer wirksamen Arbeitstherapie gegeben sein.

Diese Erwartung hat sich in vollem Maße bestätigt. Die Arbeitstherapie erlaubte einen Einblick in die Dynamik schizophrener und anderer psychotischer Symptome, wie er bisher noch nicht möglich war. Gegenüber anderen Behandlungsarten erhöht sich ihre Bedeutung für die weitere Erforschung der Psychosen durch die bereits genannten zwei Umstände, daß sie 1. eine Steuerung vom Ganzen her und 2. diese Steuerung unter Aufrechterhaltung der biologischen Lebensbedingungen ermöglicht. Daß auch sie in anderer Hinsicht wieder einer Ergänzung bedarf, ist klar. Aber zur Erkenntnis der strukturellen biologischen Beziehungen zwischen den schizophrenen Einzelerscheinungen ist sie heute die weitaus beste Methode.

In der Reaktion auf die verschiedensten Behandlungsformen scheiden sich, wie die Behandlungserfahrungen in den letzten Jahren lehren, bestimmte Gruppen schizophrener Symptome voneinander ab. Die Gruppe der Wahnsymptome verhält sich nicht nur klinisch-symptomatologisch, sondern auch therapeutisch besonders in der Arbeitstherapie ganz anders als die Gruppe der um den Gedankenentzug sich rankenden Erscheinungen oder als die Gruppe der hebephrenen Stimmungsveränderungen. Hier treten also biologische Verschiedenartigkeiten hervor, die noch ergänzt werden durch den Nachweis, daß diese therapeutische Sonderstellung ganzer Symptomgruppen überlagert wird durch die therapeutische Sonderstellung bestimmter komplexer Reaktionslagen, die aus dem Zusammenwirken der verschiedenen Symptomgruppen zu entstehen scheinen.

Damit aber war nun der Punkt erreicht, an welchem die ursprünglich biologisch ausgerichtete Forschungsarbeit wieder aufgenommen werden konnte. Sie vollzog sich kurz zusammengefaßt in wenigen grundsätzlichen Gedankengängen:

1. Schon die Analyse und Beschreibung der Vollzugsformen im inneren Seelengeschehen hatte zu der Erkenntnis geführt, daß bestimmte Symptome zu bestimmten Vollzugsweisen in engerer Beziehung stehen müßten, z. B. der Gedankenentzug zur Flüchtigkeit, das Faseln zum Gliederungs- bzw. Cäsurverlust.

2. Nunmehr zeigten sich in der Therapie ähnliche Gegensätzlichkeiten der betreffenden Gruppen.

3. Daraus bestätigte sich der früher schon nahegelegte Schluß, daß offenbar in den Vollzugsweisen tatsächlich biologisch bedeutsame Befunde festgelegt waren. Traf das aber zu, dann mußte dieses biologische Verhalten sich doch irgendwie in der Symptomstruktur auswirken, welche bei den einzelnen Kranken angetroffen wird. Es kam nun nur darauf an, Feststellungen darüber zu ermöglichen.

Da hierfür außer der Arbeitstherapie keine besondere Methode vorliegt und auch zur Zeit keine auffindbar ist, mußten diese Feststellungen wiederum aus den Beobachtungen an den Kranken selbst getroffen werden. Nachdem die Therapie die Existenz derartiger biologischer Gruppen hatte erkennen lehren, konnte unter allen Umständen mit ihrem Vorhandensein auch bei den unbehandelten Schizophrenien gerechnet werden. Die Beobachtungen an Kranken unter Arbeitstherapie waren also durch Beobachtungen an unbehandelten Kranken zu ergänzen. Die Erkennung der Gesetzmäßigkeiten aber wird natürlich dadurch erschwert, daß bei der Mehrzahl der klassischen Schizophrenien alle Symptomgruppen übereinander gelagert sind und sich gegenseitig durchdringen — Umstände, die es mit sich bringen, daß auch aus der Aufeinanderfolge der Symptome im Verlauf der Krankheit nicht ohne weiteres ein klares Bild gewonnen werden kann.

6. Die Bedeutung der durch die Unvollständigkeit ihrer Symptome als atypisch empfundenen Schizophrenien.

Hier aber konnten die sog. atypischen Schizophrenien eintreten, d. h. besonders jene schizophrenen Erkrankungen, welche bei der Unvollständigkeit ihres Symptomenbildes die Diagnose deswegen erschweren, weil man sich natürlich nur ungern zur Diagnose entschließt, wenn wesentliche Symptome mehr oder weniger dauernd fehlen.

Es ist bezeichnend für die klinische Methode wie für die Symptomtheorien in der psychiatrischen Vergangenheit, daß man sich darüber meist nur wenig Gedanken gemacht hatte, wie das Fehlen wesentlicher Symptome bei den symptomatologisch unvollständigen Schizophrenien überhaupt zustande kommen kann. Noch die meisten Vorstellungen darüber bietet die Konstitutionsbiologie dar. Die atypische Psychose ist hier der Ausdruck einer unvollkommenen Ausbildung einer bestimmten Konstitution oder einer Mischung verschiedener Typen. Diesen Begriff der atypischen Schizophrenie hat z. B. LEONHARD seinen Untersuchungen zugrunde gelegt. Für ihn ist atypisch jene Schizophrenie, welche in den Formenkreis des manisch-depressiven Irreseins hinüberspielt. KIHN[1] führt in ähnlicher Weise die Schizophrenien, bei welchen sich neurotische und hysterische, organische, degenerative Symptome und solche des Schwachsinns einmengen, als „atypisch" auf. Hier stehen aber nicht diese in ihrem Auftreten komplexen Zustandsbilder zur Debatte. Sondern innerhalb der engeren Bereiche der eigentlichen Schizophrenie gibt es Zustände, welche deswegen atypisch sind, weil ihnen ganze Gruppen sog. „primärer" schizophrener Symptome fehlen. Sie sind also atypisch hinsichtlich der Vollständigkeit der kennzeichnenden schizophrenen Symptome und könnten insoweit auch „symptomatologisch unvollständige" Schizophrenien heißen.

Die Fragestellung lautet nun, ob sich aus dem Fehlen der Symptome oder ihrem Vorhandensein, zumal unter den von der Arbeitstherapie geschaffenen Lebensbedingungen, nicht die gesuchten biologischen Symptombeziehungen und -gesetze offenbaren.

Zur Aufstellung derart klarer Beziehungen zunächst bestimmter Symptomgruppen und ihrer einzelnen Typen war die Konstitutionslehre nicht gelangt. Denn auch hier zeigte sich wieder, daß die heutige Konstitutionslehre gerade den wichtigsten schizophrenen Symptomen keine Beachtung schenkt. So hat man nicht festgestellt, welchem Konstitutionstyp etwa das Faseln oder welchem der Gedankenentzug zugehöre. Daher leistet die Konstitutionsbiologie auch nichts zur Beantwortung der Frage, warum einzelne „Primär"-Symptome bald vorhanden sind, bald fehlen.

Man kann aber so häufige und prägnante Symptome nicht etwa als für die biologische Analyse und Forschung belanglos beiseite schieben, nachdem sich zuletzt in der Therapie ihre biologische Sonderstellung erhärten ließ. *Auch in ihrer Anordnung, in ihrem Auftreten, in ihrem Fehlen, in ihrem Wechsel müssen sich also biologische Gesetze der schizophrenen Krankheitsgeschehens verraten.* Das heißt aber, die Symptomgesetzlichkeiten der Schizophrenie müssen gerade an

[1] KIHN: Die Schizophrenie. Handbuch der Erbkrankheiten, herausgegeben von GÜTT, Bd. 2. Leipzig: Thieme. Dort weiteres Schrifttum.

„symptomatologisch unvollständigen“ Zustandsbildern ablesbar sein. Denn wenn es überhaupt biologische Gesetze gibt, von welchen das Auftreten der Einzelsymptome abhängt, so müssen sie sich bei einer rein endogenen Psychose, wie es die Schizophrenie in ihrem Kerngebiete doch ist, diese Gesetze in der Art und Weise zeigen, wie bestimmte Symptome bald zusammen vorkommen, bald nicht. Das heißt die Syndrome, bei welchen ganze Gruppen von Symptomen aus endogenen Gründen fehlen, müssen etwas verraten von dem Gesetz, welches ebensowohl die vorhandenen wie die fehlenden Symptomgruppen aneinander bindet. Das sind aber die symptomatologisch unvollständigen Syndrome. Diese bieten mithin die analytisch durchsichtigsten Vorkommnisse dar. Man muß nur zunächst einmal voraussetzen, daß biologisch Zusammengehöriges auch in bestimmten Grenzen zusammen auftreten oder gemeinsam fehlen werde. Das ist an sich eine zulässige Voraussetzung. Sie muß nur auf ihre Zulässigkeit im Verlauf der Untersuchung geprüft werden.

Wieweit dies zutrifft, wird sich noch zeigen. Was aber zusammengehören könnte, dafür ergeben neben den therapeutischen Erfahrungen vor allem die Untersuchungen über die abnormen inneren Vollzugsweisen einen ersten Anhaltspunkt, wenn man zunächst einmal *heuristisch voraussetzte, daß den Hauptmerkmalen des Vollzugs, also der Flüchtigkeit, der Uneindringlichkeit und dem Gliederungsverlust je eine Reihe von Symptomen entspreche*, daß also die Anordnung der Symptome im Einzelfall von ihnen bestimmt wird. Daß diese Voraussetzung nicht in der Luft hängt, hatten gerade die Untersuchungen über die Psychologie der Schizophrenie ergeben und hierin bestand, wie der geschichtliche Überblick lehrte, der Fortschritt dieser Untersuchungen gegenüber den vorhergegangenen Theorienbildungen und psychopathologischen Darstellungen.

V. Eigene Beobachtungen.

1. Die Symptomverbände bei symptomatologisch unvollständigen Schizophrenien.

Darüber war nun also das Beobachtungsgut zu befragen. Einige kennzeichnende Beobachtungen mögen die tatsächlichen Verhältnisse erläutern. Selbstverständlich steht hier immer nur ein Beispiel für eine größere Reihe von gleichartigen Beobachtungen. Es ist aber, wenn man wirklich große Reihen von Schizophrenien prüft, nicht schwer, entsprechende Beobachtungen aufzufinden.

M. Z. 39/5 a. Die 19jährige Patientin, die aus gesunder Familie stammt und eine normale Entwicklung hinter sich hatte, geriet während der Ausübung ihres Dienstes als Krankenschwester plötzlich in eine Verstimmung. Sie klagte über Schlaflosigkeit, Aufgeregtheit und allgemeine Unruhe. Sie erhielt Bromural verordnet. Der Zustand verschlimmerte sich jedoch, sie erzählte, sie fühle sich niedergeschlagen, sie habe das Gefühl, *der Teufel sei in ihr* und gebe ihr den Gedanken ein, sich umzubringen. Sie unternahm dann auch einen Selbstmordversuch mit Bromural. Objektiv erschien sie nicht depressiv, sondern ratlos, litt dauernd unter *Gedankenabreißen* und unter dem Gefühl, daß sich ihr *fremde Gedanken* aufdrängten, die ihr so „komisch“ waren. Der Zustand hielt nur kurze Zeit an. Sie war dann wieder frisch und ausgeglichen, versuchte zunächst die Symptome zu bagatellisieren oder abzuleugnen, gab dann aber nicht nur zu, daß sie das Gefühl hatte, fremde Gedanken würden ihr eingegeben, sondern auch daß ihr *Gedanken entzogen* würden. Sinnestäuschungen wurden während der Psychose glaubhaft verneint. Dagegen berichtet sie über eigenartige vage *religiöse Skrupel* und innere Weltanschauungskämpfe im Beginn der Psychose, in denen sie sich eigenartigerweise als *Trägerin ringender Mächte* fühlte. Bereits 14 Tage nach Beginn war die Erkrankung praktisch abgeklungen, bei der Entlassung etwa 7 Wochen nach Beginn war die völlige Wiederherstellung eingetreten.

Betrachtet man die Einzelsymptome dieser Psychose, so ist jedes einzelne im höchsten Maße schizophrenieverdächtig, die anfängliche Unruhe nicht minder, wie der aus ihr aufkeimende verschwommene weltanschauliche Kampf, die vagen religiösen Skrupel und Grübeleien. Noch beweisender erscheinen das Aufdrängen von Gedanken, die als „fremde" empfunden werden, das Gefühl des Gedankenabreißens, ja des Gedankenentzuges, verbunden mit objektiver Ratlosigkeit ohne depressive Züge im objektiven Symptomenbild.

Wenn man sich angesichts eines solchen Zustandes doch zunächst nicht zur Diagnose Schizophrenie zu entschließen pflegt, sondern beim Schizophrenieverdacht stehen bleibt, so doch nur, weil sehr wesentliche Symptome aus dem Gesamtbild der Schizophrenie fehlen: Die Sprunghaftigkeit des Denkens, die schweren Störungen der Affektivität, der inadäquate Affekt, die abrupten Stimmungsschwankungen, wahnhaften Einschläge, Sinnestäuschungen, das faselnde Denken. Dies alles fehlt vollständig, nicht minder wie alle Veränderungen im Stimmungsausdruck, in der Gestik, im Sprechen.

Dabei leitet im Grunde die Erwägung, daß man über die wahren inneren Zusammenhänge der schizophrenen Symptome noch zu wenig im klaren ist, als daß man es wagen könnte, in solchen unvollkommen ausgebildeten Erkrankungen schon die Diagnose zu stellen.

Man begegnet nun aber Psychosen, bei denen an sich die Diagnose Schizophrenie ohne weiteres berechtigt erscheint, welche aber genau dieselben Gruppen von Erscheinungen vermissen läßt wie das gegebene Beispiel. Während ebenfalls nach einem Einleitungsstadium weltanschauliche Kämpfe auftreten, stellen sich schließlich Gedankenentzug oder Gedankenabreißen ein, bis dann die Kranken von „Gedankeneingeben", aber auch vom Gefühl plötzlicher von außen aufgezwungener Willensstörungen berichten. Wächst die Störung dann zu höheren Graden an, so kommt es zu eigenartig verkrampft anmutenden, katatonieähnlichen Zuständen, in denen die Kranken in höchster Anstrengung unter allgemeiner krampfhafter Spannung die bedrohte Besonnenheit zu bewahren suchen. Dann entstehen Zustandsbilder von substuporösem, katatonieähnlichem Verhalten, jedoch ohne Negativismen, auf welche später eingegangen werden soll und die Diagnose Schizophrenie erscheint geklärt.

Da man immer wieder ähnliche Beobachtungen macht, kann es sich hier nicht um bloße Zufälle handeln, man muß vielmehr das Vorhandensein einer irgendwie gearteten biologischen Gesetzmäßigkeit vermuten. Diese hat man also zu suchen. Zu diesem Zweck lohnt es sich, zunächst noch einmal die wesentlichen Symptome zusammenzustellen, die hier teils nacheinander, teils nebeneinander auftreten. Es sind eigenartige weltanschauliche Skrupel, oft einhergehend mit einer Verstärkung aber auch Verschiebung der höchsten geistigen Interessen religiöser oder philosophischer Art, die dem Patienten bislang geläufig waren; sodann das Gefühl der Fremdheit der eigenen Gedanken, das sich bis zur Empfindung steigert, es würden fremde Gedanken eingegeben; Gedankenabreißen, schließlich gesteigert bis zum Empfinden, daß die Gedanken entzogen werden; Willensstörungen, die ebenfalls den Charakter des Aufgezwungenen oder der künstlich durch fremden Einfluß hervorgerufenen Willenslähmung an sich tragen. Derartige Willensbei der spontan epileptiforme Anfälle auftraten, besserte den Zustand jedoch nur vorübergehend. Er blieb weiterhin lahm, einspännig und initiativearm, so daß er gar nicht arbeitete. Dann traten Angstgefühle auf, krampfhaftes Weinen, Erregungszustände, in denen er hemmungslos weinte, dabei aber sich völlig „leer" fühlte. Schließlich fühlte er sich auch körperlich verändert. Der Kopf schien ihm zu springen, das Blut wollte stauchen, das Gesicht schien ihm ganz spitz zu werden, die Finger bogen sich um, die Hände schienen sich zu krampfen, er spürte in seinem Körper zwei Pole, die gegeneinander arbeiteten, zwei Ströme, die ihn durchflossen. Objektiv war er lahm, gleichgültig, etwas gedrückt, aber doch leer, mit einem kleinen etwas läppischen Lächeln und mit der Neigung, sich in unberechenbaren Gedankensprüngen zu bewegen. Die weiter vorgenommene Insulinkur besserte den Zustand verhältnismäßig wenig.

Faßt man die einzelnen Symptome reihenmäßig zusammen, so bekommt man folgende Reihe: 1. Aus einem lahmen braven Musterknaben entwickelt sich mehr oder weniger schleichend eine immer stärkere Gleichgültigkeit, Lahmheit, Interessenlosigkeit, aber auch öfters ein läppisch-unberechenbares Verhalten und ein als Hemmung imponierender Mangel an Eigenanregung, an vitaler Elastizität und Reaktionsbereitschaft. 2. Dazu tritt eine affektive Leere, ein Mangel aller „tieferen" Gefühle: Er empfindet weder mehr Trauer noch Freude, weder Kümmernis noch Fröhlichkeit. Auch die seelische Zuneigung zu den Eltern erstirbt. 3. Dafür treten Exaltationszustände auf, in denen die Stimmung unvermittelt zwischen Angst, Zornmütigkeit, Weinerlichkeit und Verzweiflung hin und her schwankt. 4. Schließlich kommt es zu eigenartigen Veränderungen im Bereiche der eigenen Körperlichkeit, und zwar treten hier nacheinander die verschiedensten Erscheinungen auf, und an die Stelle des frischen vitalen Gesundheitsgefühls tritt das Gefühl des Elendseins, eine unbestimmte Veränderung des Allgemeinbefindens, Störungen in der Selbstwahrnehmung des Körpers (das Gesicht wird spitz) und schließlich physikalische Halluzinationen.

Obwohl die Psychose überaus langdauernd und deutlich progredient ist, tritt keines der Symptome auf, die in der ersten Beobachtung das Bild völlig beherrschen. Hier konnte nun trotzdem an der Diagnose Schizophrenie kein Zweifel sein. Um so wichtiger ist es festzustel'en, daß eben die Symptome fehlen, welche in anderen symptomarmen Erkrankungen, so in dem ersten Beispiele, gemeinsam auftreten. Schon dies darf als neuer Hinweis darauf gewertet werden, daß hier irgendwelche biologische Gesetzmäßigkeiten herrschen. Man registriere dann noch, daß der Gedankengang niemals faselig war, daß alle inadäquaten Affektreaktionen fehlen, daß keine Wahnideen auftraten, daß Halluzinationen im ganzen Verlauf der Psychose nicht beobachtet wurden, und daß auch keine Parakinesen, Parabulien, keine negativistischen Reaktionen u. a. m. zum Vorschein gekommen sind.

Auch hier sind die einzelnen Symptome auf den ersten Blick recht verschiedenartig. Sie können nicht ohne weiteres psychologisch auseinander abgeleitet werden. Es ist aber unverkennbar, wie sie sich mit zunehmender Schwere der Psychose irgendwie auseinander entwickeln. Während in dem ersten Beispiel die Psychose sehr rasch abklang, verlief sie hier schleichend und zunehmend und erstreckte sich statt über Wochen über viele Monate und würde ohne therapeutisches Eingreifen wohl sich dauernd fortentwickelt haben.

Es ist nun auffällig, daß in den bisher angeführten Fällen die primären und Bedeutungswahnerscheinungen, das faselige Denken, die inadäquaten Affektreaktionen, die Parabulien, Parakinesen u. a. gefehlt haben. Gehören etwa auch sie in eine Reihe für sich? Das ist in der Tat so.

H. F. 38/415. Die Mutter des Kranken war im mittleren Alter in einer Heilanstalt wegen einer $1^1/_2$ Jahre dauernden Psychose, die mit „Erregungszuständen, Verwirrtheit, Gesperrtheit, Ängstlichkeit und Grimassieren" verlief. Eine ganz sichere Diagnose wurde nicht gestellt, jedoch nahm das E.G.G. im Verfahren über H. F. an, daß es sich um einen schizophrenen Prozeß gehandelt habe.

H. F. entwickelte sich normal und hatte bis 1936 einen durchschnittlichen Lebenslauf. 1936 erkrankte er. Er bekam Kopfschmerzen und vage Allgemeinbeschwerden. Gleichzeitig hatte er das Gefühl, als könne er nicht mehr so scharf denken als früher. Unter mehrfachen Schwankungen blieb der Zustand bestehen. Er hatte aber nun immer das Gefühl, als ob man etwas gegen ihn hätte und bekam jetzt immer wieder Meinungsverschiedenheiten. Deshalb wechselte er nun andauernd die Arbeitsstelle. „Im Betrieb wurden dauernd Schikanen getrieben." Zu Hause wird ihm das Leben schwer gemacht. Zeitweise war es geradezu eine Verfolgung, auf jeden Fall bezog sich alles auf ihn. Das war auch der Grund für seinen dauernden Stellenwechsel. Im einzelnen erzählt er: „1933 hatte er eine Blinddarmoperation. In Kiel hatte er 1936 eine starke Erkältung, starke Kopfschmerzen, kalten Schweiß. Deshalb war er von Januar bis Juni zu Hause. Nächtelang habe er nicht geschlafen. Trockenwärme auf dem Kopf konnte er am besten vertragen. (Angst?) Mit dem Erbgesetz habe ich das Ding gehabt, daß sie einen behalten und machen die Entfruchtung, das Sterilisieren. (Erbgesetze?) Man ist doch vorsichtig. (Warum Angst?) Daß man Erscheinungen an mir bemerkt, daß man mich in Verwahrung nimmt. (Sonst jemand etwas getan?) In letzter Zeit habe ich einiges bemerkt. Ich bin einmal aufmerksam geworden, daß ein Betriebsobmann meinen Namen in sein Notizbuch geschrieben hat. Zuvor hat mir einmal ein Arbeitskamerad erklärt, der Obmann würde aufschreiben, wer müßig herumsteht. Ich habe aber nicht gewußt, ob er Befugnis dazu hat. Er war ja ein Arbeiter wie wir auch. Es sind auch Wechslungen in den verschiedenen Betrieben komisch vorgekommen. Entweder soll ich in den Leistungen nicht genug Kenntnisse haben oder anderes. Nachdem ich 2- oder 3mal in andere Abteilungen gekommen bin, habe ich einen Grund gehabt so zu denken. (?) Letzten Endes habe ich gedacht, weil ich 4 Jahre im Elsaß war, daß man ein besonderes Augenmerk auf mich hat. In so einem Betrieb muß ja eine Übersicht sein und muß noch mit dieser Sache gerechnet werden. (Bemerkungen?) Im Maschinenbausaal sind so, mir gegenüber ja evtl. nicht, aber ein anderer Kamerad hat gesagt, daß er beschimpft worden wäre, wir Pfälzer wären lustige Brüder. Und wenn es einer persönlich gesagt hat, hätte ich mich nicht beleidigt gefühlt. Aber man weiß ja doch nicht, ob einer einem etwas antun will. (?) Nicht körperlich, aber indirekt, nur so Denunzierungen. (Feinde?) In Erfurt hatte ich Differenzen wegen einer Werkzeugkiste. Die hätt' ich sollen am Feierabend mit nach der Werkstatt bringen, und da hatte ich aber keinen Befehl dazu. Und am andern Tag, als ich in die Werkstatt kam, wurden mir Vorhalte gemacht, warum ich die Werkzeugkiste nicht dabei hätte. Der Betriebsführer sagte, er hatte mir gesagt, ich solle die Werkzeugkiste mitbringen und dem seine Aussagen beruhen nicht auf Wahrheit. Ich verlangte eine sachliche Unterhaltung, man beschuldigte mich, ich sei verrückt (?). Als er mir seine Unwahrheit geltend machen wollte, bin ich auch in Erregung gekommen. Ich habe mich dann wieder beruhigt. Es hieß, ich werde entlassen, auf eine Verhandlung ließen sie sich nicht ein, und ich wurde entlassen. Das waren die Feinde im Betrieb. Und schon vorher wurden mir Werkzeuge nicht gegeben, die ich nötig hatte (?). Ich hatte dann die Auffassung, daß dies absichtlich gemacht werde. (Was haben Sie beobachtet?) Ich habe gewußt, daß sie es haben, aber sie wollten es mir nicht geben. Durch diese Tat habe ich es festgestellt, daß ich die Bohrer, das Werkzeug nicht bekam, das nötig gewesen wäre. Beim Arbeitsamt verlangt man Papiere, die an sich gar nicht notwendig gewesen wären. Dahinter sah ich eine absichtliche Drückung (?). Es hieß, man sollte verhindern, daß die Leute so oft die Betriebe wechseln". Nachts sei er starr im Bett gewesen wegen Kopfschmerzen. Das habe er an den Augen bemerkt. Die Augen waren wie starr, sei es ihm vorgekommen. Das Gefühl hatte er so vorher nicht in den Augen. Er verlangte ruhigere Arbeit, die er nicht bekam. Er meinte, daß er mit der Arbeit aufhören solle. Die ganze Nacht habe er wach gelegen. Im Halbschlaf habe er noch gearbeitet, die Arbeitsgänge habe er zuerst schön reihenweise gemacht, dann sei es aber ganz durcheinander gewesen. Auch von den anderen Betrieben seien ihm die Bilder gekommen. Einmal sei er wie ganz natürlich im Maschinensaal gewesen; er habe es im Traum ganz natürlich gesehen. Zuletzt war es überhaupt kein Traum mehr. Es war so, als wenn er im Dunkeln war und so Wasser kam auf ihn zu. Einmal war ich in einer Stadt, da hat sich alles, an unerklärlichen Gegenständen habe ich festgestellt, wollte im Traum drauf zu. (Früher auch schon geträumt?) Das war anders wie im normalen Traum. Das könne man nicht erzählen. Im Wachen habe er keine Bilder gesehen. In Kiel waren so Ringe vor mir und die Luft kam mir vor wie Nebel, die Gegenstände waren wie verschwommen. Das sei am Tag gewesen. Auf der Straße mußte er sich manchmal anhalten, bis er klare Bilder vor sich hatte. Vor dem Kopf sei es wie ein Sprudel gewesen. Manchmal hatten sich die Gegenstände so etwas gedreht. Man hat den Eindruck wie bei einem Stock, der ins Wasser kommt, dann ist er gelegen, so war es bei Säulen, oder sie würden wandern, weggehen, dicker werden. Das war unter Tag. Es war so, als wenn Gegenstände mit Gewalt auf ihn zukommen. Als er nach Hause kam, habe man es ihm angesehen, daß er krank war. Auf alle Fragen, die er stellte, bekam er keine Antwort. Er denke sich, daß man sich zu Hause erkundigt und erfahren habe, daß er in der Fremde wenig in die Kirche gegangen war. Einen anderen Grund könne er sich nicht denken. Das war im März 1937. Zu Hause würde man ihm nicht sagen, was man mit ihm vorhabe. Er simulierte und dachte immer darüber nach. Er meinte, daß man ein falsches Zeugnis über ihn abgegeben habe. In Erfurt sei er einmal in einem Bordell gewesen. Es sei möglich, daß man sich deshalb abstoßend verhalten habe. Ein bekannter Pfarrer habe sich so komisch benommen, er habe seine Zappeligkeit nachgemacht. Er wollte ihn damit ärgern. Der Pfarrer stellte sich an den Eingang, stellte sich vor ihn und zuckte so mit den Armen, machte so wie ein Tanzbär, um ihn zu ärgern. Gelacht habe er nicht dazu. Auch ein Onkel habe sich so komisch benommen, daß er ihn am liebsten rumgeschlagen hätte, da sie ihn als Kranken so aufregten (?). Der Pfarrer schlich sich so an der Wand vorbei. Der Kirchenverwalter habe später die Leute aufgehetzt, so daß es Streit in der Wirtschaft gab uud er aus der Wirtschaft geworfen wurde. Er denke, daß der Kirchenverwalter daran schuld sei. Er glaube auch, daß sein Onkel und sein Vater mit daran schuld waren und er in die Falle ging. Er wolle überhaupt nicht mehr gern nach Hause.

Noch deutlicher geht die verschwommene und faselige Art seines Denkens hervor aus einer wörtichen Nachschrift:

Vorher habe ich so eine Unruhe gehabt. Ein Arbeiter hat mich darauf aufmerksam gemacht, es war so ein Gedanken im Lauf, ich habe vorher etwas gemerkt ... so wie Gedankenleere, ich habe das gemerkt (?). Das war nicht so das Gedankenlose. Ich habe keinen Arbeitswillen gehabt. (Nicht konzentrieren?) Nein, das nicht, so gedankenlos. (Wie hat sich das geäußert?) Ich habe das halt so erlebt, die Arbeitskameraden haben mich darauf aufmerksam gemacht, daß ich Werkzeug immer liegen ließ. Also, ich habe Werkzeug mitgenommen und nicht mehr zurückgebracht. (Wo gelassen?) Ich hatte es eben liegen lassen, halt so leichtsinnig, es kommt ja bei der Arbeit vor, daß man Werkzeug liegen läßt, ich habe eben nicht besonders acht darauf gehabt, wenn es fort ist, dann faßt eben wieder neues. (Die Arbeit nicht mehr genau gemacht?) Die habe ich immer genau ausgeführt. (Schwer gefallen?) Ja ... vielleicht ... einmal z. B. sollte ich ein Loch bohren. Die Verbindung war schon dran fertiggestellt. Wie der Bohrer halb drin war, habe ich gedacht, wenn du jetzt das Loch ganz durchgebohrt hättest, wäre alles futsch gewesen. Da habe ich erst daran gedacht, daß ich eine ... vergessen hatte. Vorher habe ich schon nicht mehr richtig zur Arbeit getraut. (Arzt?) Ich habe zum Arzt gesagt, ich weiß nicht, ich mache so viele Fehler. Dann ist mir der Gedanke gekommen, daß ich der Arbeit nicht mehr gewachsen bin (?). Der Gedanke, daß man mir nur so Arbeit gibt (?). Auf einmal ist mir der Gedanke gekommen, der Betriebsführer, er hat es nicht gesagt, so halt ... ich bin nicht dem Betrieb gewachsen, ich soll den Betrieb aufgeben. (Beobachtet?) Ja, das ist in jedem Betrieb so. (Wieso?) Ich habe ganz besondere Aufträge bekommen. Das hat sich der Betriebsführer aufgeschrieben. Da habe ich plötzlich in seinem Notizbuch meinen Namen gesehen. Da habe ich gedacht, weil ich zum Betriebsappell zu spät gekommen bin, das wird jetzt als Absicht ausgelegt. (Warum nachts nicht geschlafen?) Ich habe halt nicht schlafen können. (Viel denken müssen?) Nein, nachts habe ich nicht viel denken müssen, ich habe halt nicht schlafen können. (Warum?) Ja ... (Angst?) Ich habe nie Angst gehabt. Ich habe nur gegrübelt, sie suchen ein Mittel, daß sie mich aus dem Betrieb entfernen müssen. Es ist einmal vorgekommen, daß Sabotage getrieben wurde, daß in einer Form Sand drin gewesen war. Das hat man ja nicht gesagt, daß ich das gewesen sein soll, aber ich habe das gefühlt, daß man mich da beschuldigen will.

(Wie darauf gekommen?) Da hat es mal geheißen, die Maschine ist defekt. Da habe ich mich halt zuviel aufgeregt. Ich hätte mir eben da droben einen Freund suchen sollen, ich war halt mißtrauisch. (Jemand gesprochen?) Gegen Ende wurde noch ein Ding aufgehängt, ein Schild gerade gegenüber von meinem Schrank, daß Geld fortgekommen sei. Da habe ich gedacht, was ist das, was soll das wieder bedeuten? Das ist suggestive Beeinflussung. Da habe ich gleich gedacht, das ist gegen dich gerichtet. Ich bin dann zum Betriebsführer und habe mich beschwert, daß man bei der Arbeit so etwas macht. Ich habe den Eindruck gehabt, sie wollen mir das zuschieben, daß ich die 20 Mk. genommen hätte. Ich habe mich geärgert, weil während des Frühstücks schon einer gekommen ist und hat gesagt, es sind mir 20 Mk. gestohlen worden und dann später noch einmal. Da habe ich gleich gedacht, was wollen die da? Zufällig war der Mann auch hier. Da habe ich gedacht, ist das ein Arbeiter oder ein anderer Arbeiter (?). Daß das vielleicht ein Polizeibeamter ist, der mitarbeitet. Erst später bin ich dann zu diesem Gedanken gekommen. Wie gesagt, ich habe eben Mißtrauen gehabt. Ich habe eben gemerkt, daß soviele gegen mich arbeiten.

In seinem objektiven Verhalten war H. F. mißtrauisch, verschwiegen, an sich gemütlich anregbar, aber ohne jedes sachliche Interesse. Er konnte sich freuen, bekümmert sein, angeregt erzählen, war auch keineswegs lahm oder initiativearm, noch weniger autistisch. Aber es fehlte ihm das Interesse an der Arbeit, am sachlichen Denken, auch an den sachlichen Werten, die ihm früher viel galten. Er empfindet lebhaft Sympathie und Antipathie für Menschen, er hat ein lebendiges religiöses Empfinden, aber das Interesse am Beruf und seinen Problemen hat er weitgehend verloren. So hat er auch keine innere Bindung mehr an seinen Betrieb. Zwischenhindurch gibt er eigenartige Begründungen: So verweigert er die Vornahme einer Lumbalpunktion mit der Begründung, seine Kopfschmerzen seien nicht durch geistige, sondern nur durch körperliche Beschwerden zu bessern. Mitunter ist der sprachliche Ausdruck höchst eigenartig: „Alles ist so aufmerksam geworden.“ Im übrigen war alles „anders“, bedeutungsvoller oder eigenartig.

1939 war der gleiche Befund zu erheben.

Überblickt man nun den mehr als 4 Jahre dauernden Krankheitsverlauf, so fällt auf, daß die Symptome vollständig fehlen, welche die beiden vorgenannten Syndrome bildeten.Nie treten Gedankenentzug, Entgleisungen, Sperrung oder ein ähnliches Symptom auf, keine religiösen oder weltanschaulichen Kämpfe bewegen den Kranken, niemals kommt es zu Veränderungen in der Leibsphäre, zu Störungen des vitalen Fühlens, zu Hypermetamorphose, zu sprunghaftem Denken, zu läppischer Erregung usw. Dafür sind nun lauter Symptome ausschließlich aufgetreten, welche in den vorgenannten Syndromen nicht vorkamen: Vage Bedeutungswahnideen, paranoide Erscheinungen, faseliges Denken, sprachliche und gedankliche Verdichtungen (z. B. die Lumbalpunktion wird abgelehnt, weil sie eine „geistige“ „Anschauung“ ist) und eine Verarmung des Gemütslebens ausschließlich an sachlichen Interessen, das Fehlen der sachgebundenen Werthaltungen, während die geistigen und religiösen Werthaltungen nicht notgelitten haben. Es fallen leichte Verschrobenheiten des Benehmens auf. Kurzum, man findet eine Reihe von Einzelsymptomen, in deren Mittelpunkt das faselige Denken steht. Man kann daher diese Reihe als Symptomverband des Faselns bezeichnen.

Nehmen diese Erscheinungen an Schwere zu, so kommt es im Denken zu Reihungen und zu Schwebungen[1], im Willensleben zu parabulischen Erscheinungen

[1] Definition dieser Erscheinungen s. C. SCHNEIDER: Psychologie der Schizophrenen. Leipzig: Georg Thieme 1930.

im Sinne Kleists, ja zu parabulischen Hyperkinesen, in der Affektivität zu eigenartigen inadäquaten Affektreaktionen und zu qualitativ neuartigen Gemütsbewegungen.

Diese wenigen Beispiele mögen genügen, um zu zeigen, daß bei Schizophrenien mit unvollständigem Symptomenbild mehrere Reihen von Symptomen je für sich auftreten können.

Diese Reihen umfassen einige der für die Schizophrenie kennzeichnendsten Symptome und zugleich jene, welche an sich ihrer Natur nach am deutlichsten von den übrigen Erscheinungen sich teils im Spontanverhalten, teils auch in den Selbstschilderungen der Kranken voneinander abheben. Daher beruht die Reihenbildung nicht auf einer künstlichen Isolierung der Einzelsymptome durch nachträgliche Abstraktion, sondern auf der Beobachtung von natürlichen Gesetzmäßigkeiten an einigen selbständig ablaufenden biologischen Vorgängen. Die Verhältnisse liegen augenscheinlich nicht anders als bei körperlichen Krankheiten, sie werden nicht etwa durch die Tatsache, daß es sich um psychische Krankheiten handelt, bedingt oder verschleiert.

Es ist zweckmäßig, diese Reihen noch einmal ganz kurz und schematisch untereinander zu schreiben:

1. Reihe: Weltanschauliche Skrupel, Kämpfe.
Veränderung des religiösen Erlebens.
Gedankenabreißen.
Gedankenentzug.
Ratlosigkeit.
Gedankeneingeben.
Willensstörungen im Sinne dessen, daß den Kranken teils der „Wille genommen", teils Handlungen usw. „aufgezwungen" werden.
Sprachliche Entgleisungen.
Sperrungen.

2. Reihe: Sprunghaftes Denken.
Affektlahmheit und Antriebsarmut.
Mangel an vitaler Dynamik, Elastizität und Reaktionsbereitschaft.
Ersterben von Trauer, Freude, Kümmernis.
Exaltationszustände mit Angst, Zornmütigkeit. Weinerlichkeit, Verzweiflung, leeres Pathos in raschem Wechsel der verschiedenen Färbungen.
Veränderung der Körpergefühle und leiblichen Eigenwahrnehmung.
Physikalische Halluzinationen.

3. Reihe: Bedeutungswahn, „Primärwahn".
Verschwommenes und faseliges Denken.
Interesselosigkeit an sachlichen Dingen und Werten.
„Urteilslosigkeit."
Faseln und Zerfahrenheit.
Inadäquate Affektregungen.
Parabulische Impulse

Die Reihen werden im Verlauf der Untersuchung in Einzelheiten noch ergänzt werden.

Weder die Tatsache, daß diese Symptome zu Reihen miteinander verbunden auftreten, noch daß sie sich reihenweise von den übrigen ablösen können, ist einer psychologischen Erklärung im eigenen Sinne zugänglich. Es handelt sich um lauter unverständliche schizophrene Symptome, die innerhalb jeder Reihe sowohl das Denken, als das Gemüts-, das Willens- und das Vorstellungsleben, vielleicht auch — worüber erst eingehendere Untersuchungen Aufschluß geben müßten — das Triebleben erfassen, so daß es nicht ohne weiteres möglich ist, diese Reihen aus den heute gängigen psychologischen Gesichtspunkten heraus zu analysieren.

Wesentlich ist die Tatsache, daß jedesmal in den gewählten Beispielen nur eine Reihe auftritt, während die beiden anderen Reihen fehlen. Gerade hierin kann man einen weiteren Anhalt dafür erblicken, daß sich in dieser Reihenbildung eine irgendwie geartete biologische Gesetzmäßigkeit verraten könnte.

Man bedarf für diese Reihen einer kurzen Benennung. Um diese ganz unverbindlich zu halten und nicht mehr zu sagen, als was tatsächlich miteinander vereinigt ist, empfiehlt sich die Bezeichnung „*Symptomverband*". Es soll gar nicht mehr gesagt sein, als was tatsächlich beobachtet werden kann, nämlich daß bestimmte Symptome reihenweise verbunden auftreten. Die Einzelbenennung erfolgt dann nach dem prägnantesten Einzelsymptom der Reihe. Man kann also bei der

Reihe 1 vom Symptomverband des Gedankenentzugs,
Reihe 2 vom Symptomverband der Sprunghaftigkeit,
Reihe 3 vom Symptomverband des Faselns reden.

Je nach der Zahl der gleichzeitig erkennbaren Symptome eines Verbandes kann man von Graden seiner „Ausgeprägtheit" sprechen.

Zunächst ist es eine Minderzahl von Erkrankungen, in denen die Symptomverbände rein und jeweils isoliert auftreten. Darin liegt aber nur vom älteren Standpunkt der generalisierenden und unbiologischen Betrachtung ein Nachteil. Biologische Gesetzmäßigkeiten verraten sich durchaus nicht ganz selten rein zunächst nur in gewissen Einzelfällen. Man darf diese Einzelfälle und selteneren Vorkommnisse zwar nicht unberechtigt verallgemeinern, aber man darf sie noch weniger unterdrücken. Das wäre etwa so, als ob man bei MENDEL-Proportionen, z. B. bei einer Polymerie mit drei Faktoren, etwa dem Fall des roten Weizens, das eine Vorkommnis des rein roten Weizens deswegen als zufällige Ausnahme vernachlässigen wollte, weil er isolierter Einzelfall bleibt. Damit würde man sich den Zugang zur ganzen Gesetzmäßigkeit verschließen.

Nein, man soll die hier vorhandene Eigentümlichkeit der Einzelfälle daraufhin prüfen, ob sich in ihr vielleicht eine allgemeinere biologische Gesetzmäßigkeit verrät. Diese könnte naturgemäß darin gesucht werden, daß aus bestimmten, noch unbekannten biologischen Gründen diese Symptome deswegen reihenweise verbunden auftreten, weil sie irgendwie einer biologischen Grundtatsache gemeinsam entsprechen, sei diese nun wie sie wolle. Man müßte dann schließen, daß dort, wo innerhalb der symptomatologisch vollständigen Schizophrenien sämtliche schizophrene Symptome auftreten, die gleiche Zusammengehörigkeit der Reihen, aber nur in anderer Weise sich äußern müßte, z. B. dadurch, daß bei der Verschlimmerung der Zustandsbilder die Symptome der einzelnen Reihen sich unabhängig voneinander verschlimmern oder daß sie sich dem therapeutischen Eingriff gegenüber verschieden verhalten.

Wären diese Erwägungen richtig, so würde dann die symptomatologisch vollständige Schizophrenie sich aus drei Reihen von biologisch verschiedenwertigen Symptomen zusammensetzen, welche für gewöhnlich (vielleicht aus erbbiologischen Gründen) miteinander verbunden auftreten, in einem gewissen Spielraum aber (wahrscheinlich wiederum aus erbbiologischen Gründen[1]) sich voneinander lösen können.

Dann aber kann die Fragestellung nicht mehr heißen, ob der recht hat, der die symptomatologisch vollständige Schizophrenie untersucht und von den selteneren „Ausnahmefällen" deswegen abstrahiert, weil er das in ihnen schlummernde biologische Problem nicht würdigt oder ob der recht bekommt, der dieses Problem sieht, sondern man muß nun genau so wie bei der Zählung der biologischen Gesetzmäßigkeit in einer MENDEL-Proportion auch hier ganz einfach zählen, wie oft jeder der extremen Fälle vorkommt, nämlich

a) daß jeder Symptomverband isoliert auftritt,

b) daß sich die biologische Sonderstellung der Symptomverbände nur in leisen Unterschieden bei der Progredienz der Krankheit oder in der besonderen dynamischen Reaktion auf einen therapeutischen Eingriff verrät, der sich dann allerdings, wie dies auch nicht anders sein kann, in einer wahrhaft biologisch ausgerichteten medizinischen Theorie zugleich als unentbehrliche Grundlage der wissenschaftlich beobachtenden Forschung erweisen würde und auch erweisen kann, wenn er kein plumper exogener Eingriff ist, sondern die allgemeinen vitalen endogenen biologischen Gesetze berücksichtigt.

Dann muß es aber zwischen diesen extremen Fällen, ganz gleich wie groß deren absolute oder relative Zahl ist, auch Übergangsfälle geben und diese müssen gesucht und in ihrer zahlenmäßigen Häufigkeit bestimmt werden. Erst dann wird sich das volle biologische Gesetz der Schizophrenie ergeben.

2. Die Symptomverbände bei symptomatologisch vollständigen Schizophrenien.

Diese Übergangsfälle gibt es nun in allen überhaupt nur zu erwartenden Formen und in ihrem Vorhandensein liegt nun schon eine erste Bestätigung der Ausgangspositionen. Denn es ist dies ein Tatbestand, der wohl geeignet ist, die Meinung oder Vermutung zu bestärken, daß mit der Reihenbildung in den extremen Fällen unvollständiger Schizophrenien kein Zufallsereignis, sondern ein Teilbestand eines allgemeineren biologischen Gesetzes aufgedeckt ist; ein Tatbestand auch, welcher die Vermutung bestärkt, daß die symptomatologisch vollständige Schizophrenie die gleiche Reihe in anderer Weise erkennbar enthalten müsse.

Es sind hier nun folgende Möglichkeiten denkbar:

1. Nur je zwei Symptomverbände treten auf.

2. Alle drei Symptomverbände sind nachweisbar, aber je einer überwiegt auffällig im Symptomenbild oder nimmt im Gegensatz dazu am Aufbau des Symptombildes nur wenig Teil.

---

[1] Hier liegt der Grund, warum durch die neuen Befunde und Vorstellungen auch für die Erbbiologie neue Probleme und Möglichkeiten erschlossen werden. Vor allem aber ist klar, daß dadurch psychopathologische Thesen und erbbiologische Materialgewinnung sowie Schlußfolgerungen zu engster Überprüfung befähigt werden.

3. Die drei Symptombilder treten nacheinander auf, so daß sich die Psychose symptomatologisch erst nach längerem Verlauf vervollständigt.

4. Die einzelnen Schübe der Schizophrenie sind je durch einen anderen Symptomverband gekennzeichnet, wobei hier wieder die vorgenannten Spielarten — vom isolierten Auftreten je eines Symptomverbandes in jedem Schub bis zur dritten der eben aufgeführten Möglichkeiten denkbar sind.

Die Erfahrung muß nun befragt werden, welche dieser Möglichkeiten auch wirklich beobachtet werden.

Dafür, daß nur je zwei Symptomverbände auftreten, mag die nächste Beobachtung ein Beispiel abgeben:

J. M. 38/122. Der Patient war früher ganz gesund und unauffällig. Im Laufe des Jahres 1937 wurde eine Wesensveränderung bemerkt. Er wurde unruhig, gereizt, abweisend und äußerte sonderbare Ideen: er wolle auf die Reichssportschule, werde Sieger im Reichswettkampf. Jedoch konnte über den Beginn der Psychose nichts Genaueres ermittelt werden, da der Kranke zu jener Zeit auswärts für sich allein gelebt hatte.

In der Klinik äußerte er zunächst verschwommene Beeinträchtigungs- und Beziehungsideen in zum Teil geradezu faseliger Weise. Warum er in die Klinik gekommen sei, wisse er nicht, wenn es einen richtigen Grund gehabt habe, sei er einverstanden, wenn aber etwas an ihm zurückgeblieben sei, sei er nicht einverstanden. Er wisse nicht, ob er das sagen könne. Der Arzt sei doch auch verschwiegen. Also stehe auch ihm dieses Recht zu. So wie er sich geführt habe, wäre das nicht nötig gewesen. Er werde beobachtet, man wolle ihm eine Prellung oder Hemmung machen, vielleicht mit der Zimmerantenne. An der Waschmaschine war ein Idiot beschäftigt, da war es klar, daß man aus ihm einen Idioten machen wollte. Er vergewissert sich immer, ob alles in Ordnung sei, meint, man habe ihn schon mit List zu manchem verlockt. Er ist ratlos, etwas drängelig, aber im ganzen zugänglich. Er spricht von Gedankenentzug, von Willenserlebnissen, er steht unter Einfluß, man will ihn dumm machen (siehe Beispiel). Oft ist er deutlich zerfahren. Im ganzen wirkt er stumpft, antriebs- und interesselos.

Man konnte hier sehr deutlich beobachten, wie die Symptomatologie sich nur in den beiden Symptomverbänden des Gedankenentzuges und des Faselns bewegte. Der Beginn der Erkrankung läßt eine Deutung nicht sicher zu. Anscheinend spielte bereits ein schizophrener Bedeutungswahn eine Rolle. Am Zustandsbild selbst waren nachweisbar: Gedankeneingeben, Gedankenentzug, Willensstörungen, und zwar sowohl das Gefühl plötzlicher merklicher Hemmung wie der Getriebenheit. Entgleisungen, Sperrung und stärkere Konzentrationsstörungen fehlen. Dagegen ist er leicht faselig, verschwommen in seinen Angaben, äußert Wahnideen vom Charakter des primären unbestimmten Bedeutungswahns (als er im Geschäft einen Anzug abholte, da wußte er gleich was los ist. Es kam ein großer Jude herein. Da wußte er, daß die Juden gegen ihn sind). Es kommt auch zu schizophrenen wahnhaften Erinnerungsfälschungen; daß die Juden ihn verfolgten, fühlte er schon als Kind. Der Wahn wird rational weitergebaut, denn auch ein Ekzem, an welchem er leidet, ist wahrscheinlich irgendwie von den Juden hervorgerufen, denn die Juden hätten ein Interesse daran ihn zu gewinnen. Objektiv entsprachen diese Wahnideen dem Affekt in keiner Weise. Zwar litt er an einer diffusen Wahnstimmung, die ihn auch befürchten ließ, daß die Ärzte ihn verfolgten. Aber es blieb bei Andeutungen. Sein affektives Verhalten stimmt jedoch nicht zu den geäußerten Gedanken. Sie waren ihm ziemlich gleichgültig, er lächelte in sich hinein, wenn er sie aussprach.

Völlig fehlten ihm sämtliche Symptome des Symptomverbandes der Sprunghaftigkeit. Daher wirkte er nicht lahm, sondern eher frisch, daher sprang er nicht hypermetamorphotisch von einem Einfall zum anderen, es fehlten völlig die Exaltations- und pathologischen Erregungszustände, und er war sowohl wirklicher Freude und einer echten Bekümmernis fähig und schließlich frei von den abrupten Stimmungsschwankungen, die zu diesem Verband gehören.

Man muß dann registrieren, daß Sinnestäuschungen im ganzen Verlauf nicht aufgetreten sind, eine Feststellung, deren Bedeutung sich später zeigen wird.

Natürlich wäre es nun nötig, jeden der möglichen Fälle im einzelnen durch je ein Beispiel zu belegen. Dies würde aber nur ermüden und würde für die Darlegung des Grundsätzlichen, auf die es hier ankommt, zunächst nicht weiter fruchten. Außerdem werden später in anderem Zusammenhang noch ähnliche Beispiele ihren Platz finden. Daher mag die Häufung der verschiedenartigen Beispiele für die einzelnen beobachtbaren Spielarten für eine Untersuchung vorbehalten bleiben, in der sie unumgänglich nötig ist, nämlich für die Feststellung der zahlenmäßigen Häufigkeit der verschiedenen Einzelvorkommnisse.

Hier, wo es darauf ankommt, im Fortgang der Entwicklung zu einer zukünftigen biologischen Psychiatrie am Beobachtungsgut bestimmte Grundtatsachen herauszustellen, welche zu einer ganz neuen Art des psychiatrischen Denkens verpflichten, würde die Häufung allzu vieler Einzelbeispiele nur verwirrend wirken und den Blick von der eigentlichen Marschrichtung ablenken.

Es ist im übrigen auch nicht schwer, Zustandsbilder und Verläufe aufzufinden, in denen der Verband des Faselns zusammen mit dem der Sprunghaftigkeit, aber ohne den Verband des Gedankenentzugs in Erscheinung tritt. Diese Verbindung ist eine der häufigsten Formen der symptomatologisch unvollständigen Schizophrenie; wie häufig, darüber sind natürlich erst allmähliche Feststellungen möglich.

Die zweite Möglichkeit bestand darin, daß je ein Symptomverband im Symptombild überwiegt oder zurücktritt.

Ihre Feststellung ist freilich an die Bedingung geknüpft, daß die Kranken unter angemessenen biologischen Bedingungen leben und daß nicht durch äußere oder innere sekundäre Einwirkungen die Symptombilder eine Verschiebung erfahren. Dazu besteht ja leicht die Möglichkeit, weil die einzelnen biologischen Störungen innerhalb des Ganzen im Organismus in lebendiger Rückwirkung miteinander stehen. Allein schon der unnötige Schlafmittelgebrauch kann hier störend eingreifen. Gerade hier muß also die bereits erhobene Forderung verwirklicht werden, daß die Beobachtung unter biologisch angemessenen Bedingungen erfolgt, unter Bedingungen also, welche die endogen determinierten Funktionsverhältnisse durch entsprechende Steuerung des ganzen Organismus hervortreten lassen. Es wurde schon gesagt, daß die Methode hierzu die Arbeitstherapie ist. So müssen derartige Feststellungen auch an arbeitstherapeutisches Milieu als Voraussetzung gebunden sein. Die Nachprüfung kann auch mithin nur unter Arbeitstherapie erfolgen.

Die nachfolgenden Beobachtungen geben einige verschiedenartig gelagerte Beispiele:

A. St. 38/144. Der immer etwas schwächliche Patient hatte zwar in der Schule etwas Mühe mitzukommen, er ersetzte diesen Mangel aber durch Fleiß und Bravheit. Auch im späteren Leben fiel dem Vater auf, daß er sich stets allen Anordnungen fügte und sich niemals widersetzte. In den letzten Jahren zunehmende Eigenheiten. Die Erkrankung brach plötzlich aus. Nach einer etwas unruhig verbrachten Nacht ging er morgens zur Kirche, obwohl er hatte von seinen Eltern gehen müssen, machte er ihnen nach der Heimkehr Vorhalte, warum sie nicht gekommen seien. Er wurde dann aufgeregt und bei einer Verrichtung außer dem Hause plötzlich so laut, daß man den Arzt holen mußte. Diesem erklärte er, er sei nicht mehr der St., er sei noch eine andere Person. Bei der Aufnahme erklärte er, er könne nicht mehr wie er wolle, er fühle den Willen einer höheren Macht. Symptome dieser Art standen ganz im Vordergrund: Er könne nicht, wie er wolle, der Wille ist zeitweise weg, wer über seinen Willen verfügt, wisse er nicht. Er müsse auch machen, was er nicht wolle. Es ist wie eine Hypnose. Er sei nicht mehr ich. Er gehe alles durch. Er erlebte eine Geschichte mit seinem verstorbenen Bruder. Er müsse an den denken. Es war zu arg, als ob er Magenweh hätte, tun ihm diese Gedanken weh. Es wurden ihm auch Gedanken eingegeben. Er klagt über eine eigenartige Müdigkeit, über Kopfweh, meint es passiere etwas. In der äußeren Haltung in sich gekehrt, gespannt, wie traumverloren, versuchte aber krampfhaft sich zu konzentrieren und achtete gespannt auf alle Vorgänge, beim Erzählen wird er durch Häufung wiederholter Entgleisungen und Sperrungen immer wieder unterbrochen. Im übrigen zeigte er ein etwas fahriges und läppisch anmutendes Verhalten, war leicht maniriert und fratzenhaft im Gesichtsausdruck. Im ganzen verhielt er sich ziemlich interesselos und stumpf.

Analysiert man nun ein solches Krankheitsbild auf Grund der Erfahrungen an den ersten Beispielen näher, so ist kein Zweifel, daß eine Gruppe von Syndromen, deren Zusammengehörigkeit in jenen Beispielen hervortrat, hier vollständig und geschlossen auftritt: Gedankeneingebung, Klarsehen, Willensstörung, Hypnotisierung, Aufmerksamkeitsstörungen (angespannte Konzentrationsversuche), Sperrungen, Entgleisungen. Es ist dies die bereits herausgestellte Gruppe des Gedankenentzugs. Demgegenüber traten die übrigen Gruppen völlig zurück: Von der Gruppe der Sprunghaftigkeit haben wir nur eine leichte allgemeine Veränderung der Vitalgefühle, während alle anderen Erscheinungen fehlen, von der Gruppe des Faselns nur eine diffuse Wahnstimmung und eine allgemeine Gleichgültigkeit und Interesselosigkeit.

In der ganzen Psychose herrscht also der Symptomverband des Gedankenentzugs im Zustandsbilde vor.

H. Fl. 38/240. Die Großmutter vaterseits war schizophren. Der Kranke selbst war immer menschenscheu und zurückgezogen. Er war zwar im ganzen fleißig, aber immer etwas initiativearm. Während des Militärdienstes 1937 verändert. Er meinte damals, er habe zwar die Kommandos verstanden, aber keinen Willen zur Ausführung mehr gehabt. Später äußerte er: „In meinem Kopf ist etwas ganz durcheinander, fällt etwas rum."

In der Klinik traten drei Gruppen von Symptomen auf:

1. Ratlosigkeit: „Ich weiß nicht, was ich machen soll", und Flüchtigkeit des Denkens: „Wenn ich etwas machen soll, ist alles fort." Die Gedanken sind plötzlich verschwunden. Aber sie werden nicht entzogen. Objektiv treten gelegentlich Sperrungen auf. Er verliert dann plötzlich den Zusammenhang, hört auf zu sprechen und muß dann erst wieder zum Weiterreden ermuntert werden.

2. Von der Arbeit wird er jetzt sofort müde und schlapp, „ganz ab davon", d. h. also, es bestehen Störungen im vitalen Zustandsgefühl bei an sich leichter Arbeit.

3. Im übrigen fühlt er sich beobachtet, man spricht über ihn, er wird herabgesetzt. „Er ist minderwertig, zurückgesetzt." Im Gedankengang ist er meist eigenartig verschwommen. Gelegentlich antwortet er ausgesprochen faselig: z. B. auf die Frage nach seinem Ergehen: „Aus der Zahl 13. (Was bedeutet das?) Weil ich der Gesamtheit zur Last falle."

Er ist im ganzen recht affektarm und gleichgültig, ohne Anteilnahme an seinem Ergehen und an seiner Umgebung. Zu einer wertenden Stellungnahme ist er keiner Situation gegenüber zu bringen.

Überblickt man diese Symptomatologie in bezug auf die drei Symptomverbände, so überwiegt an Symptomreichtum weitaus der des Faselns, der Schwere der Entwicklung nach der des Gedankenentzugs, der der Sprunghaftigkeit tritt ganz zurück.

Bei dem nächsten Beispiel findet sich wieder eine andere Verteilung der Symptome:

Die Patientin *Kn. H., geb. K. 39/146* kam mit folgendem Zustandsbild in die Behandlung. Sie hatte anfänglich geklagt, die Angehörigen gäben ihr bedeutungsvolle Zeichen durch Gesten, winkten, sie hätten so eigenartig dagestanden. Einmal sprach sie davon, sie fühle sich wie verzaubert, alles sei wie verzaubert, die Türschwelle zog sie an. Alles erschien ihr wie geheimnisvoll. Dann gab sie auch an, ihr Mann sei anders geworden; auch fühle sie sich im ganzen so schwach; im übrigen aber war das Krankheitsbild beherrscht von Ratlosigkeit, heftiger gespannter motorischer Gebundenheit und von Klagen über Gedankenabreißen, Gedankenentzug, Willensbeeinflussung, oft unterbrochen von Sperrungen.

„Manchmal sind die Nerven ganz weg, dann wieder da. Die Gedanken werden weggenommen.“ „Mal da, mal weg.“ Früher habe ich Gedanken gehabt, jetzt sind sie so zurückhaltend, gerade wie wenn sie jemand wegnehmen würde.“ (Sperrung bei Frage nach den Kindern.) 2 (wiederholt). Eins ist . . . Ach Gott, wieder die Gedanken . . . eins ist 7 Monate alt . . . das andere 5 Jahre, beide gesund . . . (Wie alt selbst ?) Ich eri . . . ach Gott, so schwer war es noch nie . . . (Wann geboren ?) Ich werde jetzt 29 . . . Gedanken zurückziehen . . . wieder da . . . wieder weg . . . ich habe sonst alles gewußt, was . . . von der Mutter habe ich alles gesagt, von der Mutter, weil man gesagt hatte . . . ach Gott.“

Das wörtlich angeführte Redestück gibt zugleich eine Anschauung von dem konzentrierten Ringen der Patientin um die Kontinuität ihres Denkens und von ihrem Kampf gegen das fortwährende Gedankenabreißen und gegen das Verlieren des Fadens oder das Abgleiten auf Nebengedanken (z. B. zum Schluß Abgleiten auf verschwommene Gedanken von der Mutter).

In diesem Zustandsbilde überwiegt der Verband des Gedankenentzugs, er ist zugleich in höchster Schwere ausgebildet, der der Sprunghaftigkeit ist nur angedeutet, der des Faselns beschränkt sich auf einen vagen Primärwahn, der auch nur gelegentlich greifbar wird.

Bei näherer Betrachtung geben diese Beispiele noch zu einigen Bemerkungen Anlaß.

1. Sie repräsentieren bereits bis zu einem gewissen Grade die noch genauer festzulegende Häufigkeit derartiger Vorkommnisse. Offenbar kommen hier nicht alle Kombinationsmöglichkeiten vor, sondern der Symptomverband der Sprunghaftigkeit, welcher sich besonders häufig isoliert findet, tritt auch im Symptombild solcher Fälle besonders zurück. Er scheint also besonders häufig einem besonderen Gesetz zu folgen. Der Verband des Gedankenentzugs findet sich anscheinend seltener isoliert, aber er verhält sich hinsichtlich seiner Symptomenfülle und seines Ausprägungsgrades ziemlich selbständig. Der Verband des Faselns tritt selten oder wenigstens seltener für sich allein auf. Vor allem scheinen seine höheren Ausprägungsgrade für gewöhnlich nur mit den beiden anderen Symptomverbänden zusammen aufzutreten.

2. Damit ist nun schon gezeigt, daß die Symptomverbände auch dort, wo sie miteinander verbunden auftreten, sich in voneinander ganz unabhängiger Weise entwickeln können. Sie müssen jedenfalls nicht immer alle drei zum Schlimmeren oder zum Besseren fortschreiten, sondern mit dem Besserwerden im einen kann eine Verschlimmerung im anderen verbunden sein.

Die Ermittlung der hier zweifellos vorhandenen Gesetzmäßigkeiten ist eine rein empirisch zu lösende Beobachtungsaufgabe. Wenn man überhaupt erst einmal durch genaue Beobachtung auf die Existenz der Symptomverbände gelenkt ist, so ist es ja klar, daß die Gesetze der schizophrenen Syndrome nicht mehr wie früher durch hypothetische Erklärungen aus hypothetischen Grundstörungen abgeleitet, sondern daß sie aus der Beobachtung des Auftretens der einzelnen

Symptome empirisch begründet werden müssen. An die Stelle der psychopathologischen Spekulation tritt also eine sehr nüchterne, aber auch natürlich sehr subtile Beobachtung und Erfahrung.

Weder der Kliniker noch der Psychopathologe oder Erb- oder Konstitutionspathologe werden in Zukunft so souverän über die verschiedene Symptomverteilung in schizophrenen Zuständen und damit über die wichtigsten empirischen Grundlagen ihrer eigensten biologischen Forschungsarbeit hinweggleiten können, wie sie das bisher in der Meinung getan haben, daß die seelischen Symptome wegen ihres naturwissenschaftlich sozusagen „zweifelhaften Charakters“ und ihren allenfalls bloßen diagnostischen Brauchbarkeit biologisch vernachlässigt werden dürften.

Nein, die Unterschiede in der Symptomverteilung und das scheinbar regellose Hin und Her der Symptome bergen in sich ganz strenge biologische Gesetze, welche aus der Häufigkeit der verschiedenen Formen abgelesen werden können, mit denen sie sich der Beobachtung einzeln oder in wechselnder Weise verbunden darbieten.

Auf die genaue Feststellung, wie häufig die einzelnen Verbindungen der Symptome vorkommen, wie häufig sie isoliert auftraten, kommt es an. Das wahre biologische Gesetz zeigt sich nur, wenn alle Vorkommnisse in ihrer zahlenmäßigen Häufigkeit erfaßt sind.

Man steht hier gewiß am Anfang einer neuen Art zu beobachten und zu denken. Sie ergibt eine Fülle neuer Probleme, von denen einige noch gestreift, einige aber — wie z. B. die Rückwirkungen auf die Erbbiologie — späteren Untersuchungen vorbehalten sein sollen, um diese erste grundsätzliche Darstellung nicht zu überlasten. Diese Darstellung soll sozusagen nur die ersten Richtpfähle zur Absteckung des Grundrisses einer neuen biologischen Psychiatrie einschlagen, in dem vollen Bewußtsein, daß diese Richtungspfähle mit dem weiteren Ausbau wieder verschwinden müssen, weil sie natürlich nur eine unvollkommene Andeutung des späteren Baues geben. Aber ohne solche erste Richtpfähle wird kein Haus errichtet. Sie sind unentbehrlich, und daher ist man auch berechtigt, in einer solchen Abhandlung dem Anspruch auf Genauigkeit gewisse Grenzen zu ziehen, welche später nicht mehr erlaubt sein können.

3. Eine dritte Möglichkeit, wie sich die Symptomverbände in symptomatologisch unvollständigen Schizophrenien unabhängig voneinander verhalten, lag darin, daß sich im Verlauf mehrerer Schübe die Symptomverbände nacheinander entwickeln: z. B. nach jedem Schub ein neuer Verband hinzutritt, oder bei neuen Schüben einzelne Verbände nicht mehr beteiligt sind, oder jeder Schub von einem andern Symptomverband hauptsächlich getragen wird.

N. B. geb. F. 26/444. Die früher gesunde Frau erleidet 1926 den ersten Schub. Die Krankheit begann plötzlich mit verworrenen Wahnideen (die Leute meinen, der Haushalt wäre in Unordnung, man hat ein Komplott gegen sie geschmiedet, vermutlich um sie von ihrem Manne abzubringen oder sie umzubringen, die Nachbarsfrau lachte plötzlich auffälligerweise vor sich hin u. a., man wolle auch ihrem Manne schaden). Schwerere Denkstörungen bestanden nicht, wohl aber das Gefühl des Gedankenentzugs, der Beeinflussung, des Hypnotisiertwerdens. Durch Hypnose wurde sie in Erregung hineingesteigert. Es war eine Gedankenübertragung. Sie wurde in Traumzustand versetzt und dann ausgefragt. Die Stimmung entsprach weder der Gedamtsituation noch dem Gedankenverhalten, im ganzen war die Kranke stumpf. Die Kranke wurde zeitweilig plötzlich erregt oder auch ängstlich, zeitweilig wechselte die Stimmung, geradezu launenhaft. Sich selbst überlassen war sie gespannt, bei Fragen gab sie aber sinngemäß Antwort. Auch hatte sie das Gefühl des Abgestorbenseins, sie war ganz kalt.

Sie halluzinierte stark akustisch.

1938 2. Schub: Völlige Gesundheit seit 1927.

Die Excerbation begann im Anschluß an einige unangenehme Vorkommnisse mit den Nachbarn. Sie behauptete, der Mann stecke mit den Nachbarn unter einer Decke. Sie glaubte, er wolle sie zum Balkon hinunterwerfen. Es schien ihr, als spräche der Mann ganz wirres Zeug. Einmal nahm er eine Flasche Kognak und legte ihr ein Seil hin. Das bedeutete etwas, aber sie könne nicht sagen was. Er gab ihr auf der Fahrt einen Schirm und sagte: soll ich den Schirm nehmen oder du. Das war wie: er habe es veranlaßt, damit habe er sie los. Er legte ihr Zettel auf den Nachttisch. Die waren komisch. Dann habe er sich mit Parfüm angespritzt. Ihr Mann habe einen WHW.-Soldaten zusammengeklebt, um ihn noch einmal anzustecken. Das ging ihr durch den Kopf. Sie dachte, ob das mit der Soldatenzeit ihres Mannes zusammenhänge, damals war sie seine Braut, da habe sie all sein Geld abholen dürfen, und es schien ihr nun, als wolle er damit sagen, daß sie zuviel verbraucht habe.

Während der erste Schub ein aus allen drei Symptomverbänden zusammengesetztes vollständiges schizophrenes Syndrom bietet, ist der zweite Schub ausschließlich von dem faseligen Wahndenken des Symptomverbandes des Faselns gebildet, die beiden anderen Symptomverbände fehlen vollständig.

Auch hier gibt es offenbar bestimmte Gesetzmäßigkeiten, z. B. die, daß in späteren Schüben der Symptomverband des Faselns sehr viel häufiger allein auftritt als die beiden anderen. Dies steht mit der bereits längst gemachten Beobachtung gut im Einklang, daß die Symptome des Gedankenentzugverbandes in den späteren Verlaufsabschnitten der Schizophrenie unter den Symptomen eine immer geringere Rolle spielen, ja meist gar nicht mehr nachgewiesen werden können.

Auch dabei kommt es wieder auf die Zählung der einzelnen Fälle an, wenn das biologische Gesetz klar soll dargestellt werden können. Es geht eben bei derartigen Untersuchungen nicht an, daß man unter Absehung von Syndromen des Einzelfalles ein nur generalisiertes Bild der Krankheit entwirft, die Einzelsymptome rein nach psychologisch beschreibenden Begriffen klassifiziert und die Syndrome nach einigen zufällig hervorstechenden, in ihrer biologischen Stellung aber gar nicht geklärten Symptomen typisiert. Nicht anders als ein erbbiologisches oder konstitutionsbiologisches Gesetz sich aus der Zählung der Einzelfälle mit bestimmten Merkmalsbindungen ergibt, ergibt sich auch ein nosobiologisches Gesetz nur aus solcher Zählung der Einzelkombinationen und der „reinen" Vorkommnisse isolierter Verbände.

Man hat sich bislang dagegen in der Psychopathologie wie in der psychiatrischen Klinik gewehrt, denn die seelischen Erscheinungen sollten nicht isolierbar und nicht zählbar sein, sie schienen im Bewußtseinskontinuum unauflöslich enthalten und im Sinnkontinuum miteinander unentwirrbar verschlungen zu sein. Jeder Versuch der psychologischen Analyse schien sich im Kreis zu drehen. Trotzdem gelangte ein so kritischer Psychologe wie H. W. Gruhle zu dem Ergebnis, daß fünf isolierte Primärstörungen die Schizophrenie kennzeichnen. Hier müssen also Trugschlüsse liegen, die aus der Art der Betrachtung hervorgehen, nicht aber im Forschungsgegenstand begründet liegen. Zu ihrer Auflösung ist es notwendig, die biologische Bedeutung der Symptomverbände noch auf andere Weise sicherzustellen als bisher.

VI. Die Grundlagen für die Ermittlung über die biologische Bedeutung der Symptomverbände.

Vor weiteren Schritten ist es aber ratsam, den zurückgelegten Weg der Untersuchung noch einmal zu überblicken.

Die Entwicklung der letzten Jahrzehnte zeigt, daß die Psychiatrie weder für ihre praktischen noch für ihre theoretischen Aufgaben einer biologisch ausgerichteten Psychopathologie entraten kann. Sie allein ermöglicht es, die Einblicke zu gewinnen, welche die Forschung als Grundlage notwendig braucht, um die gesetzmäßigen Zusammenhänge der einzelnen Symptome und Syndrome zu erkennen. Die Psychiatrie hat diese Aufgabe gerade für die wichtigsten Erscheinungen der Schizophrenie noch nicht zu lösen vermocht. Soweit sie Zusammenhänge aufdecken konnte, betrafen diese die Inhalte und die psychologisch sinnvoll verständlichen Entwicklungen innerhalb schizophrener Psychosen, gerade aber nicht die biologischen Zusammenhänge der ,.primären" Symptome. Die kennzeichnendsten schizophrenen Veränderungen blieben daher außerhalb derartiger Einsichten. In genau der gleichen Lage befindet sich die Konstitutionsbiologie. Erst die moderne Abkehr von aller Ontologie in der Analyse der Lebensvorgänge macht es möglich, zu einer biologischen Auffassung auch der psychopathologischen Phänomene vorzudringen und diese mit einer biologischen Auffassung der somatischen Phänomene der Psychosen in Einklang zu bringen, besonders nachdem es gelang, aus den Kundgaben der Kranken Rückschlüsse auf die formalen Merkmale des inneren Vollzugs von seelischen Geschehnissen zu ziehen und mittels der Arbeitstherapie Situationen zu schaffen, in denen die Kranken unter adäquaten biologischen Reizen stehen, so daß die endogenen Gesetzmäßigkeiten der Funktionszusammenhänge auch ungetrübt zum Vorschein kommen können.

Von den Feststellungen über die inneren Vollzüge des schizophrenen Seelenlebens aus ergab sich nun die Wahrscheinlichkeit, daß sich mehrere Gruppen schizophrener Symptome unterscheiden lassen müßten. Man konnte darauf vertrauen, daß hinter der Symptomverteilung schizophrener Psychosen und ihrer Variationen ganz bestimmte biologische Gesetze stehen müßten. Bei einer endogenen Psychose müssen diese Gesetze in der Vollständigkeit oder Unvollständigkeit der Symptome im Einzelfall zum Vorschein kommen. Daher wurden zunächst die unvollständigen Symptomenbilder darüber befragt, ob sich bestimmte Gruppen schizophrener Symptome bilden lassen, welche durch ihr gemeinsames Auftreten oder Fehlen eng, ja vielleicht gesetzmäßig miteinander verbunden zu sein scheinen.

Die Erfahrung bestätigte die Erwartung. In der Tat ergaben sich drei Symptomenverbände. Diese können völlig ungemischt, für sich, ohne jeden anderen, also „rein" vorkommen, sie können zu je zwei verbunden sein. Dort aber, wo sie zu dritt auftreten und also, wie dies am häufigsten der Fall ist, symptomatologisch vollständige Schizophrenien bilden, verrät sich ihre gegenseitige Unabhängigkeit entweder dadurch, daß sie sich in verschiedenen Schüben verschieden verhalten oder daß sie sich ihrem Ausprägungsgrad nach verschieden entwickeln oder schließlich jeder für sich im weiteren Verlauf der Krankheit seinen Weg geht.

Von welcher Seite man also auch das Problem der Symptomverteilung in schizophrenen Symptomen anpackt, immer erhält man den Hinweis auf biologische Zusammenhänge zwischen bestimmten schizophrenen Symptomengruppen, welche aus den bisherigen psychologischen Begriffen und Erfahrungen nicht abgeleitet werden können.

Diese gesetzmäßigen Zusammenhänge schimmern selbst dort durch, wo die drei Symptomenverbände sich sämtlich rasch zu voller Höhe entwickeln, d. h. also bei der Mehrzahl der klinischen Schizophrenien. Sie sind auch bei flüchtigem Hinsehen und selbst bei der üblichen Krankengeschichtsführung, wenn diese nur einigermaßen vollständig ist, erkennbar. Immerhin wünscht man sich greifbarere Beweismöglichkeiten, und zwar solche, welche zugleich einen ersten Einblick in die biologische Dynamik hinter diesen Symptomverbänden erlauben. Daß eine solche Dynamik vorhanden sein muß, geht aus zwei Tatsachen hervor:

1. Die Symptomenverbände können sich unabhängig voneinander entwickeln.
2. Sie können sich im Verlauf der Schizophrenie ebenso ablösen oder durchdringen, wie Manie und Melancholie in den Mischbildern des manisch-depressiven Irreseins.

Wenn man nun aber über die biologische Dynamik, welche wahrscheinlich hinter den Symptomverbänden steckt, Beobachtungen anstellen will, so sind hierfür nur oder wenigstens in erster Linie die symptomatologisch vollständigen schizophrenen Zustandsbilder geeignet; denn nur dort, wo mehrere Symptomverbände entwickelt sind, kann sich ja das zu erwartende Spiel der biologischen Reaktionen zwischen ihnen, untereinander und mit nicht erkrankten Funktionen voll entwickeln. Aber um in das Gewirr dieser biologischen Reaktionen einzudringen, fehlt es der schlichten Beobachtung wenigstens für den Anfang noch an Handhaben. Erst mußte es möglich sein, Mittel zu finden, um den Organismus über das „autonome" biologische Geschehen der Krankheit hinaus, noch zu biologischen Reaktionen zu bringen, in welchen sich die biologischen Verschiedenheiten der einzelnen Symptomverbände enthüllen können. Es war also notwendig, nicht nur Beobachtungen an der unbeeinflußten Krankheit zu machen, sondern sie unter die verschiedensten biologischen Einwirkungen zu stellen. Je mehr dies gelang, um so mehr konnten auch Schritte zur biologischen Definition des eigentlichen sogenannten „Prozesses" der Schizophrenie gemacht werden. Damit aber war die Abkehr von der bislang üblichen psychopathologischen und klinischen Theorienbildung gegeben. Denn diese ging ja nur von der Beobachtung der unbeeinflußt ablaufenden Erkrankung aus, ja brachte auch diese noch im Explorationszimmer und in den Krankensälen unter Bedingungen, welche die Reaktionsmöglichkeiten des Organismus auf das äußerste einengten. Somit waren aber auch die empirischen Ausgangspunkte für eine mögliche Theorie erheblich verringert, ja man war von vornherein auf den Weg der Hypothese, statt auf den der biologischen Erfahrung verwiesen. Die Hypothesenbildung suchte denn auch statt nach empirisch nachweisbaren biologischen Reaktionsgesetzen im schizophrenen Organismus nach einem psychopathologischen Generalnenner (Grundstörung) und nach dem „somatischen Prozeß", der diese verursachte. Daß auch dieser „Prozeß" erst aus der Analyse zahlloser durcheinanderlaufender biologischer Reaktionen des psychophysischen Gesamtorganismus würden erschlossen werden können, blieb unbeachtet. Die Unterschiede des neuen Vorgehens gegenüber dem Hergebrachten liegen außerdem noch in folgenden Punkten:

1. Man sucht keinen symptomatologischen, psychopathologischen oder somatologischen Generalnenner, also keine „Grundstörung", die doch nur hypothetisch bleibt, sondern man ermittelt aus den empirischen Beobachtungen über das Auftreten und Verschwinden, sowie über die gegenseitige Beeinflussung und Gruppenbildung der Symptome das biologische Gesetz, dem sie folgen.

2. Diese biologischen Gesetze sind außerdem aus den Reaktionen des schizophrenen Organismus auf verschiedenartigste situative und arzneiliche Eingriffe ersichtlich. Sie werden gleichlaufend sich über seelische und leibliche Reaktionsglieder dort erstrecken, wo ein einheitlicher biologischer Vorgang im Organismus von der Krankheit ergriffen wurde. An die Stelle der dualistischen Scheidung und der ontologischen Isolierung des leiblichen und seelischen Geschehens tritt die Beobachtung der in der Ganzheit des Organismus differenzierten biologischen Elementarzusammenhänge. Diese werden aus den gegenseitigen Reaktionsbeziehungen der Symptomgruppen in unmittelbarer Beobachtungserfahrung erschlossen.

Drei Wege sind es vorzugsweise, auf welchen diese neue Richtung zur Erschließung der biologischen Dynamik schizophrener Zustandsbilder führt: Die Therapie, die Prognostik und die Lehre von der Schwereentwicklung der einzelnen Symptomenverbände. Für alle diese Wege bildeten den gemeinsamen Ausgangspunkt Beobachtungen über die Existenz der Symptomverbände überhaupt, von denen bereits genügend die Rede war. Die Fragestellung lautet nun also: Wie verhalten sich eigentlich diese Symptomverbände unter der Behandlung? Sprechen sie hier verschieden an auf biologisch differente Mittel? Wie verhalten sie sich zueinander im Verlauf der Schizophrenie, und entwickeln sie sich abhängig oder unabhängig voneinander zu größerer Schwere?

1. Die Behandlungserfahrungen.

Diese waren bereits Gegenstand einer breiteren Darstellung[1]. Man braucht diese daher nicht im einzelnen zu wiederholen. Das wesentliche Ergebnis läßt sich so ausdrücken: Der Symptomverband des Faselns spricht besonders auf Insulinwirkung, der der Sprunghaftigkeit auf Krampfwirkungen, der des Gedankenentzugs auf Arbeit an. Innerhalb der Arbeitstherapie gelingt es, den Symptomverband der Sprunghaftigkeit besonders durch Beschäftigungswechsel und durch körperliche Arbeit, den des Faselns besonders durch handwerkliche Betätigungen aller Art, den des Gedankenentzugs durch zwischenmenschliche Instinktwirkungen zu beeinflussen. Unter richtiger Behandlung eines Symptomverbandes pflegt sich der psychische und somatische Gesamtzustand zu heben. Diese Tatsache weist darauf hin, daß zwischen den einzelnen Symptomenverbänden eine biologische Dynamik obwaltet, derzufolge sie sich gegenseitig interferierend verstärken.

Diese vom Standpunkt der Symptomenverbandslehre aus gewonnenen Behandlungserfahrungen finden in den von verschiedenen Beobachtern mitgeteilten und in den hergebrachten klinischen Anschauungen gemachten Erfahrungen eine durchaus angemessene Bestätigung. Wenn z. B. zahlreiche Fachgenossen über

---

[1] C. Schneider: Behandlung und Verhütung der Geisteskrankheiten. Berlin: Springer 1939.

sehr gute Erfolge der Cardiazolkrampfbehandlung bei hebephrenen Zustandsbildern berichten, so findet diese Erfahrung ihre — noch in den nächsten Kapiteln genauer zu begründende — einleuchtende Erklärung darin, daß der Symptomverband der Sprunghaftigkeit in den „hebephren" genannten Zustandsbildern eine besonders große Rolle spielt, daß er hier nicht nur symptomatologisch, sondern auch biologisch dynamisch die hebephrene Psychose entscheidend gestaltet. Es sei hier besonders auf die diesbezüglichen Behandlungserfahrungen von HOFMANN verwiesen. Andererseits zeigte sich, daß paranoische Bilder besonders auf Insulin ansprechen. Die paranoiden Erscheinungen haben aber ihrer pathopsychologischen Genese nach ihre Wurzel in erster Linie in den seelischen Vorgängen, welche im Symptomenverband des Faselns ihren bedeutsamsten Ausdruck finden. Auch diese Behauptung wird in den nächsten Kapiteln noch genauer begründet werden.

Wenn man schließlich erfährt, daß die katatonen Bilder, deren Labilität und vielfach günstige Prognose ja lange schon bekannt war, auch auf die verschiedenartigsten Behandlungsmethoden günstig ansprechen, so dürfte der Schluß naheliegen, daß sie einem dynamischen Zusammenwirken der verschiedenen biologischen Tatsachen entspringen, welche in den verschiedenen Symptomverbänden jeweils selbständig in Erscheinung treten. Ein solcher Schluß wird auch durch die klinische Erfahrung gestützt, daß die katatonen Bilder besonders leicht, aber auch in besonders wechselnder Weise bei den symptomatologisch vollständigen Schizophrenien auftreten. Darin drückt sich eben nur aus, daß sie ein getreues Bild der wechselnden dynamischen Interferenzwirkungen sind, welche entstehen müssen, wenn die einzelnen Symptomverbände als gestaltende biologische Elementarfaktoren, jeder mehr oder weniger unabhängig, ihren eigenen Gang gehen und sich bald bessern, bald verschlechtern. Davon wird noch in einem späteren Kapitel die Rede sein.

Diese Erfahrungen legen den Schluß nahe, daß die Symptome, welche „verbandsmäßig" zusammengehören, d. h. also im spontanen Verhalten sich von anderen unabhängig erweisen, auch unter der Einwirkung von Behandlungseingriffen ihrer biologischen Verbundenheit gemäß reagieren. Dies ist eine sehr vorsichtige Formulierung, welche nichts an biologischen Deutungen vorwegnehmen soll, sondern zunächst nur einmal den groben Tatbestand beschreibt. Natürlich bedarf auch dieser eine sehr viel genauere Festlegung im einzelnen. Einschränkungen müssen sich ja ergeben, wenn Interferenzwirkungen der Verbände aufeinander vorliegen. Dann müssen oder können sich mit der Behebung der Erscheinungen aus einem Symptomverband vielleicht auch die Erscheinungen in einem der beiden anderen oder gar in beiden verändern, bessern oder verschlechtern. Im Anfang einer neuen Forschung und eines neuen Denkens, welches letzlich — das wird noch aus dieser Untersuchung hervorgehen — auf ein neues Bild vom Wesen der organischen Ganzheitszusammenhänge im Laufe des menschlichen Lebens abzielt, ergeben sich dann leicht Schwierigkeiten, scheinbare Unstimmigkeiten und Widersprüche. Man darf sich hierdurch nicht irremachen lassen, sondern muß am einmal als richtig erkannten Wege festhalten, wenn er so unerwartete Einblicke in die wahren Strukturen der schizophrenen Symptome verschafft, wie der nunmehr mit der Symptomverbandslehre eingeschlagene.

Die Psychiatrie tritt hier in ein Entwicklungsstadium ein, welches andere Wissenschaften längst hinter sich haben. Sie wird aber auf diesem Wege eine nicht minder exakte biologische Wissenschaft werden, wie jene exakte nichtbiologische Wissenschaften geworden sind. Die jetzt noch der Symptomverbandslehre aus den funktionellen Korrelationen und Interferenzwirkungen innerhalb der biologischen Ganzheit des Organismus erwachsenden Schwierigkeiten, entsprechen weithin jenen, welchen die geologische Schichtenlehre im Anfang begegnete, als sich manchenorts das genaue Gegenteil der zu erwartenden Schichtenfolge zeigte. Das unbeirrte Festhalten der Geologie an dem durch die Anschauung gewiesenen Wege lehrte auch solche scheinbaren Widersprüche allmählich auflösen. Und ähnliche Verhältnisse findet der, welcher sich die geschichtliche Entwicklung der Atomtheorie seit ihren Anfängen von der Corpusculartheorie an bis heute vergegenwärtigt. Auch sie ist zu ihrer heutigen Exaktheit nur fortgeschritten, weil sie ungeachtet aller scheinbaren Widersprüche am einmal als denknotwendig erkannten Wege festhielt.

Beide Merkmale, das der Anschaulichkeit und das der Denknotwendigkeit, kommen der Symptomenverbandslehre zu. Das der Anschaulichkeit, weil sie von konkreten Erfahrungen am Verhalten der Zustandsbilder ausgeht, das der Denknotwendigkeit, weil sie erlaubt, die Ganzheit des Organismus unangetastet zu lassen, und doch eine bis ins einzelne gehende Zergliederung der biologischen Strukturen vermittelt. Der Symptomenverband ist sozusagen das biologische Element der Psychiatrie, so wie das Atom das Element der Physik und Chemie, die „Schicht“ das Element der Geologie ist. Damit ist eine zunächst hypothetische, aber auf empirische Befunde anschaulich gestützte Denkgrundlage gewonnen, welche erlaubt, systematisch und exakt weiterzufolgern und jeden gezogenen Schluß auf die mannigfachste Weise zu überprüfen und zu verifizieren. In welcher Weise, wird sich im Fortgang dieser Untersuchungen noch zeigen.

Das Ergebnis der weiteren Forschungsarbeit ist dann eine immer sorgfältigere Ausführung der ursprünglichen Vorstellungen von den „Elementarfaktoren“ und ein immer genauerer Einblick in die tatsächlichen Naturabläufe. So werden auch die heute noch verhältnismäßig unscharf erfaßten Symptomenverbände sich von denen der Zukunft unterscheiden wie der alte Atombegriff der Corpusculartheoretiker von dem Atombegriff der heutigen Physik. Man darf also ohne Sorge den betretenen Weg weiter verfolgen und an der Hand der neuen Vorstellungen von der Symptomstruktur der schizophrenen Psychosen die Möglichkeiten zergliedern, welche die Symptomverbandslehre der therapeutischen Theorie bietet.

Die Wahrscheinlichkeit, daß ein Behandlungsverfahren nur Interferenzwirkungen behebt, wurde bereits genannt. Derartige Interferenzwirkungen sind aber nichts anderes als bestimmte Reaktionslagen, welche der Gesamtorganismus als biologische Ganzheit auf dle Veränderungen eines oder mehrerer biologischer Elementarfaktoren hin herstellt. Dann aber darf man erwarten, daß bestimmte Arznei- oder Behandlungsmittel nur auf einzelne derartiger Reaktionslagen wirken. Die Erwartung scheint sich in der Erfahrung auch zu bestätigen: Wenigstens scheint die therapeutische Wirksamkeit der Fieberbehandlung auf eine ganz bestimmte Reaktionslage des schizophrenen Organismus beschränkt zu sein. Umgekehrt kann ein bestimmtes Arzneimittel bei einer bestimmten Anwendungsform selbst Reaktionslagen erzeugen, welche symptomfördernd sind. Dies trifft auf das Cardiazol zu, wenn kein Krampf und besonders, wenn nur ein hyperpnoischer ängstlicher Dämmerzustand als Injektionserfolg erzielt wurde. Und schließlich kann ein Arzneimittel, wie das Insulin, in den febrilen Phasen katatoner Zustände, geradezu gefährlich wirken.

Über diese Selbstverständlichkeiten hinaus ergibt sich aber für die weitere Erfahrungsbildung, daß man auch in gewissen Grenzen mit selbständigen Reaktionen von Teilgliedern der Symptomverbände bei geeigneten therapeutischen

Eingriffen rechnen kann, wenn anders sich im Vorwärtsschreiten des Symptomverbandes zu größerer Schwere sich überhaupt ein biologischer Vorgang ausspricht. Auf die Regelmäßigkeit kommt es dann an, mit der bei annähernd gleicher Schwere der gleiche Eingriff andere Wirkungen herbeiführt.

Auch für diese Erwartung läßt sich schon eine erste, allerdings wiederum noch zu rohe Erfahrung anführen: Innerhalb des Verbandes der Sprunghaftigkeit lassen sich die Hypermetamorphose, das sprunghafte Denken, die launenhafte Affektstürme sehr gut dadurch bekämpften, daß man die Aufgaben und Situationen häufig wechselt, die Störungen im Körpergefühl und die Leibhalluzinationen am besten dadurch, daß die Kranken körperliche Arbeit verrichten. Darin drückt sich nur ein gesetzmäßig verschiedenes Verhalten des gleichen Symptomverbandes unter verschiedenen biologischen Bedingungen aus. Die Einheitlichkeit des Verbandes kann dadurch nicht aufgehoben werden, da sie durch die einheitliche Reaktionsweise des gleichen Verbandes auf die Cardiazolkrampfbehandlung gut gesichert ist.

So gewinnt man bei der Behandlung zweierlei Erfahrungen: Einmal den Einblick in die noch völlig unbekannte vielfältige Dynamik der Symptomverbände, sodann aber — und das ist hier für den weiteren Gang der Untersuchung zunächst wichtiger — eine Bestätigung dafür, daß in den Symptomverbänden, deren spontane Sonderung sich zuerst der Beobachtung aufdrängte, tatsächlich strukturell wesentliche biologische Elementartatbestände der Zustandsbilder erfaßt sind. Denn was sich, sei es in der unbeeinflußten, sei es in der biologisch richtig gesteuerten und behandelten Psychose immer wieder zusammenfindet bzw. unter den verschiedensten Bedingungen zusammenbleibt oder zusammen auftritt und verschwindet oder nach immer gleichen Gesetzen einander ablöst, das muß als ein biologisch zusammengehöriger Strukturbestandteil der Psychose gewertet werden.

Insofern bieten also die Behandlungserfahrungen zunächst eine Bestätigung für das Vorhandensein von Symptomverbänden. Zuerst wurden diese aus einfachen klinischen Beobachtungen an den symptomatologisch unvollständigen Zustandsbildern erschlossen. Nunmehr zeigen sie sich auch in den symptomatologisch vollständigen Bildern, deren Analyse der einfachen klinischen Beobachtung nicht ohne weiteres gelingen kann, als vorhanden an.

Die Behandlungserfahrungen lehren aber noch mehr. Denn die Symptomverbände sprechen offenbar auf verschiedene Heilmittel in verschiedener Weise an. Daraus aber — und auch aus ihren Interferenzwirkungen — ergibt sich ein zwingender Schluß: Die Symptomverbände müssen mehr sein als bloße beschreibende Zusammenfassungen von symptomatischen (psychopathologischen) Strukturelementen im Zustandsbild. In ihnen müssen sich bestimmte biologische Gesetzmäßigkeiten ausdrücken. Die Einheitlichkeit der Reaktionen, welche einzelne Symptomenverbände unter einzelnen Behandlungsarten zeigen, weisen darauf hin, daß sich die Symptome deswegen zu Symptomverbänden zusammenfinden, weil eine einheitliche biologische Gesetzmäßigkeit sie zusammenfügt. Der einzelne Symptomenverband verhält sich also klinisch selbständig, weil er einem selbständigen biologischen Gesetze folgt. Insoweit er in seiner Selbständigkeit beschränkt wird, muß dies durch irgendwie geartete Interferenzwirkungen von einzelnen Funktionen, biologischen Gesetzmäßigkeiten oder vom Ganzen des Organismus her bedingt sein.

Es ist natürlich reizvoll und naheliegend, nun gleich auf die Beantwortung der Frage loszusteuern, welcher Art denn die — zunächst ganz unverbindlich „biologisch“ genannte — Gesetzmäßigkeit sei. Aber ehe man sich an diese Aufgabe wagen kann, scheint es notwendig, noch mehr Erfahrungen heranzuziehen, welche den oben entwickelten Schlußfolgerungen eine weitere und ziemlich sichere Stütze verleihen. Sie bieten sich an aus dem Gebiet der Prognostik bei schizophrenen Zustandsbildern.

2. Die Symptomverbände in der Prognostik.

Seitdem Bleuler gelehrt hat, die Streckenprognose von der allgemeinen Verlaufsprognose zu unterscheiden, haben die Bemühungen nicht aufgehört, in den Besitz besonderer Handhaben für die Prognosestellung zu kommen. Trotzdem ist es nicht gelungen, die allgemeine Unsicherheit in dieser Frage zu beheben. Man braucht nur daran zu denken, wie unberechenbar der Verlauf katatoner Zustandsbilder für unser heutiges Verständnis noch immer ist. Hier stehen sich günstige und ungünstige Prognose bei äußerlich zunächst völlig gleich aussehenden Stuporzuständen oft geradezu in unerklärlicher Weise gegensätzlich gegenüber. Selbst wenn es nicht gelingen sollte, zu prognostisch verwertbaren Merkmalen an solchen biologisch offenbar doch ganz verschiedenartig aufgebauten Stuporen zu kommen, so wäre es schon ein lohnendes Unternehmen, für diese auffällige Erscheinung eine richtige Erklärung zu finden. Diese wird sich im Verlauf dieser Untersuchungen noch ergeben. Aber man muß darüber hinaus einmal die Kenntnis von der inneren Struktur und Dynamik der schizophrenen Zustandsbilder so weit vorwärtstreiben, daß auch zuverlässige Unterscheidungsmerkmale an solchen Stuporen sichtbar werden. Nicht viel besser steht es mit der prognostischen Wertung der sogenannten Zerfahrenheit und der Sprachverwirrtheit. Auch sie scheint sich prognostisch ganz wechselnd zu verhalten, wenigstens wenn man sich auf die heute gängigen Beschreibungen verläßt. Bald ist sie das Zeichen eines fortschreitenden Zerfalls, bald verträgt sie sich mit weitestgehender Wiederherstellung. Auch sie muß also biologisch uneinheitlich sein, ohne daß man heute weiß wie. Nur das Auftreten stereotyper Sprachmanieren innerhalb zerfahrener Reden oder Wortsalat im strengen Sinne ist wohl stets als ein übles Zeichen erkennbar. Aber es ist zugleich ein Zeichen, dessen biologischer Wert gering ist, weil es zunächst nur eine Gewöhnungswirkung und erst mittelbar das Eintreten eines Defektgleichgewichts anzeigt, welches so beständig ist, daß wieder Gewöhnung eintreten kann.

Anders verhält es sich mit einem anderen prognostisch fast immer ungünstigen Zeichen, nämlich mit dem läppischen Einschlag in die anfänglich so häufigen weltanschaulichen oder religiösen Kämpfe oder in die kosmisch-magischen Erlebnisse, den man in symptomatologisch mehr oder weniger vollständigen Schizophrenien nicht ganz selten findet. Dieses Zeichen entspricht einem aktiven Fortschreiten des Prozesses. Der aufmerksame Beobachter wird überaus häufig feststellen, daß sich mit dem Auftreten derart läppischer Züge das körperliche und seelische Gesamtzustandsbild ändert. Hier muß also ein neuer biologischer Faktor eingetreten sein.

Leider verläßt den Beobachter in diesem Falle, wie auch bei den Stuporen und der Sprachverwirrtheit, völlig die sonst auf dem Gebiet der Prognostik so aufschlußreiche und wertvolle Konstitutionslehre KRETSCHMERS. Sie hat die Bedeutung des asthenischen und des pyknischen Körperbaues für den allgemeinen Verlauf der Erkrankungen gelehrt. Bei Berücksichtigung des Körperbautypus kann man in klaren Fällen oft gut vorhersagen, daß ein typisch leptosomer Mensch mit Pelzkappenhaar, verkehrter Eiform des Gesichts und abstehenden Ohren rasch im Endzustand versanden wird, während der klassische Pykniker einen remittierenden Verlauf zeigt. Aber diese Art der Prognostik hat doch gerade für die Masse der symptomatologisch vollständigen Schizophrenien versagt, bei denen kein klarer Körperbautypus oder ein körperlicher Mischtypus besteht. Der Grund hierfür ist derselbe wie bei der prognostischen Beurteilung von Stuporen, Zerfahrenheit und Weltanschauungskämpfe im Rahmen schizophrener Zustandsbilder: Es fehlt eben auch in dieser bisher bestausgebauten Konstitutionslehre an Einblicken in die übergreifenden biologischen Gesetzlichkeiten, welche die körperbauliche und die seelische Struktur im einzelnen und bis ins einzelne hinein regulieren.

Angesichts dieser Lage scheint es ratsam, auch die prognostische Bedeutung der Symptomverbände zu überprüfen; denn wenn sie sich hinsichtlich ihrer Prognose verschieden und unabhängig voneinander verhalten sollten, so wäre damit zweierlei erreicht: erstens neue und brauchbare Merkmale für die Prognosenstellung, und zwar auch bei den symptomatologisch vollständigen, d. h. am schwersten durchschaubaren Schizophrenien; zweitens aber weitere Stützen dafür, daß jedem Symptomenverband eine weitgehende biologische Bedeutung zukommt.

Wenn man erst einmal auf das Vorhandensein der Symptomverbände aufmerksam geworden ist, so kann man verhältnismäßig leicht feststellen, daß sie eine im einzelnen recht verschiedene Entwicklung nehmen. So zeigt der Symptomverband des Gedankenentzugs eine lebhafte Neigung sei es zur Ausheilung, sei es zur biologischen Inaktivität. Je reiner ein schizophrenes Zustandsbild nur von diesem Symptomenverband gebildet wird, um so rascher pflegt es abzuklingen und um so geringfügiger sind die etwa zurückbleibenden Resterscheinungen. Da diese sogenannten „erlebnisreichen" Schübe, zumal die Weltuntergangspsychosen, nicht selten geradezu rein aus dem Gedankenentzugsverband aufgebaut sind, ist ihre im allgemeinen überaus günstige Prognose und kurze Dauer also nicht verwunderlich. Aus dem gleichen Umstand erklärt es sich, daß das Symptom des Gedankenentzugs, wie früher gegebene Symptomstatistiken zeigten[1], in den späteren Verlaufsabschnitten und den Endzuständen der Schizophrenie eine so geringe Rolle spielt, ja praktisch ganz verschwindet. Ganz entsprechend diesen Erfahrungen klang auch die Psychose im ersten Beispiel dieser Untersuchung rasch ab. Das schließt natürlich spätere Schübe nicht aus. Die Defekte, welche sich — entsprechend dem im ganzen prognostisch ungünstigen Charakter der Schizophrenie — auch in diesem Verband einstellen, betreffen ganz bestimmte, enge Bezirke der Persönlichkeit. Die Neigung zur Defektbildung ist aber dort, wo der Verband wirklich rein auftritt, nicht groß. Sie wächst, wenn Symptome aus den anderen Verbänden hinzutreten. Dies ist weiter einer jener Befunde, welche darauf hinweisen, daß zwischen den die Symptomverbände bedingenden biologischen Zustandsänderungen des Organismus mannigfache dynamische Beziehungen obwalten.

[1] Vgl. C. SCHNEIDER: Die Psychologie der Schizophrenen. Leipzig: Georg Thieme 1930

Damit ist aber schon das Problem berührt, welche prognostische Bedeutung den beiden anderen Symptomverbänden zukommt.

Auch bei ihnen empfiehlt es sich, an eine Reihe von Erfahrungen anzuknüpfen, welche jedem Fachgenossen geläufig sind. Da ist schon früh aufgefallen, daß die leicht faseligen paranoiden Bilder eine besonders schlechte Prognose haben, ebenso die Zustände, in welchen schwerere Veränderungen im Erleben des eigenen Körpers von den hypochondrischen Sensationen bis zu den Sinnestäuschungen im Gemeingefühl oder besser gesagt bis zu den Leibhalluzinationen auftreten.

Von vornherein wird man also erwarten dürfen, daß die beiden Symptomverbände, welchen diese verschiedenen Symptome zugehören, eine wesentlich ungünstigere Entwicklung zu nehmen pflegen als der des Gedankenentzugs. Das bestätigt sich denn auch bei der Beobachtung der Verläufe solcher Psychosen, in denen diese Verbände jeder für sich allein das Zustandsbild der schizophrenen Psychose formen. Man werfe nur einen Blick auf die Beispiele: Die faselig paranoische Schizophrenie des Kranken F. (S. 47) ist eine eminent chronische Psychose, die Psychosen mit dem Verband der Sprunghaftigkeit sind zwar in ihrem Verlauf auf kürzere Strecken wesentlich wechselvoller, unstetiger und weniger schleichend als die aus dem Symptomverband des Faselns gebildeten, aber im ganzen streben sie doch zu chronischem Verlauf, aber eben mit stürmischen Exazerbationen, starken Remissionen, plötzlichen Anfängen und Stillständen. Im einzelnen lassen sich an den reinen, aus nur je einem Symptomenverband zusammengesetzten Zustandsbildern noch eine Reihe von Erfahrungen machen. Deren wirklich durchgängige Sicherstellung steht allerdings noch aus, weil in solchen neuen Fragestellungen erst eine über Jahre hinaus und auf möglichst viele Gegenden erstreckte Beobachtungen letzte Sicherheit bringen kann:

Je reiner das Syndrom des faseligen Symptomenverbandes ausgebildet ist oder je entschiedener es im Zustandsbild überwiegt, um so ungünstiger ist die Allgemeinprognose. Schwere Defektbildungen bleiben zwar häufig aus. Sie nehmen aber zu, je mehr Symptome aus dem Symptomenverband der Sprunghaftigkeit sich beimengen. Aber bald pflegen sich pathologische Gleichgewichtszustände herauszubilden, ein „Endzustand" tritt ein, der sich nicht mehr sehr ändert oder nur noch leise Schwankungen aufweist (vgl. Beispiele später). Diese pathologischen Gleichgewichtszustände, um deren nähere klinische Kennzeichnung sich bekanntlich Berze intensiv bemüht hat, pflegen die Masse der in den Anstalten untergebrachten Schizophrenen zu kennzeichnen.

Dagegen kommt es im Bereich des Sprunghaftigkeitsverbandes zu derartigen Gleichgewichtszuständen selten, vielmehr tritt nach mehr oder weniger abwechslungsreichem Verlauf früher oder später ein ungemein charakteristischer Defekt auf, welcher im wesentlichen aus einer hypermetamorphotischen Instabilität der Aufmerksamkeit und aus einem Verlust bestimmter Gemütsbewegungen besteht. Davon wird im nächsten Abschnitt noch die Rede sein. Vom Eintritt des Defektes an ruhen dann meist die Prozeßvorgänge in diesem Verband. Damit ist aber nicht gesagt, daß die Schizophrenie ruht. Denn der Prozeß kann ja biologisch in den Bereichen weitergehen, als deren äußeres Bild die übrigen Symptomenverbände angesehen werden müssen.

Wer diese Tatsachen kennt, wird zunächst in der Allgemeinprognose besser fahren als bisher. Sie erlauben durch die Zusammenfassung der bisher völlig isoliert beschriebenen Symptome zu klinisch nachweisbaren Symptomverbänden eine wesentlich schärfere Prognosenstellung als bisher. Denn man kann nun die Symptome viel genauer bezeichnen, durch deren Hinzutreten oder Verschwinden sich die Prognose verändert, verschlechtert oder bessert. Man kann sagen, ob bei Eintritt neuer Symptomverbände deren Prognose im ganzen gut oder schlecht ist. Man kann vor allem auch die Aussichten auf pathologische Gleichgewichte, auf Defekte und Endzustände in größerer Annäherung an die vielgestaltigen Einzelverläufe bestimmen. Allerdings mit einer wesentlichen Einschränkung: Die Therapie hat gelehrt, daß aus den biologischen Zusammenwirkungen der hinter den Symptomverbänden stehenden Funktionsstörungen mitunter außergewöhnliche Reaktionslagen hervortreten. Diese Reaktionslagen haben ihre eigene Prognose. Diese ist noch weithin unbekannt, und das setzt noch immer in zahlreichen Prognosen einen gewissen Unsicherheitsfaktor ein. Aber auch noch in diesen Fragen bedeutet die Aufstellung der Symptomverbände einen Fortschritt. Denn man kann, nachdem man über die Begründung richtiger Prognosen klarer sieht, auch die Gründe der unrichtigen besser bestimmen und so die Ergebnisse aller verbessern.

Von der Bedeutung der Konstitutionslehre für die Prognose war schon die Rede. Sie wurde dadurch vermindert, daß der Gesamthabitus allein und nicht die Stellung der einzelnen somatisch-psychischen Funktionsverbände im Rahmen des Gesamthabitus bzw. des Gesamtorganismus zum Maß der Heilungsaussicht gemacht wurde. Daher war eine Bestimmung der im Einzelfalle maßgebenden Dysfunktionen und ihrer Gegenregulationen nicht möglich, und die Prognose konnte sich den wechselnden Bedingungen des Einzelfalles nur wenig fügen. Das wird sich nun, wo man von der Symptomatologie des Einzelfalles ausgehen kann, in absehbarer Zeit ändern lassen, besonders für die Streckenprognose der komplexen Reaktionslagen. Hierbei ist eine Vorarbeit zu leisten, die mit der Aufgabe der Streckenprognose eng zusammenhängt. In der Streckenprognose wollen wir wissen, ob der Prozeß zur Verschlimmerung, zur Besserung, zum pathologischen Gleichgewicht hinneigt. Dazu kann im allgemeinen weder die Beachtung der Konstitution allein noch die der Symptomenverbände als Ganzes ausreichen. Denn hier wollen wir wissen, welche Bedeutung diesem oder jenem Einzelsymptom zukommt. Kennt man nun die Reihenfolge, in der die Symptome einer Krankheit bzw. eines Symptomverbandes bei zunehmender Schwere der Erkrankung auftreten und umgekehrt bei Besserung verschwinden, so kann man die Streckenprognose aus dieser Reihenfolge weithin ableiten. In der Schizophrenie hatte man im Gegensatz zu zahlreichen anderen Krankheiten ein solches Hilfsmittel bisher nicht zur Hand. Allzu regellos schienen die Symptome aufzutreten. Hier greift jetzt die Symptomverbandslehre ein, und das führt nun zu dem dritten Weg, von dem vorhin die Rede war.

3. Die Reihenfolge des Auftretens der einzelnen Symptome in den Symptomverbänden.

Achtet man nämlich genau auf die Reihenfolge, in welcher die einzelnen Symptome innerhalb der Symptomverbände auftreten, so lernt man bald die Tatsache kennen, daß sie in einer ziemlich festbestimmten Reihenfolge erscheinen, sobald der Prozeß an Schwere zunimmt. Die Reihenfolge ist dabei im Verband des Gedankenentzugs so, daß die Veränderung meist mit einer Verschiebung der geistigen Wertakzente einsetzt. Neue geistige und religiöse Aspekte scheinen sich zu eröffnen, die aufkeimende Veränderung der höchsten geistigen, insbesondere der religiösen und ästhetischen Gefühle schafft eigenartige neue Stimmungen, in denen die Welt bald mehr im magischen, bald mehr im märchenhaften, bald auch in neuem philosophischem oder eschatologischem Lichte erscheint. Je intensiver die Veränderung wird, um so schärfer hebt sich das Neue vom Alten ab, und ein ernsthaftes Ringen um die Wahrheit setzt ein, solange die Psychose sich nur auf diesen einen Verband beschränkt. Gefühle des Begnadetseins, der Erleuchtung und der Erfüllung mit übernatürlichen Inspirationen, Gaben und Aufträgen leiten über zu dem zumeist noch unbestimmten Gefühl, der eigenen Willenstätigkeit nicht mehr ganz Herr zu sein. Daran schließen sich Hypnoseerlebnisse, dann Gedankenentzug und Gedankeneingeben an. Oft gleichzeitig oder statt dessen, mitunter etwas später, tritt Gedankenlautwerden auf. Es folgen die Gefühle der mehr oder weniger großen Entfremdung, des Gedankenmachens und schließlich die schweren Störungen der Willensaktivität, das Gefühl, zu ungewollten Bewegungen gezwungen zu sein, am Gewollten durch übernatürliche oder geheimnisvolle Einwirkungen plötzlich verhindert zu werden. Es kommt zu ersten sprachlichen Entgleisungen, damit verbunden tritt eine eigenartige Störung der Aufmerksamkeit und objektive Ratlosigkeit auf. Den Beschluß bilden objektive Sperrungen, die sich bis zu absenceähnlichen Zuständen (BÜRGER-PRINZ) steigern können.

Natürlich treten die Symptome nicht immer ganz streng nacheinander in der gleichen Reihenfolge auf. Mehrere in dieser Aufzählung benachbarte können auch gleichzeitig in Erscheinung treten. Die Reihe beginnt bei schweren Prozessen auch einmal etwa gleich „in der Mitte“ oder „gegen Ende“, und die „Anfangsglieder“ kommen gar nicht zur Ausbildung. Dies aber und die weitere entsprechende Erfahrung, daß die jeweils in der Reihe führenden Glieder um so mehr schwinden, je weiter die Reihe nach ihrem Ende zu sich entwickelt, ist nun der Tatbestand, auf den es hier ankommt. Er läßt nämlich in Verbindung mit den übrigen Tatsachen nur den Schluß zu, daß es sich in der Tat um die Schwerezunahme einer in sich irgendwie biologisch einheitlichen Störungsgruppe handelt. Je schwerer die Veränderung, um so mehr müssen die Anzeichen der leichten Veränderungen den schweren Platz machen und um so tiefer greift die Gesamtstörung in das Getriebe der seelischen Zusammenhänge ein. Die Anfangsglieder der Reihe setzen noch gewisse Entfaltungsmöglichkeiten der sich wandelnden Funktionen voraus, die Endglieder der Reihe zeigen die Verhinderung jeder Funktionsentfaltung an. D. h. aber, daß die Anfangsglieder nicht mehr zum Vorschein kommen können.

Unter diesem Gesichtspunkt nun läßt sich verstehen, warum in den späteren Verlaufsabschnitten das Symptom des Gedankenentzugs, das in den akuten Prozessen eine so große Rolle spielt, fast nicht oder nur selten beobachtet wird. Es werden dann entweder die entsprechenden biologischen Störungen ausgeheilt, zum Defekt gekommen oder zu den schwersten Graden fortgeschritten sein. In jedem Fall aber muß der „Gedankenentzug“ dann verschwinden.

Entsprechende Erfahrungen macht man nun bei den übrigen Symptomverbänden. Jedoch liegt hier die Reihenfolge der Symptome zur Zeit im einzelnen noch nicht so fest wie im Verband des Gedankenentzugs. Gewisse gröbere Grundzüge lassen sich aber unbeschadet späterer Abänderungen wohl doch bereits festlegen.

So beginnt der Prozeß im Verband des Faselns meist mit eigenartigen Bedeutungserlebnissen[1], getragen von dem, was man als Wahnstimmung zu bezeichnen pflegt. Dann folgt meist eine Beeinträchtigung der sachlichen Interessen, eine Herabsetzung jener Gefühle, welche die rein sachlichen Erkenntnisse und Sachverhaltssetzungen begleiten. Darauf entwickelt sich der eigentliche Bedeutungswahn, an welchen sich meist das Faseln anschließt. Die inadäquaten Affektreaktionen leiten dann über zu Willensstörungen, zum Negativismus, zu Parabulien, und schließlich kommen die Parakinese und gröberen Störungen der Bewegungsinnervation zur Ausbildung.

Im Verband der Sprunghaftigkeit ist die Reihenfolge so: Leichte Störungen der Vitalgefühle (Elendsgefühle u. a.), Herabsetzung der seelischen Gefühle (Trauer, Freude!), eigenartige Veränderungen der dynamischen Gefühle (Schreck, Erwartung usw.), Auftreten von Gemeingefühlsänderungen, von Aufmerksamkeitsstörungen und dranghafter Enthemmung, von Erregungszuständen und sprunghaftem Denken.

Auch für diese Reihen des Nacheinanderauftretens gelten die Bemerkungen, welche für die Reihenfolge der Einzelsymptome im Gedankenentzug gemacht wurden. Auch sie lösen sich mit der Schwerezunahme ab, treten in kleinen Gruppen, aber auch nebeneinander auf usw. Das berechtigt zu den gleichen biologischen Schlußfolgerungen wie beim Gedankenentzugsverband.

Die Betrachtungen über die Prognostik und über die Reihenfolge, in welcher die Einzelsymptome innerhalb der Symptomverbände auftreten, bestätigen nun die aus der klinisch-nosologisch und aus der therapeutischen Selbständigkeit der Symptomverbände gezogenen Schlüsse, und zwar in allen Richtungen. *Denn diese Erfahrungen gelten nicht nur für die symptomatologisch unvollständigen, sondern gerade auch für die symptomatologisch einigermaßen vollständigen Zustandsbilder.* Jene bilden ja überhaupt nur den empirischen und methodologischen Ausgangspunkt, nicht den hauptsächlichen Gegenstand der biologischen Untersuchungen[2].

Darüber hinaus sind die letzten Darlegungen geeignet, die Auffassung zu stützen, daß hinter diesen Symptomverbänden irgendwie geartete biologische Gesetze stehen. Anders wäre ja die Tatsache nicht zu begreifen, daß sich die gleichen Vorkommnisse immer wieder feststellen lassen. Nimmt man z. B. die häufigste Kombination der Symptomverbände, welche überhaupt beobachtet werden kann, die Kombination von Symptomen aus dem Verband des Faselns und des Sprunghaftigkeitsverbandes, so erklärt sich die Häufigkeit daraus, daß hier die beiden zur chronischen Verlaufsform neigenden Verbände vorliegen. Sie müssen also statistisch am häufigsten begegnen. Ihre wechselnde Verbindung,

---

[1] Einzelheiten im nächsten Kapitel und bei C. Schneider: Psychologie der Schizophrenen. Leipzig: Georg Thieme 1930. Ferner: Berze-Gruhle: Die Psychologie der Schizophrenie. Berlin: Springer 1929.

[2] Zum Ausgangspunkt aber sind sie geeignet, weil sich in ihnen die bei endogenen Psychosen zu erwartenden biologischen Gesetzmäßigkeiten einigermaßen rein zeigen müssen, wenn anders überhaupt im seelischen Geschehen biologische Geschehnisse sich anzeigen. Und daran wird heute wohl niemand zweifeln.

die zuweilen von den leichtesten Symptomen bis zu den schwersten Summations- und Interferenzerscheinungen schwankt, erklärt sich aus der Fähigkeit zur selbständigen Entwicklung der Verbände und zur dynamischen Einwirkung aufeinander. Die ungünstige Prognose ist mit ein Grundcharakter der beiden Verbände. Dies alles kann nur besagen, daß sich in den Symptomverbänden biologische Faktoren, Gesetze und Maßstäbe verbergen. Die nächstliegende Vermutung ist natürlich, daß jeder Symptomenverband eine besondere biologische Verbindung von Funktionen anzeigt. Diese Vermutung rechtfertigt sich für den, welcher im seelischen Lebensgeschehen eigene Naturereignisse und nicht bloß Epiphänomene des materiell-mechanischen oder des vital-somatischen Geschehens sieht. Denn dann schließt die gesetzmäßige Verschiedenheit im Verhalten der seelischen Geschehnisse zugleich den Hinweis darauf mit ein, daß es sich um verschiedene biologische Naturereignisse handeln müsse.

Man kann also schließen, daß es — belegt durch klinische, prognostische, therapeutische und Verlaufsbeobachtung — innerhalb der schizophrenen Zustandsbilder mindestens drei Gruppen von Symptomen gibt, sogenannte Symptomenverbände, welche selbständig nebeneinander herlaufen, sich selbständig von den anderen isolieren oder nebeneinander entwickeln können. Darüber hinaus beweist die Tatsache, daß mit dem Auftreten eines noch fehlenden Verbandes im Symptombilde sich zugleich Veränderungen in den schon vorhandenen Syndromgestaltungen einstellen, eine dynamische Wirkung der Symptomverbände aufeinander. Die Gesamtheit aller Befunde lehrt also, daß in den Symptomverbänden bestimmte selbständige biologische Tatsachen vorliegen. Deren nähere Bestimmung ist die nächste Aufgabe, und sie beginnt mit der psychopathologischen Analyse.

VII. Die Psychopathologie der Symptomverbände in biologischer Hinsicht.

1. Die Aufgabe und Fragestellung der Beweisgänge.

Wenn man versucht, die der Lehre von den Symptomverbänden zugrunde liegenden Tatsachen heute den Fachgenossen im Gespräch nahezubringen, um ihnen die Augen zu öffnen für den ersten Einblick in eine Gedankenwelt der biologischen Psychiatrie, welche der Gegenwart noch verschlossen ist, dann bereitet ihnen das Umdenken an einem ganz bestimmten Punkt ganz besondere Schwierigkeiten. Daß man versuchen müsse, biologische Gesetze aufzufinden, welche körperliche und seelische Geschehen einheitlich leiten, ist heute bereits weitgehend anerkannt. Daß man innerhalb der Ganzheit des Organismus die dynamische Strukturbeziehung der Krankheitserscheinungen aufsuchen müsse, erscheint nicht abwegig. Daß man diese Dynamik zwischen Reaktionen und Gegenreaktionen des Organismus aus einer umfassenden biologischen Therapie wesentlich mit erschließen kann, dieser Einsicht ist eine erste Bresche gebrochen. Schwerer ist es noch für die meisten, sei es mechanistisch-materialistisch, sei es vitalistisch, sei es hirnlokalisatorisch oder aber auch psychologisch erzogenen Fachgenossen, sich in die Forderung hineinzudenken, daß man die Biologie der seelischen Erscheinungen nicht aus der Biologie der somatischen Erscheinungen und auch nicht aus der Biologie der sogenannten somatischen „Grundlagen“ des

Seelenlebens erschließen kann; daß man sich vorerst einmal entschließen müsse, seelische Ereignisse als nicht weiter erklärbare selbständige Naturtatsachen anzuerkennen und ihre biologischen Gesetze mithin gesondert zu untersuchen, so zwar, daß diese unter die Einheitlichkeit der biologischen Grundgesetze des Gesamtorganismus als weithin selbständiges Teilgebiet eingingen. Am schwersten aber nun scheint es, einzusehen, daß ein solches biologisches Gesetz innerhalb des seelischen Geschehens jedesmal so heterogene Erlebnisse und Vorgänge umschließen soll wie Denken, Wollen, Fühlen usw. Man hat sich aus geschichtlicher Gewohnheit ziemlich festgefahren in dem Gedanken, daß es, wenn schon eine Biologie des Seelenlebens, dann aber wenigstens eine Biologie der Persönlichkeit, der Instinkte, der Intelligenz, des Charakters, des Denkens, des Wollens, der Triebe geben müsse. Und nun kommt eine Lehre, welche die anscheinend so festgefügte Psychologie angreift und behauptet, daß es sich in Wahrheit ganz anders verhalte. Denn in der Tat, die Symptomverbandslehre schließt die Behauptung ein, daß das Denken kein biologisch einheitlicher Tatbestand ist und ebensowenig das Fühlen, das Wollen, das Triebleben. Am ehesten noch scheint sich die biologische Einheitlichkeit der Instinkte zu bewähren. Aber die Behauptung der Symptomverbandslehre geht eigentlich noch weiter: Denn nicht nur, daß sich alle oder fast alle psychologischen Erlebnisklassen, welche die Gegenwartspsychologie kennt, aus biologisch heterogenen Vorgängen strukturell aufbauen, wird von ihr behauptet, sondern daß jedesmal je ein solcher Teilvorgang im Wollen, Fühlen, Denken, Triebleben usw. zu einem nach einheitlichen biologischen Gesetzen reagierenden Verband zusammengeschlossen sein soll. Damit ist eine Vorstellung vom Seelenleben gefaßt, welche, wie man sich aus der Geschichte der Psychologie und Psychiatrie leicht überzeugen kann, noch nicht ausgesprochen wurde und in gleicher Weise sowohl der Assoziations- wie der Experimental- und der Gestalt- oder der Strukturpsychologie inkommensurabel ist. Sie muß natürlich erst recht jeder Psychopathologie und Psychiatrie fremdartig erscheinen, welche sich — entgegen dem Rate Kahlbaums — nicht ihre eigene empirische Psychologie aufgebaut hat, sondern ihre psychologischen Grundlagen ebenso wie ihre biologischen von anderen Forschungs- und Vorstellungskreisen übernommen hat.

Daß eine solche neue Vorstellung auf Befremden und Ablehnung stoßen muß, ist klar. Es bedarf gewiß einer nicht unbeträchtlichen Zeit des Umdenkens, um sich mit ihr vertraut zu machen.

Man kann aber die Bedenken, welche einem solchen neuen Versuch verständlicherweise entgegenstehen, doch wohl zerstreuen; unter einer Voraussetzung natürlich, daß der Fachgenosse nicht von seinem angegriffenen Vorurteil aus, sondern an Hand der vorgebrachten Tatsachengrundlagen mitdenkt. Diese Tatsachengrundlagen bauen sich aus folgenden Gebieten auf:

1. Aus der Eigenbeobachtung der Varianten des gesunden Seelenlebens. Hier lernt man überhaupt erst die seelischen Vorgänge wahrnehmen, deren Erfolg die seelischen Erlebnisse sind. Diese wahrnehmende Beobachtung der seelischen Vorgänge jenseits ihrer Inhaltsbestimmtheiten hat nichts zu tun mit der Jaspersschen oder gar der Husserlschen Phänomenologie und ihren Nachfolgern. Diese Wahrnehmungen sind aber notwendig schon deswegen, weil durch sie jede atomisierende und jede spiritualisierende Beobachtung seelischer Tatsachen aus-

geschlossen wird. Wahrnehmungen über die innere Flüchtigkeit des Erlebens vor dem Einschlafen z. B. verschaffen Einblick in schlechthin unableitbare und daher auch mit den gebräuchlichen Formeln nicht rubrizierbare seelische Tatbestände.

2. Aus dem sorgfältigen Vergleich derartiger Wahrnehmungen des Gesunden über seine normalen (Einschlafen, Übermüdung, Hunger) und pathologischen Varianten (Giftwirkung, Delirien, Hirntraumen, Hypoglykämie) mit den Eigenwahrnehmungen der Kranken über die formalen, d. h. nicht inhaltlich bestimmten Charaktere ihre Seelenvorgänge[1].

3. Aus der Therapie: Sie lehrt oft erst, was biologisch zusammengehört, aus dem Gesamtergebnis der Reaktionen und Gegenreaktionen kennen.

4. Aus der Klinik und Nosologie: Sie lehren beim beobachtenden Vergleich der Zustandsbilder, wie die Beobachtungen am symptomatologisch unvollständigen Syndrom lehrten, oft erst den rechten Hinweis auf die biologische Zusammengehörigkeit von seelischen Einzelvorgängen. Beim Gesunden kann diese nicht erkannt werden, weil sie unter normalen Bedingungen vom Zusammenwirken aller Funktionen überlagert wird oder im Leistungsgesamt untergeht.

Aber die Überprüfung der neuen Lehre muß auch an den psychopathologischen Tatsachen selbst möglich sein. Der Beweis hierfür ist etwas weitschichtig, und nur, um dem Leser das Zurechtfinden zu erleichtern, sollen die wichtigsten Punkte des Beweises vorausgeschickt werden.

Wenn die in den einzelnen Symptomen der Symptomverbände zutage tretenden seelischen Vorgänge biologischen Gesetzen folgen, welche einzelne Teilgebiete der verschiedensten Erlebniskategorien und Funktionen zusammenschließen, so müssen höchstwahrscheinlich

1. diese Teilgebiete der einzelnen Funktionsklasse, also des Denkens, des Wollens, des Fühlens usw., zueinander heterogen, auseinander nicht erklärbar und im Auftreten auch außerhalb der Schizophrenie biologisch selbständig sein. Die schizophrene Denkstörung des Faselns ist also danach biologisch und als innerlich erlebter Lebensvorgang etwas vollständig anderes als die Denkstörung im Gedankenentzug oder die in der Sprunghaftigkeit. Ebenso wäre die Willensstörung der faseligen Parabulie ein völlig anderer Lebensvorgang als die Willensstörung eines läppischen Vorbeihandelns oder die der Sperrung.

2. Wenn jedesmal jeder solcher Störung eine Veränderung eines biologisch selbständigen Vorgangs zugrunde liegen soll, so muß diese Selbständigkeit auch außerhalb der Schizophrenie nachweisbar sein. Das heißt aber, in den endogen ausgelösten Varianten des Gesunden muß der gleiche biologische Vorgang sich nach einer qualitativ anderen Richtung als in der Schizophrenie verändern können.

3. Wenn Teilstücke heterogener Funktionsklassen, also des Denkens, des Fühlens usw., zu je einem Verband zusammengeschmolzen werden, so muß diese biologische Zusammengehörigkeit sich irgendwie aus allen Teilstücken oder aus der Art ihrer Verbindung nachweisen lassen. Und dieser Nachweis muß gemäß Ziffer 2 an den gesunden Varianten ebenfalls möglich sein. Vor allem aber müssen die zusammengehörigen Funktionen dem gleichen Entwicklungs- und Differenzierungsgesetz folgen.

---

[1] Vgl. hierzu: C. Schneider: Psychologie der Schizophrenen, Beringer, Mayer-Gross u. a.

2. Die Stellung der modernen Psychologie.

Die moderne Psychologie ist geeignet, die tiefgreifenden biologischen Unterschiede zwischen den einzelnen seelischen Vorgängen oder den Verbänden solcher zu verschleiern. Für die Gefühle geschieht dies am stärksten in der KRÜGER-SANDERschen Gefühlstheorie, die in dieser Hinsicht eine Fortbildung der Auffassungen von CORNELIUS und LIPPS darstellt. Hiernach sind die Gefühle „die spezifischen Komplexqualitäten des jeweiligen Gesamterlebnisses", gekennzeichnet durch ihre Universalität, ihre „bewußtseinsfüllende Breite", ihren Qualitätenreichtum, ihre Wandelbarkeit und ihre Unbeständigkeit. Die Gefühle sind „Ganzqualitäten des jeweiligen Erlebnisgesamts", sie „bestimmen weitgehend das Sosein aller Ganzheitsbereiche", werden aber auch umgekehrt „durch Veränderung des Ganzheitsbereichs" „umgefärbt". Sie sind sozusagen der entwicklungsmäßige Urquell aller späteren seelischen Entwicklung: „Die Durchgestaltetheit des entwickelten Bewußtseins entfaltet sich heraus als gefühlsartige Durchgestaltetheit."

Hier zeigt sich deutlich die Neigung, alle biologischen Unterschiede zwischen einzelnen Gefühlsqualitäten, ja schließlich sogar zwischen den verschiedenen Funktionsklassen, zum Verschwinden zu bringen. Ihr steht die Beobachtung, daß bei der Schizophrenie die einzelnen Gefühlsstörungen ganz differenten Symptomverbänden zugehören und sich mit diesen biologisch verschieden verhalten, gegensätzlich gegenüber.

Analoges gilt für die Bereiche des Denkens und Wollens, der Instinkte (welche übrigens für SANDER weithin mit den Gefühlen zusammenfließen) und des Trieblebens. Man muß sich freilich fragen, ob es möglich ist, daß die beschreibbaren Qualitätsunterschiede, welche die einfache psychologische Beobachtung sowohl an den Gefühlen als an den Denkakten, Willensregungen, Triebimpulsen usw. feststellen kann, wirklich so ohne biologische Bedeutung sind, wie es nach den angeführten modernen Auffassungen scheint. Tatsächlich sind doch z. B. das Unlustgefühl eines Zahnschmerzes, ein Trauergefühl um einen nahen Angehörigen, das Gefühl mangelnden Könnens und das Gefühl religiöser Verdammtheit trotz ihrer Gemeinsamkeit als Gefühle so himmelweit verschieden voneinander, daß man sich schon nach ihrem unmitelbaren Gegebensein fragen muß, ob die Identität der Lebensvorgänge, die sich in ihnen darstellen, wirklich so vollkommen sein kann, wie es eigentlich bei folgerichtiger Fortentwicklung der KRÜGER-SANDERschen Gefühlstheorie der Fall sein müßte. Auch zwischen den verschiedenen Denkvorgängen bestehen derartige gewaltige Unterschiede: Der einfache Denkakt, welcher zwei zeitlich und räumlich zusammen wahrgenommene Gegenstände „apperzeptiv" verbindet, ist deskriptiv so weit verschieden von dem kombinatorischen Denkakt einer schöpferischen Einsicht, daß hier unmöglich ein und derselbe biologische Vorgang in zweierlei Form vorliegen kann. Und gilt dasselbe nicht für den Unterschied zwischen einer instinktiven Willensregung der Flucht und einer wirklich bewußten Entschlußhandlung?

Es mag wohl schwer sein, die biologische Bedeutung dieser erlebbaren Unterschiede am Gesunden zu beweisen. Aber diese Schwierigkeit rechtfertigt es doch nicht, von diesen Unterschieden abzusehen zugunsten einer Abstraktion allein auf die großen erlebbaren und beschreibbaren Gemeinsamkeiten und sich dadurch überhaupt den Zugang zu einer Biologie des Seelenlebens zu verschließen. Die Normalpsychologie muß sich hier erst bei der Pathopsychologie befragen. Denn ob biologische Unterschiede hinter erlebten Qualitätsunterschieden des gesunden Seelenlebens stehen, das zeigt sich vielleicht am deutlichsten dann, wenn das Seelenleben biologisch reagiert, d. h. erkrankt.

Es kann sich aber auch zeigen während der seelischen Entwicklung.

Wenn biologische Unterschiede der einzelnen Seelenvorgänge vorhanden sind, werden sie sich darin zeigen, daß diese sich zu verschiedenen Zeitpunkten und unabhängig voneinander entwickeln. Umgekehrt wird Zusammengehöriges auch im zeitlichen und ursächlichen Zusammenhang miteinander auftreten. Man wird also auch bei der normalen Entwicklungs- bzw. Reifepsychologie diesbezüglich anfragen müssen. Es empfiehlt sich, zu diesem Zweck die neueste, wenn auch kurze, aber sachlich vollständige Darstellung zu wählen, die es in Deutschland gibt, die von TUMLIRZ[1]; dies schon deshalb, weil die Reifepsychologie das Spezialgebiet von TUMLIRZ ist und seine anthropologische Ausrichtung die weitestgehende Berücksichtigung biologischer Fragestellungen verbürgt.

TUMLIRZ behandelt zunächst die Frage nach den ersten Anfängen des Seelenlebens im neugeborenen Kinde und entscheidet sich dafür, daß es sich um dumpfe, gefühlsähnliche Bewußtseinslagen handeln müsse. Die Weiterentwicklung von den verschwommenen „gefühlsbetonten Gesamtzuständen zum reichgegliederten Erleben des Erwachsenen“ erfolge dann in der Weise, daß zu den vorhandenen Instinkten neue treten, die Triebe, welche durch eine Beteiligung des Wollens und Denkens vor den angeborenen Instinkten, z. B. dem des Greifens, ausgezeichnet sind. Aus den ersten Organgefühlen differenziert sich dann das Ichbewußtsein, aus unbestimmter Lust und Unlust entfalten sich inhaltlich bestimmtere Gefühle“. „Aus der passiven Empfänglichkeit für Außenweltreize entfaltet sich der aktive Gebrauch der Sinne. Das unklare Gesamtbewußtsein gliedert sich immer mehr in klare Bewußtseinszustände, die Gegenstände der Außenwelt werden immer deutlicher und abgehoben vom Hintergrund erfaßt, die Leitungen der Sinnesorgane immer mehr unterscheidbar.“ „Dazu kommt die Entwicklung neuer Fähigkeit ... Wahrnehmen und Aufmerken ..., aus den impulsiven Bewegungen gehen die ersten natürlichen Willenshandlungen hervor, das instinktive und triebhafte Verhalten wird immer mehr durch das zielbewußte Wollen und das denkende, einsichtige Handeln abgelöst“ (S. 98/99).

Was TUMLIRZ dann im einzelnen über die Entwicklung der Triebe, Instinkte, der Sinnesleistungen und des Denkens, Fühlens und Wollens ausführt, geht über diese Grundanschauungen nicht hinaus. Hier sind im Zusammenhang der Untersuchung nur die Ausführungen über das Denken, Fühlen und Wollen von größerem Interesse und mögen kurz wiedergegeben werden, da sie unter den Fachgenossen kaum allgemein bekannt sein dürften.

a) Von den Gefühlen gehören dumpfe Gefühle der Lust und Unlust, angeknüpft an verschwommene „Empfindungen“ des „Hungers“, des Durstes, der Nässe, der Kälte zu den ersten Bewußtseinserlebnissen des Säuglings. Die Unlust überwiegt zunächst. Später überwiegen Lustgefühle, und zwar von dem Augenblick an, in welchem das Kind zum aktiven Gebrauch der Sinne übergeht. An die ersten Gedächtnisleistungen knüpfen Erwartungsgefühle an, und bereits im ersten Halbjahr kann man mannigfach differenzierte Lust- und Unlustäußerungen (Lächeln, Behaglichkeitslaute, aber auch Schreianfälle, Zurückwerfen in der Wut, Sichsteifmachen im Zorn) unterscheiden, Erstaunen, Verwundern, Bekanntheits- und Fremdheitsgefühle folgen. Die weitere Entwicklung läßt aber TUMLIRZ weitgehend unklar, da er gemäß der Ganzheitsauffassung der Gefühle deren weitere Differenzierung nicht als einen selbständigen Vorgang aufzufassen scheint. Vielmehr legen sich nur im weiteren Vorgang der seelischen Reifung immer differenziertere Gefühlsschichten über die primitiveren. Nur innerhalb gewisser enger Grenzen hält TUMLIRZ die Möglichkeit zu einer weitergehenden Gefühlszergliederung gegeben. Z. B. „Gefühle, die mit einem aus einer hohen seelischen Schicht entstammenden Erleben von Schönheits- oder Wahrheitswerten verbunden

[1] TUMLIRZ: Anthropologische Psychologie. Berlin: Junker & Dünnhaupt 1939.

sind, haben eine andere Eigenart als Gefühle, welche mit körperlichen Zuständen oder mit dem Ausleben eines Triebes zusammengehen".

b) In der Entwicklung des Denkens unterscheidet TUMLIRZ ebenfalls mehrere Stufen. Um die Wende des ersten Lebensjahres kann man die ersten Intelligenzhandlungen des Kindes beobachten, d. h. Handlungen, welche durch Einsicht und Überlegungen zu Neuleistungen kommen. Am Ende des ersten Lebensjahres finden sich auch die ersten Urteile, und zwar dort, „wo das bequemere Hilfsmittel der von selbst ablaufenden Vorstellungsverknüpfungen versagt". Es handelt sich zunächst um bejahende, verneinende Urteile (nicht Ablehnung als Form des Willensausdrucks) kommen viel später. Es folgt die Stufe des magischen Denkens als einer ersten Form der ursächlichen Verknüpfung. Aber das Denken bleibt bis in die Pubertät an die anschaulichen Grundlagen gebunden. Erst zu Beginn der Reifezeit „erfolgt die Wendung vom anschaulichen Sachdenken zum abstrakten Wortdenken". „An diese Umstellung knüpfen sich zahlreiche Leistungen des Denkens, die logische Begriffsbildung, das einsichtige Schließen, die Fähigkeit, große Gedankenzusammenhänge zu überschauen und zu verstehen, die denkende Verknüpfung bei der Einprägung eines umfangreichen Stoffes, die kritische Stellungnahme zu Wahr und Falsch, die Fähigkeit strenger Beweisführung . . ." Allerdings sind die individuellen und die Geschlechtsunterschiede in allen diesen Hinsichten sehr groß und die Leistungen abhängig von gründlicher Denkschulung.

c) Beim Wollen, das mit WITASEK als ein geistiges Sichhinbewegen zu einem begehrten Gegenstand beschrieben wird und bei dem es auf die Zielrichtung und die Realität des Gegenstandes ankomme, fängt die Entwicklung an mit „blinden Handlungen". Das Kind „greift ohne Überlegung zu und handelt so, wie es unter den gegebenen Umständen am bequemsten ist . . ." Wahlhandlungen kommen erst am Ende des 2. Jahres, ein Kampf der Bewegswünsche zwischen gleich verlockenden Möglichkeiten erst am Ende des 4. Jahres zur Beobachtung. Das erste Wollen ist noch vom Instinkt geleitet. Dann folgen zwei Stufen, auf denen das Wollen ziellos ist: Das erste (zwischen 3. und 4. Jahr) und zweite (zwischen 12. und 14. Jahr) Trotzalter. In beiden Stufen sind keine Zielsetzungen möglich, „da in der Kindheit das Kind kritiklos die Ziele und Wertungen der Erwachsenen übernimmt, im zweiten Trotzalter die Wertungen der Erwachsenen abgelehnt werden, die selbständigen Werte der Reifezeit aber noch nicht gefunden sind".

Unbestreitbar ist, daß derartige Darstellungen, ebenso etwa wie die von BÜHLER und STERN, unendlich viele richtige Beobachtungen beschreiben. Aber bringen sie sie in den richtigen biologischen Zusammenhang? Das muß man gerade als Psychiater bezweifeln. Denn sonst würden sie für die Analyse des pathologischen Geschehens wesentlich fruchtbarer sein, als es tatsächlich der Fall ist. Zunächst bestehen Zweifel daran, ob die Schilderung von TUMLIRZ — und Analoges gilt für die Darstellung von BÜHLER und STERN — auch vollständig genug ist. So sind bei der Schilderung der Gefühlsentwicklung etwa ohne Zweifel die ungemein starken Gemeinschaftsgefühle in der Vorpubertätszeit zu kurz gekommen und nicht minder die Entwicklung der religiösen Gefühle in der Reifezeit. Bei der Entwicklung des Denkens vermißt man die Stufe des figuralen Denkens in der Vorschulzeit und das eigenartige kombinatorische Denken, das zu den mannigfachen Kombinationsspielen der Vorpubertätszeit (Geheimsprachen usw.!) führt und sich durch seine sachliche Ungebundenheit von dem sachlich gebundenen kombinatorischen Denken des Erwachsenen völlig unterscheidet.

In anderer Hinsicht hat man Zweifel, ob schon die Beschreibung die entscheidenden Merkmale richtig erfaßt: So ist das Denken des Kindes vor der Pubertät zwar ein anschauliches Denken, aber es ist doch nicht minder vom Wort geleitet als das des Pubertierenden. Die Gegenüberstellung von Wort- und Sachdenken erfaßt also nicht den wesentlichen Unterschied zwischen dem Denken des Reifenden und dem Denken des ungereiften Kindes. Anscheinend werden auch inkommensurable Vorgänge auf eine Linie gestellt. Wenn z. B. das magische Denken neben dem begrifflich gebundenen Sachdenken des Erwachsenen steht, so ist es durchaus zweifelhaft, ob diese beiden Denkformen wirklich biologisch als Lebensvorgänge vergleichbar sind. Das „magische Denken" des Kindes ist ein Totalcharakter des Erlebens, das Sachdenken des Erwachsenen, das ja auch nach TUMLIRZ neben magischen Denkresten im ausgereiften Seelenleben steht, ist ein Teilbestand ganz anders aufgebauter Bewußtseinsvorgänge.

Mit diesem Mangel steht auch im Zusammenhang ein anderer. Die ganze Darstellung von TUMLIRZ läuft, wie übrigens die meisten solcher Darstellungen in der Gegenwart, letzten Endes darauf hinaus, daß schon früh die Keime und Anfänge zu allen Strukturelementen des ausgereiften Seelenlebens erkennbar sind. Wiederholt sieht sich TUMLIRZ daher gedrängt, das Denken, Wollen und Fühlen des Kindes dem des Erwachsenen gegenüberzustellen. Fragt man nun nach den wesentlichen Unterschieden der verschiedenen Stufen, so wird man im Grunde immer nur auf die größere Differenziertheit, den größeren Umfang, die inhaltlich klarere Bestimmtheit und die größere Selbstbeherrschung im ausgereiften Seelenleben verwiesen. Das heißt dann aber, das Kind ist nur eine Art verkleinerter Erwachsener und nicht ein biologisch wesentlich vom Erwachsenen unterschiedener Organismus. Mit anderen Worten, diese Art der Darstellung reicht nicht aus, um die evidenten biologischen Unterschiede im Seelenleben des Kindes und des Erwachsenen genügend genau zu definieren. So heißt es auf S. 116 z. B.

„Zweck und Zielrichtung, Art und Stärke der Triebe sind verschieden. Die schwächere oder stärkere Auflockerung der Instinkte muß zur Erklärung einer weiteren Tatsache herangezogen werden, die dem ‚Hedonismus' widerspricht. Es gibt Triebe, die anscheinend Unlust anstreben oder besser, die einen Lustgewinn aus einem unlustvollen Gesamterleben schöpfen. Zu diesen gehört vor allem der Geschlechtstrieb, dessen Befriedigung auch bei ganz normalen Menschen als eine eigenartige Mischung von Lust und Unlust, Wohllust und Schmerz erlebt werden, und der sich bei jeder Abweichung von der normalen Linie auf die Unlustseite richten kann. In diesem Zusammenhang müssen ferner genannt werden der Kampftrieb, der zur Erreichung des Kampfzieles durch Erdulden von Schmerzen und Leiden hindurchgehen muß, die Eifersucht, die den Eifersüchtigen mehr quält als er den Beargwöhnten zu quälen imstande ist, jede starre Selbstbehauptung, wie z. B. Trotz, die für den Trotzigen unlustvoller ist als für jene, deren Wollen er widerstrebt. Diese eigenartigen Mischungen werden daraus verständlich, daß in jedem Erlebnisgesamt Triebe und Gefühle, Wollungen und Gedanken untrennbar miteinander verwoben sind. Je mehr nun die Instinkte aufgelockert sind und dadurch ihre ursprüngliche Zielsicherheit einbüßen, desto leichter können Triebstrebungen miteinander in Widerspruch geraten, weshalb die Triebbefriedigung oft nur durch das Erleben starker Unlust möglich wird. Wie das Beispiel des Trotzes zeigt, müssen sich Selbstbehauptungs- und Gesellschaftserhaltungstriebe in gegensätzlicher Richtung entfalten, wenn die Befriedigung des Behauptungstriebes gefährdet ist."

Solchen Ausführungen muß man doch entgegensetzen, daß der Trotz des 3—4jährigen und der des 12—14jährigen psychologisch und biologisch ganz verschieden sind, und daß die Schilderung von TUMLIRZ nur einige Gemeinsamkeiten in unzulässiger Abstraktion einseitig hervorhebt. Denn der Trotz des 10—12jährigen ist ein Trotz der intellektuellen Selbstbehauptung, der immer dort haltmacht, wo die vitalen Belange in Frage kommen. Der widerspenstige Junge, welcher den Eltern eben noch das Recht zum erzieherischen Eingriff oder zur elterlichen Anordnung bestritt, und sich beiden energisch widersetzte oder in passiver Obstruktion zu entziehen suchte, macht mit aller Widersetzlichkeit halt, wenn er die Eltern vital braucht. Dieser Trotz entspringt einem Konflikt einander widerstreitender Willensrichtungen, ja — wie noch gezeigt werden wird — biologisch verschiedenartigen Willensstufen. Der Trotz im ersten Trotzalter ist zielloses Widerstreben schlechthin und hat daher auch keine inhaltliche Begrenzung, kennt keine Auswahl unter den Situationen, sondern äußert sich überall, wo das Kind überhaupt „etwas selber will". Dieser Unterschied ist nicht bedingt durch die altersmäßigen Unterschiede in der Einsichtsfähigkeit. Denn auch dem trotzigen Jungen von 12—14 Jahren fehlt diese gegenüber den Situationen noch vielfach, in denen sich sein Trotz auswirkt. Zwar seine intellektuellen Fähigkeiten sind größer als die der Kleinkinder im ersten Trotzalter, aber gerade in den Situationen, in welchen sein Trotz sich zeigt, fehlt meist die intellektuelle Situationsbewältigung. In eben dem Augenblick, wo die intellektuelle Reifung so weit fortgeschritten ist, daß die fraglichen Situationen auch einsichtsmäßig beherrscht werden, hört der Trotz auf, „der Junge ist wieder vernünftig geworden". Wenn daher Tumlirz schreibt, daß „die eigenartige Mischung (wie Trotz z. B.) daraus verständlich werden", „daß in jedem Erlebnisgesamt Triebe und Gefühle, Wollen und Gedanken untrennbar miteinander verwoben sind", so würde nach ihm der Unterschied des Kindes vom Erwachsenen teils rein in der Qualität der Inhalte, teils auch in deren Reichtum und Differenzierung liegen. Tatsächlich gehen damit aber die biologischen Unterschiede im Verhalten völlig verloren. Das ist nur die Folge davon, daß man sich im Laufe einer langen wissenschaftsgeschichtlichen Entwicklung völlig entwöhnt hat, mit der Vorstellung eines seelischen Zustandes noch zugleich die Vorstellung eines biologisch selbständigen Ablaufs zu verbinden. Das kommt bei Tumlirz auch darin zum Ausdruck, daß in seiner Darstellung so verschiedene Begriffe, wie biologische Differenzierungen, Übung, Fortentwicklung von in Differenzierung befindlichen und Reifung von bereits ausdifferenzierten Funktionen sowie rein psychologische „verständliche" Fortentwicklung der Inhaltsbildungen und des Erlebnisreichtums, völlig ungeschieden durcheinanderlaufen.

Am stärksten aber prägt sich der völlige Mangel biologischer Gesichtspunkte darin aus, daß Tumlirz die Entwicklung der verschiedenen von ihm unterschiedenen elementaren Glieder des Seelenlebens, also Instinkt, Triebe, Gefühle, Wollungen, Urteile, völlig unverbunden nebeneinander herlaufen läßt. In jedem Augenblick durchdringen sie sich zwar auch bei ihm in der „Ganzheit" des Seelenlebens. Aber diese „Ganzheit" ist doch nur formal. Tumlirz verbindet mit ihr nicht das, was der Biologe meint, wenn er von der Ganzheit des Organismus spricht. Denn in der biologischen Ganzheit des Organismus gibt es nicht das Nebeneinanderherlaufen von unverbundenen Entwicklungsrichtungen und -stufen der verschiedenen „Schichten". Das zeigen schon die Experimente von Vogt, Spemann u. a. Weil der Organismus ein ganzer ist, heißt Entwicklung soviel wie, daß jeder Fortschritt über zahlreiche Funktionen hinweggreift, sie zu gleicher Zeit nach einem bestimmten Gesetz zu höherer Entfaltung mit fortreißt. Da hätte man also zu fragen, welche Fortschritte des Denkens, Fühlens, Wollens usw. durch den gleichen biologischen Entwicklungsschritt zeitlich zugleich oder in engster zeitlicher Nachbarschaft hervorgerufen werden. Und dazu hätte man weit schärfer zwischen Entwicklung der Funktionen und Entwicklung der Leistungen zu unterscheiden, als es Tumlirz tut und als es gemeinhin bislang getan wird. Gerade wo man auf wirklich biologisch ganzheitliches Denken zustrebt, muß man darauf acht haben, welche Fortschritte in zahlreichen Funktionen miteinander korrespondieren und wie die noch nicht weiterentwickelten Funktionen darauf reagieren. Denn erst in dieser Korrespondenz und der Reaktion der übrigen Funktionsverbände auf die Entwicklung eines Verbandes wird die Ganzheit des Organismus gewahrt und wird sie — dank der Rangordnung aller Verbände — sichtbar. Der zur Ausfüllung dieser Lücke von TUMLIRZ herbeigezogene Begriff der Persönlichkeit leistet nicht was er soll. Das zeigt sich dann, wenn es nun gilt, die individuellen Unterschiede jener biologischen Ganzheiten, der Persönlichkeit zu beschreiben. Alles was TUMLIRZ auf Grund seiner Darstellung der menschlichen Seelenentwicklung zum Problem der in dieser Entwicklung entstehenden Persönlichkeitsunterschiede zu sagen weiß, beschränkt sich auf Beschreibung formaler Zusammenhänge.

„Selbstbeherrschung und Hemmungslosigkeit sind formale Abläufe der Willenshandlungen, die zum Teil wenigstens von der Stärke des Trieblebens und der Höhe der Verstandesbegabung abhängen. Für die Willensbegründung kommen weitere Formunterschiede in Betracht, die in der Art der Willensbegabung selbst begründet sind, und ferner inhaltliche Unterschiede. An den Eintritt des Willensentschlusses knüpfen sich Kurzentschlossenheit, Entschlußträgheit und Unschlüssigkeit. Die Kurzentschlossenheit kann nachteilig oder vorteilhaft sein; das erstere, wenn die natürliche Handlungsbereitschaft mit einer geringen Wirksamkeit von Hemmungen zusammengeht, sich also als Unbesonnenheit darstellt; das letztere, wenn sie auf Zusammenfassen der Aufmerksamkeit, raschem Überblicken der Gründe für und wider, Handeln nach bestimmten Grundsätzen usw. beruht. Nachhaltigkeit und Flüchtigkeit, Entschiedenheit und Unentschiedenheit, sowie Ablenkbarkeit, Klarheit und Unklarheit, Zielbestimmtheit und Ziellosigkeit, Gehemmtheit und Hemmungslosigkeit des Wollens knüpfen an den Zeitraum vom gefaßten Entschluß bis zur Vollendung der Handlung. Unentschiedenheit, die mit Zaghaftigkeit, Ängstlichkeit, übermäßig gesteigertem Verantwortungsbewußtsein zusammengeht und den Wankelmütigen veranlaßt, einen einmal gefaßten Entschluß immer wieder von neuem auf seine Richtigkeit oder Zweckmäßigkeit zu überprüfen, ist keine wertvolle Willenseigenschaft; aber auch die Entschiedenheit muß nicht vorteilhaft sein, wenn Beharrlichkeit und Folgerichtigkeit sich zu Eigensinn, Hartnäckigkeit, Verbissenheit, Verbohrtheit steigern.

Wir erwähnen nur noch als eine leicht verstehbare Tatsache, daß die wertvollen Eigenschaften des Willens das Ergebnis von Entwicklung und Erziehung sind, da sie in weitem Umfang von der Urteilsfähigkeit abhängen. Das grundsatzgemäße Handeln, das dem Wollenden den Aufwand zahlreicher Willensakte, den Kampf zwischen verschiedenen Beweggründen erspart, setzt Einsichten in die Richtigkeit und Zweckmäßigkeit der Grundsätze voraus, erfordert das Festhalten an einem Zielgedanken, verlangt die Erkenntnis der Bedeutung des erstrebten Zieles sowie die Einschätzung der Größe der eigenen Kraft und der Größe der Hindernisse, die sich der Durchführung entgegenstellen."

Dadurch verflüchtigt sich denn auch der Unterschied des kindlichen und jugendlichen Wollens vom Erwachsenen in die mageren Sätze:

„Das kindliche Wollen ist flüchtig, leicht ablenkbar und in hohem Grade beeinflußbar, ihm fehlt die Zielsicherheit und Entschiedenheit, es vermag an einem einmal gefaßten Entschluß nicht lange festzuhalten. Aber auch dem reifenden Jugendlichen mangelt es noch an der Planmäßigkeit und Nachhaltigkeit des Wollens, er scheitert an unerheblichen Hindernissen und erlahmt nach den ersten Mißerfolgen, da er noch nicht gelernt hat, durch Abstufung der Schwierigkeiten einer Aufgabe, ‚Willensbahnungen' (ACH) zu schaffen."

Über die Gründe, warum sich in der seelischen Reifung die Einzelpersönlichkeiten so überaus verschieden differenzieren, und warum sie das in so verschiedenen Zeiten tun, erfährt man aus solchen Feststellungen nichts. Dies aber allein ist die entscheidende biologische Frage. Diese Art der Beschreibung bei TUMLIRZ ist also nicht nur sachlich unvollständig, sondern hinsichtlich der Ganzheitsauffassung unbiologisch, und sie führt nicht hin zu den biologischen Kausalproblemen, welche der Psychiater erforschen muß, wenn er die biologische Dynamik der Psychosen kennen und in der Behandlung beherrschen will. Sie läßt besonders an folgenden Punkten im Stich:

1. Sie bezeichnet nicht die Unterschiede der einzelnen biologischen Entwicklungsstufen genügend.
2. Sie zerstört deren biologische Ganzheitsstruktur.
3. Sie läßt das innere biologische Strukturgefüge und den ständigen Strukturwandel von Stufe zu Stufe nicht hervortreten.
4. Sie lehrt nicht die dabei obwaltende Dynamik erkennen und verschließt sich damit
5. die Möglichkeit einer biologischen Erfassung der individuellen Persönlichkeitsunterschiede.

Zur Lösung dieser Probleme genügt die einfache Beschreibung nicht, besonders nicht, wenn sie sich auf den Begriffen einer Wissenschaftsepoche aufbaut, der überhaupt eine biologische Auffassung vom Seelenleben fremd war. Es wäre dies so, als wollte man versuchen, in der Sprache der Alchemie die moderne Chemie aufzubauen. Zur Beschreibung eines chemischen Versuches möchte jene zwar genügen, zur Erforschung der im Versuch erkennbaren kausalen Kräfte bedarf man aber eines Mehr. Und so bedarf man denn auch in der Psychologie einer Neuausrichtung auf tragfähigeren Grundvorstellungen als sie der bisherigen Beschreibung zugrunde liegen.

Und dieses Mehr in einer methodisch sauberen Weise einzuleiten, ist die Symptomverbandslehre außerordentlich geeignet. Denn sie geht aus von der endogenen Sonderung biologisch unterschiedlicher Seelenvorgänge, welche bei den Psychosen, hier also bei der Schizophrenie, erfolgt. Sie schafft also eine Erfahrungsgrundlage über biologische Unterschiede im Seelenleben, welche bislang fehlte. Es kommt also nun darauf an, geleitet durch derartige Erfahrungen, die Eigenarten der einzelnen Seelenvorgänge und vor allem ihrer biologischen Entwicklung klarer herauszustellen als bisher, damit auch ihre biologische Stellung, ihr biologisch dynamisches Verhalten und ihre Reaktionsfähigkeit besser erfaßt werden kann. Denn daß die doch auch von den Psychologen anerkannten deskriptiven und entwicklungsgemäßen Aufgliederungen im Seelenleben gänzlich ohne biologischen Hintergrund sein sollten, ist schon eben deswegen ausgeschlossen, weil sie sich auch innerhalb der zweifellos biologischen Aufgliederung in den Psychosen als bedeutsam erweisen.

3. Die Analyse der Denkstörungen.

Während Kraepelin sich mehr auf eine Aufzählung typischer Beispiele der sogenannten Zerfahrenheit, d. h. also der schizophrenen Denkstörungen, beschränkt hatte, versuchte Bleuler in einer Lockerung des Assoziationsmechanismus und der dadurch bedingten Durcheinanderwürfelung heterogener Inhalte das Wesen dieser Denkstörung zu bestimmen. Berze hatte dagegen den berechtigten Einwand erhoben, daß eine solche Betrachtung dem Bewußtseinszustand der Schizophrenie nicht gerecht werden könne. Dies zeige sich z. B. darin, daß Bleuler zwischen Bewußtseinstrübung und schizophrener Bewußtseinsstörung nicht unterscheiden könne. Berze hat dann, um diese Bewußtseinsstörung zu kennzeichnen, die Selbstschilderungen der Kranken genau verfolgt und eine Fülle von Angaben erhalten, die sich mit einer Deutung der Denkstörungen aus einem Versagen des Assoziationsmechanismus nicht vereinbaren ließen. Sie legten ihm vielmehr den Gedanken nahe, es möge sich um eine primäre Störung der seelischen Aktivität handeln. Damit war hinsichtlich der biologischen Deutung ein wesentlicher Fortschritt erzielt, aber doch keine Möglichkeit gewonnen, dem wechselnden Aufbau der Zerfahrenheit gerecht zu werden. Dies konnte nur auf Grund neuer Beobachtungen geschehen, und diese ergaben[1], daß sich an der Zerfahrenheit eine ganze Reihe miteinander inkommensurabeler Merkmale unterscheiden lassen. Sie wurden unverbindlich einfach „Formmerkmale" genannt und im einzelnen beschrieben als

Entgleisung = Abgleiten vom Hauptgedanken auf einen Nebengedanken;
Substitution = Ersatz eines Hauptgedanken durch einen Nebengedanken;
Lücken = das sinnlose Ausfallen eines Gedankens oder Gedankenteilgliedes;
Verschmelzung = das Ineinanderverweben heterogener Gedankenelemente;
Faseln = das Durcheinanderweben der Teilglieder eines komplexen Gedankens.

Diese Formmerkmale konnten an den zerfahrenon Reden Schizophrener in wechselnder Verbindung mühelos immer wieder aufgefunden werden, so daß K. SCHNEIDER[2] sogar geneigt war, ihnen diagnostische Bedeutung zuzubilligen. Auch EWALD[3] scheint ihren Realitätswert erkannt zu haben.

Trotzdem sind sie nicht in den Gebrauch der Klinik eingedrungen, und GRUHLE fand sie zu unscharf abgegrenzt, so daß er sie praktisch durcheinanderwürfelte, trotzdem sie sich deutlich in mehrere Gruppen unterschieden, welche jede offenbar einer subjektiven Erlebnisstörung entsprach, von der die Schizophrenen ausdrücklich und ungefragt zu berichten pflegen. Diese Gruppen waren:

Verschmelzung und *Faseln*, zugeordnet dem Erlebnis, daß die normale innere Gliederung der Denkinhalte verlorengeht;

Lücken, Substitution, Entgleisung, zugeordnet dem Erlebnis der inneren Flüchtigkeit des Denkens.

Wenn man trotz der objektiven Anschaulichkeit der Formmerkmale und ihrer ersichtlichen Begründung aus dem subjektiven Erlebnis der Kranken klinisch und theoretisch von ihnen keinen weiteren Gebrauch machte, so wohl einfach deswegen, daß man eine Nötigung zu so weitgehender Gliederung und Beschreibung nicht recht einzusehen vermochte. Das aber hatte seinen Grund offenbar darin, daß die biologische Stellung dieser Merkmale, ihre Stellung im Strukturbild der Schizophrenie, ihre Beziehung zu anderen Erscheinungen und ihre Dynamik noch nicht erkannt waren. Sie mochten daher als psychologische Spitzfindigkeiten ohne nosologischen Wert erscheinen. Dies um so mehr, als die Beschreibung nicht einmal vollständig war. Es fehlte nämlich das Merkmal des sprunghaften Denkens und sein subjektives Erlebniskorrelat.

Nachdem nun aber durch den Nachweis der Symptomverbände die Stellung dieser Merkmale auch klinisch nosologisch bestimmt ist und den Symptomver-

---

[1] C. SCHNEIDER: Psychologie der Schizophrenen.

[2] SCHNEIDER, K.: Besprechung der „Psychologie der Schizophrenen" von C. SCHNEIDER, Nervenarzt **1931**.

[3] EWAID: Allg. Z. Psychiatr. **110**, 153f.

bänden ersichtlich eine biologische Bedeutung zukommt, kann man diese Merkmale an zerfahrenen Reden Schizophrener nur dann noch bagatellisieren, wenn man in Verkennung der biologischen Selbständigkeit der Seelenvorgänge die Psychiatrie am liebsten überhaupt nur als eine somatische Disziplin erscheinen lassen möchte. Bedient man sich aber überhaupt seelischer Symptome in der Psychiatrie, so muß man sie auch als biologische Tatbestände anerkennen und entsprechend genau untersuchen. Die Unterdrückung der am zerfahrenen Reden beschreibbaren Merkmale ist dann einfach ein wissenschaftliches Unding.

Schon in den Beschreibungen, welche die Kranken von ihren subjektiven Erlebnissen geben, lassen sich deutlich mehrere, und zwar *drei Foruen* von Denkstörungen unterscheiden:

a) Die Kranken sprechen davon, daß die Gedanken ihnen entschwinden, z. B.: „Ich brauche ein sehr intensives Denken, um klar zu erkennen, sonst entschwindet mir der Gedanke" (der Kranke 8 bei BERZE), „die Gedanken sind gekommen und wieder fortgeflogen" (L. K. 38/615), „das ist schon der Fall, daß die Gedanken auf einmal weg sind" (E. R. 39/30), „es hat auch schon ganz ausgesetzt, ich bekam, ich wußte plötzlich nicht mehr, was ich sagen wollte". „Manchmal kommen die Gedanken schnell und fliegen schnell wieder weg" (E. H. 36/401). Eine Kranke (C. H. geb. P.) hat „das Gefühl, als verschwänden plötzlich die Gedanken, sie seien nämlich, wenn sie mitten im Denken sei, plötzlich ganz fort." Andere sprechen von Gedankenentgleiten, eine Kranke BERINGERS von den Gedankenschiffchen, welche sich plötzlich loslösen und fort sind. Unter mannigfachen, aber doch ihrem Gehalt nach gleichen Ausdrücken schildern die Kranken also eine *eigenartige Flüchtigkeit des Denkens*, eine flüchtige Unbeständigkeit der Gedanken, welche offenbar im Gegensatz zu der Konstanz steht, unter welcher der Gesunde seine Gedanken ohne besondere Willensanstrengung und ohne besondere Konzentrationsleistungen zu halten vermag oder, besser gesagt, einfach erlebt. Und da es sich um Kranke aus verschiedensten Gegenden Großdeutschlands, verschiedenster Herkunft, Bildung, Alters und um Aufzeichnungen verschiedenster Beobachter handelt, kann an der Objektivität dieser Angaben gar nicht gezweifelt werden. Es wird hier wieder und wieder immer derselbe abnorme Vorgang einer einzigartigen Denkstörung beschrieben.

b) Wenn nun ein Kranker BERZES (Nr. X) sagt: Er könne nicht klar denken, „die Gedanken kreuzen sich, der eine Gedanke kommt, schiebt sich förmlich in den anderen hinein und bleibt darin stecken", so ist das offensichtlich eine Beschreibung, welche sich mit den Angaben über die einfache Flüchtigkeit weder deckt noch irgendwie aus ihnen abgeleitet werden kann. So prägnant vermögen dieses eigenartige Erlebnis aber nur wenige, intelligente Kranke zu schildern. Die meisten sprechen immer vom Durcheinanderkommen der Gedanken.

„Die Gedanken sind durcheinandergeschwirrt" (E. L. 39/178). Das gibt dann „komische Gedanken", in denen sich die verschiedensten Gedankenelemente verdichten können.

Diese Verdichtung, das Durcheinanderlaufen der Gedankenteilglieder ist nun eigentlich das genaue Gegenteil der Flüchtigkeit und des Entschwindens. Die Kranken unterscheiden es auch von diesem. Die Kranke E. L. (39/178) beschrieb z. B. daneben noch die Flüchtigkeit, wenn sie sagte, sie habe die durcheinanderschwirrenden Gedanken „gar nicht festhalten können".

Man muß also feststellen, daß unabhängig neben der Flüchtigkeit (dem Konstanzmangel) der *Verlust der normalen Gliederung des Denkens* steht. Denn was die Kranken hier beschreiben, ist ja eine Störung in der uns gewohnten Gliederung der Inhalte. Dies meinen sie, wenn sie von Durcheinanderschwirren, vom Sich-Kreuzen, vom Ineinandersteckenbleiben der Gedanken sprechen. Der Gesunde hat diese Erlebnisse nicht (außer im Einschlafen und selbst hier nicht durchgängig), weil sein Denken in einer Weise formal gegliedert ist, daß die gemeinten Sachverhalte nicht ineinandergeraten oder ineinander „steckenbleiben", sich „durchkreuzen" können. Zur *Flüchtigkeit* tritt also der *Gliederungsverlust* des Denkens.

c) Aber die Kranken beschreiben doch noch mehr. „Das Denken ist sprunghaft, ohne Zusammenhang." „Eine wirre *Ablösung* der Gedanken" (Berzes Fall X). „Das Bewußtsein war hoch und tief wie mit einer Schaukel. Die Aufmerksamkeit fehlt absolut. Ich kann für längere Zeit keine Konzentration aufbringen" (Berzes Fall IX). „Die Gedanken sind oft so stark bewußt, dann wieder wie unter einem Schleier" (Berzes Fall X). „Die Gedanken sinken unter den Horizont" (Berzes Fall VIII).

Auch derartige Angaben hört man nicht immer so prägnant, wie sie hier Berze unter ganz anderen Gesichtspunkten aufgezeichnet hat, aber Klagen über eine eigenartige dunkle Verschwommenheit des Denkerlebens verbunden mit Konzentrationsunfähigkeit und Sprunghaftigkeit des Denkens hört man doch oft. Dann „kann es sein, daß ich plötzlich auf einen Gedanken komme, der gar nicht im Zusammenhang steht. Das ist nur ein Augenblick" (F. M. 38/725). Hier ist nichts von Flüchtigkeit oder Gliederungsverlust berichtet. Vielmehr wird über einen Mangel an Bewußtseinshelligkeit, über Konzentrationsschwäche geklagt, es liegt ein Schleier über dem Denken. Andere Kranken klagen über die „Uneindringlichkeit", womit eine Annäherung an das Einschlaferlebnis erreicht wird. Während bei der Flüchtigkeit die Konzentration des Denkens über die Störung hinweghilft, ist hier gerade keine Konzentration möglich. Während beim Gliederungsverlust prägnante Teilglieder eines Gedankens durcheinandergeraten, handelt es sich hier um eine „wirre Ablösung der Gedanken", um „sprunghaftes Denken". Dieses *sprunghafte Denken* hebt sich offenbar deswegen heraus, weil hier die Stetigkeit des Sinnkontinuums im normalen Denken durch einen sprunghaften Wechsel der Gedankenrichtungen durchbrochen wird. Diese Stetigkeit des Sinnkontinuums der Einfälle unterscheidet sich wesentlich von der Konstanz des einzelnen Gedankenvollzuges. Davon kann man sich durch Eigenbeobachtungen leicht überzeugen. Auch diese mit dem Erlebnis der Uneindringlichkeit verbundene Sprunghaftigkeit ist, wenn man die Schilderungen der Kranken nicht einer irgendwie gearteten Hypothese zuliebe einfach ausstreicht, nicht derselbe Tatbestand wie die Flüchtigkeit und der Gliederungsverlust. Sie können alle drei überhaupt nicht auseinander abgeleitet werden, außer man setzt sich über die klaren Beschreibungen der Kranken hinweg. Dazu aber hat man kein Recht, erstens nicht, weil die Kranken sich offenbar auf Grund genauer Eigenbeobachtung mühen, den Tatbestand so anschaulich wie nur möglich zu schildern, und zweitens, weil man in den Varianten des Gesunden, im Einschlaferlebnis, ganz analoge Denkstörungen nachgewiesen hat. Im Einschlafen aber kann man nun nicht nur die sachliche Genauigkeit der schizophrenen Schilderung an einem freilich nicht identischen, aber doch genügend analogen Erlebnis prüfen, sondern man wird erst auf die Beachtung der normalen Eigentümlichkeiten des Denkens hingelenkt, aus deren Veränderung die Störung hervorgeht, welche sonst im Gesamt der gesunden Seelentätigkeit untergehen oder sich der Beachtung entziehen, weil der Gesunde gar keine Vergleiche anstellt.

Diese Eigentümlichkeiten des gesunden Denkens sind:

1. seine eigenartige Gliederung, derzufolge die aufeinander im Bewußtsein bezogenen Inhalte gleichwohl nicht untereinander verschwimmen, sondern „gegliedert" auseinandergehalten bleiben;

2. die Konstanz, d. h. das eigenartige Verharren eines vollzogenen Gedankens, gleichviel, ob einfachen oder komplizierten Inhalts und

3. die Stetigkeit des Sinnkontinuums, derzufolge selbst der heterogenste auftauchende Nebengedanke, Einfall, Beobachtung, irgendwie dem Ganzen des Bewußtseininhaltes eingeordnet wird.

Dies sind nun keineswegs alle am Denken auffindbaren Merkmale, und es ist auch noch strittig, ob es sich um Merkmale von verschiedener biologischer Bedeutung handelt. Das soll ja gerade Gegenstand dieser Untersuchung sein. Um dieser zu folgen, muß man sich freilich diese Merkmale durch entsprechende Eigenbeobachtungen und Vergleiche zwischen Einschlafen und wachem Denken so lange zur Anschauung bringen, bis man in ihrer Erkennung geübt ist. Das ist kein unbilliges Verlangen, da es für alle Beobachtungsmethoden gilt.

Was die Kranken beschreiben, sind Störungen des Denkens schlechthin, des formulierten wie des unformulierten, des anschaulichen wie des unanschaulichen, des konkreten wie des abstrakten, des phantasierenden wie des willkürlich oder sachlich durch Obervorstellungen geleiteten, des ausdrucksbezogenen wie des einsamen und verschwiegenen. Von Interesse ist hier nur, inwieweit die Bedingungen dafür gegeben sind, daß diese subjektiven Denkstörungen nun auch im objektiven Denkausdruck, d. h. im Gewand der Sprache zum Vorschein kommen. Diese Bedingungen aber sind offenbar erfüllt. Denn wie beim Gesunden, so schmiegt sich auch beim Schizophrenen der Sprachausdruck mit äußerst seltenen aphasieähnlichen Ausnahmen der Gliederung, der Konstanz und der Stetigkeit des Denkkontiniums an. Daher macht es keine Mühe, den subjektiven Denkstörungen die entsprechenden sprachlichen Ausdrucksformen zuzuordnen.

a) Die objektive Sprunghaftigkeit des formulierten bzw. des zum sprachlichen Ausdruck gelangten Denkens veranschaulichen die nachfolgenden Beispiele:

1. „Epaminondas war einer, der namentlich zu Wasser und zu Lande mächtig war. Er hat große Flottenmanöver und offene Seeschlachten gegen Pelopidas geführt, war aber im zweiten Punischen Krieg aufs Haupt geschlagen worden durch das Scheitern einer Panzerfregatte. Er ist mit Schiffen von Athen nach dem Hain Mambre gewandert, hat kaledonische Trauben und Granatäpfel hingebracht und Beduinen überwunden. Die Akropolis hat er mit Kanonenbooten belagert und ließ die persische Besatzung als lebende Fackeln verbrennen. Der nachherige Papst Gregor VII. — äh — Nero folgte seinem Beispiel, und durch ihn wurden alle Athener, alle romanisch-germanisch-keltischen Geschlechter, die den Priestern gegenüber keine günstige Stellung einnahmen, durch den Druiden verbrannt am Fronleichnamstag dem Sonnengott Baal. Das ist die Periode der Steinzeit. Speerspitzen aus Bronze" (BLEULER).

2. Eine Hebephrene will unter einen Brief wie gewöhnlich ihren Namen setzen: „B. Graf." Sie schreibt: Gra, da kommt ihr ein anderes Wort, das mit Gr anfängt, in den Sinn; sie korrigiert das a in ein o, setzt es hinzu und wiederholt dann das Wort „Groß" noch zweimal.

Von der ganzen Vorstellungsmasse, die der Unterschrift zugrunde liegt, ist bei der Kranken auf einmal alles wirkungslos geworden mit Ausnahme der Buchstaben Gr (Bleuler).

3. *W. Sr. 39/30a*: „Das war schon in Mannheim, mein Vetter L., der ist bei der SS, der ist dort, der war in Mannheim und der sagte zu mir, ich sollte nicht, wir sollten zusammenhalten,damit das Vaterland nicht verraten wird. Doch der Parkettboden, da knackt es so auffällig, als wenn was darunter wäre. Dann war auffällig, daß im Waschraum der Männer die einzelnen nicht gekennzeichnet waren."

4. *B. H. 39/294*: Auch das objektive Verhalten dieser Kranken ist von Interesse, weil es zeigt, wie die Sprunghaftigkeit auch hier in dem eingangs geschilderten Verbande steht. Die Kranke zeigte ein läppisches Verhalten, albernes, nicht situationsgemäßes Lachen, pathetisches Benehmen, ausgreifende und abwegs wechselnde große Gesten, sie lief mit erhobenen Händen theatralisch durch das Zimmer. Dabei äußerte sie: „Der Jud gehört hinausgeschmissen. Ich war selbst ein Jud. Die Kerle, die elenden. Tut mich nach Mannheim. Ich weiß, ich muß alles sagen. Warum? Weil ich zuviel nachgedacht habe über meine Nase. Ach Gott, das ist zum Verzweifeln. Da ist kein Wenden mehr. Das ist unmenschlich. Ach Gott, vertreib die Teufel aus mir. Holt zur rechten Zeit den Pfarrer, damit er mich sehen kann, ob ich verrückt war. Ich komm selber nicht daraus. Jetzt hab ich meine Gelübde gebrochen. Das habe ich ~~mir immer~~ eingebildet."

Die Merkmale des sprunghaften Denkens können aus diesen Beispielen leicht abgelesen werden. Da ist etwa auffällig die grammatikalisch und syntaktisch einwandfreie Fügung und Formung der Sätze. Sie beweist, daß es sich um intendierte Einfälle handelt, welchen nur jeweils sofort nachgegeben wird, oder welche sich in abnormer Weise durchsetzen. Jeder der an sich sehr einfachen Gedanken ist in sich selbständig und könnte, an richtiger Stelle verwendet, als unauffällig passieren. Die sprunghaft wechselnden Einzelgedanken drehen sich lose um gewisse Kerngruppen, aber diese werden nicht beachtet, und ohne, daß überhaupt der Versuch einer kombinierenden Sinnzusammenfassung gemacht wird, springen die Einfälle abrupt bald hierin, bald dorthin. Für diese Störung trifft also zu, was vielfach (Bumke, Bleuler u. a.) als Merkmal der Zerfahrenheit im ganzen beschrieben wurde, daß die Sinnverbindung von Gedankenglied zu Gedankenglied gelockert oder aufgehoben sei. Irgendein assoziierter Zusammenhang, und sei er nur ein loser sprachlicher oder knüpfe er an einen beliebigen, vielleicht ganz nebensächlichen Eindruck an, gibt den Anlaß zu abrupten und entlegenen Einfällen. Bleuler stützte sich daher auf Beispiele des sprunghaften Denkens, als er von einer regellosen Durcheinanderwürfelung der Assoziationen sprach. Die Stetigkeit des Denkzusammenhangs, welche sich gerade in der zunächst gar nicht weiter zu erklärenden, sondern als natürlichen Tatbestand zunächst einmal hinzunehmender Ordnung der assoziativen Einfälle ausdrückt, ist hier gelockert und gar für das Verständnis des Gesunden ganz unterbrochen, wenn es zu sehr großen Gedankensprüngen kommt oder, wenn unanschauliche Regungen, wie Affekte, den assoziativen Hintergrund abgeben. Diese Störung aber ist gebunden an die unser Denken speisenden assoziativen Einfälle, und insofern hatte Bleuler Recht, wenn er von einer Störung des Assoziationsmechanismus sprach. Bleuler hat denn auch viele Beispiele dieser Art gesammelt. In dem nachfolgenden:

„Haben Sie Kummer? „Nein." „Ist es Ihnen schwer?" „Ja, Eisen ist schwer." Schwer wird auf einmal im physikalischen Sinne aufgefaßt.

kann man unschwer die Richtigkeit der eben gegebenen Tatbestandsschilderung bestätigt finden. Denn es handelt sich hier um einen sprunghaften Einfall, der assoziativ vom Worte schwer ausgeht und ohne Versuch einer wirklichen Sinnfüllung einfach von der nächsten auftretenden Assoziation geleitet wird. Nur die Annahme, daß diese Teilstörung das Gesamt des schizophrenen Denkens ausmache, war an BLEULERS Auffassung unrichtig, so wie sich die Deutung der Gesamtvorgänge des gesunden Denkens aus den assoziativen Vorgängen als unmöglich herausgestellt hat.

Daß aber assoziative Vorgänge zunächst als ein der Beschreibung zugänglicher Tatbestand im Seelenleben des Gesunden nachgewiesen werden können, dürfte wohl unbestritten sein. Nur ihre biologische Stellung und ihr Verhältnis zu den anderen, einer beschreibenden Darstellung zugänglichen Tatbeständen des Denkens ist ungeklärt geblieben, blieb ungeklärt nur deswegen, weil mechanisierende oder spiritualisierende Wissenschaftstendenzen von sachlicher Naturbeobachtung der Seelenvorgänge fernhielten. Man geht also nicht fehl, wenn man als den „psychologischen Ort“ der Sprunghaftigkeit, d. h. also die normale Leistung des Lebensvorgangs, dessen krankhafte Veränderung die schizophrene Sprunghaftigkeit ist, die assoziativen Vorgänge innerhalb des Denkens ansieht. Das zeigen uns die subjektiven Schilderungen der Kranken, denen diese Lockerung der auftauchenden Einfälle offenbar nicht minder auffällig sein kann wie dem Gesunden.

Dabei kann es zunächst noch offen bleiben, welcher Art diese in der Sprunghaftigkeit sich äußernde Veränderung ist, ob es sich um eine Entübung der assoziativen Vorgänge, um eine regressive Entdifferenzierung oder um eine eigentlich krankhafte Abwandlung, d. h. den Übergang nicht zu bloß niederen Leistungsstufen, sondern zu wirklich pathologischen Funktionen handelt.

Hinweise auf die wahrscheinliche Lösung dieser Fragen werden sich im Fortgang dieser Untersuchung noch ergeben, ebenso auch auf seine wahrscheinlichste biologische Stellung im Gesamt der biologischen Einzelvorgänge innerhalb des Denkens.

b) Schon die subjektiven Äußerungen der Kranken weisen auf eine zweite Störung hin. Im formulierten Denken und in den Reden der Kranken liegt sie vor in dem sogenannten Faseln. Hört man etwa den nachfolgenden Gesprächspassus:

H. F. (ambulant): „Ich bin etwas klein, nicht, wie es die Rasse vorschreibt. Und wenn man einen Druck gegen die Konfession vorschiebt, so kann man keine klaren Daten daraus ziehen.“

so ist ganz klar, daß der Kranke von den politischen Ideen der Gegenwart, vom Rassegedanken und seinem Verhältnis zum konfessionellen Christentum spricht. Er fühlt sich offenbar hierzu seiner Stellungnahme nicht sicher, möchte aber seiner persönlichen, abwartenden Haltung nicht den Charakter einer politischen Gegeneinstellung geben und sich gegen politische Folgerungen aus seinen Bedenken verwahren. Es ist auch deutlich erkennbar, warum er Schwierigkeiten bei der Anerkennung des Rassegedankens hat. Er ist klein, also sicher nicht rein nordisch und fühlt sich also aus dem Idealtypus ausgeschlossen. Dies alles geht nun, anstatt daß es gegliedert vorgetragen wird, in einer sehr eigenartigen Gedankenführung unter. Der Normale würde also, wenn er ähnlich offen auch seine Hintergedanken preisgeben würde, etwa sagen: Dem Rassegedanken zu folgen habe ich angesichts meiner geringen Körpergröße persönliche Schwierigkeiten und kann auch den vielleicht daraus folgenden Druck gegen die Konfessionen nicht billigen, aber daraus darf man keine Schlüsse hinsichtlich meiner politischen Stellung zum

Nationalsozialismus ziehen. Es ist ganz deutlich, daß hiermit genau ausgedrückt ist, was der Kranke sagen möchte, infolge seiner Denkstörung aber nicht sagen kann. Das Beispiel entspricht in seinem Aufbau genau dem bekannten Beispiel aus dem Lehrbuch von BUMKE[1] und auch dem nachfolgenden:

G. K. 39/24: „Erregt bin ich durch diese Vorkommnisse im letzten Jahr. Ich suche jetzt schon drei Monate Arbeit, und immer geht es schief. Ich mache, ich habe es auf die Streitigkeiten zurückgeführt. Sagt immer zu den Arbeitskameraden, daß sie immer so nervöse Dinge machen, mich hat das erregt. Sie haben die Bücher oder sonst eine Karte aufgeschlagen, da sind sie so hinter mir herum. Es sind ja auch Verschulden meinerseits vorgekommen, nicht wahr, wir hatten diese Lohnzahlungen, und da kam ein Arbeiter und dem fehlten 10 Mark. Ich habe dann dem Herrn, der nachmittags kam, die 10 Mark gegeben. Am anderen Morgen kam dann der eine Herr, der das Geld austeilt an die einzelnen Leute, und teilte mir mit, daß das mit den 10 Mark aufgeklärt worden sei, daß einmal ein Arbeiter 10 Mark zuviel erhalten hätte, das lag ja schon einige Zeit zurück. Das ist vielleicht durch mich, ich weiß ja nicht, es ist eben auf dem Kameradschaftsfest, Kameradschaftsausflug war es eigentlich, und da war eben dieser Herr, der sagte eben, weils tags zuvor Huddeleien gewesen sind, aufrichtig und ehrlich und treu. Das sagte der eben in seinem Karree, und da habe ich daraus vermutet, die Sache liegt eben schon länger zurück, daß er das Ding meint."

Daß dieses Beispiel eine dem vorhergehenden ganz entsprechende Struktur der Gedankenführung aufweist, ist ohne weiteres ersichtlich. Denn wiederum kann man ohne Interpolationen dem Reden genau entnehmen, was der Kranke in gesunden Tagen bzw. ohne die Denkstörung und aus dem Beziehungswahn heraus geäußert haben würde. Etwa folgendes: Vor einiger Zeit fehlten bei der uns anvertrauten Lohnzahlung oder Lohnverrechnung in der Lohntüte eines Kameraden 10 Mark, die ich zunächst ersetzte, bis sich herausstellte, daß ein anderer Arbeiter 10 Mark zuviel erhalten hatte. Das ging mir sehr nahe, und ich vermute schon länger, daß gewisse Schwierigkeiten und Huddeleien, die mir im Verhalten der Kameraden auffielen, vielleicht auch die Tatsache, daß ich drei Monate keine Arbeit finden kann, auf dieses Versehen zurückgeführt wurde. Ich muß ja ein gewisses Verschulden zugeben. Ja mir fiel auch auf, daß beim damals bald folgenden Kameradschaftsausflug der Betriebsführer, der Herr, dem ich die 10 Mark ersetzte, so anzüglich sagte: „aufrichtig und ehrlich und treu". Denn gerade, wenn man die dem Gesunden eigentümliche Gliederungsform diese Zerstörung der normalen Gliederung unmittelbar gegenüberstellt, kommt sie in vollem Umfang zur Anschauung. Dabei gewinnt man aber nun auch zugleich die weiteren Merkmale dieses faseligen Denkens; denn in den reinen Beispielen dieser Störung, welche einen weiteren Tatbestand im Ganzen der schizophrenen „Zerfahrenheit" ausmacht, ist es sehr leicht, die normale Gliederung ohne Interpolationen wiederherzustellen. Die Reden enthalten nämlich alle Teilglieder des Gedankeninhaltes, von welchem die Rede ist, nur eben mehr oder weniger durcheinandergewürfelt. Aber zwischen den so durcheinanderlaufenden Gedankengliedern tauchen neue, vage Sinnbeziehungen auf, ja vielfach sieht es so aus, als würde gerade mit diesen neuen Sinnbeziehungen das Chaos unter den Teilgliedern des Gedankens größer. Aber diese neuen Sinnbezüge knüpfen nicht an assoziative Einfälle oder Nebengedanken an, sie nehmen ihr Material aus dem vorliegenden Gedankeninhalt selbst, dessen einzelne Teile infolgedessen in einem eigentümlichen Bedeutungslicht erscheinen. Es herrscht ein gewisses „Hell-

[1] BUMKE: Lehrbuch der Geisteskrankheiten, 4. Aufl., S. 58. Berlin: Springer 1936.

Dunkel" der Bedeutungsgefüge, weil die ihrer Gliederung verlustig gegangenen Teilglieder des Gesamtgedankens in einer selbst dem Kranken oft inhaltlich und sachlich nicht faßbaren Weise aufeinander bezogen erscheinen. Daher verschlingen sie sich, verschmelzen, greifen ineinander. Die Kranken versuchen dann, dieses Neue sagbar zu machen, kommen aber nicht los, sondern vermögen höchstens einige Teilglieder zu wiederholen, meist mit dem Erfolg, daß die gleiche Störung der Bedeutungsverhältnisse in anderer Weise in neuen Verschwommenheiten zum Vorschein kommt.

Daraus ergeben sich nun die wesentlichen Merkmale des Faselns: Ein komplexer Gedankeninhalt, der an sich inhaltlich völlig mit allen erforderlichen Einzelheiten vorschwebt, kommt nicht zu der normalen Gliederung oder besser, er verliert die vorschwebende Gliederung, dabei werden seine Teilglieder durcheinandergewürfelt. Nebeneinfälle werden ferngehalten, fallen übrigens aus dem intendierten Gesamtinhalt nicht heraus. Die Teilglieder treten in ein neues, meist gänzlich verschwommenes Bedeutungsgefüge ein und erscheinen daher in ihrer ungegliederten Bedeutungsfülle irgendwie gegenüber der Norm „verdichtet". Die Kranken bemühen sich ausgesprochen um die Darstellung des ihnen vorschwebenden Sachverhalts.

In all diesen Merkmalen unterscheidet sich nun das Faseln von der Sprunghaftigkeit: Bei der Sprunghaftigkeit wechselt mit dem neuen Einfall die Gedankenrichtung, beim Faseln bleibt sie immer dieselbe. Bei der Sprunghaftigkeit ist der Sinnzusammenhang gelockert, hier geradezu verdichtet, mindestens aber in eigenartiger Weise neu geformt. Dies ist übrigens auch ein Tatbestand, der sich auch in anderen Beziehungen als wichtig erweisen wird, da hiermit noch eine Reihe weiterer Eigentümlichkeiten in Zusammenhang stehen. Man kann auch sagen, daß beim Faseln die Störung sich innerhalb einer komplexen Intention vollziehen, bei der Sprunghaftigkeit aber in der Unstetigkeit des Wechsels der Intentionen bestehe. Darüber hinaus aber bedeutet das Faseln eine Störung in der Formung des Denkinhaltes selbst, die bei der Sprunghaftigkeit fehlt. Dabei ist im Faseln nicht etwa die kombinatorische Urteilsfindung als solche gestört. Dem Schizophrenen, der rein faselt, schwebt die urteilende Stellungnahme genau vor, aber der zu beurteilende Sachverhalt selbst gliedert sich nicht normal, seine inneren sachlichen Bezüge verdunkeln sich, schillern in neuen Inhaltsbedeutungen („primärer Bedeutungswahn"), verflechten sich sachlich ineinander („Verdichtung", „Verschmelzung"). Diese neuen Bedeutungsbezüge fehlen beim sprunghaften Denken.

Man wird also beim Faseln die Störung nicht in den Bereich der assoziativen Denkeinfälle, sondern in jenen Vorgang verlegen, in welchem die sachlichen Inhalte komplexer Gedankengebilde formalgegliedert werden, nachdem ihre urteilsmäßige Kombination vorher bereits gelungen ist. Man kann also insoweit von einer Störung des „Sachverhaltdenkens" sprechen, insofern eben das „sachliche Verhalten" der im Gedanken bzw. im Urteil aufeinander bezogenen Teilinhalte vom Schizophrenen nicht gegliedert erlebt und zu gleicher Zeit bedeutungsmäßig abnorm gedacht wird. Das würde aber analog zu dem, was bei der Sprunghaftigkeit des Denkens gesagt wurde, bedeuten, daß dieser Störung des Sachverhaltdenkens entsprechend auch ein abgrenzbares Sachverhaltsdenken als normale Teilfunktion im gesunden Seelenleben abgegrenzt werden könnte. In einer überaus kennzeichnenden Weise tritt diese Unfähigkeit Schizophrener die ihnen vorschwebenden Sachverhalte nicht nur zu formulieren, sondern überhaupt gegliedert zu denken in dem nachfolgenden Beispiel hervor.

Der Patient *P. K.*, *Kg. 40/542*, der im übrigen einen verhältnismäßig symptomarmen Prozeß mit Sinnestäuschungen, Beeinflussungsgefühlen, physikalischen Halluzinationen und anderen Symptomen hat, berichtet, er sei in Bremen in seinem Betrieb in Schwierigkeiten gekommen. Als er von zu Hause nach Bremen gekommen sei, hätte man nach Bremen telefoniert. Wie er in der Kaserne drin war, hätte man hin und her telefoniert und zwar offenbar, so geht aus seinem Bericht hervor, von Bremen nach seinem Heimatort P. Er meint, er habe sich aufgeregt, weil es ihm so komisch vorkam und das hänge alles von seinen Feinden ab. Eine Begründung dafür gibt er nicht. Es wird dann in langen Explorationen versucht festzustellen, wie der Vorfall mit dem Telefonieren eigentlich gewesen sei. Es erscheint zeitweilig, als ob er die telefonischen Anrufe bereits in P. erlebt habe und bereits vor seiner Abreise nach Bremen seine Feinde telefoniert hätten. Da er darüber keine rechte Klarheit schafft, wird er nach einer Weile erneut gefragt. Er gibt nun an, durch den Offizier habe er erfahren in Bremen, daß telefoniert wurde, wie sie antworten gemußt hätten, da habe es so und so geheißen, „da müssen wir halt mal denen ein Telegramm schicken". Das hätten die Soldaten gesagt. Das sei die Firma gewesen. Der Unteroffizier habe ihm hingedrückt, daß wieder etwas vom Geschäft gekommen wäre. Persönlich habe er es nicht gehört, aber von dem Unteroffizier: „Dem wollen wir mal in den Sturm ein Telegramm schicken."

Die Angaben sind so unscharf und so verschwommen, daß es nicht möglich ist, zwischen den drei Deutungen zu unterscheiden, als ob sein Unteroffizier von seinen Feinden telefonisch angerufen worden wär oder als hätte der Unteroffizier gesagt: jetzt wollen wir mal dem telefonieren oder als hätte ihm der Unteroffizier zu verstehen gegeben, man habe aus Rheinau an den Unteroffizier telefoniert, was der Kranke für ein merkwürdiger Kerl war. Daneben steht nun noch die weitere Möglichkeit, daß bereits vor der Abreise des Kranken nach Bremen irgendwie telefoniert wurde. Es ist das ein charakteristisches Beispiel für die Unfähigkeit des Kranken, einzelne Erlebnisglieder in die dem Normalen vertraute Gliederung und damit auch in ein gegenseitiges logisch faßbares Verhältnis zu bringen. Im Grunde genommen handelt es sich darum, eine Vermutung, nämlich daß telefoniert worden ist, mit bestimmten tatsächlichen Vorfällen, z. B. (Eintritt, Appell beim Unteroffizier, Reise von P. nach Bremen und vermeintlichen Situationen, z. B. angebliche Hänseleien in seinem Betrieb, angeblich schlechtes Urteil des Unteroffiziers über den Kranken) in ein klares Beziehungsverhältnis zu bringen. Der Gesunde erwartet gemäß der gegliederten Form seiner Sachverhaltsfindung, daß zwischen den verschiedenen Vermutungen, Wahrnehmungen, Vorfällen, Deutungen ein mehr oder weniger logisch gefaßtes, auf jeden Fall aber psychologisch bestimmtes Verhältnis hergestellt wird. An dieser Aufgabe versagt der Kranke. Er kann die einzelnen ihm vorschwebenden Gedankenglieder nicht in ein gegliedertes, bestimmtes, präzisierbares Verhältnis bringen. Es ist dies geradezu ein Schulfall dafür, daß es dem Schizophrenen nicht gelingt, Sachverhalte überhaupt in der dem Gesunden vertrauten Gliederungsform zu denken. Und das Beispiel ist deswegen so bezeichnend, weil es frei ist von eigentlich „pathologischen Inhalten", sondern sich rein im Bereich alltäglicher Gegebenheiten und tatsächlicher Vorkommnisse im Alltag des Kranken bewegt. Mithin darf das Beispiel als ein weiterer Beleg dafür gelten, daß in der Tat diese Denkstörung als eine Störung derjenigen Denkfunktionen angesehen werden muß, welche wir beim Gesunden als Sachverhaltsdenken beschreiben können. Denn gerade wenn man sich nun darauf besinnt, welche Denkfunktionen es denn sein könnten, deren Störung hier die Abweichung vom Normalen bedingen könnte, so kommt praktisch nur der Vorgang der Sachverhaltssetzung überhaupt in Frage. Es spitzt sich also der Beweisgang darauf zu, ob es möglich ist, beim Gesunden mit hinreichender Genauigkeit einen solchen Vorgang der Sachverhaltssetzung als psychologisch faßbaren Vorgang im Bewußtsein aufzudecken.

Greift man mit der Kenntnis derartiger Gedankenstörungen bei Schizophrenen noch einmal zurück auf ihre Primärwahnbildung, so ist unverkennbar, daß hieran die gleiche Störung beteiligt sein muß. Wenn man z. B. Auskünfte hört wie die (A. H. geb. K., Kg. 41/1), sie habe selbst Gedanken gehabt, wie wenn jemand umgebracht worden wäre, so drücken die Kranken ja jene Unbestimmtheit der Sachverhalte, die bei dem eben genannten Beispiel des Kranken K. entgegentritt, unmittelbar aus. Der gleiche Tatbestand ist auch beim bloßen Bedeutungswahn nicht ganz selten unmittelbar deutlich zu machen (F. F., Kg. 40/584), z. B. Anfang Februar sei ihm am Mond etwas Auffälliges vorgekommen, „daß die vielleicht, daß er auf einmal plötzlich so nieder gewesen ist und dann wieder heraufgegangen“. Auch hier ist der Kranke außerstande, klar den Sachverhalt zu präzisieren, der ihm vorschwebt. Es war etwas Auffälliges, es steht das mit dem Mond in Zusammenhang, irgend „die“ sind vielleicht daran beteiligt und es war, daß der Mond so nieder war und dann wieder heraufgegangen ist. Wie aber nun die einzelnen Bestandstücke dieses offensichtlich, ja komplexen Gedankengebildes zueinander in Beziehung stehen, bleibt völlig ungewiß, muß ungewiß bleiben in einer Störung, in der die Sachverhaltsgliederung unmittelbar betroffen ist. Während der Gesunde, jeden Sachverhalt, den er denkt, zugleich auch psychologisch gegliedert erlebt, kann dies der Schizophrene nicht. An diesem Punkte unterscheidet sich sein faseliges Denken von dem des Gesunden.

Daß dies möglich ist, beweisen nun schon die Gedankenexperimente der Külpeschen Schule, und Selz hat das Sachverhaltsdenken — freilich nicht sorgfältig unterschieden — ziemlich eingehend untersucht. Innerhalb der verschiedenen Tatbestände unseres Denkens — also neben dem Urteil, dem Kombinieren, dem Assoziieren, der Figurbildung u. a. — gibt es einen, der nichts als die Formung und innere Gliederung der Inhalte selbst betrifft, in ihm formt sich der „Sachverhalt“. Diese Sachverhalte sind nicht einfache Anschauungsurteile, wie sie etwa in dem Satz „Der Baum ist grün“ ausgedrückt werden. Es handelt sich vielmehr um die abstrakte Sinnbeziehung mehrerer in beliebigem logischen Verhältnis zueinander stehender Einzelurteile, die durch Conjunktivalsätze, Relativsätze, Konditionalsätze oder ähnliche syntaktische Formeln in ihrem gegenseitigem Verhältnis zueinander ausgedrückt werden müssen. Wenn also etwa bei einem Schizophrenen verlangt wird, er solle die Geschichte von der Biene und der Taube richtig erzählen, so muß er den abstrakten Sachverhalt dieser Geschichte, das gegenseitige Verhältnis der einzelnen Handlungen zueinander auffassen und wiedergeben können. Der Sachverhalt ist hier definiert durch die Gegenüberstellung von der Hilfsbereitschaft der Taube und der Dankesfreudigkeit der Biene. Beide müssen in normal gegliederter Form aufeinander bezogen werden können, wenn der Sachverhalt richtig herauskommen soll. Dieses Sachverhaltsdenken nun versagt beim Schizophrenen in der oben näher beschriebenen Weise. Daher bietet gerade die erwähnte einfache Geschichte, aber auch die Wiedergabe von Sprichwortinhalten, die Reihenordnung von Bildergeschichten und -folgen, die Lösung von Denkaufgaben des Schemas: „Was würden Sie tun, wenn . . .“ dem Schizophrenen besondere Schwierigkeiten.

Dem unmittelbaren Erlebnis des Gesunden ist der deskriptive Unterschied dieser verschiedenen Denkvorgänge, also des assoziierenden und des Sachverhaltdenkens, wohl vertraut. Wiederum denkt man nur nicht dabei auch an die biologische Sonderstellung, die das Sachverhaltdenken gegenüber anderen Denkstufen einnimmt. Aber auch diese Sonderstellung läßt sich beweisen.

Der Hauptbeweisgrund ist in der besonderen zeitlichen Stellung gegeben, welche dieser Denkfunktion im Rahmen der menschlichen Seelenentwicklung zukommt. Davon wird noch gesprochen werden. In der Eigenbeobachtung wird die Besonderheit des Sachverhaltsdenkens klar, wenn man das Einschlaferleben mit dem gesunden wachen Denken vergleicht. Dann erlebt man, daß dieses Sachverhaltsdenken im Einschlafen sich (außer der „Konstanz“ des Denkens) vorzugsweise ändert, während die anderen Denkstufen unverändert bleiben.

Man kann die Gliederung und den Bedeutungsbezug der unanschaulich gegebenen und nur in gegliederten Sätzen auszudrückenden Sachverhalte aus dem Tatbestand der assoziativen Gedankenverbindungen nicht ableiten. Genau so wenig kann man das Faseln auf die Sprunghaftigkeit zurückführen. Denn weder die Gliederung der Teilinhalte in einem Sachverhalt wird durch die Menge, Fülle und den Wechsel der assoziativen Vorgänge bestimmt, noch wird durch die assoziative Störung der Sprunghaftigkeit an sich die Gliederung der Sachverhalte grundsätzlich zerstört. Das zeigt sich darin, daß der Schizophrene im sprunghaften Denken zwischen durchaus normal gegliederten Sachverhalten hin und her springen kann (s. die Beispiele), sofern das sprunghafte Denken isoliert auftritt. Umgekehrt führt der Gliederungsverlust nicht zu dem klassischen „springenden Hin und Her“ der von Bleuler so eindringlich geschilderten Assoziationsstörung. Die Schaffung neuer verschwommener Sinngefüge ist aus der Lockerung des Sinnkontinuums bei der Sprunghaftigkeit nicht ableitbar, denn diese Lockerung erscheint vom Zentrum der Gliederung des Sachverhalts als ein peripherer, das wesentliche gar nicht berührender Vorgang. Die sprunghaften Einfälle führen dann auch in keiner Weise zu bedeutungsvollen Gesamtbedeutungskomplexen und ihrer schizophrenen Verdichtung. Ja, je reiner das Faseln ist, um so eher erscheint das Fehlen der Sprunghaftigkeit als eine der Voraussetzungen, unter denen es sich voll entfalten kann. Umgekehrt verschwindert unter exzessiver Steigerung der Sprunghaftigkeit das Faseln, wovon man sich bei vielen hebephrenen und „katatonen“ Erregungen leicht überzeugen kann. Denn hier bestehen die Reden der Kranken nur im richtungslosen Wechsel der Inhalte. Berze hatte daher Recht, wenn er die Formel Bleulers als ungenügend empfand. Sein Versuch zu einer Theorie zu kommen aber war allzusehr von den subjektiven Angaben der Kranken bestimmt, und die wahre Dynamik der Erscheinungen blieb daher noch ungefaßt.

Sprunghaftigkeit und Faseln sind also zwei verschiedene Störungen. Sie setzen an verschiedenen psychologischen Orten des normalen Denkvorgangs an. Dieser erweist sich also unbeschadet der Einheit des Bewußtseins als ein aus verschiedenen biologischen Komponenten zusammengesetzter Lebensvorgang.

Unter diesen Umständen muß man erwarten, daß beide Störungen sich auch mischen können. Diese Erwartung findet man — und zwar entsprechend der Häufigkeit, in der sich die zugehörigen Symptomverbände mischen — ziemlich häufig bestätigt. Das nächste Beispiel veranschaulicht diese Tatsache.

F. O. 39/345. „Dann geht es ins andere Thema, das ist ein Weltfall für sich (1). Sie kennen doch Fensterglas in seiner Vielfalt (1). Es gibt auch Farbengläser (1). Ich meine da, es gibt doch Luftbläschen auch im Glas. Wo kommen die her? Und so vermute ich, daß ein Sprung in einer Fensterscheibe meinem Bruder mehr das Auge noch verletzt haben. Denn von einem Sprung in einer Fensterscheibe gehen mehrere Strahlungen aus, die Sonne bedingt Einwirken, Regenbogenstrahlung oder Prismenstrahlung. Und das vorher war, daß er mal einen Wurf ins Auge bekommen hat. Das hat ihm dann mehr zugesetzt, daß er auch mehr arbeiten sollte als er konnte. Er wird wohl am Fenster geschlafen haben (1). Auch bei Autos, bei Fahrzeugen sollte der Hinterteil der Lichtschutz, die Blende, die sollte in verschiedenen Farben angelegt werden, in seiner Einzelheit bei jedem Auto anders. Nicht mehr so viele Verkehrsstörungen. Und an Zufahrtstraßen, die sozusagen Verkehrswege sind (1), ausgesprochen in Großstädten, Weltstädten oder *Wild*städten (?). Das sind eben Städte, wo interessant sind, wo man den Verkehr nicht von der Niederung aus sehen kann, nämlich Vorsicht bei Nebelgefahr vollständige Verirrung.

In dem Beispiel sind mit (1) immer die sprunghaften Einfälle bezeichnet. Die übrigen Partien sind deutlich faselige Gedankenvermengungen und Bedeutungsverdichtungen.

c) Hinsichtlich der dritten Denkstörung, die in der formulierten Rede der Schizophrenen auftritt, der Gruppe der Entgleisungen, Substitutionen und der Lückenbildung, kann man sich kürzer fassen. Denn die Beweisführung ist im Grunde die gleiche. In dem Beispiel

„Aus Zürich kommt jedenfalls sehr viel ‚Ware' ins Burghölzli, sonst müßten wir nicht im ‚Bette' bleiben, bis es diesem und jenem ‚gefällig' ist zu sagen, wer daran schuld hat, daß man nicht mehr ins Freie kann // 1000 Zentner // Anhängung an die Eicheln!!!" (Bleuler).

treten zum Schluß zwei Lücken auf, welche den Gedankengang völlig unterbrechen. Die Reden zwischen und nach den Lücken haben, wenn man sie liest, fast den Charakter abrupter Ausrufe, im tatsächlichen Sprechen aber fällt die Lücke gerade dadurch auf, daß der Kranke zwar einen Augenblick stockt, dann aber gleichmäßig und ohne die einen Ausruf kennzeichnende Änderung des Tonfalls fortfährt.

Diese Lückenbildungen sind nun wiederum nicht durch die vorgenannten Störungen zu erklären. Denn die höchsten Steigerungen des Faselns führen zur Verschmelzung heterogener Gedankenglieder, die geringeren gehen ohne Lückenbildung einher. Die Sprunghaftigkeit lockert oder unterbricht nur die Stetigkeit des Sinngefüges, die Lückenbildung aber unterbricht die Intention selbst. Sie ist also eine Störung nicht sowohl der Sachverhalte oder der assoziativen Einfügung, sondern vielmehr eine Störung im intentionalen Geschehen selbst. Dabei ist nicht etwa das Intendieren überhaupt aufgehoben oder gestört, sonst wäre ja gar kein Gedankengebilde möglich. Die Störung unterbricht vielmehr eine bereits vollzogene Intention, sie betrifft also die Konstanz der Intentionen oder wenn man so will, des Denkaktvollzuges. Dem entspricht es, daß sie zugleich die grammatische wie die syntaktische Fügung stört, und daß sie das intendierte Sinngefüge, sei es nun ein Sachverhalt, ein assoziierter Denkverlauf oder sonst ein Gedankengang, plötzlich und an beliebigen Stellen durchbricht. Sie vollzieht sich also wiederum unter ganz neuen und von den anderen Störungen unabhängigen Voraussetzungen. Daher kann sie auch unabhängig von den vorgenannten anderen bei Kranken auftreten, welche weder faseln noch sprunghaft denken. Dementsprechend zeigt sich denn auch, daß im Einschlaferleben eine analoge Selbständigkeit jener von allen Beobachtern hervorgehobenen Störung besonders der Intention von allen übrigen Störungen nachgewiesen werden kann.

Dabei lernt man nun, daß die Konstanz, mit der die intentionalen Vorgänge ablaufen, ein weiterer, von allen Merkmalen an der Sinngestaltung völlig unabhängiger Tatbestand im komplexen biologischen Gefüge des menschlichen Denkens ist. Seinen Ort in der Entwicklung des Denkens, der wiederum mit den zeitlichen Entwicklungspunkten der Stetigkeit des Sinnkontinuums und der Gliederung der Sachverhalte nicht zusammenfällt, annähernd zu bestimmen, ist eine spätere Aufgabe dieser Untersuchung.

Die Selbständigkeit dieser *drei Bestandteile* der schizophrenen Denkstörung wird nun erhärtet durch den Formenreichtum, in welchem *ihr Mischungsergebnis, die Zerfahrenheit* beobachtet wird. Hier finden sich — nicht anders als bei den Mischungen der Symptomenverbände auch — bald zwei, bald drei Störungen vereinigt, so wie sie auch allein und ungemischt vorkommen[1]. Bald überwiegt die eine, bald die andere, aber fast immer ist man imstande, sie an ihren kennzeichnenden Merkmalen voneinander zu sondern, sofern nicht im faseligen Bedeutungsgefüge die Gedankensprünge und die Entgleisungen das dem Gesunden gewohnte Gebiet überschreiten.

Das Ergebnis der Beschreibung und Vergleichung der in der Zerfahrenheit sich mischenden aber in geeigneten Fällen auch isoliert auftretenden einzelnen schizophrenen Denkstörungen ist mithin eindeutig. Die drei Vorgänge des Faselns, der Sprunghaftigkeit und der Ellipsenbildung können ebensowenig auseinander abgeleitet oder aufeinander zurückgeführt werden, wie die ihnen entsprechenden subjektiven Vollzugserlebnisse der Flüchtigkeit, der Uneindringlichkeit („Schleier", Mangel an „Helligkeit des Bewußtseins") und des Gliederungsverlustes („Verdichtung"). Alle diese Denkstörungen gehen nicht ineinander über. Es werden daher auch die mit dem Phänomen der Flüchtigkeit sowohl im schizophrenen Denken wie im Einschlaferleben verbundenen eigenartigen „Klarheitserlebnisse", welche JASPERS genauer schilderte[2], „Letztheitserlebnisse"[3] von den Kranken unvermittelt neben die Klagen über die „Verschleierung des Denkens" gesetzt. Am schroffsten in der Äußerung des BERZEschen Kranken, daß das Denken oft besonders klar bewußt und dann wieder wie unter einem Schleier sei, so daß es wie eine Schaukel gehe. Die Störungen können sich in mannigfacher Weise unter den wechselnden Bildern der Zerfahrenheit mischen, in ihren Leistungen können sie, da schließlich als Ergebnis des Denkens nicht selten doch ein irgendwie einheitlich geformtes Denkgebilde herauskommt, sich auch zu bizarren Produkten übereinanderlagern. Aber gerade hierin kommt der Zerfall der sonst einheitlich gesteuerten Denkfunktionen anschaulich zur Erscheinung. Der Eindruck der Spaltung besteht daher ebenso zu Recht wie der der Ataxie

[1] Beispiele siehe bei C. SCHNEIDER: Die Psychologie der Schizophrenen (noch ohne die klare Heraushebung der Sprunghaftigkeit).

[2] JASPERS: Strindberg und van Gogh. 2. Aufl. Berlin: Springer 1926.

[3] SCHNEIDER, C.: Psychologie der Schizophrenen. Leipzig: Thieme 1930.

des Denkens — aber erst unter der durch die Symptomenverbandslehre gewonnenen Möglichkeit, die einzelnen biologisch verschiedenen Vorgänge innerhalb des Denkens genau zu beschreiben, gelingt es, diese mit den Begriffen der „Ataxie" und des „Zerfalls" gemeinten verwaschenen Eindrücke zu sauber abgrenzbaren Symptomen zu machen und zugleich hinter diesen Symptomen die biologischen Vorgänge zu sehen und in ihren Gesetzmäßigkeiten festzulegen.

Nicht also die „Einheit der intentionalen Beziehung" als solche und nicht die „Einheit des Bewußtseins" zerfällt, ja nicht einmal das ganzheitliche Zusammenwirken der Funktionen hört auf, sondern die hinter oder innerhalb dieser Einheit nachweisbaren biologischen Differenzierungen fangen an, infolge ihrer verschiedenartigen Veränderungen selbständige Wege zu gehen und damit wird der Weg frei für eine pathologische Dynamik der Vorgänge und für eine Verschiebung in ihrer Rangordnung, welche gerade deswegen den Eindruck des Zerfalls macht, weil die unzerstörte Einheit des intentionalen Bewußtseins und das fortdauernde Zusammenwirken aller Funktionen gleichsam den bühnenmäßigen Vorder- und Hintergrund für ein dramatisches Geschehen abgibt, in welchem nun die Kräfte der Zerstörung mit den dynamischen Wirkungen der gesund gebliebenen Funktionen um eine neue Rangordnung und um neue Formen des Zusammenwirkens ringen. Denn ein solches Ringen steht in der Tat hinter den wechselnden Gedankengebilden und Syndromen der Schizophrenie. Das lehrten schon die klinisch-nosologischen Analysen, von denen ein späteres Kapitel dieser Untersuehung noch berichten wird. Durch nichts wird dieser Tatbestand aber klarer erhellt, als durch die Wirkung der Arbeitstherapie. Sie spricht, wenn sie richtig geleitet ist, die gesund gebliebenen Funktionen an, sie entlastet daher den Organismus im Kampf gegen die Funktionsstörungen an anderen Stellen und setzt die normale, biologisch adäquate Steuerung wieder durch selbst dort, wo sie die endgültige Heilung anderen wirksameren Mitteln überlassen muß. D. h. aber: die dynamische Einwirkung der Arbeitsforderung reguliert die biologische Dynamik der Verbände.

Erst in der Arbeitstherapie kommt dann auch der von den erfahrenen Klinikern immer wieder gewürdigte Tatbestand voll zum Vorschein, daß ganze große Funktionskreise im schizophrenen Denken funktionsmäßig erhalten sind: Hierher gehört das Denken in primitiven, instinktgemäßen Situationszusammenhängen. Man ist immer wieder erstaunt zu sehen, wie selbst schwer zerfahrene Kranke sich innerhalb anschaulich übersehbarer Arbeitssituationen plötzlich geordnet zurechtfinden, sofern man in richtiger Weise die überlagernde „Schicht" der Funktionsstörungen durchstoßen hat; der ganze große Denkbereich der Beherrschung aktualisierbaren Wissens ist oft über Jahrzehnte hinweg völlig intakt; das figurbildende Denken ist jederzeit ansprechbar[1].

Wenn man dann imstande ist, durch geeignete Reizwirkung und Belastung die verschiedenen Funktionen gegeneinander auszugleichen und damit die Vorbedingungen der Heilung zu schaffen, so ist es ganz klar, daß hier in die biologische Dynamik unterschiedlicher Lebensvorgänge und nicht bloß in die Sphäre der im Wolkenkuckucksheim der metaphysischen Betrachtungen schwebenden „psycho-

---

[1] Vgl. hierzu C. SCHNEIDER: Behandlung und Verhütung der Geisteskrankheiten. Berlin: Springer 1939.

logischen Zusammenhänge" eingegriffen wurde. Manche Psychiater (z. B. WEITBRECHT) haben die biologische Deutung der Arbeitstherapiewirkung bezweifelt, aber, wie diese Darlegungen zeigen, zu Unrecht.

Es mag und soll gar nicht geleugnet werden, daß auch die psychologischen Zusammenhänge im Bereich des schizophrenen Seelenlebens ihre wissenschaftliche und ihre therapeutische Bedeutung haben. Letztere liegt besonders in der richtigen Situationsbildung für die Arbeitstherapie. Aber die „Psychologie" der Situationsformung ist nur die Eingangspforte für die Biologie der Situationswirkung. In dieser kann man jederzeit erleben, wie unzweckmäßige Belastung einzelne Störungen verschärft, wie unzweckmäßige Situationsformung diese oder jene Störung stärker heraushebt, richtige Beanspruchung aber die Störung in ihren Auswirkungen zunächst einmal ruhig stellt.

Alle diese Tatsachen und Erfahrungen führen zu dem wichtigen psychologischen Satz, daß hinter der „Einheit des beziehenden Denkens" und hinter der „Einheit des Bewußtseins" eine ganze Fülle biologisch unterschiedener Denkfunktionen steht.

Dieser Satz bedeutet also nicht, daß die Bedeutung jener evidenten Einheiten aufgehoben sei. Er ist nur eine Richtigstellung jener unberechtigten Auswertung, welche unter der Herrschaft der philosophischen Doktrinen aus der Einheit des Bewußtseins gefolgert wurde, nämlich, daß diese Einheit sich nicht mit biologischen Funktionsdifferenzierungen vertrage und die Annahme solcher im Seelenleben daher unmöglich mache. Der Befund lehrt genau das Gegenteil und damit fallen alle jene Schwierigkeiten, welche einer biologisch brauchbaren Analyse psychopathologischer Tatbestände im Wege standen: Nämlich die Meinung, als sei das Denken auch eine funktionelle Einheit und aller Zerfall nur eine Folge verminderter Leistungen, sowie die weitere Meinung, als sei diese Leistungsstörung des an sich funktional einheitlichen Denkens nur eine Folge somatischer Einwirkungen. An sich brauchte man sich mit diesen Auffassungen kaum auseinanderzusetzen. Aber die unbiologischen Vorstellungen vom Seelenleben sind im Laufe der Jahrhunderte so festgewurzelt und zur fast geheiligten Tradition geworden, seit FRIEDREICH gerade auch im Lager der rein somatologisch und also angeblich naturwissenschaftlich ausgerichteten Psychiatrie, daß man doch noch einige Worte hinzusetzen muß.

Die Vorstellung, daß der Organismus oder wenigstens das Zentralnervensystem ein mehr oder weniger vollständiges Zellsyncytium sei, hat sich allmählich gegen die rein zelluläre Theorie durchgesetzt. Die Zelldifferenzierung verträgt sich also ganz gut mit der biologischen Einheit des Syncytiums. Nicht anders ist es im Grunde auch mit der Differenzierung der Bewußtseins- und späterhin mit der Denkeinheit. Diese ist immer der ursprüngliche Tatbestand, der durch keine nachfolgende Differenzierung aufgehoben wird, der aber doch auch die Differenzierung nicht unmöglich macht. Dasselbe gilt für die Einheit des Organismus: Sie wird nicht durch die nachfolgende Differenzierung von der befruchteten Einzelle bis zum Tode in hohem Alter aufgehoben, aber sie gewinnt erst in dieser Differenzierung ihre biologische Struktur. Den elementaren Gesetzmäßigkeiten der biologischen Differenzierungen im Bewußtsein spürt diese Untersuchung auf Grund empirischer Befunde nach, unter der durch die prinzpielle Einheitlichkeit der Lebensvorgänge geforderten Voraussetzung, daß derartige biologische Differenzierungsvorgänge, auch wenn sie nur Teilfunktionen im Rahmen des Ganzen betreffen, wahrscheinlich sich auf den verschiedensten Funktionsgebieten gleichzeitig zeigen werden. Auch die moderne Erbbiologie zeigt in dem Vorhandensein vieler Pleiotropieen der Gene, daß diese Voraussetzung nicht zu Unrecht gemacht wird. Denn jede Pleiotropie beweist, daß vitale Vorgänge auf verschiedensten Funktionsgebieten und in ganz verschiedensten Entwicklungsperioden des Organismus dem gleichen Gesetz gehorchen. Daß diese Voraussetzung nicht aus der Luft gegriffen ist, wird sich noch zeigen. Man braucht also gegenüber der Lehre von den Symptomverbänden weder die Einheit des Bewußtseins noch die Ganzheit des Organismus zu verteidigen. Im Gegenteil, man gewinnt in ihr sogar ein theoretisches Instrument, um die Struktur der biologischen Vorgänge und ihre im Laufe der Lebensentwicklung wechselnde Dynamik überhaupt erst adäquat und methodisch ohne Gefährdung durch Vitalismus und mechanische Naturauffassung zu untersuchen und dabei klarer hervortreten lassen, was mit dem Begriff der „Ganzheit des Organismus" eigentlich gemeint ist.

Aber man wird trotzdem nicht leicht geneigt sein, sich von den alten liebgewordenen Vorstellungen loszusagen, nach welchen das Denken ein funktional einheitlicher Vorgang des „Beziehens" ist.

Aus ihnen würde folgen: Entweder die schizophrenen Denkstörungen sind rein somatisch bedingt, dann muß man annehmen, daß deskriptiv, nosologisch und biologisch verschiedenartig ablaufende Denkstörungen auf verschiedene somatische Vorgänge zurückgehen. Wie aber kommt es, daß diese Störungen nun im angeblich einheitlichen Reflektor des Denkens so verschieden und unabhängig sich spiegeln oder an ihm auswirken? Ist diese Vorstellung im Grunde nicht absurd? Wurde sie überhaupt nicht nur bedingt durch das Vorurteil, daß man psychopathologische Unterschiede in der Psychiatrie bagatellisieren dürfe, weil sie doch höchstens psychologisch, aber nicht naturwissenschaftlich von Belang seien? Und dreht man sich da nicht ewig im Kreis metaphysischer Positionen, welche man mit Schlagworten wie „Biologie", „Ganzheit" usw. längst überwunden zu haben glaubt?

Nein, man wird eines Tages schon zugeben müssen, daß es richtiger ist, nicht nur nach den Gesetzen der psychologischen Entwicklung, sondern auch nach den Gesetzen der biologischen Differenzierung im Seelenleben zu fahnden. Beide fallen nicht zusammen! Die biologischen Gesetze haben dann natürlich zur Folge, daß es viele verschiedene biologisch selbständige Denkfunktionen geben kann und daß die Zahl derselben vorerst empirisch unbestimmt bleiben muß. Denn ihre Zahl und ihr Vorhandensein kann natürlich weder durch Spekulation noch allein aus Erfahrungen der Pathologie erschlossen werden. Sondern sie müssen auch am Gesunden selbst empirisch nachweisbar sein. Hierfür gewinnen gewiß die am gesunden Seelenleben im Denken aufzeigbaren deskriptiven Unterschiede als Anhaltspunkte einigen Wert, ja es hat jetzt erst richtigen Sinn, diese Unterschiede nicht nur zu beschreiben, sondern mit allen Mitteln genauester Empirie festzulegen. Durchschlagender aber ist die entwicklungsbiologische Betrachtung des Seelenlebens.

Darüber hinaus aber ist es doch bedeutsam, daß den subjektiven und objektiven Reihen schizophrener Denkstörungen parallele, aber qualitativ andersartige Reihen im Einschlaferleben und gegensätzliche Merkmale im gesunden

Erleben entsprechen. Man kann auf früher gegebene Beschreibungen verweisen[1] und sich damit begnügen, die Ähnlichkeit in Form einer Tabelle zu veranschaulichen.

Schizophrenie	Gesunder Wachender	Einschlaferleben[2]
objektiv:		
Faseln	Gliederung	Verwebungen
Lücken	Zusammenhang	Auslassungen
Sprunghaftigkeit	Stetigkeit des assoziativen Sinnkontinuums	Unstetigkeiten
subjektiv:		
Gliederungsverlust	Gliederungserlebnis (Caesurerlebnis)	Caesurschwäche
Flüchtigkeit	Konstanz	Inkonstanz
„Verschleierung" (s. Beispiele S. 83.)	Eindringlichkeit	Uneindringlichkeit

Solche Entsprechungen weisen doch darauf hin, daß die an den normalen Denkvorgängen des gesunden wachen Erlebens aufzeigbaren unterschiedlichen deskriptiven Merkmale eine biologische Bedeutung haben. Sie stützen also die Vermutung, daß es zu mehreren selbständigen schizophrenen Denkstörungen deswegen kommt, weil biologische Verschiedenartigkeiten in den Denkvorgängen des Gesunden die Möglichkeit hierzu schaffen. Denn wenn im Faseln der Schizophrenen ein Gliederungsverlust festgestellt werden kann, so steht diesem die Gliederung im normalen Denken als wahrscheinlichster Ausgangspunkt gegenüber; so auch der Sprunghaftigkeit des Denkens die Stetigkeit des assoziativen Sinnkontinuums und der Lückenbildung oder dem „Entschwinden" die Konstanz intentionaler Vorgänge.

Die Anerkennung dieser Tatsachen zwingt freilich zu einem weitgehenden Umbau der gegenwärtigen psychologischen Vorstellungen. Sie führt zu einer restlos biologischen Lehre vom Seelenleben und auch der menschlichen Persönlichkeit, wie sie etwa den Anschauungen konform ist, von welcher die moderne Rassen- und Erbbiologie getragen wird.

Wer nun aber sich von seiner Somatologie nicht zu lösen vermag, der möge bedenken, daß er die Verschiedenartigkeit der Denkleistungen nicht zu leugnen vermag. Er kommt daher nur in theoretische Schwierigkeiten der Interpretation. Denn er kann die vorhandenen biologischen Verschiedenheiten, wie sie in der Entwicklung und den Störungen des Denkens zum Vorschein kommen, nur aus dem Bereich somatischer Vorgänge rekonstruieren. Dieser bietet ihm im heutigen Stand der Forschung aber viel weniger biologisch deutbare Merkmale als der seelisch-leibliche Gesamtorganismus. Man kann also den Nutzen der „somatischen" Erklärung nicht recht einsehen.

In einem solchen Widerspruch entscheidet allein die Beobachtung. Diese aber lehrt, daß jede der einzelnen Denkstörungen nicht für sich steht, sondern

[1] Schneider, C.: Gedankenentzug und Ratlosigkeit bei Schizophrenen. Z. Neur. **78**; Beiträge zur Lehre von der Schizophrenie. Z. Neur. **1925**; Die Psychologie der Schizophrenen. Leipzig: Georg Thieme 1930.

[2] Die Wahl der Bezeichnungen soll festhalten, daß das Einschlaferleben der Schizophrenie zwar analog, aber mit ihr weder der Qualität noch der Verteilung der Störung nach identisch ist.

in einen von einheitlichen Gesetzen geprägten Symptomenverbande gesetzmäßig eingebaut ist. Dessen biologische Bedeutung und Begründung kann man nicht bestreiten. Daher wird man dann auch einmal die psychologischen Folgen daraus anerkennen müssen, daß der biologischen Eigenart der ganzen Symptomverbände eine biologische Eigenart ihrer einzelnen Funktionsbestandteile entspricht.

So wird denn schließlich auch verständlich, daß *jede dieser Störungen ihren eigenen Steigerungsgipfel hat.* Beim Faseln liegt er in der „Verschmelzung" heterogener Denkinhalte:

Eine Hebephrene schreibt: „Bewundernswert ist das Gebirge, das sich in den Schwellungen des Sauerstoffs zeichnet." Es handelt sich um die Beschreibung eines Spazierganges, zu der der chemische Begriff nicht paßt. Offenbar hat ihr etwas von der „gesunden Luft" vorgeschwebt, denn gleich im folgenden Satz spricht Patientin scheinbar ganz abrupt von ihrer Gesundheit.

Hier sind die einzelnen Gedankenglieder so verwoben, daß jede Isolierung unmöglich ist[1].

Die höchste Steigerung der Lückenbildung führt zu absenceartigen Zuständen, wie sie z. B. BÜRGER-PRINZ beschrieben hat. Der höchste Grad der Sprunghaftigkeit zeigt sich in abrupten hypometamorphosen Ausrufen während hebephrener Erregungen.

Man muß nun davor warnen, mit solchen Ausführungen schon die Lehre von den biologisch wesentlich deskriptiven Merkmalen des gesunden und des krankhaft veränderten Denkens für abgeschlossen zu halten. Das Gegenteil ist richtig. Sowohl das kombinierende wie auch das intuitive, das phantasierende und das anschaulich-figurale Denken bedürfen selbst bei den Schizophrenen noch genauer Untersuchungen, weil ja die lebhaft dynamischen Rückwirkungen auf sie noch genauer Untersuchungen bedürfen, welche innerhalb des Gesamtorganismus von den mehrfachen Störungen der drei anderen Denkfunktionen ausgeht.

Bei wirklich systematischen Untersuchungen ergibt sich, daß auch die von der Schizophrenie nicht primär berührten Denkfunktionen bei anderen gesunden Varianten und krankhaften Störungen in qualitativ wechselnder Weise verändert und in biologisch selbständige Verbände eingefügt werden.

Es ist zweckmäßig, die Ergebnisse dieses etwas verwickelten Beweisganges noch einmal übersichtlich zusammenzufassen. In jeden der klinisch, nosologisch, prognostisch usw. unterscheidbaren Symptomverbände geht also eine eigenartige Denkstörung ein. Es gelingt der Nachweis, daß diese Denkstörung jedes einzelnen Symptomverbandes psychopathologisch sich den übrigen Denkstörungen der anderen beiden Symptomverbände gegenüber vollkommen selbständig verhält. Diese Selbständigkeit und Eigenart der damit gegebenen drei verschiedenen Denkstörungen innerhalb der Schizophrenie wird begründet durch folgende Tatsachen:

a) Jeder der Denkstörung entspricht ein eigenartiges subjektives Erlebnis.

b) Jeder kommen besondere objektive Merkmale zu, auf deren Beschreibung noch einmal ausdrücklich verwiesen werden mag. Man soll nicht meinen, daß es ein Schreiben „mit einem zu spitzen Griffel" sei, wenn auf die Unterscheidung der einzelnen Denkstörungen gerade in ihren objektiven Merkmalen besonderer Wert gelegt wird. Die gesamte Biologie der schizophrenen Psychosen würde ungenau werden, wenn man nicht in dieser Weise sorgfältig unterschiede.

[1] Weitere Beispiele bei C. SCHNEIDER: Psychologie der Schizophrenen.

c) Jede dieser Denkstörungen kann unabhängig von den übrigen beiden auftreten und kann sich unabhängig von den übrigen entwickeln oder auch zurückbilden.

d) Jede dieser Störungen hat ihren eigenen höchsten Steigerungsgrad. Und gerade in diesen höchsten Steigerungsgraden der Sperrung und Lückenbildung, der Verschmelzung und der hypermetamorphotischen Ausrufe ist sie aus der psychologischen Eigenart der anderen Denkstörungen innerhalb der Schizophrenie nicht abzuleiten.

e) Infolge dieser Selbständigkeit können sich die Denkstörungen miteinander wechselweise mischen. Das Mischungsergebnis ist die sog. Zerfahrenheit. Diese kann sich in der Schizophrenie jeweils ganz verschieden verhalten. Und daraus erklärt sich, warum die Zerfahrenheit ein so wenig scharf umrissener klinischer Zug im Bilde der Schizophrenie ist, der vom nahezu inkohärenten Wortsalat bis zum leichtesten Gedankenwogen und andeutungsweisen Verschwommenheiten gradweise schwanken kann.

f) Jede dieser Denkstörungen hat ein nicht minder selbständiges Analogon im Einschlaferlebnis.

g) Jede dieser Denkstörungen umfaßt ein besonderes Gebiet innerhalb der gesamten Denkvorgänge und bedeutet also nur jeweil eine Teilstörung im Bereich des gesamten Denkens. Daneben laufen andere Denkvorgänge völlig ungestört auch innerhalb der Schizophrenie ab.

h) Jede dieser Denkstörungen knüpft an einen besonderen Tatbestand im Gesunden an, und es mag noch hinzugefügt werden, daß jeder dieser Tatbestände im Gesunden sich ebenfalls biologisch selbständig in verschiedenen Zeitabschnitten entwickelt, die Konstanz des Denkens zuerst im Beginn der Reifezeit, die Stetigkeit des Sinnkontinuums, die bereits frühzeitig angelegt wird, erfährt in der zweiten Phase der Reifezeit ihre volle Ausbildung, die Entwicklung des Sachverhaltsdenkens aber leitet mit etwa dem 16., 17. und 18. Jahr den Beginn des Abschlusses der Reife ein.

Daraus ergibt sich der Schluß, daß es sich um biologisch selbständige Tatbestände handelt, welche sich jeweils in die übergreifenden größeren biologischen Zusammenhänge je eines Symptomverbandes einordnen. Die Tatsache aber, daß es sich um biologisch selbständige Vorgänge handelt, zwingt zu dem Rückschluß, daß auch das Denken überhaupt keine biologisch einheitliche Funktion ist, sondern eine Gesamtleistung, in welche trotz deskriptiver Ähnlichkeiten recht unterschiedliche biologische Vorgänge eingehen. Diese Folgerung wird nahegelegt auch durch die stufenweise Entwicklung des Denkens beim Menschen. Von den einfachsten instinktiven Situationserfassungen entwickelt sich das Denken über die ersten assoziativen Denkvorgänge zum räumlichen, örtlichen, figürlichen und konstruktiven Denken und dann in mehreren Stufen weiter bis schließlich in der Reifezeit auch die drei hier zur Debatte stehenden Denkvoränge zur Entfaltung kommen: Konstanz, Stetigkeit des Sinnkontinuums und das Sachverhaltsdenken. Die schließliche Krönung dieser Denkentwicklung durch die Ausbildung des freien kombinatorischen Denkens fällt außerhalb der schizophrenen Teilstörungen des Denkens.

Es kann nun nicht die Aufgabe dieser Untersuchung sein, an dieser Stelle die Denkentwicklung während des menschlichen Lebens im einzelnen zu beschreiben. Es mußte genügen, mit wenigen Worten das Gesamtbild abzurunden, um die Einordnung der hier beschriebenen biologischen Denkstörungen der Schizophrenie einigermaßen zu erleichtern. Deren besondere Stellung aber ergibt sich, wie gesagt, erst durch ihre Zugehörigkeit zu je einem Symptomverband, wo die Denkstörungen neben anderen Störungen als Teilvorgang einer Veränderung übergreifender biologischer Gesetzlichkeiten, d. h. Leistungs- und Reaktionsnormen, Übungs-, Differenzierungs- und Ansprechbarkeitsregeln eingebaut sind. Es ist nun die weitere Frage, wie sich die übrigen Symptome in den einzelnen Symptomverbänden verhalten, ob sie in ähnlicher Weise untereinander selbständig sind und inwieweit sich ihre Koppelung mit den Denkstörungen biologisch begründen läßt.

4. Die Willensstörungen.

Um das Zurechtfinden in dem etwas verwickelten Beweisgang des nächsten Abschnittes zu erleichtern, ist es ratsam, auch diesen Einzelbeweis in seinem Gesamtgang vorzuzeichnen.

a) Wie beim Denken kann man auch bei den Willensstörungen der Schizophrenen zunächst versuchen, vom inneren Erlebnis der Kranken auszugehen. Man erfaßt damit einen Teil der schizophrenen Willensstörungen. Ein anderer Teil aber tritt im Erlebnis der Kranken nicht deutlich hervor. Das zeigt sich z. B. schon darin, daß bei schwerem Stupor mit schweren Willensstörungen häufig gar keine erlebnismäßige Repräsentanz statthat. Es gilt dies aber auch für isolierte Willensstörungen. Der Ansatz vom Erlebnis der Kranken ist daher nicht so ergiebig wie bei den Denkstörungen. Daher kommt der objektiven analysierenden Beschreibung hohe Bedeutung zu.

b) Die Gründe dafür liegen in der Eigenart des Willensvorganges selbst. Dieser ist gleichsam von der Natur verborgen worden und gibt seine Befehle sozusagen aus dem dämmerhaften Hintergrund des Bewußtseins. Diese Verborgenheit ist so groß, daß in der Theorienbildung der Psychologie der Wille hinter der Fassade von Motiven, Überlegungen, Gedanken, Empfindungen, Wahrnehmungen, Gefühlen geradezu zum Verschwinden zu kommen scheint. Wer vom Gesichtswinkel der psychopathologischen Erfahrungen aus aber versucht, Willensstörungen der Kranken richtig zu begreifen, darf sich durch diese Theorien nicht blenden oder gefangennehmen lassen. Zum mindesten eine kurze Auseinandersetzung muß daher die verschiedenen sensualistischen, idealistischen, voluntaristischen usw. Theorien streifen, um zu jenem eigentlichen Willensvorgang vorzustoßen, welchen Narzisz Ach im Erlebnis des „Ich will wirklich“ bei seinen Versuchspersonen aufdeckte.

c) Unter diesen theoretischen Schwierigkeiten litt die Beschreibung nicht nur des Willensvorganges beim Gesunden, sondern noch vielmehr die Beschreibung von Willensstörungen bei den Kranken. Ja die Gefahr einer Selbsttäuschung des Untersuchers ist hier besonders groß. *Um einer solchen Möglichkeit aus dem Wege zu gehen, bedient sich daher die Untersuchung an dieser Stelle durchgängig fremder Beispiele.* Auch diese sind in der Regel von bestimmten theoretischen Vorurteilen aus beschrieben. Es wurden aber solche Beispiele ausgewählt, bei denen die theoretische Voreingenommenheit des Untersuchers die Beschreibung nur in geringem Grade verfälschte. Man kann häufig nur in den angezogenen Beispielen

Wendungen wie: Die Motive, oder: die wechselnde Innervation, oder: Flüchtige Einstellungen u. a. nicht ganz ihrem vollen theoretischen Bedeutungsgehalt, sondern nur in einer mehr vulgär abgeschwächten Bedeutung rein beschreibend auffassen, so daß die Eigentümlichkeit des Willensgeschehens dann in den Beispielen rein und ungetrübt hervortritt.

d) Im Kernpunkt des Beweises steht die Bemühung, die Biologie jenes Vorganges herauszustellen, welchen Narzisz Ach mit der erlebnismäßig gefaßten Formel „Ich will wirklich" umschreibt. Die Brücke zwischen den Beispielen aus schizophrenen Zustandsbildern und der Entwicklungsbiologie des Wollens beim Gesunden bildet auch hier die Erfahrung im Einschlaferlebnis, welche zeigt, daß die verschiedenen Willensstufen vom Einschlafen in recht unterschiedlicher Weise biologisch verändert oder auch intakt gelassen werden. In der Entwicklungsbiologie des Wollens aber läßt sich eine zunehmende Differenzierung jenes von Narzisz Ach anscheinend als einheitlich und unveränderlich aufgefaßten „Ich-will-wirklich"-Erlebnis und eine stetige Elastizitätszunahme desselben aufzeigen, dergestalt, daß Erstreckungsdauer, Anpassungsfähigkeit, Modulationsfähigkeit und Umfang des Wollens bis zur Reife dauernd wachsen.

e) In den Beweisgang mußte daher ein (allerdings notwendigerweise sehr kurzer) Abriß der Entwicklung des Wollens eingeflochten werden. Damit wird die Voraussetzung geschaffen dafür, daß die in den krankhaften Beispielen abgegrenzten drei schizophrenen Willensstörungen ihre richtige biologische und psychologische Einordnung finden. Gerade in diesem kurzen Abriß aber zeigt sich, daß auch beim Gesunden der Vorgang des Wollens selbst in einer Weise differenziert, welche von der Differenzierung der Gefühle, der Motive, des Denkens, der Triebe völlig unabhängig ist, wenn sie sich auch naturgemäß mit ihr in mannigfacher Weise im Laufe der Jahre verzahnt.

f) Als Schluß ergibt sich im Zusammenhalt aller beigebrachten Tatsachen, daß die drei unterscheidbaren schizophrenen Willensstörungen drei Teilentwicklungsstufen jenes Erlebnisses „Ich will wirklich" betreffen, die im Laufe der Reifezeit, d. h. also zwischen dem 14. und 20. Lebensjahr in Erscheinung treten.

Die zuletzt erörterten Feststellungen lenkten die Aufmerksamkeit auf gewisse Tatsachen, welche den Gedanken nahelegen, daß die einzelnen Gebiete des seelischen Lebens aus biologisch verschiedenwertigen Teilfaktoren aufgebaut sind. Tatsächlich läßt sich nun auch auf dem Gebiet des Wollens und des Fühlens die gleiche Wahrscheinlichkeit begründen wie bei den Denkvorgängen, und zwar geht man, um mit dem Nachweis bei den Willensstörungen zu beginnen, am besten von der Klage des Kranken über den „Gedankenentzug" aus.

Die Kranken sagen immer wieder zunächst nur, daß ihnen die Gedanken entzogen würden.

„Die Gedanken werden ausgezogen und aufgefangen" (E. R. 39/30). „Ich hab das Gefühl, als ob mir die Gedanken weggenommen werden" (K. D. 39/178).

Hört man aber viele Kranke zu dem gleichen Symptom, so ist es doch möglich, über dieses eigenartige Vorkommnis noch mehr zu erfahren, das zunächst, worauf Jaspers u. a. besonderes Gewicht legten, außerhalb aller Erfahrungen des Gesunden zu stehen scheint.

Schon vor vielen Jahren wurde gezeigt[1], daß die Kranken, wenn man sie genau befragt, als das Wesentliche des Vorganges beschreiben, daß ihnen die Gedanken entgleiten, abhanden kommen. Auch spontan bringen sie es mit der Flüchtigkeit des Denkens in nahen Zusammenhang. Da heißt es etwa:

„Es hat auch schon ganz ausgesetzt. Ich wußte plötzlich nicht mehr, was ich sagen wollte. Gelegentlich wurden die Gedanken auch weggezogen."

Und der Kranke E. R. 39/30 fuhr fort:

„Die Gedanken werden ausgezogen und aufgefangen. Das ist schon der Fall, daß die Gedanken auf einmal weg sind."

Entscheidend ist aber, daß die Kranken dabei das Gefühl einer eigenartigen Machtlosigkeit haben, welche zwar eng mit der Flüchtigkeit des Denkens zusammenhängt, aber über das bloße Denken hinausgreift in die Sphäre des Willensmäßigen im Denken.

Dies zeigt sich besonders dort, wo die Kranken im Augenblick des „Entzugs" das Gefühl haben hypnotisiert zu sein.

„Die Gedanken sind langsam aus dem Kopf gegangen. Es war wie Hypnose" (K. B. 39/124c).

Der Vergleich mit der „Hypnose" soll ja nur die eigenartige Beeinträchtigung der persönlichen Willenskräfte veranschaulichen, welche die Kranken erleben.

Noch stärker tritt die Störung des Willensmäßigen im Denken hervor, wenn die Kranken den „Gedankenentzug" in engste Beziehung zum „Gedankeneingeben" bringen. Schon früher wurde dargelegt[2], daß dieses Gedankeneingeben oder Gedankenmachen deswegen mit dem Gedankenentzug in engster Beziehung steht, weil es eine Steigerung des Gedankenentgleisens, der Substitution darstellt, so wie der Gedankenentzug eine Ausweitung der einfachen Flüchtigkeit ist. Entschwinden der Gedanken und Substitutionen bzw. Entgleisen auf heterogene Inhalte sind nur die beiden selbständigen, aber eng aneinandergekoppelten Kehrseiten der Flüchtigkeit des Erlebens; dementsprechend sind auch Gedankenentzug und Gedankeneingeben aneinander eng gekoppelt, weil sie nur die erste Ausdehnung der Flüchtigkeit des Erlebens in die Sphäre des Willensmäßigen hinein darstellen.

„Ich fühle mich hypnotisiert, ich werde beeinflußt, vor lauter Gedankenmachen kann ich nichts mehr denken" (G. K. 39/24).

„Es hat auch schon ausgesetzt. Plötzlich wußte ich nicht mehr, was ich sagen sollte. Gelegentlich werden die Gedanken auch weggezogen und fremde Gedanken eingegeben."

Hier tritt die „Machtlosigkeit" des Kranken im Denkvorgang noch stärker hervor. Wie sich dies im Gesamtbild der Schizophrenie auswirkt, ist ja allgemein bekannt. Sie steigert sich zum Erlebnis einer ständigen Abhängigkeit von der Umgebung:

„Ich fühle immer, als ob mir mit Gewalt etwas aufgezwungen werden soll ... Mächte wirken von außen ein" (O. M. 38/687).

Noch durch die wahnhaft unterlegte Zerfahrenheit schimmert das gleiche Erlebnis hindurch:

[1] Schneider, C.: Gedankenentzug und Ratlosigkeit bei Schizophrenen. Z. Neur. 78.
[2] Schneider, C.: Die Psychologie der Schizophrenen. Leipzig: Georg Thieme 1930.

Eine Kranke hat Verbindung mit Fliegern. Die sprechen nicht. Man hört sie nicht. Aber: „Das ist die Geistesübertragung. Ich fasse die Gedanken auf und gebe sie retour. Den Kindern ist der Geist hüben und drüben. Der ist auf meinen Geist übertragen..."

Die nächste Frage ist nun, wie kommt es über das einfache Erlebnis des Entgleisens hinaus zum Gefühl der Machtlosigkeit, d. h. zum Erlebnis des „Entziehens" und „Eingebung".

ZUCKER[1] hat, um dem Erlebnis des Gedankenentzugs näher zu kommen, mit Recht darauf aufmerksam gemacht, daß hier jene eigenartige Antizipation fehlt, welche dem Gesunden die vage Vorwegnahme auftauchender neuer Inhalte schon erlaubt, ehe der neue Inhalt sich konkret im Bewußtsein abzeichnet. ZUCKER folgerte so:

Weil die Antizipation fehlt, schlössen die Kranken auf den fremden Eingriff in ihr Denken. Den Unterschied zwischen dem Fehlen des Antizipationserlebnisses im Einschlafen und in der Schizophrenie sucht ZUCKER durch den Hinweis darauf zu verdeutlichen, daß im Einschlafen keine klare Selbstbeobachtung möglich sei. ZUCKER verlegt also den Unterschied zwischen Schizophrenie und Einschlafen nicht in die Qualität der hier in Rede stehenden Symptome selbst, sondern sucht ihn anderweitig aus Verschiedenheiten der Gesamtleistungen des Bewußtseins zu erklären.

ZUCKER schenkt aber der Beteiligung des Willensmäßigen im Denken und seiner Störung bei den Erlebnissen des Gedankenentzugs und Gedankenmachens nur geringe Beachtung. Sie wird aber schon darin sehr deutlich, daß bereits bei der einfachen Flüchtigkeit des Denkens die Störung immer dann am stärksten ansteigt, wenn man sich bewußt um die Erfassung des entschwindenden Inhalts bemüht. Das sagen die Kranken nicht selten, und das ist auch im Einschlaferlebnis sehr deutlich (MAYER-GROSS u. a.). Man kann diese Störung nicht aus dem Mangel an Antizipation begründen, obwohl man festhalten kann daran, daß Fehlen der Antizipation und Willensstörungen im Denken offenbar symptomatologisch eng zusammenhängen. Der Unterschied zwischen schizophrenem und Einschlaferleben kann aber außerdem nicht darin liegen, daß der Einschlafende infolge allgemeiner Bewußtseinsstörung diese Störungen nur minder bemerkt. Das quantitative Anschwellen und die damit verbundene Ausdehnung der Störung auf das Willensleben allein kann den Grund für das Gefühl der schizophrenen Willensentmächtigung nicht abgeben. Denn auch im Einschlafen dehnt sich die Flüchtigkeit auf die Willensvorgänge aus, ohne daß es zum Erleben des Entziehens und Eingebens kommt.

Das Fehlen der Antizipation kann ebenfalls nicht entscheidend sein. Denn im Traum, wo doch die allgemeine Bewußtseinsstörung viel stärker und die Möglichkeiten der Beachtung und Beobachtung viel geringer sind, tritt eine genau entsprechende Willensstörung und in viel größerer Heftigkeit auf. Denn hier erlebt man ja oft genug, wie man plötzlich etwas nicht sagen kann, was man voll vor sich hatte, wie man plötzlich über Bewegungen nicht verfügt, welche an sich ausführen zu können man sich völlig bewußt ist. Aber auch hier fehlt jenes Gefühl des „Entziehens" und „Machens", welches die Schizophrenen erleben.

Es muß also, und darauf kommt es an, die Qualität der Störung im Einschlafen eine andere sein als beim Schizophrenen. Aber sie betrifft den gleichen Erlebnisort, die gleichen Funktionen und Leistungen. Dabei kann es zunächst ganz gleich sein, woher diese verschiedene Erlebnisqualität rührt. Es könnte durchaus sein, daß sie als Qualität wie alle anderen erlebten Qualitäten überhaupt nicht abgeleitet werden kann. Insofern könnte man den Ausführungen von JASPERS folgen. Aber über die Frage nach der Ableitung pathologischer Erlebnisqualitäten aus den Erlebnisqualitäten des Gesunden, welche vielleicht ebenso wenig lösbar sein wird wie die für die Naturerkenntnis unnütze Frage, warum sich die Farbqualität der Lichtstrahlen mit ihrer Wellenlänge ändert, hinaus greift das, was hier erörtert wird. Denn auch dann, wenn die Erklärung

[1] ZUCKER: Arch. Psychiatr. **110**.

der qualitativen Veränderungen des Krankhaften aus dem Gesunden nicht gelingt, können diese doch die Indikatoren sein für biologische Zusammenhänge, nicht anders als der an sich qualitativ unerklärliche Farbumschlag von Rot nach Grün bei bestimmten chemischen Prozessen auch einen Indikator gesetzmäßiger Naturvorgänge abgibt. Wenn man feststellt, daß der Gesunde im Einschlafen und der Schizophrene beide infolge einer eigenartigen Flüchtigkeit gewisser seelischer Vorgänge Willensstörungen teils im Denken, teils im Handeln erleben, der Schizophrene diese Störung aber qualitativ anders erlebt als der Gesunde, so kann man gerade, wenn die qualitativen Merkmale so vom Gesunden entfernt stehen wie die des Gedankenentzugs und -eingebens die Frage prüfen, ob die Veränderungen des Einschlafens und der Schizophrenie so wie an den gleichen Denkleistungen, so auch an den gleichen Willensfunktionen ansetzen.

Damit aber ist man wieder bei der hier erörterten Grundfrage. Denn dann muß man eben, gerade ausweislich der Erfahrungen des Gesunden im Einschlafen, annehmen, daß auch die zunächst als einheitlich aufgefaßten Willenserlebnisse biologisch sich aus verschiedenartigen Teilgeschehnissen zusammensetzen. *Denn der Gesunde erlebt im Einschlafen sehr deutlich, daß die Flüchtigkeit nicht das ganze Wollen ergreift, sondern nur bestimmte Vorgänge in ihm.* Beim Schizophrenen aber ergibt die objektive Prüfung seines Willensverhaltens genau dasselbe und deswegen noch schärfer, weil bei ihm mehrere Funktionsstörungen unabhängig voneinander ablaufen, welche jede ein anderes Stück aus dem ganzen Wollen herausschneidet, und weil auch die Vereinigung aller dieser Störungen noch längst nicht das ganze Wollen aufhebt.

1. Das erste Prototyp schizophrener Willensstörung ist die „Sperrung". Seitdem Kraepelin u. a. ihre Merkmale genauer festgelegt haben, ist sie, zumal im Hinblick auf ihren Gegensatz zur „Hemmung" so oft beschrieben worden, daß man sie nicht noch einmal genauer definieren muß. Wichtiger ist, was die Kranken subjektiv dabei erleben. Da sind eine wahre Fundgrube die „Denkwürdigkeiten" Schrebers. Sie zeigen, daß auch im Gebiet des Handelns und Bewegens sowohl das plötzliche „Machen" wie das „Verhindern" von Willensvorgängen vorkommen. Die Angaben anderer Kranken sind nur geeignet das zu unterstreichen, was der geistig hochstehende Schreber so eindringlich schilderte. Über das engere Gebiet der sprachlichen Sperrung bestätigt den engen Zusammenhang zwischen Willensstörung und Denkstörung der Kranke X. Berzes.

Er vermag angefangene Sätze nicht zu vollenden. Die Gedanken entgleiten ihm immer.

Diese Störung kann nun klinisch isoliert, d. h. ohne die Beteiligung anderer Störungen des Wollens und Handelns auftreten. Sie bildet klinisch die oberste Krönung der Entwicklung aller jener reinen Fälle, deren Syndrom allein vom Gedankenentzugsverband gebildet wird. Und schon dadurch beweist sie ihre biologische Selbständigkeit. Sie kann aber auch aus den anderen Willensstörungen, welche die Schizophrenen darbieten, nicht abgeleitet werden.

In enger Beziehung steht diese Willensstörung zum Gedankenentzug und zum Gedankeneingeben.

E. Sch. 39/35. „Mir war, wie wenn der Wille gelähmt wäre, daß ich mich jemand fügen müßte. Ich habe das Gefühl, wenn ich eine Arbeit aufnehme, als wenn jemand meine, ich solle das Gegenteil tun. Das war ungefähr, wenn ich mit dem Kind fort ging, als wenn jemand meinte, ich solle ohne Wege gehen. Dann habe ich das Kind auf dem Arm getragen." Sie hatte das Gefühl, als ob jemand über sie verfüge, über ihren Willen, sie könne deshalb oft kaum ihrem Haushalt nachgehen.

K. M. 39/43. „Mein eigener Wille ist gefangen genommen, da heißt es einfach, du mußt jetzt hören oder fühlen. Mein Geist ist dann zusammengedrückt und wird dann von den anderen gelesen.

K. D. 39/178. Das ist Autosuggestion ohne mein Zutun. „Mein Wille ist gar nicht mehr da“, „ich bin gewissermaßen nur ein Automat“.

J. Marx 38/422. „Bald zieht es mich dorthin, bald dahin. Dann kommt wieder was dazwischen, was ich nicht will.“ So Gedanken bekommt er in den Kopf: „Wenn ich in die Stadt gehe und kaufe mir etwas, dann komme ich bis vor die Tür, auf einmal bleibe ich stehen und frage mich, soll ich reingehen oder nicht, und dann bleibe ich außen. Oder wenn ich nicht rein will, dann habe ich das Gefühl, als würde mich jemand reinziehen.“ Manchmal auch das Gefühl, als müsse er mit dem Kopf durch die Wand, er werde geradezu getrieben dazu.

A. H. 38/115. Sie fühlte sich hypnotisiert, eine Schwester erzeugte die Spannung. Es wurde in sie „hineingemacht“. Man wollte ihr „den Willen aufzwingen“.

F. M. 38/725. Er wird zurückgehalten, wenn er versucht, eine Arbeit anzufangen. Als ob er gelähmt wäre. Es ist wie ein seelischer Druck. Mit dem besten Willen kann er dann nichts arbeiten.

Entscheidend ist, daß die Sperrung sowohl einfachere Bewegungen wie kompliziertere Handlungen, daß sie aber auch rein innere Entscheidungen und Entschlüsse, ja daß sie auch bloße Vorsätze unterbricht[1]. Umgekehrt werden den Kranken, wie dies auch die Beschreibungen SCHREBERS dartun, Vorsätze, Entscheidungen, Entschlüsse, Handlungen und primitive Bewegungen „aufgezwungen“, „gemacht“, „eingegeben“, „verdreht“. Es handelt sich also um einen ähnlichen Sachverhalt wie beim Denken. Auch hier ist ja die Auswirkung der „Flüchtigkeit“ nicht gebunden an die innere Kompliziertheit oder Einfachheit der Gedankeninhalte, sondern betrifft allein den formalen Charakter der Konstanz an Denkvorgängen aller Art. Aber gerade diese Feststellung im Verein mit der anderen, daß in erster Linie auch Vorsätze und Entscheidungen betroffen werden, gibt den ersten Anhaltspunkt dafür ab, welche Willensfunktion innerhalb des Gesamtwollens durch diese Störung betroffen wird.

Die Sperrung ist eines jener Symptome, für welche KURT SCHNEIDER die Bezeichnung „Symptome ersten Ranges“ brauchte. K. SCHNEIDER rechnet hierzu noch: Gedankenlautwerden, Gedankenentzug und -beeinflussung, alles Gemachte, körperliche Beeinflussungen, Begleitung des Tuns mit halluzinatorischen Bemerkungen. Man sieht deutlich, daß sich hier eine gewisse Zahl von Symptomen befindet, welche auch in die Symptomenverbände als deren primäre und zunächst unableitbare Bestandteile eingehen. Mit Recht hebt SCHNEIDER hervor, daß diese Symptome qualitativ sich vom Gesunden weit absondern. Das darf niemals so weit führen, nun derartige Symptome so weit vom Gesunden zu entfernen, daß man sich überhaupt jede Möglichkeit nimmt, um die normalen Vorgänge im Seelenleben zu entdecken, von denen auch diese Symptome ihren Ausgang nehmen bzw. als deren krankhafte Veränderung sie aufgefaßt werden müssen. Denn schließlich fallen ja auch diese Symptome nicht vom Himmel in das Seelenleben, sondern müssen als Veränderung aus bestimmten seelischen Vorgängen des Gesunden aufgefaßt werden. Indem sich bestimmte seelische Vorgänge von der gesunden Ablaufform in die schizophrene wandeln, entsteht das qualitativ

[1] Man muß die hier beschriebene „einfache“ Sperrung unterscheiden von einem zweiten Tatbestand, den es auch gibt, der aber einen ganz anderen Aufbau und eine andere biologische Bedeutung besitzt, der „ratlosen Sperrung“. KIHN nennt auch sie „Sperrung“ und hebt hervor die Ziellosigkeit der Antriebsrichtung sowie das Gemenge von Antrieben und Gegenantrieben. Der Klarheit zuliebe sollte man diese Form der Sperrung als „ratlose“ oder als „negativistische“ Sperrung von der einfachen Sperrung unterscheiden. Die negativistische Sperrung ist an den Gegenantrieben sehr leicht erkennbar.

dem Gesunden unvergleichbare „Symptom ersten Ranges", das mit Ausnahme der Halluzinationen meist auch primärer Bestandteil eines Symptomverbandes ist.

K. SCHNEIDER hat recht, wenn er die Symptome zweiten Ranges als nur gradweise vom Gesunden verschieden aufzählt. Hier liegt eine in das diagnostischkritische gewendete Neufassung der alten „Sekundärsymptome" vor. Die Bestimmung dieser Symptome ist schwieriger und daher nennt hier SCHNEIDER auch Symptome wie „Zerfahrenheit". Doch faßt K. SCHNEIDER den Begriff der Zerfahrenheit sehr weit, indem er hier auch Formen der sprachlich unzulänglichen Formulierung einrechnet, welche noch in das Bereich der Gesundheit fallen. Es kommt eben auch hier auf exakte Bestimmung der Tatbestände und saubere Festlegung der Begriffe an. Das Beispiel sog. Pseudozerfahrenheit, welches z. B. KIHN[1] anführt: „Betreffs der Ruhestörung von gestern abend zu bewahren, wüßte ich nicht Verzeihung zu geben oder will auch Herrn Direktor soweit keinen Krampf vormachen, was der Herr Pfleger selbst zur Beobachtung gebracht hat, stamme aus ordentlicher Familie, keine Strafe und nichts wünsche Ihnen gesunde Lebensweisheit sowie Besserung der Krankheit auch in der Nervenabteilung", läßt alle Zeichen der schizophrenen Zerfahrenheit des Denkens vermissen. Man erkennt leicht, daß die Gliederung der Gedanken völlig normal ist.

Daß unter den sog. Willensstörungen sich derartige Symptome zweiten Ranges besonders häufig finden, ist leicht verständlich. Denn das willentliche Verhalten des Menschen ist ein Gebiet, an dem sich fast alle seelischen Funktionen beteiligen. Die Forschung läuft hier leicht Gefahr ins Uferlose zu geraten und so mag es wohl auch zu verstehen sein, wenn KIHN sich bei der Besprechung der „psychomotorischen Störungen" Schizophrener recht kurz faßt. KIHN bezeichnet die ganze Gruppe dieser Störungen als recht uneinheitlich. Damit ist wohl zunächst gemeint, daß im willentlichen Verhalten sich Störungen recht verschiedener Herkunft kund tun können: Störungen der Motivbildung, Störungen des Gemütslebens, Störungen der Gedankeninhalte (Wahn), des Urteils u. a. m.

Aber es gibt auch Störungen im Vorgang des Wollens selbst, d. h. jenes eigenartigen Erlebens, das von dem Bewußtsein des eigenen Tunkönnens begleitet wird und als ein „Ich will wirklich" (Ach) die Handlung vor allen anderen Erlebnissen auszeichnet. Von diesem Willensvorgang ist hier die Rede, nicht von dem Gesamtkomplex von Vorstellungen, Überlegungen, Affekten, Gedanken, Urteilen, die sich im Vollzug des menschlichen Handelns um dieses „Wollen" ranken, es einleiten, begründen, ergänzen, ausrichten.

Die psychopathologischen Bestimmungen der Störung dieses „Wollens" haben genau so wie die Analyse dieses „Wollens" beim Gesunden bis heute darunter gelitten, daß man immer bestrebt war, überhaupt das Vorhandensein eines besonderen seelischen Willensvorganges zu leugnen und „das Wollen" als das bloße Ergebnis des Zusammenwirkens von allen möglichen seelischen Vorgängen zu betrachten. In der Psychopathologie der Willensstörungen haben diese Versuche eine große Rolle gespielt. Schon der meist gebräuchliche Name „psychomotorische" Störungen deutet die Tatsache an, daß man der Eigenart des Willensvorganges nicht recht Rechnung getragen hat. Darüber hinaus versucht man diese Störung noch als die Folge anderer Störungen hinzustellen. WERNICKE neigte z. B. einer Herleitung derselben aus sensorischen Störungen, MEINECKE aus Denkstörungen zu, und erst KLEIST erkannte, daß in diesen sogenannten psychomotorischen Störungen elementare und primäre Störungen vorlägen, deren Ausgangspunkt im normalen Seelengeschehen er freilich im Zug seiner Hirnpathologie nicht näher analysiert. Aber in dieser Selbständigkeit der Störung drückt sich doch nur aus, daß auch dem Vorgang im psychologisch normalen Seelenleben, aus dessen krankhaften Veränderungen diese Symptome entstehen, eine noch unerkannte biologische Selbständigkeit zukommt. Das heißt aber, das Erlebnis des

[1] Handbuch der Erbkrankheiten Bd. 2, herausgegeben von GÜTT. Leipzig: Thieme.

Wollens, das „ich will wirklich“, welches das mit dem Bewußtsein des Tunkönnens oder Tun verbundene Streben nach Verwirklichung und Durchführung bezeichnet, ist ein biologisch selbständiger Seelenvorgang, dessen biologische Struktur am ehesten aufgehellt werden kann, wenn man von der pathologischen Störung her untersucht, welche auseinander unableitbaren psychomotorischen Symptome beobachtet werden.

2. Solcher Störungen liegen in der Schizophrenie außer der Sperrung noch zwei Gruppen vor: nämlich die eigenartige Störung des Wollens, welche aus der Enthemmung oder einer Steigerung dranghafter Entladung hervorgeht und die eigenartigen psychomotorischen Störungen, welche man unter dem Namen der Parakinese, Parabulien zusammengefaßt hat.

Die letzteren hat am eingehendsten KLEIST[1] beschrieben: „Patientin befindet sich in einer ständigen außerordentlichen Bewegungsunruhe, welche hauptsächlich die Arme und an diesen wieder besonders die Hände und Finger betrifft. Sie macht fortwährend drehende, meist ganz verschrobene Bewegungen mit den Armen und Händen, bei denen z. B. der eine Finger forciert gestreckt, die anderen gebeugt werden, oder die Finger rasche an Klavierspielerbewegungen erinnernde Beugungen und Streckungen ausführen; dann wieder sind es gröbere, teils symmetrische, teils einseitige Bewegungen der Arme wie beim Taktschlagen oder schleudernde, in den großen Gelenken erfolgende und an choreatische Zuckungen gemahnende Bewegungen. Meistens aber handelt es sich um die sehr schwer zu beschreibenden, bizarren, vielfach langsam unter nachhaltender Spannung der Muskeln ablaufende, den athetotischen Bewegungen vergleichbare Parakinesen. Daneben kommen Greifbewegungen in Zuordnung zu optischen und taktilen Eindrücken vor: sie klopft auf das Bett, auf die Wände der Badewanne, faßt nach dem Fensterknopf, dreht daran herum, greift blindlings in das Bettzeug hinein, reißt es auseinander. Sie bleibt nicht im Bett, läuft ziellos im Zimmer hin und her, fortwährend mit den Armen in der beschriebenen Weise herumfuchtelnd. Im Dauerbad etwas ruhiger. In den nächsten Tagen ergreift die Bewegungsunruhe auch in höherem Grade die Rumpfmuskulatur. Die Kranke wälzt sich im Bett, macht schnellende Streckungen und Drehungen der Wirbelsäule. Die Gesichtsmuskulatur ist verhältnismäßig wenig befallen: einzelne grimassierende Verzerrungen des Antlitzes und verzerrte Ausdrucksbewegungen der Heiterkeit (Lachen) und des Zorns.

Bei der Aufforderung zur Bewegung, bei der Untersuchung, überhaupt bei jeder Beschäftigung mit der Kranken, ebenso bei initiativen willkürlichen Bewegungen (z. B. dem Ankleiden, dem Essen) steigert sich der Bewegungsdrang erheblich. Die Ausführung spontaner oder auf Aufforderung bzw. Vormachen erfolgender Bewegungen wird durch zahllose dazwischentretende Parkinesen von der geschilderten Art durchkreuzt, abgeändert, unterbrochen. Statt auf Aufforderung ihre Suppe zu löffeln, fährt sie mit dem Löffel, den sie schon ganz verschroben anfaßt und an dem sie mit wechselnden Innervationen herumfingert, ziellos in der Suppe herum, klopft auf den Tellerrand, schüppt Suppe auf und kippt den Löffel wieder um, erhebt den Arm mit schiefgehaltenem Löffel, führt ihn auf dem Wege zum Mund erst in den verschiedensten Richtungen durch die Luft, so daß sie überhaupt nicht mit dem Essen zustande kommt und in den ersten Tagen von den Wärterinnen mit dem Löffel gefüttert werden muß. Später wurde sie wegen der steigenden Unruhe mit der Schlundsonde ernährt. In ähnlicher Weise werden alle anderen Bewegungen gestört. Trotzdem gelingt es der Kranken doch gelegentlich, jede einzelne der von ihr verlangten mimischen, Extremitäten- und Rumpfbewegungen, sowie einfache Objekthantierungen und Ausdrucksbewegungen richtig auszuführen, ebenso wie sie gelegentlich die Bewegungen beim Essen und das Schlucken zustande bringt. Keine Hypotonie der Muskeln.

Die Bewegungsunruhe ist von einem fast ständigen Rededrang begleitet, der sehr viel Wortwiederholungen enthält und in dem die Worte fast ohne jede Satzkonstruktion aneinandergereiht werden. Analog gewissen Bewegungen verwertet die Kranke in ihrem Rededrang häufig die zufällig gebotenen Sinneseindrücke, indem sie die Benennung beliebiger

[1] KLEIST: Psychomotorische Störungen der Geisteskranken. Leipzig: J. A. Barth 1906.

Gegenstände, die sie gerade sieht, sinnlos aneinandergereiht ausruft. Ebenso spricht sie zufällig gehörte Worte aus der Umgebung oft nach.

Auf Fragen und Aufforderung stellt sich Patientin nur selten und dann nur flüchtig ein. Sie reagiert fast nie in sinnentsprechender Weise, bringt aber in ihrem Rededrang — in welchem sie unbekümmert um Fragen und Aufforderungen fortfährt — mehrfach Worte wie Doktor, Krankenhaus, Schwester vor und benennt auch spontan den Arzt mehrfach richtig. Abbildungen im Bilderbuche benennt sie, wenn es einmal vorübergehend gelingt, sie zu fixieren richtig, ebenso wie die im Rededrang spontan ausgerufenen Benennungen zutreffend sind. Von den HEILBRONNERschen Bildern benennt sie zwei (Lampe und Fisch) gleich bei der ersten Abbildung richtig, während sie bei der ersten Abbildung der Kanone „Hut" ausruft und auf die folgenden Abbildungen nicht mehr zu fixieren ist."

Sucht man nun näher zu bestimmen, was eindrucksmäßig das Wesentliche dieser eigenartigen Störungen ausmacht, so stößt man auf mehrere Merkmale:

1. Eigentliche Bewegungsverstümmelungen, amorphe Bewegungsansätze, wie sie die Apraxie darbietet, kommen nicht vor.

2. Handlungsentgleisungen von der Art der ideatorischen Apraxie kommen ebenfalls nicht vor.

3. Dagegen fließen Bewegungen wie Handlungen in eigenartiger Weise ungegliedert ineinander, einzelne Bruchstücke verweben sich untereinander und verschmelzen in ein neues und eigenartiges Ganzes. Dadurch entsteht der Eindruck des Vertrackten, des Bizarren.

Ist man erst einmal auf diese Eigentümlichkeiten aufmerksam geworden, so erkennt man leicht, daß keine innervatorische, sondern eine psychische Störung vorliegt. Das ergibt sich aber mit zwingender Notwendigkeit aus den weiteren Feststellungen, daß die gleiche Eigentümlichkeit bei zahlreichen Stereotypien und Verschrobenheiten der Schizophrenen aufgefunden werden kann. Wenigstens ein Beispiel, das KLÄSI gegeben hat, mag dies belegen.

„Ein Katatoniker hält, wenn er auf der Abteilung hin und her geht, stereotyp die rechte Hand erhoben, den Zeigefinger gestreckt und macht dabei bei völlig abwesendem, dissoziiertem Gesichtsausdruck kurze, mehr oder weniger rhythmische Bewegungen. Manchmal erinnert seine Haltung an die Geste des lehrenden Christus, manchmal sieht es aus, als ob er jemanden drohen würde. Gefragt, was das zu bedeuten habe, weicht er negativistisch aus. Einmal stelle ich mich ihm gegenüber und mache seine Stereotypie nach. Sofort holt er länger aus, bewegt die Hand auch in der Horizontalen, platzt lachend heraus und fragt, ob ich auch dirigieren könne. Er erzählt, was wir nicht gewußt hatten, daß er früher einmal Kapellmeister war[1]."

Gerade ein solches Beispiel lehrt nicht nur, wie vielfältig motiviert Stereotypien zu sein pflegen, wie sehr die einzelne Willenshandlung noch parabulisch ist, selbst wenn sie seit langer Zeit bis zur völligen Automatisierung eingefahren wurde. Im übrigen lehren die Beispiele von KLÄSI eindeutig, welche engen Beziehungen klinisch zwischen dem Vorhandensein eines faseligen Denkens und den Stereotypien aller Art bestehen. An den meisten der von ihm gebrachten Beispiele ist geradezu das Vorhandensein eines faseligen Denkens eines der regelmäßigsten Begleitsymptome der Stereotypien. Auch dort, wo die Stereotypien die von KLÄSI eingehend beschriebene psychologische Entstehungsgeschichte haben, wird ihre Eigenart doch nur dadurch verständlich, daß man Abwandlungen des Willensaktes im Sinne der Parabulie neben den übrigen psychologischen Momenten voraussetzt. Insofern bilden gerade auch die KLÄSIschen

[1] Aus KLÄSI: Über die Bedeutung und Entstehung der Stereotypien.

Beobachtungen einen guten Beleg dafür, daß Faseln und Parabulie in engster biologischer Zusammengehörigkeit stehen.

Auch hier muß man sich natürlich vor Verallgemeinerungen hüten. Nicht bei allen Erscheinungen, die heute unter dem verschwommenen Begriff der Verschrobenheiten untergebracht werden, handelt es sich um einen einheitlichen Tatbestand. Das ergibt sich ja schon aus der nun bereits mehrfach gemachten Feststellung, daß die Schizophrenie sich offenbar aus mehreren Funktionsstörungen aufbaut, welche aus den Symptomverbänden erschlossen werden können, da diese sich ja weitgehend unabhängig voneinander auf verschiedenen Teilgebieten des seelischen und körperlichen Lebens auswirken können.

Sucht man nun durch einfache klinische Beobachtung festzustellen, im Rahmen welchen Symptomverbandes man diese parabulischen und parakinetischen Erscheinungen findet, so stößt man auf die Tatsache, daß sie mit den Erscheinungen des faseligen Denkens auf das engste gekoppelt sind. Sie treten nicht nur dort, wo der Symptomverband des Faselns isoliert angetroffen wird, als dessen höchste Steigerungsform auf, wodurch sich im Hinblick auf die Ausführungen in Kap. VIII 2 zugleich die allgemein bekannte prognostisch ungünstige Bedeutung der Verschrobenheiten erklärt, sondern auch dort, wo alle Symptomverbände in den Zustandsbildern der klassischen und der symptomatologisch vollständigen Schizophrenien miteinander sich mischten, finden sie sich immer dort am ausgeprägtesten, wo zu gleicher Zeit die anderen Symptome des Faselverbandes am ausgeprägtesten sind.

3. Je klarer die Erscheinungen aus dem Symptomverband der Sprunghaftigkeit für sich allein ein schizophrenes Zustandsbild aufbauen, um so deutlicher zeigt sich, daß diesem auch ein sprunghafter Wechsel der Handlungen entspricht: Bei Reil: „Rhapsodien“ findet sich eine schöne von Pinel übernommene Schilderung dieses Verhaltens:

„Ein schönes Beispiel eines Verrückten dieser Art erzählt Pinel, das uns ein treffendes Bild von dem Chaos der Ideen, Entschlüsse, momentanen Regungen und den isolierten und zwecklosen Handlungen der Narren gibt. Diese Person, sagt er, nähert sich mir, sieht mich an und überschwemmt mich mit seinem Geschwätz. Gleich darauf macht er es mit einem anderen ebenso. Kommt er in ein Zimmer, so kehrt er alles darin um, faßt Stühle und Tische, versetzt und schüttelt sie, ohne dabei eine besondere Absicht zu verraten. Kaum hat man das Auge weggewandt, so ist er schon auf einer benachbarten Promenade und daselbst ebenso zwecklos geschäftig als in dem Zimmer, plaudert, wirft Steine weg, rupft Kräuter aus, geht und geht denselben Weg wieder. Kurz ein ununterbrochner Strom losgebundener Ideen bestürmt ihn und veranlaßt ihn zu eben so isolierten und zwecklosen Handlungen. Ein anderer schwärmte wie ein Irrwisch in seinem Hause herum, schrie, schwatzte, quälte seine Dienerschaft mit kleinlichen Befehlen, seine Verwandte mit Ungereimtheiten und wußte den Augenblick darauf nicht mehr, was er gesagt und getan hatte.“

Diese alte Schilderung Pinel erfaßt die wesentlichen Punkte. Es ist jede Stetigkeit des Wollens erloschen, ohne Sperrung und ohne parabulische oder parakinetische Erscheinungen kommt es zu einem fortwährenden Wechsel der Willensrichtungen, welcher besonders dadurch gekennzeichnet ist, daß alle Motive für diesen ständigen Wechsel fehlen und daß auch keine innere Entsprechung der wechselnden Einzelhandlungen zu den Gedankeninhalten statt hat.

Das richtige Licht fällt auf diese Störungen, welche weder aus den Sperrungen noch aus den Parakinesen und Parabulien abgeleitet werden kann, erst bei der

Betrachtung der eigenartigen Störungen der Ausdrucksbewegungen, sowohl innerhalb der Gestik als auch der Mimik.

Sehr gute Bilder solcher „hebephrener" Mimik hat zuletzt KIHN gegeben[1], an welchen er allerdings die Merkmale dieser pathologischen Ausdrucksformen nicht näher beschreibt. Diese Bilder zeigen deutlich, worauf es hier ankommt. Der dargestellte „halluzinierende" Hebephrene zeigt nicht nur die Geste und Mimik des Horchens, sondern ein weit darüber hinausgreifendes Ausdrucksgeschehen: bald werden die Augen zusammengekniffen, bald weit aufgerissen, „sentimentaler" Augenaufschlag und „wildes" Augenrollen wechseln untereinander und ebenso Naserümpfen und Schnauzbildung am Munde. Eines der nächsten Bilder zeigt eine weinende Kranke: auch hier hat der Ausdruck durch die Hinzunahme unnötiger Ausdrucksbewegungen oder durch die excessive Steigerung des Ausdrucks etwas Übertriebenes.

KLEIST hat derartige Zustände mit den Mitteln der sprachlichen Schilderung zu beschreiben versucht:

„Fast kontinuierliche motorisch-sprachliche Erregung. Die Bewegungen sind ganz vorwiegend Expressivbewegungen wechselnder Affekte: der Angst, des Zorns, der Wut, vorübergehend der Erotik, schmeichelnder Zärtlichkeit, selten ein ausgelassenes Lachen. Große Schreckhaftigkeit. Vielfach Anknüpfungen an äußere Sinneseindrücke in den sprachlichen Äußerungen. Im Rededrang auch unartikulierte Laute."

„Gestern ruhiger, heute in der Nacht schwere Erregung. Zerreißt Hemd und Bettzeug. Dauerbad. Nachmittags wesentlich ruhiger. Jede ärztliche Visite steigert aber die Unruhe. Noch große Schreckhaftigkeit, aber kein kontinuierlicher Angstaffekt. Wechsel vieler Ausdrucksbewegungen, die immer mit übermäßigem Kraftaufwande ausgeführt werden und in denen Streckbewegungen des Rumpfes, des Nackens, der Arme auffällig hervortreten. Selten rhythmische Wiederholung. Selten mimische Bewegungen. Auf Aufforderung werden alle Bewegungen anstandslos ausgeführt. Von Anfang an Orientierung über Ort, Zeit und Personen erhalten, deutliches Krankheitsbewußtsein."

„Morgens gesteigerte Expressivbewegungen wie beim ersten Schub der Erkrankung. Vorwiegend Gesichtsausdruck der Angst, der Wut, der Verzückung, mit entsprechenden Gesten der Arme. Wieder ein sehr häufiges ruckartiges Ausstrecken des tonisch gespannten rechten Arms."

Schon KLEIST und anderen Beobachtern ist dabei aufgefallen, daß solche Ausdrucksbewegungen, aber auch überhaupt der Bewegungsüberschuß derartiger Kranker, nicht intendiert sind, sondern dranghaft („primär") auftreten und erst nachträglich („sekundär") mit Sinngehalt erfüllt wird. Dadurch kommt es auch zu einem ständigen Wechsel der Ausdrucksrichtung, da leiseste Antriebe sofort aufgenommen und ausgestaltet werden.

Daraus geht hervor, daß diese psychomotorische Störung an einer Stufe des gesamten Willenslebens ansetzt, welche in die Sphäre der sog. dranghaften Regungen gehört und also zu den Vorstufen des eigentlichen Wollens.

Nichts kann mehr als diese Tatsache veranschaulichen, wie unendlich verwickelt biologisch das aufgebaut ist, was man als Willensstörungen oder psychomotorische Störungen der Schizophrenen zu bezeichnen pflegt und wie unzureichend es war, mit KRAEPELIN die „Willensstörung" sozusagen als den einheitlichen Zentralpunkt der Psychopathologie in der Schizophrenie anzusehen. Dabei wurde vorausgesetzt, daß „der Wille" überhaupt ein einheitliches Geschehen sei. Diese aus falscher Abstraktion entsprungene, spiritualisierende normal-

[1] KIHN: Handbuch der Erbkrankheiten, hrsg. von GÜTT, 2. Bd.

psychologische Voraussetzung erschlug die zahllosen symptomatologischen Hinweise darauf, daß die Willensstörungen der Schizophrenen biologisch höchst verwickelt aufgebaut sein müßten.

Tatsächlich aber zeigt die genaue Beobachtung, daß die „Sperrung" ein biologisch und psychopathologisch ganz anderer Vorgang ist als die Parakinese und Parabulie einerseits und als die schizophrene Hyperkinese vom Typus der sog. „hebephrenen" Motilitätsstörung andererseits. Nicht nur aus dem symptomatologischen Aufbau jeder einzelnen dieser Erscheinungen geht dies hervor, sondern auch aus ihrer pathologischen Entwicklung. Die Sperrung ist entweder da oder nicht da, sie kennt keine gradmäßige Abstufung; Parakinse und Hyperkinese entwickeln sich aus leisen Anfängen zu excessivem Grade; die Sperrung ist imstande schließlich alle seelischen Vorgänge zu durchbrechen, die Hyperkinese andererseits ist geeignet, dem gesamten Innenleben ständig neue Richtungen zu geben („Hypermetamorphose") und die Parakinese läuft — außer in den höchsten Graden — mehr oder weniger deutlich neben den übrigen seelischen Vorgängen nebenher ab.

Aus dieser Verschiedenheit der Art, des seelischen Ortes und der biologischen Entwicklung dieser einzelnen Störungen erklärt es sich denn auch, daß sie sich in immer wechselndem Verhältnis miteinander mischen und sich durchdringen können. Diese Durchdringung kann man sehen, man braucht sie nicht zu erschließen. Das zeigt etwa eine genaue Schilderung solcher komplexer psychomotorischer Bilder der hyperkinetischen Motilitätspsychose, wie sie wiederum, allerdings unter ganz anderen theoretischen Vorausnahmen, Kleist gegeben hat. Da sind dann die Merkmale sowohl der Sperrung, als der Parabulie und der „hebephrenen" Hyperkinese nebeneinander nachzuweisen. Das ist nur möglich, wenn sich biologisch verschiedenwertige Störungen durchdringen. Als Leistung, die durch eine einheitliche Störung einer in sich einheitlichen Willensfunktion hervorgebracht würde, wäre der fortwährende Wechsel nicht sowohl des Gesamtverhaltens der Kranken als vielmehr der Einzelsymptome gar nicht zu begreifen.

Denn Bilder dieser Art lassen sich aus Störungen der Motive, der Gemütsbewegung, des Urteils, der Zielvorstellungen ebensowenig begreifen wie aus rein neurologischen Voraussetzungen über die Innervationsvorgänge. Sind doch bei genauem Zusehen keinerlei innervatorische oder neurologische Störungen zu entdecken, ebensowenig wie der Nachweis geführt werden kann, daß an dem Zustandekommen dieser psychomotorischen Störungen Motivvorgänge, Urteilsvorgänge und Gemütsbewegungen beteiligt sind. Sie schließen sich, wenn überhaupt, erst sekundär an. Darin hat Kleist unbedingt Recht. Diese Feststellung ist wichtig, weil dasselbe für die leichteren Grade der Parabulien, Parakinesen und Hyperkinesen gilt, wo natürlicherweise im Zusammenhang des Seelenlebens die sekundär überlagernden und anschließenden seelischen Regungen den eigentlichen Ansatzpunkt der Störung verschleiern können.

Diese greift also unmittelbar am „Wollen" selbst an, d. h. an jenem seelischen Vorgang, der als Erlebnis des „Ich will wirklich" (Ach) auch im Experiment nachgewiesen werden konnte und allen Versuchen zum Trotz nicht aus anderen seelischen Vorgängen abgeleitet werden kann[1]. Darauf laufen auch die Dar-

[1] Die Geschichte dieser Versuche s. bei Tegner: Moderne Willenstheorien, Upsala 1924: und E. V. Hartmann: Die moderne Psychologie. 1912.

legungen Kleists hinaus, nur daß Kleist in neurologisierender Abstraktion dem tatsächlichen psychologischen Geschehen nicht gerecht wird und leider die biologisch verschiedenen Willensstufen, die sich an dieser Störung beteiligen, sämtliche unter dem Begriff des Bewegungsdranges unterzubringen sucht. Die Bedeutung der schizophrenen Willensstörungen liegt nun aber gerade darin, daß sie zeigen, daß eine solche Vereinfachung weder psychologisch noch biologisch möglich ist, weil selbst der engere Vorgang des „Wollens" nichts biologisch Einheitliches ist.

Selbst in neueren Darstellungen der Psychologie, wie der von Tumlirz, welche an sich eine biologische Grundausrichtung hat, kommt diese Tatsache noch nicht klar heraus. Deshalb ist es wichtig, die Bedeutung der verschiedenen schizophrenen Willensstörungen für die biologische Analyse des Wollens zu unterscheiden. Tumlirz bespricht diese Fragen besonders auf den Seiten 136, 184 und 190 seines großen Werkes. Er bestimmt im Anschluß an Witasek das Wollen als ein auf gegenständliche Ziele gerichtetes Streben mit dem Bewußtsein des Tunkönnens und unterscheidet in Anlehnung an frühere Forscher die blinde Zielhandlung des frühesten Kleinkindesalters von der erst im 4. Jahr deutlich werdenden Wahlhandlung, in welcher sich ein Kampf zwischen motivierten Möglichkeiten des Handelns abspielt und von der Entschlußhandlung, bei welcher Willensrichtung, Willensentschluß und Ausführung zeitlich weit getrennt sein können. Immer wieder sieht sich Tumlirz veranlaßt festzustellen, daß — zumal in den beiden Trotzaltern — ein starkes Wollen plötzlich und ursprünglich hervortritt, daß „starke Willenskräfte frei werden". Aber er ist dann doch bestrebt, die biologische Entwicklung, die sich in den verschiedenen Abschnitten vor, zwischen, nach und während den Trotzaltern vollzieht, als eine Entwicklung in der Ausgestaltung des Urteilens, der Wertbildung, der Gemütsbewegungen der Zielvorstellungen hinzustellen. Würde man einer solchen Darstellung folgen, so würde es keine Möglichkeit geben, die Eigenart und die biologische Stellung der schizophrenen Willensstörungen zu beschreiben und sie befriedigend in die Biologie der Schizophrenie einzuordnen.

Bevor man nun die genauere Biologie des Wollens beim Gesunden untersuchen kann, muß man sich noch einmal verständigen über die Begriffe und Erlebnisse, von denen die Rede ist. Ein Willensvorgang kann, so heißt es gewöhnlich, in der Spanne zwischen Triebreaktionen und Entschlußhandlungen unendlich verschiedenfach ablaufen. Zwischen einer einfachen Triebreaktion und einer Entschlußhandlung bestehen ungeheure Unterschiede. Man muß sich nun davor hüten, in der Entschlußhandlung nur eine durch Hinzutreten weiterer seelischer Vorgänge erweiterte Triebhandlung zu sehen oder die Triebhandlung in eine durch Wegfall von Erlebnissen vereinfachte Entschlußhandlung umzufälschen. Beides wird unendlich oft versucht und die meisten Willenstheorien sind dadurch geprägt worden, daß man bald diesen, bald jenen seelischen Vorgang für wesentlicher hielt und daher den Begriff des Wollens von ihm abhängig machen wollte: So traten die Zielvorstellungen in den sensualistischen, die Gemütsbewegungen in den Affekttheorien, die Werterlebnisse und Urteile in den spiritualistischen Willenstheorien in den Vordergrund. Das eigentliche Willenserlebnis aber, das „vom Bewußtsein des Tunkönnens und Tuns" begleitete Streben nach Verwirklichung, welches als ein selbständiger Faktor in den aus ihm, den Motiven, den

Ziel- und Zweckvorstellungen, Gemütsbewegungen, Erwartungen usw. aufgebauten Gesamtwillensvorgang, den man besser als Handlung bezeichnet, eingeht, wurde dabei weder in seinen verschiedenen Entwicklungsstufen noch in seinen, verschiedenen Tiefenschichten des Bewußtseins angehörenden Erlebnisweisen biologisch untersucht. Von diesem Wollen, nicht vom Handeln ist also hier die Rede.

Seine Analyse muß man erst nachholen, wenn man aus den an schizophrenen Willensstörungen gefundenen Unterschieden richtig auf die verschiedenen normalen Willensvorgänge schließen will, aus deren Veränderung die einzelnen Symptome der Sperrung, der Parabulie, Parakinese und Hyperkinese hervorgehen.

Die biologische Entwicklung dieses Wollens i. e. S. vollzieht sich, soviel man heute sehen kann, in fünf Stufen, jedesmal weithin unabhängig von der Entwicklung der übrigen an Handlungen beteiligten Erlebnisse. Die *erste Stufe* ist die des *instinktiven Wollens.* Man kann es rein beim Kleinkind beobachten. Schon im 2. Lebensjahr ist das Kind nicht mehr auf blinde Triebhandlungen beschränkt. Es will. Aber sein Wollen ist auf die Situation bezüglich und erfolgt nur aus der Situation heraus. Mit der Änderung der Situation ist der Willensvorgang beendet, hört das Streben, das Machenwollen auf, gleichviel ob die Motive fortbestehen oder nicht, Man soll nicht glauben, daß diese Stufe mit der späteren Fortentwicklung des Wollens ganz verschwände. Im Gegenteil überall dort, wo der Erwachsene kurzschlüssig und instinktiv handelt, dort taucht dieses Wollen als ein primitives, kurzdauerndes und in seiner Richtung wechselndes Erlebnis immer wieder auf und zwar meist als Teilglied in der Verwirklichung größerer Entschlußhandlungen. Entscheidend für die Eigenart dieser Stufe der Willensentwicklung ist das Unvermögen mit dem Willen „hauszuhalten", willentlich mit der „Strebung" zu disponieren, es herrscht eine Art „Alles-oder-Nichts-Gesetz" im Einsatz der Strebung. Dieses Merkmal wächst nun gewiß nicht aus den Motiven, Gefühlen, Einsichten usw. heraus, welche in die entwickelte Willenshandlung eingehen, aber gerade von ihm empfängt sie noch beim Erwachsenen ihren Charakter als „blinde" Instinkthandlung.

Hierin, also in diesem Merkmal ändert sich auf der nächsten Willensstufe noch nichts. Noch immer ist die Strebung nicht so weit differenziert, daß sie auch über längere Zeiten hindurch durchhält und daß mit ihr „disponiert" werden kann. Aber während die „Instinktstrebung" sozusagen keinen zeitlichen Ablauf erkennen läßt, teilt sich auf der *2. Stufe* des Wollens, wie sie mit dem Eintritt in die *Periode des ersten Trotzalters* erreicht wird, der Strebungsvorgang in einen zeitlich gegliederten Verlauf, mit An- und Abschwellen und einem mehr oder wenig lange anhaltenden Höhepunkt. Auf diesen aber ist der Strebungsakt nicht mehr eng an die Situation gebunden, er hebt sich vielmehr von ihr als eigentümliches Erlebnis ab — das Kind wird sich daher nun auch seines Wollens bewußt und vermag infolge der zeitlich längeren Erstreckung dieses Vorganges auch an seinem Wollen einige Zeit unter wechselnden Situationen festzuhalten. Diese Ausdifferenzierung läßt sich nun nicht etwa aus einer Vertiefung oder Differenzierung der Motive, Urteile usw. herleiten. Gerade die Unmotiviertheit der jäh herausbrechenden Strebungen oder wenigstens das Zurückbleiben der Motivierung usw. gegenüber der Weiterentwicklung des Strebungsaktes selbst, ist ja für das erste Trotzalter kennzeichnend. Dadurch kommt erst der Eindruck des „plötzlich jäh herausbrechenden starken Wollens“ zustande. Die Strebungen und Wollungen sind daher nicht nur ziellos und nicht auf klare Zwecke ausgerichtet. Das Kind will, aber es weiß meist nicht bestimmt, was es will und wird gerade durch den gegensätzlichen Wechsel der Willensziele bei Fortbestand des willentlichen Strebens, bzw. durch das Hin und Her der Strebungen dem Erwachsenen lästig. Es ist also nicht nur die eigenwillige Abhebung vom Wollen des Erwachsenen allein, die diese Zeit kennzeichnet, sondern weit mehr noch die Ablaufsform und Intensität der Willensstrebungen, die Unbestimmtheit der Zielrichtung und die Unfähigkeit, die Willensstrebung an motivierte Zwecke richtig anzupassen kennzeichnend für diese Stufe. Denn auch dort, wo das Kind einigermaßen bestimmtere Willensziele vertritt oder verwirklichen will, vermag es nicht seine Strebung der nach und nach eintretenden Verwirklichung der Zwecke anzuschmiegen. In vermindertem Maße herrscht auch noch hier das Alles-oder-Nichts-Gesetz der Instinktstufe. Wird das Kind an der Verwirklichung des Wollens gehindert, so zeigt sich der Mangel an tieferer Motivierung ebenso wie die Unfähigkeit, seine Strebung einer Situationsveränderung anzupassen. Aber dank der bewußteren Bestimmtheit und Intensität des Wollens hält nunmehr das Kind „an seinem Willen“ fest — d. h. es trotzt. Erst wenn mit dem 5. und 6. Jahr die Ausreifung der Motivbildung weitergegangen ist, kann sich der durch diese Stufe der Willensentwicklung erreichte biologische und psychologische Fortschritt voll auswirken.

Wiederum bleibt auch diese Stufe des Wollens noch beim Erwachsenen unter den höheren vorherrschenden Willensstufen erhalten und tritt wieder hervor, wenn sich der Willenstat Hindernisse entgegenstellen. Seine Leistung ist dann das Festhalten an einer einmal eingeleiteten Strebung. Dies Festhalten geschieht mit aller verfügbaren Kraft, auch bei wechselnder Situation. So wird es nun möglich, daß eine ursprüngliche Strebung mit wechselnder Begründung festgehalten wird. Im ganzen kennzeichnet sich also diese Willensstufe als ein ausgesprochenes Tun-Wollen überhaupt, losgelöst sowohl von der „blinden“ Instinktbindung an gegebene Situationen wie von den Zwecken des Wollens. Daher wird man diese Stufe am besten als Tatwollen oder als *katabulisches Wollen* bezeichnen.

Mit der *nächsten Entwicklungsstufe* (in der Vorpubertät) wird eine weitere Ausdifferenzierung des Strebungsaktes erreicht. Sie zielt in eine Richtung, vermöge derer das Willensstreben sich noch besser an die zu verwirklichenden Zwecke anpaßt. Inzwischen waren zwar die Motivzusammenhänge weitergereift; es kommt nun zu bewußten, einfachen Urteilsbildungen; das Gemütsleben hat sich vertieft, so daß dem Kinde an sich nun klare Ziele und Zwecke vor Augen stehen. Aber deren Verwirklichung gelingt solange noch nicht, solange die Willensakte auf der katabulischen Stufe stehen bleiben. Erst wenn sich eine weitere Ausreifung der Strebungsakte vollzieht, d. h. wenn nun nicht nur differenzierte Ziele gewollt werden, sondern sich auch der Strebungsakt selbst und das Tunwollen im Zuge der Verwirklichung dauernd gliedern und mit wechselnder Intensität dem Verlauf der Handlung anpassen kann, gelingt die Verwirklichung der vorher nur angestrebten Zwecke in vollem Umfange. Damit sind die dem Willensstreben vorher anhaftenden Mängel überwunden. Nun wird nicht mehr nur wie vorher „gewollt“, sondern „gehandelt“. D. h. aber der „Wille“ ist so elastisch, geschmeidig und anpassungsfähig geworden, daß er sich selbst seine Situationen formen kann. Zugleich aber erscheint in dieser Zeit das ganze Handeln infolgedessen eigenartig auf konkrete Zwecke begrenzt, womit wohl ebenso die eigenartige Neigung zum technischen Spiel wie auch der gesunde Wirklichkeitsfanatismus dieser Jahre in Zusammenhang stehen. Um dieser Begrenzung willen bezeichnet man diese Stufe wohl am besten als *technobulisches oder teleobulisches Wollen.*

Dieses tritt nun nicht mehr wie die beiden vorhergehenden Stufen an Bedeutung im Leben der Erwachsenen zurück, sondern behält seine bleibende Bedeutung. Es ist das Wollen schlechthin, geschmeidig in seiner elastischen Anpassung an die jeweils zu verwirklichenden Zwecke. Das Alles-oder-Nichts-Gesetz im Streben und im Tun hat aufgehört. Dies zeigt sich auch in einer nunmehr das Handeln als Wissen begleitenden Verfertigungsbereitschaft und in einer darauf aufgebauten wissentlichen Übungsmöglichkeit der reinen Tatvorgänge. Bei den beiden vorgenannten Stufen konnte kein solches Wissen um die elastischen Möglichkeiten des Wollens entstehen, sondern höchstens eine Erinnerung an vergangene Willensakte. Auch war die Möglichkeit einer wissentlichen Übung nicht gegeben.

Mit dem *Eintritt in das 2. Trotzalter* bricht nun erneut ein starkes Wollen auf, ohne daß diesem Fortschritt an Streben ein entsprechender Entwicklungsfortschritt der Motive, Urteile und Zielvorstellungen Hand in Hand ginge. Wiederum eilt also die Differenzierung des Wollens der Ausreifung der übrigen Vorgänge im Handeln voran. Über die Unterschiede dieses Trotzalters zum 1. Trotzalter wurde bereits gesprochen und ausgeführt, daß die erneute Ziellosigkeit des Wollens einen ganz anderen Ursprung und Charakter hat als beim ersten Trotzalter. Daher sollen nur noch einige wichtigere Tatsachen aus dieser Entwicklungsstufe erwähnt werden, soweit sie für die vorliegende Untersuchung wesentlich sind. Da ist entscheidend die Tatsache, daß die Elastizität des Strebungsaktes, welche ursprünglich in der letztgeschilderten Willensstufe nur den technischen Erfordernissen der Verwirklichung sich anpaßt, sich auch den Anforderungen der abstrakten Sachverhalte und den gegenseitigen Abstufungen verschiedener Zwecke anzuschmiegen beginnt. Wieder zeigt sich eine Ausweitung der Willensfähigkeiten primär und führt zu intensiveren Strebungen an Stellen, wo bisher das kindliche Wollen achtlos vorbeigriff. Da es sich um die willentliche Verwirklichung von Zweckabstufungen und Sachverhältnissen handelt, ist es klar, daß Spannungen mit den Erwachsenen erneut entstehen müssen; denn auch das Leben des Erwachsenen ist ja von derartigen Zweckabstufungen und Sachverhältnissen ständig erfüllt. Gerade dadurch aber tritt nun der Reifende überhaupt mit seinem Willensleben in das Erwachsenenalter ein. Das Willensleben des Erwachsenen ist durch die Stetigkeit seiner Zweckabstufungen und durch eine vielstrahlige Ausrichtung auf den Zusammenhang der Sachverhalte im Leben gekennzeichnet. So wird denn diese Willensstufe auch angesichts ihrer Ausrichtung und Anpassung an die nur durch Verstandesakte, d. h. noëtisch zu präzisierenden Sachverhältnisse am besten als *epinoetisches Wollen* bezeichnet. Dieses ist ein dauernd als Wissensaktualität gegebenes Erlebnis von eigentümlicher Vielstrahligkeit der Ausrichtungsmöglichkeiten. Erlebnismäßig ist diese Stufe ausgezeichnet durch das Bewußtsein des Entschließenkönnens; biologisch durch die

Fähigkeit, jene zeitlich oft ganz ausgedehnte Folgen von willentlichen Verwirklichungsakten einzuleiten und auch zu begleiten, die dieser Willensstufe eigentümlich sind. Die Unterschiede dieser Willensstufe gegenüber der technobulischen Stufe liegen also nicht nur in der Ausrichtung auf Sachverhalte, sondern auch in der gestreckteren zeitlichen Dynamik und Gliederung der Willensteilakte. Dieses Wollen ist aber nur in verhältnismäßig bescheidenem Umfange übbar. Daher ist es auch ein den „Charakter" bezeichnendes Merkmal.

In dieser Hinsicht unterscheidet es sich sehr wesentlich von der *letzten Willensstufe*, welche sich erst in den letzten Jahren der Reifeperiode ausdifferenziert. In ihr paßt sich nun die Willensstrebung auch an die Anforderungen der geistigen Werte und Gefühle an. Diese Willensstufe ist erlebnismäßig gekennzeichnet durch das Erlebnis der „Entscheidung", in welche die Ausrichtung auf die geistigen Bereiche und Werte stets mit eingeht (im Gegensatz zu den „Entschlüssen", deren Ausrichtung auf die Sachen, Sach- und Zweckverhältnisse und die Sachwerte erfolgt). Diesen Strebungen haftet nun auch ein spiritueller Charakter an, zu gleicher Zeit aber fehlt ihm die vielgliedrige dynamische Möglichkeit des epinoëtischen Wollens; die willentlichen Entscheidungsakte sind eigenartig stetig und dauernd, sie führen in erster Linie zu den verwickelten Tatbeständen, welche man als „Gesinnung" zu bezeichnen pflegt. Diese erlebte Stetigkeit des Entscheidungswollens, das man am besten in Erinnerung an den alten Begriff der προαίρησις *prohäretisches Wollen* heißt, um zugleich die in dem Worte der Häresie anklingende Ausrichtung auf geistige und religiöse Erlebnisbereiche miteinzufangen, ist für die Analyse der schizophrenen Willensstörungen von erheblicher Bedeutung. Denn derartige Entscheidungen greifen allmählich in alle, auch sehr einfache Willensvorgänge mit ein.

Die drei letzten Stufen, die technobulische, die epinoetische und prohäretische Willensstrebung bilden im wesentlichen das Wollen der Erwachsenen, d. h. den willentlichen Kern im Gesamt der aus Wille, Motiv, Urteil, Gefühlen usw. aufgebauten Willenshandlung.

Noch im Erlebnis des gesunden wachen Erwachsenen schimmert die in der Entwicklung offenkundige biologische Verschiedenheit dieser verschiedenen Stufen durch. Man spürt sozusagen die „Umschaltung" auf eine andere Erlebnisschicht, je nachdem ob man eine Entscheidung fällt, einen Entschluß faßt oder einen bestimmten Zweck willentlich verwirklicht. Man darf diese „stetigen" Entscheidungsvorgänge nicht verwechseln mit den sogenannten determinierenden Tendenzen. Diese sind nicht dauernd aktuell und sie hängen mit der Merkfähigkeit und der Assoziationstätigkeit zusammen.

Die Psychologie hat diese Unterschiede schon seit langem beschrieben, die Psychopathologie und Biologie der Psychosen mit ihnen aber nichts Rechtes anzufangen gewußt. Im Gegenteil, die Beschreibung so verschiedener Erlebnisse erschien als psychologische Spitzfindigkeit. Als ein Nachklang solcher Vorurteile mag auch jetzt noch die Meinung auftauchen, die hier vorgenommene Scheidung der biologischen Willensentwicklung in fünf Differenzierungsstufen sei zu verwickelt. Aber diese Meinung ist unberechtigt. Denn erstens gibt diese Stufenleiter die tatsächliche Entwicklung wieder, zweitens lehrt sie erst die biologische Bedeutung der verschiedenartigen Willensvorgänge im erwachsenen Gesunden kennen und drittens wird sich in absehbarer Zeit zeigen lassen, wie verschieden die Bedeutung der einzelnen Stufen in der Psychopathologie der Psychosen besonders für die Analyse der Demenzen ist. Im Zusammenhang dieser Untersuchung kommt es aber nur auf die Bedeutung für die Psychopathologie der Schizophrenen an. Dem gegenüber erscheint die bisherige summarische Auffassung der Willensvorgänge in der Psychiatrie geradezu als unzulässige Abstraktion. Es läßt sich eben im Fortschreiten der Wissenschaft nicht vermeiden, daß sich Tatbestände, welche man zunächst als mehr oder weniger einheitlich ansah, in recht verschiedenartige Einzelvorgänge auseinanderlegen.

Betrachtet man nun, welche dieser Stufen der Erwachsenen in erster Linie beim Schizophrenen gestört sind, so ist kein Zweifel darüber, daß es sich nicht um das technobulische Wollen handelt. Dieses ist beim Schizophrenen stets ungestört, soweit nicht die hierher gehörigen Strebungen und Wollungen einfach überlagert werden. Auf dem Erhaltensein dieser technobulischen Strebungen beruht ja die Möglichkeit weitestgehender Arbeitstherapie bei den Schizophrenen. Ebenso lehrt der Umgang mit den Schizophrenen in der Arbeitstherapie sehr schnell, daß die Möglichkeiten zum Instinktwollen und zum katabulischen Wollen vom Schizophrenen jederzeit aktiviert werden können. Von vornherein schränkt sich der in Betracht kommende Bereich der Willensstufen auf die epinoetische und prohäretische Willensstufe ein. Aber dies läßt sich nicht nur per exclusionem, sondern auch unmittelbar dartun. Denn die Sperrung betrifft immer die in die Gesamthandlungen eingreifenden „intentionellen" Vorentscheidungen, daher sie denn auch alles eigentliche Tun erstickt. Bei den Parabulien und Parakinesen andererseits ist gerade das normale elastische Verhältnis der Verwirklichungsvorgänge gestört. Schon dadurch ergibt sich, daß die Sperrung eine Störung der prohäretischen, die Parabulie und Parakinese Störungen der epinoetischen Willensstufe sind. Die Störungen des Ausdrucksgeschehens aber und die hypermetamorphotischen Hyperkinesen gehören zu den Drangphänomenen.

Die Unabhängigkeit der drei Willensstörungen voneinander erleben die Kranken ebenso wie der Gesunde die Unabhängigkeit der entsprechenden Willensstufen. Niemals fällt es einem Kranken ein, die Sperrung mit dem subjektiven Gefühl, das die Hyperkinese begleitet zu identifizieren oder zu verwechseln; ebensowenig wie der Gesunde ja den epinoetischen oder prohäretischen Willensvorgang verwechselt. Dementsprechend unterscheidet man auch im Einschlafen die aus der Flüchtigkeit des Erlebens hervorgehende plötzliche Unfähigkeit zu handeln, zu sprechen, sich zu bewegen, sehr deutlich von der dranghaften Bewegungsunruhe und von dem Durcheinanderlaufen verschwommener Willensimpulse, welch ersterer bei der Schizophrenie die Störung der Drangphänomenen, welch letzterer die Parabulie analog ist.

Alles spricht eben dafür, daß der „Willensvorgang" (im hier gemeinten „engsten" Sinne) biologisch recht kompliziert aufgebaut ist. Drei der verschiedenen Entwicklungsstufen im Aufbau sind in der Schizophrenie verändert. Dementsprechend bauen sich die schizophrenen Willensstörungen aus drei voneinander unabhängigen Teilvorgängen auf, welche jede einem anderen Symptomverband zugehört.

Der Schlußstein in der psychologischen Beweisführung würde durch den Nachweis erbracht werden können, daß jeder der fünf Entwicklungsstufen eine andere Übungsfähigkeit zukommt und daß dementsprechend auch die Übungsverhältnisse der verschiedenen psychomotorischen Teilstörungen in der Schizophrenie ganz verschieden sind. Sowohl im Bereich des Gesunden wie der Schizophrenen liegen exakte Untersuchungen hierüber zwar noch nicht vor, jedoch sprechen alle Erfahrungen der Erziehung des Gesunden wie der Arbeitstherapie am Schizophrenen dafür, daß es in der Tat so ist. Das heißt aber, daß man bezüglich der Willensstörungen der Schizophrenen folgende Tatsachen als festgestellt gelten lassen kann:

1. Die Schizophreniesymptome enthalten drei Arten von Willensstörungen.
2. Diese sind voneinander klinisch, nosologisch und psychopathologisch unabhängig und können nicht auseinander abgeleitet werden.
3. Sie entsprechen drei deskriptiv verschiedenen Erlebnisformen im Wollen des Gesunden.
4. Entsprechende, aber qualitativ andersartige Störungen der gleichen Stufen beobachtet man im Einschlaferlebnis.
5. Jede dieser Stufen differenziert sich in einer anderen Epoche der Reifezeit.
6. Jede der schizophrenen Störungen gehört einem anderen Symptomverband an.

Rückschließend heißt dies aber, der „Wille“ (im engsten Sinne verstanden) ist nichts biologisch und psychologisch einheitliches, sondern er ist biologisch aus ganz verschiedenen Seelenvorgängen aufgebaut.

5. Aufmerksamkeitsstörungen.

1. Bei Kranken, bei welchen allein der Symptomverband des Gedankenentzugs beobachtet wird, können objektiv greifbare Störungen im Verhalten der Aufmerksamkeit ganz vermißt werden. Meist klagen auch diese Kranken aber über „Konzentrations“schwierigkeiten. Was damit eigentlich gemeint ist, wird deutlicher, wenn in den schweren Graden dieser atypischen Schizophrenien Störungen der Aufmerksamkeit auch objektiv bemerkbar werden. Bei genügendem Aufmerksamkeitsumfang und gleichmäßigem Konzentrationsvermögen, ja häufig unter besonderer Konzentration, bemerkt man einen *Mangel an Tenacität* der Aufmerksamkeit. Die Kranken passen gut auf, sie spannen ihre ganze Kraft an und sind oft geradezu bemüht, den fühlbaren Mangel der Aufmerksamkeit durch besonders intensive Versenkung auszugleichen — aber sie scheitern daran, daß sie sich nichts festzuhalten vermögen. Patienten, welche sich genauer beobachten, schildern übrigens dieselbe Störung allein schon auf Grund ihrer inneren Wahrnehmungen. In den höchsten Graden kann es aber zu geradezu absenceähnlichem Versinken kommen, Befunde, welchen übrigens bereits Bürger-Prinz in anderem Zusammenhang eine gewisse Aufmerksamkeit geschenkt hat. Die Kranken schildern auch das Erlebnis dieser besonderen Art von Aufmerksamkeitsstörung.

Ungeheure Spannungen, das ist hin und hergegangen wie Fäden (K. D. 19/178).

F. Ch. 39/56a: Sie konnte sich auf ein neues Gebiet nicht umstellen. Die Konzentration litt. D. h. was sie dachte, war streng und konzentriert, die Konzentration war sogar sehr stark, dann aber sei sie immer abgelenkt worden.

Bei den beiden anderen noch zu beobachtenden Störungen der Aufmerksamkeit ist solche Schilderung der Kranken nicht möglich.

2. Einen völlig anderen Charakter hat die Aufmerksamkeitsstörung, welche man bei jenen Schizophrenen beobachtet, die nur mit dem Symptomverband der

Sprunghaftigkeit behaftet sind. Zunächst macht sich hier die Störung zumeist schon früh und bei geringer Schwere des Syndroms objektiv bemerkbar. Dagegen wird sie subjektiv eigentlich nie empfunden. Die Kranken überlassen sich der Störung vielmehr, sie kämpfen nicht so dagegen an wie die Kranken mit dem reinen Syndrom des Gedankenentzugs. Die Störung besteht hier in einer *gesteigerten Vigilität der Aufmerksamkeit*. Den Kranken entschwindet nicht etwa der Aufmerksamkeitsimpuls, den sie zu halten streben, es entgleitet ihnen nicht der Gegenstand ihrer Aufmerksamkeitszuwendung, wie dies bei den vorgenannten Schizophrenien der Fall ist. Im Gegenteil „willkürlich", „dranghaft" wechseln ihre Aufmerksamkeitsregungen; die Kranken gehen von einem beliebigen Gegenstand der äußeren und inneren Welt auf einen anderen über, ohne daß ein anderes Gesetz zu walten scheint als das, daß alles beachtet wird, was zufällig im Blickwinkel erscheint. Die Kranken haben auch gar nicht das Bedürfnis nach Versenkung oder nach Vertiefung. Sie geben sich allen inneren und äußeren Anregungen unbedenklich hin. Ihnen fehlt also die angestrengte Konzentration der ersten Gruppe. Dadurch entsteht nun nach außen das Bild der schizophrenen Hypermetamorphose, die sich darüber hinaus noch durch einen Mangel an Tiefe auszeichnet und dadurch auch von der manischen Hypermetamorphose unterscheidet. Die Kranken springen hastig und dranghaft beweglich von Eindruck zu Eindruck, aber ohne die elementare Kraft der Ergreifung und Verarbeitung aller Eindrücke, die der Manische dafür einsetzt.

3. Die im Rahmen des „Faselverbandes" vorkommende Aufmerksamkeitsstörung ist nicht ganz so leicht zu beurteilen wie die beiden vorausgehenden. Sie läßt sich nämlich nicht so leicht von den Inhalten des Bewußtseins ablösen wie jene. Jene konnten unabhängig von den Bewußtseinsinhalten aus ihren Ausdrucksmerkmalen und aus dem Gesamtverhalten des Kranken objektiv erschlossen werden, besonders auch aus der die Aufmerksamkeitsregung begleitenden Motorik. Diese dagegen geht zunächst leicht unter in der sachlichen Uninteressiertheit der Kranken, ihrer anscheinenden „Stumpfheit", ihrer Armut auch an Sachwertgefühlen. Außerdem aber ist sie nur in der Schärfe der Inhaltserfassung darstellbar. Um dies völlig klar zu stellen, muß man sich daran erinnern, daß in der Experimentalpsychologie eine immerhin nicht unbeachtliche Denkrichtung schon seit langer Zeit die Behauptung aufgestellt hatte, es gebe eigentlich gar keine besondere innere Regung bzw. apperzeptive Willenshandlung in der Aufmerksamkeit. Diese bestehe vielmehr allein im Klarheitsgrade der Bewußtseinsinhalte selbst. Hieran ist — wie gerade das Auseinanderfallen der verschiedenen Aufmerksamkeitsstörungen bei den atypischen Schizophrenien zeigt — wenigstens soviel richtig, daß es neben den im Gedankenentzugs- und Sprunghaftigkeitsverband gestörten verschiedenartigen Tatbeständen einer Tenazität der Aufmerksamkeit einer — und ihrer Vigilität andererseits noch einen dritten Tatbestand gibt, den die erwähnte Meinung allein hervorkehrt. Von ihm bleibt es auch in der isolierten krankhaften Störung beim Faselverband der Schizophrenie unklar, ob hier wirklich eine isolierte biologische Funktion vorliegt oder nur eine — allerdings noch spezifisch erlebbare — Nebenleistung jenes Tatbestandes, den man am besten als Gliederung und Cäsierung des Bewußtseinsvorganges selbst bezeichnet. Tatsächlich aber hat man über die Störungen des Sachverhaltsdenkens hinaus hier ein sehr geringes Vermögen zur aufmerksamen Abstrak-

tion an den an sich verschieden erlebten („faseligen") Inhalten vor sich. Die Kranken sind mehr oder weniger außerstande, an den Inhalten und Wahrnehmungen Einzelheiten herauszuheben — ganz im Unterschied zu den beiden anderen Aufmerksamkeitsstörungen im Verband des Gedankenentzugs und der Sprunghaftigkeit.

Soviel also ist sicher, daß gegenüber den Aufmerksamkeitsstörungen in den beiden anderen Symptomverbänden die jetzt besprochenen des Faselverbandes weitgehend unterschieden sind.

Das Wesen der Aufmerksamkeit ist erlebnismäßig viel schwerer zu bestimmen als die Besonderheit etwa des Wollens i. e. S. Schon das bedingt, wenigstens heute noch, eine Schwierigkeit für den Versuch, nun auch für sie, entsprechend dem Vorgehen bei der biologischen Aufgliederung der Denk- und Willensstufen, die Ermittlung biologischer Entwicklungsstufen einzuleiten durch genauere Bestimmung der verschiedenen Unterschiede ihrer einzelnen Erlebnisformen. Aber auch bei der Beobachtung dieser Entwicklung selbst machen sich heute noch sehr wesentliche Lücken fühlbar.

Wenn man augenblicklich in der beschreibenden und experimentellen Psychologie des gesunden, wachen, im biologischen Gleichgewicht befindlichen Menschen — der ja sehr zum Schaden der biologischen Auffassung, leider, bisher fast ausschließlich Gegenstand psychologischer Untersuchungen war — hinsichtlich der Aufmerksamkeit unterscheidet: Aufmerken, Beachten, Beobachten, Beeindrucktwerden usw., so weist die Schwierigkeit, alle diese Erlebnisse auf einen allgemeinen Nenner zu bringen, doch wohl auf biologische Unterschiede hin, welche hinter diesen Unterscheidungen sich verbergen. Denn es ist nicht gesagt, daß die beschreibenden Unterscheidungen an Erlebnissen des gesunden, wachen, biologisch ausgeglichenen Menschen immer auch sofort mit den biologischen Elementarvorgängen zusammenfallen. Vielleicht war es gerade deswegen bislang wenig aussichtsreich, die wahre Entwicklungslinie der Aufmerksamkeit zu zeichnen.

Denn Aufmerken, Beeindrucktwerden, Beachten, Beobachten — das sind ja Seelenvorgänge, die schon im frühsten Kindesalter beobachtet werden können. Vielleicht ist es für die Lehre von der Aufmerksamkeitsentwicklung viel wesentlicher zuerst einmal festzustellen, was beeindruckt und was beachtet wird, worauf das Kind aufmerken kann, wann, was und wie lange es beobachtet.

Leider hat die durch allerlei geistesgeschichtliche Verirrungen und Verwirrungen bedingte Geschichte der Psychologie noch heute dazu geführt, daß man einen solchen Satz gar nicht mehr aussprechen kann, ohne sofort in die Gefahr eines grundsätzlichen Mißverständnisses zu geraten.

Es droht nun sofort wieder eine sensualistische oder voluntaristische oder noetische Auffassung und Theorie der Aufmerksamkeit, weil man nicht auseinanderhält

1. die Methode, den Aufmerksamkeitsinhalt zum Prüfstein der Aufmerksamkeitsentwicklung zu machen, von der Aufgabe in der Umschichtung, Ausweitung, Bereicherung, Dauer der Aufmerksamkeitsinhalte die verschiedenen Seelenvorgänge der Aufmerksamkeit mit Hilfe der Leistungsprüfungen nach ihren biologischen Eigenschaften und Gesetzen zu sondern; und

2. noch immer den Inhalt der Seelenvorgänge mit den biologischen Seelenvorgängen selbst verwechselt, statt ihn als Leistung des Zusammenwirkens vieler biologisch seelischer Elementarfunktionen aufzufassen; und weil man schließlich

3. noch immer nicht in der formalen Einheit der Bewußtheit zwar die Bedingungen eines besonderen Zusammenwirkens aller Seelenvorgänge, aber doch auch die Bedingung durchgreifender biologischer Sonderungen zu erblicken vermag, weshalb z. B. die biologischen Unterschiede des Willensvorganges i. e. S. untergehen in Motiven, Zielen, Gefühlen: die der Denkvorgänge in Wahrnehmungen, Urteilen usw.; die der Aufmerksamkeit in den Leistungen des Bemerkens, Beachtens usw.

So kommt es, daß auch bei der Aufmerksamkeit jetzt noch miteinander streiten sensualistische, voluntaristische, emotionale Theorien und daß dabei der zentrale Tatbestand der Aufmerksamkeit untergeht, nämlich das weder mit Gefühlen, noch Empfindungen, noch Willensregungen zusammenfallende Ausrichtungserlebnis, welches nur von Empfindungen, Gefühlen, Willensregungen und Entscheidungen begleitet oder ausgelöst, gehoben oder unterdrückt wird.

Betrachtet man nun dieses Ausrichtungserlebnis, so ist es eindeutig, daß es teils aktiv, teils passiv ausgelöst wird (Aufmerken, Beeindrucktwerden), sowie daß es willkürlich festgehalten oder auf bestimmte Inhalte gerichtet werden kann: Ersteres = Beobachten und Letzteres = Beachten. Was geschieht, hängt von der seelischen Gesamtlage und -entwicklung ab. Daher kann dies alles auch das Kleinkind nach Maßgabe seiner Kräfte.

Was es aber nicht kann, das ist willkürlich auszurichten, worauf es aufmerkt, was es beachtet, wann es beobachtet und welche Sachverhalte es beachten soll. Das wird erst ermöglicht durch eine von der Entwicklung der übrigen Seelenvorgänge unabhängige Differenzierung des zentralen Aufmerksamkeitsvorganges. Gerade hier gilt der alte Satz Nietsches, daß man nur erfaßt, wofür man reif ist. Diese Reifung geschieht nicht in der Entwicklung der Denk-, Willens- und Gefühlsvorgänge allein, sondern hängt ab von der Art und Differenzierung einer besonderen Seelenfunktion, eben der Aufmerksamkeit, weshalb ja immer auch jede Typologie der Individuen gezwungen war, eine besondere Klasse der Interessenrichtungen anzunehmen. Es ist klar, daß es sich hier nur um eine rein formale Funktion handeln kann, deren Vorhandensein zwar durch ein spezifisches Erlebnis bewiesen, deren Gliederung jedoch erst aus ihren (unbewußten) Leistungen erschlossen werden kann. Daher kommt es nun allerdings auch, daß *die* z. B. *dem Verband des Faselns zu*gehörigen Leistungsstörungen der Aufmerksamkeit sich im wesentlichen *in einer Senkung des Abstraktionsniveaus an den jeweils gedachten Sachverhalten* ausdrückt.

Etwas von dieser Differenzierung schimmert auch noch im Aufmerksamkeitsverhalten der normalen Erwachsenen durch. Aber viel weniger als beim Wollen und Denken lassen sich hier — unter verschiedener Beanspruchung — die verschiedenen Differenzierungsstufen auseinanderhalten. Vielmehr ist es so: wenn erst einmal die volle Entwicklungshöhe erreicht ist, kann man nicht wieder auf die alte Stufe ganz zurück. Daher erscheinen die verschiedenen Formen und Leistungen der Aufmerksamkeit von einer ganz ungewöhnlichen Einheitlichkeit. Das spricht sich auch darin aus, daß man an der Aufmerksamkeit nicht so leicht „Schichten“ unterscheiden kann, wie an den übrigen seelischen Vorgängen. So war denn auch die Aufmerksamkeit in besonders hohem Maße Ziel und Ausgangspunkt vereinheitlichender Theoriebildung. Musterbeispiel einer solchen ist etwa die Apperzeptionstheorie von W. WUNDT.

Und doch ist dieser erlebnismäßige Augenschein trügerisch. Die Tatsache, daß jedem der schizophrenen Symptomverbände eine besondere Aufmerksamkeitsstörung zugeordnet ist, ohne daß doch der ganze Umfang der Aufmerksamkeitsleistungen verändert ist, läßt solche Vereinheitlichung nicht zu. Vielmehr muß auch die „Aufmerksamkeit" eine Funktion von biologisch kompliziertem Aufbau sein, so wie es „das" Denken, „das" Wollen ist. Dieser Aufbau fällt nur weniger gut mit den deskriptiven Unterschieden an den Aufmerksamkeitserlebnissen zusammen, als dies beim Denken und Wollen hinsichtlich der verschiedenen Erlebnisarten des Denkens und Wollens der Fall ist.

Aber gerade hier erweist sich nun die neue Lehre und das neue biologische Denken in ihrer Bedeutung für die Analyse der Psychosen. Denn sie gibt Methoden an die Hand, die zahllosen, fast verwirrenden Qualitätsunterschiede der Aufmerksamkeitsveränderungen, sei es in den Varianten des normalen Seelenebens, sei es in psychopathologischen Bereichen, auf ihre biologische Bedeutung zu überprüfen und zugleich ihre Beschreibung den Anforderungen der Biologie anzupassen. Ja man wird erst bei dieser Neuordnung des Denkens entdecken, wie sehr die durch die Überlieferung geheiligte Art und Weise der psychologischen Beschreibung die wahren Probleme des Seelenlebens verschleiert hat.

Im ganzen stellt sich also das Problem der Aufmerksamkeitsstörungen in der Schizophrenie so dar: Noch wird es schwer am Gesunden die biologische Entwicklung der einzelnen heterogenen Stufen zu beschreiben, aus denen sich ausweislich der Verschiedenheit der Aufmerksamkeitsstörung in der Schizophrenie (und sinngemäß in anderen Psychosen) auch die Aufmerksamkeit aufbaut. Dies wird dadurch bedingt, daß sich diese Entwicklung hinter verschiedenen, schon früh in der Kindheit unterscheidbaren Aufmerksamkeitsleistungen verbirgt. Aber an der Tatsache einer biologischen Aufgliederung auch der Aufmerksamkeit zu zweifeln geben diese Schwierigkeiten keinen Anlaß. Vielmehr ist die Behauptung gerechtfertigt, *daß in jedem der unterscheidbaren schizophrenen Symptomverbände ein biologischer Faktor enthalten ist, der auch jeweils eine bestimmte Teilfunktion in der Gesamtaufmerksamkeitsleistung beeinflußt.*

6. Die Gefühlsstörungen.

Die psychopathologische Analyse atypischer Schizophrenien bei der Aufstellung der Symptomverbände lehrt, daß auch die Gefühlsstörungen Schizophrener sich völlig uneinheitlich verhalten. Es gilt daher auch hier nach den obwaltenden Gesetzmäßigkeiten zu forschen.

1. Betrachtet man nun die Zustandsbilder, in denen der sog. Gedankenentzugsverband rein auftritt, so erkennt man leicht, daß hier in erster Linie, ja ausschließlich das religiöse Gefühlsleben und die die höheren geistigen Werterlebnisse umrankenden Gefühle verändert sind. Es treten eigenartige Beseeligungs- oder Glücksgefühle auf, Begnadungsgefühle mischen sich mit metaphysischen gefühlsmäßigen Zweifeln oder aber an ihre Stelle treten Verdammungsgefühle; eigenartige polar getönte Zwischengefühle zwischen diesen extremen Möglichkeiten werden ebenso erlebt wie neuartige märchenhafte Stimmungen. In diesen

Gefühlen scheint gleichsam ein neues Weltgefühl mitgefaßt und — wenn auch der Eigenart dieser ganzen Gefühlsklasse gemäß, unformuliert — mitgeteilt.

Da heißt es etwa im Bericht eines Kranken: „Ich konnte nicht Katholik sein und auf der anderen Seite sollte ich nationalsozialistisch sein. So wie es ist, ist es nichts. Wie soll ich das Ding drechseln? Deswegen bin ich auch kaput gegangen."

Mitunter schimmern die Zwischentöne dieser neuen Wert- und Religionsgefühle durch die Darstellungsversuche objektiver Weltanschauungsbildung hindurch, wie in dem nachfolgenden Beispiel, in welchem nicht nur die Eroberung neuer, eigenartig schillernder gefühlsmäßig erfaßter Wertbereiche durch den Kranken geschildert wird, sondern auch eigenartige Umschichtungen der bereits vorhandenen gefühlsmäßigen Wertbereiche auftreten.

F. O. 39/345. Die Welt kam ihm so eigenartig vor. Der Pflanzenwuchs war anders als in früheren Jahren, die Weiden wuchsen rascher. Die Pflanzen zeigten soviele Spaltungsarten. Die Gänseblümchen wuchsen manchmal doppelt der Sonne entgegen. Sie waren auch dunkler in der Farbe. Das sei besonders wichtig für etwas, das er schon lange beobachtete. Er gehe nämlich mit der Wissenschaft der Stadt Mannheim und Umgebung. Er schwärme besonders für die Mondwissenschaft. Die Scheinwerferbeleuchtung wird wahrscheinlich auf die tiefste Stelle des Mondes übertragen. Dann kommt ein Strahl zurück, der sich in der Stratosphäre bricht und von der Sonne aus verstärkt wird. Das betrifft dann die Naturbedingungen. Das betrifft dann auch das Kämpferische von der Natur. Auch die Strahlung der Sonne geht in die Strahlung des Mondes über und die Mittagssonne schwächt eigentlich den Körper.

Diese Änderungen im geistigen Gefühlsleben führen oft zu antinomischen und polaren Spannungen. Das Gute streitet gegen das Böse, Welten kämpfen im Kranken, so etwa wie in dem ersten Beispiel dieser Untersuchung. Die Kranken kommen deshalb in neue religiöse und weltanschauliche Sphären, sie erleben Erweckungen, kosmische Ahnungen, Inspirationen, den Kampf von Gut und Böse, sie sehen sich zu neuen Wertsetzungen gedrängt, nicht selten erfährt das ganze religiöse und das Werterleben eine Wandlung oder Ausweitung, die allerdings — wie das ja auch nicht anders zu erwarten ist — meist nur zur subjektiven Bereicherung, nicht aber auch objektiv zur Erhöhung und Differenzierung führt. Häufig bleibt es bei einer verschwommenen Ahnung, die der Unklarheit der durch die Krankheit neu auftretenden höheren geistigen Gefühlsvorgänge entspricht. Es entsteht ein neues verwaschenes, bald mehr religiös, bald mehr magisch, bald mehr verbrämt-märchenhaftes unbestimmtes Weltgefühl, das die ursprüngliche Entschiedenheit der Wertsetzungen vermissen läßt.

2. Im Bereich des Verbandes der Sprunghaftigkeit treten Störungen ganz andersgearteter Gefühle auf.

Objektiv stehen im Vordergrund jähe sog. „Stimmungswechsel" plötzliches Umschlagen von plötzlicher Heiterkeit in leeres Pathos, in hohle Angst oder in plärriges Weinen. In seltenen Fällen nur leise angedeutet pflegt dieses jähe Hin und Her der Gefühlsäußerungen meist ganz im Vordergrund des äußeren Bildes der „hebephrenen" Psychose zu stehen, besonders dann, wenn die noch zu besprechende Enthemmung und dranghafte Entladungsbereitschaft jeden Gemütsumschwung auch nach außen sofort hervortreten läßt. Das gibt dann die jedem Psychiater bekannten Bilder pathetisch-läppisch-weinerlicher Erregung, in die sich natürlich dort, wo der in Rede stehende Verband der Sprunghaftigkeit nicht rein auftritt, in wechselnder Weise die Symptome der übrigen Symptomverbände mischen oder das nach außen hervortretende Gebahren verändern.

Je mehr dieses kennzeichnende Verhalten beobachtet wird, um so deutlicher wird bei dem Kranken das Fehlen echter tiefer Trauer, wirklicher Freude, beschwingtem Humors, leidvoller Niedergeschlagenheit oder auch sanfter Betrübung, fröhlicher Gehobenheit und gebändigten oder ungehemmten Kummers. Man könnte geradezu beide Gruppen von Gemütsregungen auf Grund dieser Beobachtungen in einen Gegensatz bringen, wenn nicht bestimmte andere biologische Gesetzlichkeiten eine so einfache Betrachtungsart verhinderten. Wahre Freude und Trauer, wahre Fröhlichkeit und Bekümmernis schwinden bei diesen Kranken mit den Erscheinungen des Sprunghaftigkeitsverbandes um so mehr, je mehr die Störung an Schwere zunimmt. Und dadurch wird erst die Heiterkeit richtig läppisch, das Weinen leer und abstoßend, die Angst hohl, das Pathos übertrieben, bizarr und maniriert, die Gestik gehaltlos und abstoßend.

Als Beispiel für diesen Typ des „hebephrenen“ Affektverhaltens diene das Nachfolgende:

J. H. 39/90a. Die Kranke kniet zunächst vor einer alten Frau nieder, bittet sie um Verzeihung, ruft Mutter, Mutter, faltet die Hände, fällt aus dem Pathos plötzlich in Ratlosigkeit, läuft ratlos im Saal umher, dranghaft immer die gleichen Bewegungen wiederholend, indem sie durch Kopfbeugung und -strecken die Haare bald in den Nacken, bald über das Gesicht wirft. Dann wieder versucht sie Ärzten und Mitpatienten besonders anmutvoll zu erscheinen. Dieses leicht erotische Gebahren weicht dann einem fortwährenden Stimmungswechsel zwischen süßlicher Süffisanz, Hohn, Sorge, euphorischer Koketterie, Reizbarkeit und Jähzornausbrüchen bis zur Aggressivität, hohlem Pathos, Schimpfen. Dabei wechselt mit der Stimmung auch Mimik und Gestik von schmachtendem Augenaufschlag bis zur Zornfalte und dem zornig geröteten Gesicht oder einem pueril anmutenden Verhalten mit lümmelhaftem Lutschen am Daumen.

Das eigenartige Auf und Ab der Gemütsbewegungen und ihre gegenüber anderen Gefühlsvorgängen selbständige Dynamik lassen sich bereits in der Stimme feststellen und haben JODL Veranlassung gegeben, diese Gefühlsklasse als „dynamische“ Gefühle zu bezeichnen. Die Schizophrenie führt zu Störungen im Ausmaß und in der Qualität dieser dynamischen Schwankungen.

Subjektiv werden diese Gemütsstörungen den Kranken mit dem Verband der Sprunghaftigkeit viel weniger bewußt als jene Gefühle, in denen wir die innere Befindlichkeit unseres Leibes erleben. Die Schilderung der Kranken geben eine unglaubliche Bereicherung dieser Zustandsgefühle, die man mit einem kurzen Ausdruck als Vitalgefühle benennen kann. Man liest über diese Vitalgefühle Schilderungen wie die folgenden:

L. K. 38/615. Schwindel, elend, müde, wie tot, ganz leer, wie von der Welt, dickes Gefühl in den Zähnen, alles verändert.

E. R. 39/30. Glieder wie steif und gelähmt, obenauf kein Gefühl, so schwach zumute, Schweregefühl, Schwäche in den Armen, Zittergefühl, Schwäche den Rücken herauf.

K. D. 39/178. „Vernichtungsgefühl“ gehabt.

A. H. Windartige Angst, Gefühl zu Schweben, die Glieder wären wie „zwaselig“, der Kopf wie Zement voll, die Angst kam angeblasen, die Füße glitten nur, aber liefen nicht, eine Hand zog wie durch die Glieder, der Körper war schwach, sie fühlte sich so leicht, so „geschwommen“.

Der Leib ist leer, die Glieder wie fort, ganz leer. Alles ist tot, alles gestorben, der Leib ist tot, aber der Kranke selbst lebt noch, es ist alles erstorben u. a. m.

O. M. 38/687. Ein Gefühl, als ob er krank wär von innen heraus, wie eine innerliche Verschleimung. Ein unsicheres und aufgeregtes Gefühl im Körper.

B. K. 38/107a. Ein Gefühl in Kopf und Mund, das man gar nicht haben kann.

A. Sch. 38/624. Sie hatte ein Gefühl im Unterleib, als ob es passiere. Sie war ganz dormelig.

Vom Gefühl erhöhter Lebenstätigkeit bis zum Gefühl des Abgestorbenseins und des völligen Todes gibt es hier eine schier unerschöpfliche Skala der verschiedenen, qualitativ eigenartigen Vitalgefühle, deren zahlreiche Stufen dem Gesunden meist ganz uneinfühlbar und unbekannt sind, so daß auch vielfach die sprachliche Benennung versagt.

3. Der Symptomverband der Sprunghaftigkeit zeigt also einen erheblichen Reichtum der Gemütsstörungen und greift ganz andere Gefühlsklassen an als der Verband des Gedankenentzugs. Dies letztere gilt nun, bei verhältnismäßiger Armut der Erscheinungen auch für den dritten Verband, den des Faselns. Auch hier ist wieder eine neue Klasse von Gemütsregungen gestört.

In der reinen und isolierten Ausprägung des Verbandes fällt auf, daß die höheren geistigen Interessen vielfach ganz lebendig sind, daß im religiösen oder Werterleben, soweit es überhaupt zur Ausbildung kam, keine Veränderung eintrat. Auch Kummer und Freude sprechen dann normal an, die Zustandsgefühle sind intakt und die Stimmung läßt den beschriebenen jähen Wechsel vermissen. Dagegen erscheinen die Kranken indifferent gegenüber allen Belangen ihres täglichen Lebens, ohne sachliche Anteilnahme an den Vorgängen ihrer Umgebung, ohne jenes kennzeichnende Vorfühlen in den sachlichen Aufbau der Lebenssituation und der Umweltvorgänge, welches den Gesunden dauernd begleitet und ihm überhaupt erst hilft, die Sachverhältnisse seiner Umwelt genauer zu präzisieren. Aber es liegt nicht nur ein Mangel an solchen Gefühlen und solchen Vorfühlens vor, sondern mindestens in schweren Graden dieses Symptomverbandes auch eine qualitative Veränderung. Es treten eigenartige affektive Zwischenerlebnisse auf, sie begleiten zur Überraschung des Gesunden in einer inadäquaten Weise die Auffassung der verschiedensten Sachverhältnisse oder aber Sachverhalt und Begleitgefühl des Sachverhaltes artikulieren nicht mehr miteinander — die Ataxie des Gefühlslebens ist dann vorhanden, von der früher soviel die Rede war.

So hat also jeder Symptomverband eine kennzeichnende Gruppe von Gefühlsstörungen bei sich. Da nun in der zur Zeit noch üblichen Art der Symptom- und Zustandsbildbetrachtung die hiernach notwendige Sonderung der Gemütsveränderungen meist nicht durchgeführt wird, sondern durch ein summarisches Verfahren in der Feststellung gemütlicher Veränderungen ersetzt wird, da aber andererseits die Diagnose Schizophrenie gerade auf die Gemütsveränderungen wesentlich gestützt wird, so wirken gerade diejenigen schizophrenen Zustandsbilder als atypisch, welche aus dem Gesamt der schizophrenen Gefühlsveränderungen nur ein Teilstück herausgreifen. So begegnet man gar nicht selten Schizophrenen, deren höhere geistige Gefühle völlig ungestört, deren Sachwertgefühle aber schwer verändert sind und umgekehrt. Besonders häufig sind die dynamischen Gefühle für sich verändert. Dort aber, wo sie und die Vitalgefühle erhalten sind, vermißt man für gewöhnlich die „typische schizophrene Färbung und Veränderung des Gemütslebens". Denn dann erscheint das Gemütsleben weithin als unversehrt und die Bedeutung der etwa vorhandenen Teilstörungen oft als strittig. Da andererseits im Verband der Sprunghaftigkeit die Gefühlsstörungen sehr reichhaltig auftreten, so werden die durch ihn allein erzeugten Zustandsbilder selbst bei symptomatologisch unvollständigen Zustandsbildern noch am leichtesten als schizophren erkannt (Hebephrenie, Dementia simplex usw.),

während alle Zustände mit reiner Ausprägung des Faselverbandes (paranoide Bilder) weit größere diagnostische Schwierigkeiten machen.

Wenn nun trotzdem recht häufig gerade in Anbetracht der Gemütsstörungen Schizophrener diagnostische Schwierigkeiten auftreten, weil wir diese oder jene uns aus den klassischen Bildern vertraute Störung im Gemütsleben vermissen, so beruhen diese Unsicherheiten im Grunde auf der Unkenntnis der biologischen Unterschiede im Verhalten der einzelnen Gemütsbewegungen. Denn auch hier wird, ähnlich wie beim Denken, das Gefühlsleben nur allzu leicht als eine biologische Einheit aufgefaßt und dadurch der Blick für die eigentlichen biologischen Störungsgesetze und Störungszusammenhänge verschlossen.

Ist man einmal auf diese Tatsachen aufmerksam geworden, so gewinnt auch der Umstand biologische Bedeutung, daß die deskriptiven Merkmale der verschiedenen Gefühlsregungen des Gesunden recht unterschiedlich sind.

Die im Rahmen des Gedankenentzugsverbandes gestörten Gefühle gehören zu den geistigen Gefühlen i. S. der Normalpsychologie. Es handelt sich hier um Gefühle wie: Seligkeit, Erlösung, Verdammung, Befreiung, Resignation. Sie sind, wie GIRGENSOHN richtig zeigte, besonders nahe verwandt dem Denkerlebnis und von den bloßen Zustandsgefühlen weit entfernt, sie haben einen eigenartig absoluten Charakter, mit welchem sie alle Erlebnisse leicht durchdringen und sie werden immer irgendwie „als empfangen“ erlebt, als nicht eigenerzeugt, weshalb sie auch nicht vom eigenen Ich ausgehend erscheinen. Alle diese Eigentümlichkeiten stehen offenbar zu dem wesentlichen biologischen Merkmal dieser Gruppe in besonders enger Beziehung, daß eine eigentliche Differenzierung und Übungsmöglichkeit dieser Gefühle nicht besteht, daß sie vielmehr, so wie sie einmal in Erscheinung treten, meist auch bestehen bleiben und daß sich nur eine stärkere Ausstrahlungswirkung auf das Gesamt der Erlebnisse mit der Zeit erreichen läßt.

Von ganz anderem Charakter sind deskriptiv und biologisch die im Symptomenverband der Sprunghaftigkeit gestörten beiden Hauptgefühlsgruppen. Hier handelt es sich zunächst um rein formale Gefühle ohne „materialen“, in formulierbaren Gedanken faßbaren sachlichen Inhalt. Hier treten als gestört auf die Gefühle, die die primitiven Lebensvorgänge begleiten, also die Gefühle des vitalen Behagens, der vitalen Kraft und Elastizität, die Gesundheits- und Krankheitsgefühle, Trieb- und Wollust-, Hunger- und Sättigungsgefühle. Sie heißen auch um ihres vitalen Charakters willen Vitalgefühle. Ihre Störung in der Schizophrenie war aus den gegebenen Beispielen erkennbar; es mag nur noch nachgetragen werden, daß sowohl die Nahrungsverweigerung wie auch die abnorme Eßgier Schizophrener weithin als Folge der nur schwer unmittelbar zu fassenden Störung der Hunger- und Sättigungsgefühle aufgefaßt werden dürfen.

Die zweite Gruppe der im Symptomverband der Sprunghaftigkeit auftretenden Gefühlsstörungen umfaßt die Gefühle der seelischen Zufriedenheit, der Ungeduld, der Überraschung, des Zweifels, der Scham, Enttäuschung, Neugier, Ärger, Erwartung u. a. m. Diese haben gegenüber allen anderen Gefühlen ihren eigenen biologischen Rhythmus, „Auf- und Niedergang“ (SCHELER) und schon im Erleben einen „funktionell-dynamischen“ Charakter, dessentwegen wir sie auch „dynamische“ Gefühle (JODL) nennen dürfen. Sie sind eminent übungsfähig. Davon kann sich beim Studium der Ablaufsgewohnheiten dieser Gefühle jeder leicht überzeugen und dieser Hinweis möge hier, um diese Arbeit nicht über Gebühr auszudehnen, an Stelle einer eingehenden Darstellung dieser Übungsformen der dynamischen Gefühle genügen.

Die im Rahmen des dritten schizophrenen Symptomverbandes auftretenden Gefühlsstörungen umfassen eine neue Klasse von Gemütsregungen, welche mit den bisher besprochenen nur den Namen Gefühl gemein haben. Sie haften im Gegensatz zur Absolutheit der geistigen Gefühle und im Gegensatz zur rein formalen Zuständlichkeit der „vitalen" und „dynamischen" Gefühle unmittelbar an bekannten und formulierten Sachverhalten und konstituieren deren Wert, sie sind in ihrer Differenzierung nicht autonom, sondern weitgehend an das Vorhandensein erkannter Sachverhalte gebunden, daher weitgehend durch Umweltseinflüsse in ihrer Differenzierung bestimmt und weithin mit Umweltseinflüssen wandelbar. Trotzdem werden sie als eigenerzeugt, als persönlich hervorgerufen und bestimmt erlebt, wie die Sachverhalte, an denen sie haften. Sie strahlen nicht wie die geistigen Gefühle über die „Bühne" des Bewußtseins aus, sondern bilden Gruppen von Gefühlsregungen, in denen die Wertverwandtschaften der in den geistigen Besitz übergegangenen Sachverhalte ausgedrückt, gebildet und festgehalten werden. Sie sind in eigenartiger Weise ermüdbar, worauf es wohl beruhen dürfte, daß wir das Bedürfnis empfinden, auch an Wert hochstehende Sachverhalte von Zeit zu Zeit aus dem Blickfeld des Bewußtseins gerückt zu sehen.

Schon durch diese Feststellungen wird die jeweilige biologische Selbständigkeit jeder der drei für die Schizophrenie in Betracht kommenden Gefühlsstörungsgruppen nicht minder psychologisch untermauert, als sie klinisch und psychopathologisch an den atypischen Schizophrenien mit isolierten Symptomenverbänden zu studieren war. Aber es kommt zu alledem noch ein weiterer in die gleiche Richtung weisender Umstand hinzu.

Betrachtet man nämlich die Art und Weise, in der die Gefühle in den einzelnen Symptomenverbänden gestört werden, so ist sie doch biologisch gesehen höchst verschieden. Die geistigen Gefühle verlieren im Symptomenverband des Gedankenentzugs an Schärfe und Entschiedenheit, dafür treten gewisse an ihnen zu beobachtende Polaritäten (z. B. Erlösung — Verdammung, Gut — Böse, Seligkeit — Zermürbung) stärker hervor, zugleich aber — und das ist nun für die Willensstörung wichtig — wächst, je mehr sie an Schärfe und Entschiedenheit abnehmen, zugleich ihr Absolutheitscharakter, ihre Tendenz zu Irradiationen, und der Charakter des Überkommenhabens, des Empfangens, des Übernehmens. Dieser steht aber in enger Beziehung zum Symptom des Hypnotisiertwerdens und „Gemachtwerdens".

Bei den Vitalgefühlen tritt die bereits an den Beispielen aufgezeigte und faßbare Bereicherung an Zuständlichkeiten ein und auch die dynamischen Gefühle werden farbiger sowie unruhiger und wechselvoller im Verlauf und in den Einzelheiten. Die Sachwertgefühle des Faselverbandes aber werden entsprechend den verschwommenen Denkbeziehungen unklar, verschwommen und schillern erlebnis- wie ausdrucksmäßig in Qualitäten, welche der Gesunde naturgemäß als inadäquat empfinden muß.

Sozusagen herrscht also bei jeder der in Betracht kommenden Gefühlsklasse ein anderes Störungsprinzip vor.

Dies spricht nun in dem eben angedeuteten Sinne dafür, daß überhaupt biologisch selbständige Störungen entsprechender selbständiger biologischer Normalerscheinungen vorliegen und gibt damit Fingerzeige dafür an die Hand, wo die Störungsgesetze der einzelnen Symptomverbände gesucht werden können. Es erklärt aber auch zum Teil wenigstens die Vielfältigkeit der schizophrenen Gefühlsstörungen. Bisher stand man ja dem Gemütsverhalten der Schizophrenen deswegen immer etwas ratlos gegenüber, weil eine verwirrende Fülle scheinbar gegensätzlicher Gefühlsstörungen neben weithin normalem Verhalten gefunden wurde und niemand sicher sagen konnte, wann eigentlich normales und pathologisches Verhalten zu erwarten wäre.

Für die Entwirrung dieser nur scheinbar widerspruchsvollen Befunde bieten allerdings die letzterwähnten Beobachtungen und Tatsachen einen ersten Ausgangspunkt dar. Sie zeigen nämlich an dem Gefühlsleben der atypischen Schizophrenien, daß gewisse Gemütsregungen sich an sich normal verhalten und welche. Man kann also leicht bestimmte Störungen in den an sich unveränderten Gefühlsbereichen, welche bei den in typischer Weise aus allen drei Verbänden aufgebauten Schizophrenien auftreten, auf sekundäre Bedingungen zurückführen lernen, welche irgendwie mit der Interferenz der verschiedenen Störungen zusammenhängen. Diese können natürlich in mannigfacher Form gegeben sein (Auslösungsverhältnisse, abnorme Motive) und schließlich auch von dem Grade der Störung in den einzelnen Symptomverbänden abhängig sein. Daraus ergeben sich eine Fülle von Feststellungen, welche allerdings den Rahmen dieser, ganz andere Zwecke verfolgenden Übersicht überschreiten.

Auf jeden Fall finden alle Schwankungen des schizophrenen Gemütslebens ihre ungezwungene Erklärung in der Annahme, daß hier verschiedene selbständige bzw. selbständigen Verbänden angehörige, aus biologischen Vorstufen vom Gesunden erwachsenden Störungen vorliegen.

Man befragt hier wieder natürlich am besten die Entwicklungspsychologie darüber, ob sich auch in der psychologischen Entwicklung Anhaltspunkte für die Annahme finden, daß auch beim Gesunden die einzelnen Gefühlsklassen biologische Selbständigkeit besitzen. Es kehrt hier also dieselbe Fragestellung wieder, wie bei allen anderen seelischen Erlebnis- und Vorgangsgrundklassen.

Turmlirz, an den man sich am besten aus den unter Willensstörung genannten Gründen hält, läßt die Gefühlsentwicklung beginnen mit den „verschwommenen Gefühlslagen des Säuglings", in welchen zunächst Unlustgefühle, später mit der Entfaltung anderer Regungen auch allmählich und überwiegend Lustgefühle überwiegen. Wut, Gier und vitale Organgefühle sind bereits im Laufe des 1. Jahres nachweisbar. Vitalgefühle, welche an Sinneseindrücke anknüpfen, sind bereits im 1. Lebensjahr nachweisbar. Im Laufe des 2. Jahres führen auch Gedächtnisleistungen zu Gefühlen, Freundschaftsgefühle, Erstaunen, Verwundern sowie die Sympathiegefühle treten auf. Wissensgefühle kommen erst mit dem 3.—4. Jahr, erste ästhetische Gefühle mit 5—6 Jahren, die Fremdwertgefühle in der Reifezeit, die Ichwertgefühle „schon in der Kindheit".

Das ist, wie man sieht, ein sehr roher Überschlag; weil hier die Gefühlsentwicklung nur sehr vage und mit ganz unbestimmten Zeitbestimmungen, losgelöst auch von den Korrelationen zu anderen Entwicklungsvorgängen, dargestellt wird, kann die Psychopathologie mit solchen Angaben noch sehr wenig anfangen.

Hier sind also Einzeluntersuchungen sehr notwendig. Daß sie noch nicht unternommen wurden, hat einfach seinen Grund darin, daß die biologische Bedeutung der einzelnen Entwicklungsstufen durch die herrschende Auffassung vom Wesen der Seelenvorgänge seit Beginn der neueren Psychologie verschleiert wurde. Das gilt sowohl für die alte TETENSsche, die HERBARTsche, die WUNDTsche, erst recht für die phänomenologische und gilt schließlich auch für die KRÜGERsche Ganzheitspsychologie der Gefühle, mit welcher gerade aus dem Grunde der Psychopathologe gar nichts anfangen kann, weil sie ihm keine beschreibenden Handhaben für die biologische Beurteilung der zahllosen psychopathologischen Gefühlstatbestände an die Hand gibt.

Was die in der Schizophrenie betroffenen Gefühlsklassen anlangt, so kann man als Gesamtbild, vorbehaltlich der Ausführung von Einzelheiten, feststellen, daß die Vitalgefühle bereits überaus früh, schon im Laufe der ersten beiden Lebensjahre ausdifferenziert werden. Im 3. und 4. Jahre kommt es dann zur Differenzierung der „dynamischen" Gefühle. Enttäuschung, Erwartung, Trauer usw. werden hier schon als selbständige Vorgänge über längere Zeit hin faßbar und helfen ihrerseits mit, das Kind aus der unsichtbaren Bindung an die Situationen der Umgebung allmählich zu lösen. In der Reifezeit und zwar mit ihrem Beginn tritt dann eine ungeheure Bereicherung vor allem der vitalen Zustandsgefühle auf: die Gefühle, die die körperliche Kraft und das körperliche Befinden begleiten, ausdrücken und bestimmen, das Gefühl der Frische, der Straffheit, der Elastizität usw., aber auch die Organgefühle erfahren nun ihre den Erwachsenen kennzeichnende Ausbildung. Es ist ja bekannt, wie gerade hieraus viele Eigentümlichkeiten im Verhalten der Jugendlichen während der ersten Reifezeit entspringen.

Die rein geistigen Gefühle der Religiosität, die weltanschaulich-kosmischen Gefühle erfahren ihre Differenzierung gegen Mitte der Reifezeit, etwa vom 14. bis 15. Jahr ab. Ihre Ausbildung gab ja den alten protestantischen Theologen den Grund dafür ab, daß sie nun erst dem Jugendlichen die Reife zuerkannten, in der Konfirmation über ihre Zugehörigkeit zur Kirche selbständig Zeugnis abzulegen.

Und als letzte Gruppe entwickelt sich die Entfaltung der hier sogenannten Sachverhalts- und Sachwertgefühle Ende der Reifezeit zwischen 16. und 17. Jahr, vollendet etwa mit 18—19 Jahren. Wieder hat das praktische Leben hier — so wie beim Schulanfang, bei der Konfirmation und sonst — einen wichtigen biologischen Abschnitt benutzt für die Aufgliederung der beruflichen und sozialen Entwicklung: Strafmündigkeitsalter in unseren Breiten, praktisch erstes Hochzeitsalter der Mädchen, Übergang vom Lehrling und Gesellen zum Meister, Abitur, Übergang zum Universitätsstudium — alles Schritte, deren soziale Bedeutung ja auf der Fähigkeit beruht, abstrakte Sachverhalte im täglichen Leben und in der Erfahrung aufzufassen, herauszustellen, auszuwerten und weiterzugeben.

Es ist also unter allen Umständen allein schon beim Gesunden — ganz unabhängig von den Erfahrungen beim Geisteskranken — die Vermutung wahrscheinlich, daß in der Art, wie die verschiedenen Stufen der Gefühlsentwicklung aufeinander folgen, bestimmte Anzeichen für eine biologische Sonderstellung der einzelnen Entfaltungsabschnitte erkennbar sind. Zusammen mit den Erfahrungen der Pathologie, hier also an den Schizophrenien, welche sich aber bei anderen Psychosen für die bei der Schizophrenie nicht primär getroffenen Gefühlsklassen bestätigen, ergibt sich aus der weitgehenden Übereinstimmung beider Erfahrungsreihen eine gewaltige Stütze für die hier vertretene Annahme, daß überhaupt in den schizophrenen Symptomen drei biologisch selbständige Gruppen — Symptomverbände genannt — vorliegen, und daß auch die Gefühle sich in biologisch verschiedenen Klassen aufgliedern, denen eigene Entwicklungs- und Störungsgesetze zukommen.

7. Der biologische Standpunkt in der Psychopathologie.

Die Art der psychopathologischen Beweisführung, welche aus den im Eingang der Untersuchung entwickelten Fragestellungen und Beobachtungen hervorgeht, dürfte auf Grund dieses Kapitels hinreichend deutlich entwickelt worden sein. Man tut aber gut, sich noch einmal an das Programm Kahlbaums zu erinnern und an seine Forderung, es möge der Psychiater sich seine Art der Psychologie ohne Rücksichtnahme auf die sonst vorhandenen psychologischen Lehrmeinungen selbst schaffen. Daß die Kahlbaumsche Forderung im geschichtlichen Gang der Psychiatrie während der letzten sieben Jahrzehnte nicht erfüllt worden ist, dürfte klar sein. Die Psychiatrie hat teils ihre Psychopathologie somatologisch, lokalisatorisch, teils normalpsychologisch ausgerichtet und sie ist dabei immer und immer wieder der von Kahlbaum bereits gerügten Gefahr verfallen, den Gesetzen des krankhaften Seelenlebens Zwang anzutun. In den konstruktiven Theorien der Psychopathologie tritt das deutlich hervor. Nicht zuletzt dieser Umstand hat dazu geführt, daß es Psychiater genug gibt, welche am liebsten die Psychopathologie aus der Nosologie der Psychosen mehr oder weniger verbannen möchten. Inwieweit nun die neue Betrachtungsart, die hier entwickelt wurde, imstande ist, die Verwirklichung des Kahlbaumschen Programms durchzuführen, wird die Zukunft lehren. Immerhin darf sie schon jetzt einen Vorteil im Kahlbaumschen Sinne für sich in Anspruch nehmen. Dieser Vorteil geht aus der Tatsache hervor, daß in der Symptomverbandslehre die Gesetzlichkeiten, welche das Auftreten und Verschwinden, aber auch die psychopathologische Eigenart der schizophrenen Primärsymptome regeln, einzig und allein aus den Erfahrungen der Klinik, den Ergebnissen der Behandlung und den seelischen Gegebenheiten am Kranken selbst entwickelt werden. Nirgendwo wird die Erforschung der Gesetzlichkeiten, welche offenkundig aufgedeckt werden können, nach Gesichtspunkten ausgerichtet, die, sei es von der Somatopathologie, sei es von der Hirnpathologie oder schließlich von der Normalpsychologie hergenommen werden.

Es ist notwendig, für den damit gewonnenen neuen Standpunkt einen klaren und kurzen Namen zu finden. Mit Rücksicht darauf, daß es sich um eine Betrachtung handelt, welche die Lebenserscheinungen des menschlichen Organismus als Ganzes in ihren Einzelzusammenhängen leiblich-seelischer Art erforscht und sich um die Entwicklung und die Rangordnung der Funktionen bemüht, bot sich von vornherein für diese Betrachtung die Bezeichnung „*biologische Psychiatrie*“ an. Sie ist daher auch gerade bei der Behandlung der arbeitstherapeutischen Probleme in diesem Sinne verwandt worden.

Dieser biologische Standpunkt ist nun freilich nicht überall sofort verstanden worden. Das hat sich gerade in der Art gezeigt, wie die biologische Deutung der arbeitstherapeutischen Heilwirkungen beurteilt wurde. WEITBRECHT[1] z. B. hat geglaubt, die Verwendung des Ausdruckes biologisch sei mehr oder weniger eine Art unzulässiger Ausweitung des Biologiebegriffes auf zwischenmenschliche psychologische Geschehnisse. Man könnte gegen diese Auffassung WEITBRECHTS an sich schon einwenden, daß heute noch recht strittig ist, inwieweit Schizophrene seelischen Wirkungen der Gemeinschaft zugänglich sind, wenn man sich die Bedeutung des Autismus und der Kontaktlosigkeit, d. h. also ihre und immer wieder mit Recht hervorgehobenen seelischen Abkehr von der Gemeinschaft deutlich vor Augen führt. Es ist noch gar nicht genügend untersucht, inwieweit gemeinschaftspsychologische Deutungen auf die arbeitstherapeutischen Wirkungen überhaupt anwendbar sind. WEITBRECHT jedenfalls hat sie nicht gegeben. Wichtiger schon ist es in biologischer Hinsicht, daß unbezweifelbar an den arbeitstherapeutischen Wirkungen Instinktregungen der Menschen in hohem Maße beteiligt sind. Instinktregungen sind, das dürfte wohl auch WEITBRECHT nicht bezweifeln, nicht eigentlich psychologische Tatbestände, sofern man nicht den Begriff der Psychologie in ungewöhnlicher Weise erweitert. Instinkte, Instinktregungen, Instinktleistungen sind überindividuelle biologische Reaktionsnormen und insoweit größtenteils aus dem Bereich der Psychologie herausgenommen. Deshalb haben sie auch in der Psychologie der Gegenwart kaum eine Rolle gespielt. Auch in der modernen Psychiatrie hat die Instinktpsychologie noch kaum genügend Berücksichtigung erfahren.

Der heutigen Psychiatergeneration fällt es vielfach noch schwer, der an sich wohl überall als unvermeidlich eingesehenen Wendung von der bisherigen Psychologie und Psychopathologie zur biologischen Betrachtung zu folgen. Sie glaubt, dieser notwendigen Wendung sei schon Genüge geleistet, wenn man das seelische Geschehen zu unbestreitbaren biologischen Tatsachen in Beziehung setzt, wie sie etwa im Phänomen der Konstitution oder der individuellen Lebenskurve gegeben sind. Daß aber ein solcher Standpunkt nicht an die Kernprobleme heranreicht, zeigt sich gerade in den bisher vergeblichen Bemühungen, jene „biologischen Radikale" zu finden, welche die Erbbiologie braucht. Hier zeigt sich, daß eine über die bisherigen psychologischen Standpunkte hinausgreifende biologische Betrachtung des Seelenlebens in allen seinen Bezügen und nicht nur in seinen zwischenmenschlichen Faktoren unumgänglich ist. Die Symptomverbandslehre nun deckt Gesetzlichkeiten im Leben auf und tut dies gerade auch in der Arbeitstherapie, für deren Verständnis der Psychologie unserer Zeit schlechthin alle Voraussetzungen fehlen; Gesetzlichkeiten, welche die Tatsachen des Bewußtseins ebenso wie Tatsachen der seelischen Entwicklung und des Zusammenhangs verschiedener Bewußtseinsfunktionen und Bewußtseinsleistungen beherrschen; Gesetzlichkeiten, welche, wie die weitere Untersuchung noch zeigen wird, zweifellos weit in somatische Funktionen hineinreichen und daher mehr als nur psychologische Tatbestände sind, insofern sie die Lebensvorgänge des Organismus überhaupt zu regeln berufen zu sein scheinen. Wie aber soll man Gesetzlichkeiten nennen, welche am seelischen wie am körperlichen und am funktionellen wie morphologischen Lebensgeschehen zugleich ihren regelnden Einfluß dokumentieren? Gesetzlichkeiten, deren Entfaltung und Rückbildung sich vielfach über das ganze Leben erstreckt und deren Rangordnung im Laufe des Lebens sich gesetzmäßig wandelt? Sind sie noch psychologisch? Sind sie nicht vielmehr biologisch? Wie soll nun die Psychopathologie heißen, die sich mit solchen Gesetzlichkeiten am Seelenleben beschäftigt? Ihre Forschungsrichtung, ihre Forschungsanliegen decken sich ja nicht mit den Forschungsprinzipien der Psychologie. Muß sie nicht den Namen einer biologischen Disziplin, also einer biologischen Psychiatrie oder biologischen Psychopathologie tragen? Daß sie mit manchem altgewohntem Begriff in Widerstreit gerät, wird diese Art der Betrachtung auf die Dauer nicht aufhalten können. Ihre Fruchtbarkeit ist allein schon durch

[1] Fortschr. Neur. **13**, H. 3, S. 104ff.

die enge Beziehung gesichert, welche sie zwischen den Tatsachen der seelischen Ontogenese innerhalb der Norm und den Tatsachen der Pathologie sowie zwischen den Tatsachen der Klinik und den Tatsachen der Therapie schafft.

Daß aber die Symptomverbandslehre in Wahrheit eine biologische Betrachtung einleitet und insoweit über die heutige Psychologie und Psychopathologie weit hinausgreift, zeigt sich noch besser bei dem Versuch, ihr Verhältnis zur Normalpsychologie konkret zu umschreiben.

Auch der biologisch ausgerichtete Psychopathologe und Psychiater kann der normalpsychologischen Beschreibung nicht entraten. Er braucht sie zum dauernden Vergleich mit dem Kranken. Aber der Unterschied seiner Stellung zur Normalpsychologie und zur Psychologie überhaupt gegenüber dem heutigen Stand zeigt sich darin, daß er niemals Gesetzlichkeiten, welche für die Norm des Gesunden aufgestellt worden sind, auch als Gesetzlichkeiten auf das Geschehen im Kranken zu übertragen versucht. Im Gegenteil, er ist bestrebt, die Gesetze des Seelenlebens beim Gesunden so zu formulieren, daß die biologische Eigengesetzlichkeit des krankhaften Seelenlebens zu klarer Darstellung kommt. Das läßt sich am besten veranschaulichen in der Art, wie man sich mit der Tatsache auseinanderzusetzen hat, daß im Bereich des gesunden Seelenlebens die einzelnen großen Erlebnisklassen, d. h. also Wahrnehmen, Denken, Fühlen, Wollen eigentlich unabgrenzbar und voneinander unablösbar miteinander verschmolzen erscheinen. BUMKE hat das zuletzt noch in „Gedanken über die Seele“[1] anschaulich dargelegt. Es gibt keine Wahrnehmung ohne Gefühlston, es gibt praktisch keine Wahrnehmungen, in die hinein sich nicht Willensregungen, ja Urteile verflechten, es gibt praktisch kaum eine Willensregung und kein Motiv, welches von Gefühlen frei wäre, und umgekehrt gibt es kein Gefühl oder Wollen ohne sinnlich anschauliche Elemente. In der engsten Weise sind alle Funktionen im gesunden Seelenleben verflochten. Das ist ein Tatbestand, der gar nicht geleugnet werden kann. Aber es ist kein Tatbestand, der für die Deutung der Erscheinungen im kranken Seelenleben dogmatisch überbewertet werden darf. Auch BUMKE hat seine Behauptungen nicht aus dem Bereich der Pathologie gestützt. Und gerade die Psychopathologie der Schizophrenen hat mit Recht ihren Ausgang von der Tatsache des „Zerfalls“ genommen. Alle psychopathologischen Theorien haben in irgendeiner Form damit gerechnet, daß das Gewebe der Funktionsbeziehung im Seelenleben innerhalb der Schizophrenie zum mindesten eine Lockerung erfährt. Selbst der BERZEsche Standpunkt läuft letzten Endes daraufhin und auch die Symptomverbandslehre geht an diesem Tatbestand nicht vorbei, da sie ja ausdrücklich die selbständige, weitgehend unabhängige Entwicklung der drei Symptomverbände während des ganzen Prozesses lehrt. Damit muß natürlich auch eine Lockerung der Beziehungen zwischen jenen Funktionen verbunden sein, welche hinter den Symptomverbänden vorausgesetzt werden dürfen. Die Tatsache der engen Verflechtung der Funktionen beim Gesunden steht also neben der Tatsache der Lockerung und des Zerfalls dieser Verflechtung beim Schizophrenen. Unter diesen Umständen kann man doch nicht etwa die Gesetze, die man beim Gesunden gefunden hat, auf den Kranken übertragen wollen. Wo dieses versucht worden ist, ist man gescheitert, sei es in der experimentellen Psychologie, sei es in der Assoziationspsychologie, sei es in der phänomenologisch ausgerichteten,

[1] BUMKE: Gedanken über die Seele. Berlin: Springer 1941.

sei es in der Gestaltspsychologie. Keine von diesen an sich fruchtbaren Forschungsrichtungen bewältigte das Schizophrenieproblem. Das ist der Grund, weshalb die Psychopathologie in der Psychiatrie praktisch immer eine recht problematische Stellung eingenommen hat.

Vom Standpunkt der Symptomverbandslehre aus liegen die Verhältnisse ganz anders. Hat man sich erst einmal mit dem Gedanken vertraut gemacht, daß in der Psychopathologie der Schizophrenen Anhaltspunkte gegeben sind für die Annahme von Funktionsverbänden, welche beim Gesunden in engster Verflechtung zusammenwirken, beim Schizophrenen aber nur deswegen isoliert sichtbar werden, weil sich nur einzelne wenige der überhaupt vorhandenen Funktionsverbände verändern, so ist es klar, daß der tiefere Einblick in die Struktur der hinter dem Seelenleben des Gesunden stehenden biologischen Gesetzlichkeiten auch an dieser Stelle, wie so oft in der Medizin, von der Seite der Krankheit her möglich ist. Der psychopathologischen Beweisführung kommt, wie man gesehen haben wird, im Rahmen der Symptomverbandslehre eine durchaus selbständige Stellung zu. Nur bildet sie nicht den Ausgangspunkt der Untersuchung. Der Ausgangs-, punkt der Untersuchung liegt vielmehr bei der klinischen Beobachtung dessen, was an seelischen Krankheitszeichen zusammen vorkommt, zusammen fehlt bzw. überhaupt eine selbständige prozeßhafte Entwicklung nimmt. Die Psychopathologie hat sich nach diesen Tatsachen auszurichten. Und in der Tat, wenn sie dies tut, so zeigt sich, daß eine klarere Beschreibung der psychopathologischen Phänomene am Schizophrenen möglich ist.

Nun ist es doch klar, daß unter diesen Umständen die Ermittlungen der Normalpsychologie für den Psychiater nicht mehr verbindlich sein können. Sie können es um so weniger als bewußtseinsfremde oder erlebensfremde Kategorien oder Begriffe an die Beschreibung, Ordnung oder Deutung der seelischen Krankheitssymptome nicht herangetragen werden. Diese werden ganz als das gewonnen, was sie sind, als seelische Vorgänge und so beschrieben, wie sie sind, ohne psychologisch theoretische Bearbeitung. Wenn also das Ergebnis der Normalpsychologie eine Tatsache ist, welche mit dem Ergebnis der Psychopathologie unvereinbar zu sein scheint, so muß dieser Schein trügen. Die Tatsache der Normalpsychologie, daß die Funktionen des Bewußtseins in engster Verflechtung miteinander unlösbar zusammenwirken, braucht gar nicht bestritten zu werden. Sie bleibt als biologische Vergleichstatsache bestehen. Aber die Pathologie lehrt, daß hinter dieser biologischen Verflechtung Gesetze stehen, welche eine Isolierung bestimmter Funktionszusammenhänge ermöglichen. Nur sind diese Funktionszusammenhänge dann nicht solche der Wahrnehmung, des Wollens, des Fühlens und des Denkens je für sich allein, sondern es handelt sich um Funktionsbeziehungen, welche immer nur Teilstücke des Denkens, des Wollens, des Fühlens usw. zugleich umfassen. Das heißt also, der Pathologe gibt der in der Norm beobachteten Tatsache der engsten Funktionsverflechtung eine neue und eigenartige Deutung. Diese Verflechtung entsteht deswegen, weil die biologisch isolierbaren Elementartatbestände jedesmal Gefühl, Willen, Denken usw. schon in Funktionsverbänden gemeinsam, aber allerdings jedesmal nur in Teilfaktoren umschlingen. Und es ist doch klar, daß es unter diesen Umständen niemals gelingen kann, einen Denkinhalt ohne Gefühlsbegleitung oder eine Willensregung ohne Gedanken im Bewußtsein zu erfassen. Mit anderen Worten, der scheinbare Gegensatz besteht gar nicht. Aber eine solche biologische Deutung wäre gar nicht möglich, wenn man die Grenzen der Psychopathologie schon bei der psychologischen Beschreibung ziehen würde. Nur deswegen wird es möglich, derartige Gesetzlichkeiten und Deutungen aufzustellen, weil von vornherein die psychologische Tatbestandsfeststellung von der psychopathologischen und von der Ermittlung biologischer Gesetze in beiden sorgfältig begrifflich geschieden wurde. Wer glaubt, die in der Symptomverbandslehre ermittelten biologischen Daten seien reinpsychologischer Natur, der würde die Grenzen zwischen Biologie und Psychologie zum Schaden beider verwischen. Denn die Psychologie des Normalen kann gerade dann, wenn sie ohne Rücksicht auf biologische Zusammenhänge vorgeht, für die Biologie nutzbar gemacht werden, weil sie dann unvoreingenommen gesehene Tatbestände beschreibt. Nur muß sich die Normalpsychologie vor jeder Dogmatisierung hüten. Die Psychologie ist eben zwar eine schöne, eine praktisch wichtige, eine interessante Wissenschaft, aber sie ist keine normale Grundwissenschaft. Alle Gesetze, die sie lehren kann, bedürfen erst der biologischen Fundierung von anderen Ausgangspunkten her.

Das Verhältnis von Normalpsychologie und Pathopsychologie ist also nicht wie es gewöhnlich geschienen hat, einfach reciprok, sondern beide sind abhängig von einer noch zu schaffenden Biologie nicht nur des Seelenlebens, sondern aller Funktionskorrelationen im Organismus und die Gesetze des Normalen sind denen des Kranken in gewissem Sinne inkommensurabel. Gleichheit wie Verschiedenheit der Inhalte, Erlebnisse usw. besagen für die eigentlichen Gesetze beider gleich wenig. Die Pathologie der Symptomverbände widerstreitet daher der Normalpsychologie nicht. Was sie lehrt, sind formale Korrelationen und Bezugsverhältnisse der Funktionsgruppen. Die biologischen Gesetze derselben müssen dann im Normalen wie im Pathologischen unabhängig erforscht werden. Das kann allerdings erst geschehen, wenn man die Funktionsgruppen, d. h. die Symptomverbände und Funktionsverbände kennt. Damit ist klar, daß hier ein Ansatz geschaffen ist, um das Verhältnis der Normalpsychologie zur Pathopsychologie neu zu sehen. Erst die entwicklungsbiologische Untersuchung wird dann lehren, auf welche Weise die Phänomene am Kranken aus Abwandlungen der biologischen Gesetze des gesunden Seelenlebens begriffen werden können. Vielleicht schafft auch erst die im Entstehen begriffenen „vergleichende Psychologie“ die Voraussetzungen dafür. Nach dem, was geschichtlich als Psychopathologie und Psychologie vorliegt, ist es nicht möglich, eine solche Untersuchung im System der bereits vorhandenen Begriffe unterzubringen. Und das ist der Grund dafür, weshalb man eine so ausgerichtete Psychiatrie nur als biologische Psychiatrie bezeichnen kann. Man veranschaulicht diese Auseinandersetzung vielleicht noch am besten durch ein Beispiel.

Der Kranke *O. Kr.*, *Kg.* 36/14 stammt aus einer Familie mit charakterlichen Eigentümlichkeiten (Brutalität, heimtückisches Verhalten, Sonderlinge, intellektuelle Rückständigkeiten). Er selbst entwickelte sich normal bis zu seinem 26. Lebensjahr. Er wurde dann wunderlich, mißtrauisch, glaubte sich von seinen Arbeitskollegen beeinflußt, schimpfte grundlos auf die Frau, lief planlos von zu Hause fort. Infolge seiner Beeinflussungsideen kam er in Streit mit seinen Arbeitskameraden. Er meinte, man entzöge ihm die Gedanken, die Gedanken verschwänden, die Arbeitskameraden beeinflußten ihn suggestiv. Und schon bei der ersten Beobachtung in der Klinik, Anfang des Jahres 1936, traten neben diesen Symptomen aus dem Bereich des Gedankenentzugsverbandes eine Fülle wahnhafter Gedankengänge auf. Man mache ihm Schwierigkeiten überhaupt, man stelle ihm und seiner Frau nach. Ein verschwommener, recht wenig präzisierter Eifersuchtswahn spielte zeitweilig eine Rolle. In der klinischen Beobachtung traten dann mehr eine gewisse stumpfe Oberflächlichkeit, ein deutlicher Negativismus und eine deutliche Zerfahrenheit auf. Von Halluzinationen wurde nichts sicher beobachtet. Erscheinungen aus dem Symptomenverband der Sprunghaftigkeit wurden nicht sicher beobachtet, und bereits im Verlauf der ersten Klinikbeobachtung überwogen die Symptome aus dem Verband des Faselns. Diese sind dann im weiteren Verlauf allein noch hervorgetreten. Schon sehr bald schrieb der Kranke eine Reihe von eigentümlichen Briefen, in denen ein faselig verworrenes Denken im Vordergrund stand, Briefe, die die Zeitspanne bis zur zweiten Aufnahme in die Klinik völlig ausfüllten. Er versucht ein eigenartig verworrenes System aufzustellen: „Erlaube mir Ihnen nochmals zu schreiben. Jetzt bin ich soweit z. B. stamen mir Mensch aus dem Meer, es ist festgestellt, daß Meersalze den Verbrennungsstoff haben wie Pille u. durch Pille od. Bittergeschmack unangenehm schmeckt geronnenes Fett zu v. Notventill in Bewegung setzen durch Weibsreiz Vorh. zurück halten bei Verkehr. Zuckerkrank süße Frucht Paradies u. s. w. Dämpfe nicht abgehen dickblut Fettansatz mit Süß." Bei der Klinikbeobachtung im Laufe des Jahres 1940 war er völlig zerfahren. Er erzählte z. B.: „Süße Frucht, verb. weil mehr Salze haben diese Verbrennungsbestandteile wie Pille Stärke 3 Eiweißverbrennung zu Fett kalt ists Eiweiß dick tagelang aushungern lassen kann man Brennendes nicht vertragen Übererernährung zuviel Gase, weil Verdauung nicht schafft Brennendes und mäßig daß nur Adern voll sonst Bauch voll Lunge Atembeschwerden." Bei anderen Unterhaltungen redete er in ähnlicher Weise: weil die Dämpfe entstehen vom Meer, der Regen und so. Die Verschwommenheit und Zerfahrenheit seines Denkens, die praktisch alle Merkmale des Faselns zeigt, geht auch aus den folgenden Äußerungen bei einer Exploration hervor: „(Warum hierher?) Ich habe eigentlich, ich habe nicht, ich habe es nicht ganz geglaubt von ihm, dem Doktor, ich habe schon gewußt, daß es hierher geht. Ich habe, ich war eben, ich habe gemeint, daß ich eben nicht recht bin, daß ich erkältet bin, daß mir etwas fehlt, Geschlechtsschwäche und Kälte. Das habe ich so gewußt, das war dauernd mein Tägliches, Gesundheit vergesse ich gar nicht, ist gar nicht aus dem Kopf gekommen. Und da habe ich gedacht, Kleiderkarten habe ich auch keine gehabt, Kleiderkarte habe ich auch eine neue gekriegt, da haben mich nur die Saufkumpanen, Doch bin ich nicht fortgekommen, ich wollte mich entpflichten, da habe ich eine Möglichkeit gesehen, daß ich fortkomme, daß ich weg komme von dort oben. Ich habe ja auch gesagt, ich wollte studieren, habe ich auch gesagt. Wenn mir das möglich wäre, tät ich mich. Der hat zu mir gesagt, der Staat tät das unterstützen, wenn er Leute finden tät (Was studieren?) Ich bin, ich weiß, ich bin noch nicht im Bilde, was ich da sagen soll, also Gesundheit, also in gesundheitlicher Hinsicht. Ich kann nicht sagen, ich will Doktor studieren, ich will Sie nicht in den Hintergrund stellen (Meerespillen?) Verbrennung und also Meeresdämpfe. Die Sonne scheint scheints auf das Salz oder wie das ist, das weiß ich nicht, Meeresdämpfe, kühler Regen, Erkältung regen (Bedeutung?) Verglichen mit der Harnsäure. Dämpfe, Pillen, das elbe wie Meeressalz und Verbrennung dann und Dämpfe auch, Erkältung, wenn ich die Salze weglasse oder keine Sonne scheint (Woher haben Sie das?) Von meinem Kopf, das liest man nicht." Der Kranke versucht in ihr eine Normalphysiologie in zerfahrener Weise aufzustellen. Es handelt sich nicht etwa um den Versuch, pathologische Erscheinungen der Vitalgefühlssphäre dem Untersucher nahezubringen, sondern der Kranke gibt eine Normalphysiologie seines Durchschnittszustandes.

Die Beobachtung dieses Kranken zeigt, daß sich auch der Verband des Faselns nach anfänglichen Vermengungen mit dem Verband des Gedankenentzugs selbständig prozeßhaft weiter entwickelt und mindestens über lange Jahre hinaus das Zustandsbild isoliert und rein beherrschen kann. Es bestätigt sich wieder die bereits besprochene Erfahrung, daß derartige Verläufe eine ungünstige Prognose haben und daß gerade innerhalb des Faselverbandes der Prozeß besonders häufig bis zu den mittleren Graden der Denkzerfahrenheit fortschreitet. Aber die Beobachtung lehrt doch darüber hinaus noch etwas mehr. Dieser auf verhältnismäßig wenige seelische Vorgänge begrenzte Krankheitszustand erlaubt dem Kranken eine volle Berufsarbeit. Der Kranke war, als er zwecks kurzer Begutachtung zu uns kam, in voller Tätigkeit. Er hat sich auf den verschiedensten Gebieten nicht nur weiter interessiert, sondern in seiner gesamten psychischen Entwicklung in normaler Weise fortentwickelt. Dagegen ist im pathologischen Bereich, d. h. im Verband des Sachverhaltsdenkens ein völliger Differenzierungsstillstand eingetreten. Auch eine Übungsmöglichkeit für das Sachverhaltsdenken hat der Kranke nicht mehr. Man hat hier geradezu das pathologische Gegenstück vor sich zu der an sich auch im Bereich der normalen Psychologie bekannten Tatsache, daß die einzelnen Intelligenzfunktionen eine gesonderte Übungsfähigkeit besitzen, eine Tatsache, welche zuletzt EXARCHOPULOS[1] untersucht hat. Man sieht also an einem solchen Beispiel, daß mit der Feststellung eines Symptomverbandes weit mehr gegeben ist als nur eine Feststellung psychologischer Zusammenhänge. Erstens entsprechen die hier feststellbaren psychologischen Zusammenhänge nicht jenen, welche die Psychologie bisher innerhalb des Normalen mit Recht behauptet hat. Zweitens aber enthält die Feststellung eines solchen pathopsychologischen Tatbestandes zu gleicher Zeit auch Behauptungen über rein biologische Vorgänge wie die der Funktionsentfaltung und der Übungsfähigkeit während des Lebens. Daraus ergibt sich doch wohl mit Klarheit die Berechtigung, hinter der engen Verflechtung der Funktionen des Normalen isolierbare Funktionsverbände, wie sie in den Symptomverbänden in Erscheinung treten, zunächst einmal hypothetisch anzunehmen. Daß damit die beim Gesunden zu beobachtende Verflechtung nicht geleugnet zu werden braucht, zeigt gerade das erwähnte Beispiel. Denn hier tritt nur eine Störung an einer bestimmten Stelle ein. Zu einem Zerfall kommt es deswegen nicht, weil nur ein Verband sich verändert.

Die Forschungsaufgabe der biologisch ausgerichteten Psychopathologie geht aber noch weiter als bis zu solchen Feststellungen, mit denen ja überhaupt zunächst nur mehr Probleme aufgeworfen als gelöst werden sollen. Zunächst einmal zeigt sich, daß es ebenso falsch ist, eine unlösbare Verflechtung der seelischen Funktionen auf Grund der Beobachtungen am Gesunden dogmatisch zu supponieren, wie es ebenso falsch war, mit BLEULER eine elementare Isolierbarkeit der Assoziationsvorgänge auf Grund der schizophrenen Zerfallsphänomene zu behaupten. An die Stelle beider Vorstellungen tritt vielmehr eine neue. Zusammenhang und Lockerung der Funktionen erfolgen an ganz anderen Stellen, als man sie bisher zu suchen berechtigt schien. Weder eine völlige Isolierung der Einzelfunktionen gibt es, noch gibt es eine Verflechtung der Funktionen in der Art, wie sie bisher behauptet wurde. Sondern die Verflechtung, die man am Normalen beobachtet, ist das Ergebnis einer eigenartigen biologischen Zusammenhangsbildung, welche allein erst in der Pathologie aufgedeckt werden kann. Hinter der Verflechtung in der Norm steht also das eigentliche biologische Gesetz. Und es ist doch klar, daß man eine Betrachtung, welche diese hinter der Fassade der seelischen Vorgänge stehenden biologischen Gesetze und Entwicklungen sowohl im Normalen wie im Kranken aufzudecken sucht, eine biologische Forschung heißt. Was man mit dieser Forschungsrichtung erreichen kann, wird die Zukunft in verhältnismäßig kurzer Frist wohl lehren.

[1] Z. angew. Psychol. **60**, H. 6, S. 321.

Eines ist klar, daß die hier eingeschlagene Denkrichtung das Problem der individuellen Variation im Bereich der Norm wie im Bereich der Krankheit unter ganz neuen Gesichtswinkeln zu verstehen lehrt. Wenn im Rahmen dieser Untersuchung jetzt derartige Probleme nicht ausführlich besprochen werden, so nur deswegen, weil es unzweckmäßig erscheint, eine derartige Erstuntersuchung mit allzu vielen Fragestellungen zu belasten. Es muß aber von vornherein klargestellt werden, daß das Problem der individuellen Unterschiede durch die Symptomverbandslehre eine Form annimmt, welche an die Stelle der bisherigen Typologie tritt und auch hier eine kausale Betrachtungsweise anzuwenden erlaubt. Man kann weiter leicht zeigen, daß der Verlauf der pathologischen Gleichgewichtszustände in der Schizophrenie mit einer eigenartigen Dynamik der pathologisch gewordenen Funktionsverbände einhergeht, so daß innerhalb eines an sich ziemlich gleichförmigen Zustandes leicht Schwankungen im Gesamtbild auftreten, welche durch die Symptomverbände geprägt wurden.

Der Patient *W. Sch.*, *Kg.* **37/758** hatte bereits im Jahre 1925 einen schweren schizophrenen Schub durchgemacht, spürte elektrische Ströme, sah Tieraugen an der Decke, die Wände sprühten von Elektrizität, man erzeugte Durchfälle durch Elektrizität bei ihm, hörte Stimmen aus der Wand, verweigerte zeitweise die Nahrung und mußte mit der Sonde ernährt werden, sprach von einem juwelenschweren Fräulein bei sich im Bett u. ä. Er selbst gab aus der Erinnerung an, daß ihm damals alle Leute komisch vorkamen, die Häuser waren so hoch und schmal, die Straße so eigenartig lang. Er hatte auch Hypnosegefühle. Der katatone Zustand klang dann ab und es blieb ein Defektzustand zurück, in welchem der Kranke erstmalig 1937 die Heidelberger Klinik aufsuchte. Er war in dieser Zeit deutlich faselig, auffallend wurstig, indifferent, oberflächlich, hatte eine manirierte Sprechweise, erzählte recht verschwommen und zeitweilig geradezu faselig, er glitt von einer Episode zur anderen und verlor leicht den Zusammenhang. Zeitweilig grimassierte er und gelegentlich traten einzelne Negativismen hervor. Er zeigte also im wesentlichen ein Zustandsbild aus dem Rahmen des Faselverbandes, während alle anderen Erscheinungen, insbesondere die Erscheinungen des Gedankenentzugsverbandes und dynamische Gefühlsstörungen völlig fehlten. Bei einer Nachbegutachtung im Jahre 1941 hatte sich das Bild gewandelt. Auch jetzt fehlten alle Erscheinungen seitens des Gedankenentzugsverbandes. Er war nun geistig recht frisch und klar, erzählte gewandt und zusammenhängend, formulierte straff und den Sachverhalten, die er meinte, genau angemessen, verlor niemals mehr den Faden, niemals zeigte sich eine innere Lockerung des Zusammenhangs. Er war auch sachlich interessiert. Dagegen war er nun läppisch, etwas albern, zeigte ein bewegliches Auf und Ab der Stimmung, eine gewisse dranghafte Unruhe, hatte zu seinem Krankheitsverlauf gar keine einsichtige Stellung, bagatellisierte das meiste. Es überwogen also im Augenblick Gemütsstörungen ganz anderer Art, als die vorhergehende Beobachtung gezeigt hatte, Störungen, die nach der vorliegenden Untersuchung in den Bereich des Sprunghaftigkeitsverbandes gehören.

Solche Beobachtungen sind überaus lehrreich. Von den üblichen psychologischen Auffassungen her kann man den Wechsel der Symptomatologie weder verstehen noch unter irgendwelchen gesetzmäßigen Gesichtspunkten einordnen. Warum 1937 leichtes Faseln, verschwommenes Denken, Manieren, Negativismen und Grimassieren sowie eine Indifferenz der Sachwertgefühle das Zustandsbild beherrschten, während 1941 gerade diese Erscheinungen völlig fehlen und dafür nun ganz andere Störungen des Gemütslebens in Erscheinung treten, bleibt solange unklar, als man nicht durch andere Beobachtungen bereits auf den inneren gesetzmäßigen biologischen Zusammenhang der verschiedenen Symptome geführt wurde. Unter dem Gesichtswinkel der neuen Lehre bietet aber der Wechsel der Erscheinungen nur das dar, was man auch sonst beobachten kann, nämlich daß ein Symptomverband den anderen im Erscheinungsbild ablöst oder mindestens dessen Übergewicht durch sein eigenes Übergewicht ersetzt.

Für den jetzigen Gedankengang aber ist eine solche Beobachtung von entscheidender Bedeutung. Denn er beweist, daß die einzelnen Gemütsstörungen sich unabhängig voneinander im weiteren Verlauf der Krankheit selbst Jahre nach dem akuten Zustand verändern können. Er zeigt weiter, wie einzelne Funktionen gesetzmäßig zusammengehören. Wenn also gerade die Gemütsstörungen sich gegeneinander unabhängig verhalten, so führt dies doch im Rahmen der ganzen Untersuchung zwingend zu dem Schluß, daß das gesamte Gemütsleben des Gesunden nicht jene funktionelle Einheit bilden kann, die die heutige Psychologie vorauszusetzen pflegt.

Daß sich die Lehre von den Symptomverbänden aber auch auf Defektzustände und chronische Zustände der Schizophrenie anwenden läßt, welche der Norm angesichts ihrer Symptomarmut überaus nahestehen, ist von besonderer Bedeutung. Denn es zeigt, daß in der Tat die Symptomverbandslehre, wie bereits ausgeführt wurde, nicht grundsätzlich mit jenen Auffassungen vom inneren Zusammenhang der seelischen Vorgänge beim gesunden Erwachsenen im Widerspruch steht, die von vielen Forschern und so etwa auch von Bumke vorgetragen wird.

Man hat hier Gelegenheit, die Problemlage noch von einer ganz anderen Seite anzupacken. Und das ist angesichts der heute noch herrschenden Auffassungen besonders wichtig. Es wurde bereits ausgeführt, daß dem Seelenleben des Erwachsenen gegenüber die Symptomverbandslehre einen Ansatz zur kausalen Analyse jener Typenunterschiede gibt, für die sich innerhalb der üblichen „Ganzheitsauffassung“ und der Typologie nur eine Formel, aber keine biologische kausale Interpretation ergibt. Die neue Lehre stößt daher vor in jenen Bereich biologischer Gesetze, die etwa Bumke[1] als „unbewußte lebendige Quelle der seelischen Vorgänge“ nur notiert, statt sie genau zu untersuchen. Die neue Lehre zeigt, daß hier biologische Tatbestände und Gesetzmäßigkeiten analytisch untersucht werden können. Sie bescheidet sich nicht dabei, die biologischen Voraussetzungen des Seelenlebens für unableitbar zu halten. Manchem mag heute noch ein solches Unternehmen gewagt erscheinen. Daß es aber tatsächlich mit exakter Methodik durchführbar ist, lehrt eine allgemeine entwicklungsbiologische Betrachtung. Bumke schreibt[1]: „Aber auch das dürfte sich m. E. von selbst verstehen, daß Empfinden, Denken und Fühlen auch beim Säugling (und wahrscheinlich bei sehr vielen Tieren) noch weniger getrennt auftreten können als bei erwachsenen Menschen. Man darf also ruhig sagen, daß sich das Denken aus dem Fühlen entwickelt oder das Gefühl eher da sei als die Gedanken. Daß das kleine Kind das Wiedererkennen der Mutter in einem wohlformulierten Gedanken erlebt, hat ja wohl selbst der weltfremdeste Psychologe niemals gemeint.“ In dieser Bumkeschen Darlegung sind freilich eine Reihe von Schwierigkeiten enthalten. Wie soll man sich denn das Verhältnis des „entwickelten Denkens“ zu dem im Gefühl noch unentwickelten vorgebildeten Denken vorstellen? Was heißt es denn, wenn Gefühle eher da sein können als Gedanken? Wie verhalten sich denn die Funktionen, in denen ein wohl formulierter Gedanke gegeben ist,

[1] Bumke, O.: Gedanken über die Seele. Berlin: Springer 1941.

zu den Funktionen, in denen nur unformulierbare Komplexqualitäten erlebt werden? Es ist doch hier ersichtlich, daß auch die Auffassung, im Seelenleben könne man scharfe Unterscheidungen selbständiger Funktionen nicht machen, ohne die Annahme wenigstens minder scharfer Unterscheidungen nicht auskommt. Nun lehrt unbestreitbar die genaue Beobachtung der seelischen Entwicklungsvorgänge, daß sich die einzelnen Funktionen vielfach unabhängig voneinander zu Entwicklungsstufen von verschiedener Entwicklungshöhe differenzieren können. Die Entwicklung des Denkens fällt mit der Differenzierung des Gemütslebens durchaus nicht ohne weiteres zusammen. Gerade ein Werk wie das von Turmlicz, das doch von ganzheitlichen psychologischen Voraussetzungen ausgeht, lehrt dies eindringlich. Würde man nun von der üblichen Auffassung, wie sie auch Bumke vertritt, ausgehend den gleichen Gedanken folgerichtig weiterentwickeln, so kommt man schließlich zu einer verschleierten atomistischen Vorstellung vom Aufbau des Seelenlebens. Zwar bleibt der innere Zusammenhang aller Funktionen innerhalb des Bewußtseins stets gewahrt. Es handelt sich also nicht um jene mechanistische Auffassung, um jene Atomistik, wie sie in der Assoziationspsychologie üblich gewesen ist. Aber es besteht dann eine innere Unabhängigkeit der einzelnen Funktionsdifferenzierungen, die den biologischen Tatbeständen widerstreitet, und zwar einen formal psychologischen Zusammenhang, nicht aber einen wahrhaft biologischen Differenzierungszusammenhang der einzelnen Funktionen voraussetzt. Die dogmatische Überbewertung der psychologischen Verflechtung aller Funktionen zwingt also zu einer biologischen Isolierung derselben, d. h. man hat eine biologische Atomistik an die Stelle der psychologischen gesetzt. Es werden eben bei der üblichen Auffassung die biologischen Korrelationen in der Differenzierung der einzelnen Funktionen übersehen. Im Grunde genommen aber lehrt die unbefangene Entwicklung etwa der Reifeperiode und ihrer letzten Stufen, daß einzelne seelische Vorgänge untereinander in engster Entwicklungskorrelation stehen, so daß von selbst Gruppen gebildet werden, welche einem gleichen Gesetz folgen. So werden das Eigenbewußtsein des Könnens und der vollen Situationsbeherrschung, die volle Freiheit des kombinatorischen Denkens, das situative Ahnungsvermögen und die feineren Sympathiegefühle erst im Übergang zur vollen Reife erworben. Somatisch tritt in der gleichen Zeit eine veränderte Hautfunktion, eine andere Tätigkeit der Schweißdrüsen und in der gesamten nervösen Steuerung der Übergang zur eigentlichen Motorik des Erwachsenen mit den vollen Versteifungstendenzen bei den gesamten Handlungen des Organismus ein. *Es ist nur ein anderer Ausdruck für diese biologische Korrelation in der Differenzierung einzelner seelischer Vorgänge, wenn nun die biologisch zusammengehörigen Funktionen auch in einer endogenen Krankheit gesetzmäßig gemeinsam erkranken.* Aus der empirischen Beobachtung solcher Zusammenhänge ergibt sich dann der Symptomverband. Zwangsläufig führt also gerade die Beobachtung der seelischen Entwicklung zu einer Auffassung vom Seelenleben, die der Lehre von den Symptomverbänden entspricht. Ein Gesichtspunkt bedingt geradezu den anderen. Mit der Symptomverbandslehre ist daher zwangsläufig eine Wendung zum entwicklungsbiologischen Denken in der Psychopathologie gegeben, und zwar in einer Form, die über die heutigen Ansätze dazu weit hinausführt. *Denn ein Funktionsverband faßt in erster Linie alle die Funktionen zusammen, welche den gleichen Diffe-*

renzierungs- und Entwicklungsgesetzen folgen. Durch diese Differenzierung wird der innere Zusammenhang der seelischen Vorgänge ebensowenig aufgelöst wie durch die Differenzierung des Organismus von der Eizelle zu einem „Vielzellenstaat" der syncytiale Zusammenhang aller Organe und des gesamten Organismus aufgehoben wird. Während aber die bisherige Auffassung den isoliert auftretenden Krankheitserscheinungen hilflos gegenüberstand, ist die neue Lehre imstande, sowohl die Selbständigkeit der Einzelsymptome wie ihren inneren Zusammenhang gerade aus den biologischen Differenzierungsgesetzen des Seelenlebens wie des gesamten Organismus heraus zu entwickeln. Die neue Auffassung ist also im strengen Sinne weder atomistisch, noch der heute üblichen ganzheitlichen Auffassung konform. Aber gerade deshalb wird sie den Tatsachen besser gerecht, denn sie kann die Selbständigkeit der Einzelsymptome, die begrenzte Unabhängigkeit der Einzelfunktionsverbände und die Gesetze ihrer Differenzierung, aber auch die Rangfolge der einzelnen Differenzierungsschritte weitaus klarer beschreiben und in ihren inneren Zusammenhängen aufdecken als jede andere Auffassung bisher.

8. Zusammenfassung.

Erfahrungen der Psychopathologie wie der Entwicklungspsychologie sprechen also dafür, daß die seelischen Vorgänge des Denkens, Wollens, Fühlens usw. keinen einheitlichen biologischen Aufbau haben. Im Gegenteil, jeder von ihnen ist beim Erwachsenen das Ergebnis eines verwickelten Zusammenwirkens von biologisch recht verschiedenartigen und verschiedenwertigen Einzelvorgängen. Diese nehmen zu ganz verschiedenen Zeiten der seelischen Entwicklung ihren Anfang. Die allmähliche Leistungsstufung der genannten seelischen Vorgänge ist der Ausdruck dessen, daß durch neue biologische Teilvorgänge neue Möglichkeiten der Funktion und damit neue Lebensgebiete erobert werden. Hier wurden natürlich von den zahlreichen Teilvorgängen solcher Art nur die für die Schizophrenie wichtigen und von diesen auch nur die wesentlichsten erörtert.

Es sieht zunächst so aus, als würde dadurch die (vorgebliche) „Ganzheit" des Seelenlebens in ein Chaos zahlloser biologischer Einzelvorgänge aufgesplittert. Wenn auch mit der atomaren Betrachtung der Assoziationspsychologie ganz unvergleichbar, so scheint vielleicht die Gefahr einer Atomistik nicht der seelischen „Elemente", sondern der seelischen „Primitivvorgänge" und eine neue Art von Mosaikbetrachtung aufzutauchen. Das ist aber wie eben gezeigt nicht der Fall. Die Teilvorgänge bleiben sozusagen nur ein „Syncyticum", welches durch dauernde Differenzierung, die sich innerhalb der Einheit des Bewußtseins und der Ganzheit des Seelenlebens vollzieht, bis zum Ende der Reifezeit an Vielgestaltigkeit und an Reichtum gewinnt. Es ist aber entscheidend, daß nun die einzelnen Differenzierungsergebnisse nicht gesetzlos nebeneinander herlaufen. sondern daß zwischen einzelnen von ihnen jeweils engste biologische Korrelationen bestehen. Dies besagt es doch, wenn man bei der Schizophrenie in den Symptomverbänden die verschiedenartigsten Einzelvorgänge zu gesetzmäßigen Gruppen aneinander gekoppelt findet. Denn jeder Symptomverband enthält Teilvorgänge des Denkens, Fühlens, Wollens usw. Das heißt also, das „ganzheitliche Syncyticum" besteht in der allmählich immer reicheren Ausbildung von Funktionskorrelationen, in denen einzelne oft scheinbar recht heterogene

Vorgänge und Erlebnisse zu weiterer einheitlicher biologischer Entwicklung zusammengefaßt werden. Jeder Differenzierungsschnitt in der Ontogenese fällt mit der Neubildung eines solchen „Funktionsverbandes" zusammen.

Zu den bereits vorgebrachten klinisch-nosologischen Beweisen für diese Koppelungen sind nun noch in den letzten Ausführungen psychopathologische getreten. Und zwar in doppelter Richtung:

a) Es zeigte sich, daß der Zahl der klinisch unterscheidbaren Symptomverbände entsprechend je drei verschiedene Grundformen schizophrener Denkstörung, Willensstörung usw. beobachtet werden. Diese können nicht nur voneinander unabhängig auftreten oder sich entwickeln oder auch als elementare Bausteine sich zu den komplexeren Störungen der Zerfahrenheit, des Negativismus u. ä. Symptomen verbinden. Sondern sie sind auch auseinander psychologisch und psychopathologisch in keiner Weise ableitbar oder ineinander überzuführen. Jedesmal vielmehr handelt es sich um psychopathologisch selbständige Teilerscheinungen elementarer Art. Darin liegt der Grund, weshalb es unmöglich ist, die Symptomatologie und Psychopathologie der schizophrenen Erscheinungen auf den Generalnenner einer „Grundstörung" zu bringen.

b) Betrachtet man aber unbeschadet dieser deskriptiven Sonderstellung ihrer Einzelbestandteile die Symptomverbände als das, was sie sind, nämlich als je einen in sich geschlossenen biologischen Störungsvorgang, so zeigt sich, daß jedem von ihnen doch gewisse besondere Eigentümlichkeiten in rein psychopathologischer Hinsicht zukommen, durch welche er sich von den übrigen unterscheidet. Gerade hier zeigt sich, daß der Koppelung der Einzelerscheinungen und -vorgänge jeweils ein bestimmtes biologisches Vorgangsgesetz zugrunde liegen muß, dessen genaue Bestimmung besonders hinsichtlich der Dynamik der den Symptomverband erzeugenden Lebensvorgänge eben die eigentliche Aufgabe einer späteren entschlossen biologisch ausgerichteten Psychopathologie sein dürfte.

Zum Beispiel ist der Symptomverband des Faselns in allen Teilerscheinungen gekennzeichnet durch die eigenartige Neigung zur Dauerveränderung, während im Verband des Gedankenentzugs die einzelnen Erscheinungen irgendwie an die gradmäßige Zunahme der Flüchtigkeit gebunden sind. Im Verband der Sprunghaftigkeit dagegen werden offenkundig unabhängig vom Schweregrad vor allem die Drangphänomene und Vitalgefühle zuerst alteriert.

Das sind aber nur erste rohe Hinweise auf die wahren biologischen Besonderheiten dieser eigenartigen aus der Nosologie und Klinik ablesbaren Symptomverbände. Eingehende Erforschung ihres Verhaltens unter arbeitstherapeutischer Beanspruchung wird erst die für die biologische Beurteilung und Forschung viel wesentlicheren Besonderheiten der Übung, Leistungssteigerung oder -verminderung, Anpassungsfähigkeit an wechselnde Bedingungen ermitteln können. Das neue Denken, welches einzuleiten diese Abhandlung sich anschickt, wird einmal in der Feststellung solcher Tatsachen seine wahren psychopathologischen Triumphe feiern und mit ihnen zugleich eine neue Ära der biologischen Psychologie an Stelle der heutigen erzwingen.

Denkt man sich nun diese Aufgaben einmal alle gelöst, so ist dann jeder Symptomverband nicht nur wie zur Zeit kursorisch und summarisch, sondern in allen Einzelheiten als ein biologischer Vorgang eigener Prägung und Pathologie umrissen.

Die in ihm vorhandene Verbindung heterogener seelischer Einzelvorgänge kann auf zwei Weisen entstehen: entweder die Koppelung wird erst mit dem Eintritt des schizophrenen Erkrankungsprozesses hergestellt, hat also beim Gesunden nicht präformiert bestanden. *Oder* aber *die Koppelung besteht latent bereits beim gesunden Erwachsenen* und wird nur durch das enge Zusammenspiel aller Teilfunktionen und -vorgänge verdeckt. *Dann ist der Symptomverband bereits in einem gesunden Funktionsverband vorgebildet* und ist nur dessen krankhafte Abartung. Die Krankheit besteht also in der Veränderung der normalen Funktionsverbände.

Das Mittel, diese Frage zu entscheiden, gibt die Betrachtung des Erlebens im Einschlafen in die Hand.

VIII. Weiteres zum biologischen Aufbau des Seelenlebens beim Einschlafen[1].

Durch die genaue Betrachtung der Einschlafvorgänge kann man die hier gezogenen Schlußfolgerungen wesentlich erhärten. Ja für den weiteren Fortgang der Schlüsse und Überlegungen ist eine Analyse der Einschlaferlebnisse unter dem Gesichtswinkel der Symptomverbände sogar unerläßlich. Denn wenn es sich erweisen sollte, daß auch in diesem nächsten normalen Analogon der schizophren Symptome analoge Symptomkoppelungen vorhanden sind, so ist die Schlußfolgerung gesichert, daß die Symptomkoppelungen, welche in den Symptomverbänden vorliegen, nicht erst durch den schizophrenen Prozeß geschaffen werden, sondern bereits in der Norm vorgebildet sind. Es kann dann sein, daß sie aus konstitutionellen Gründen schwerer oder leichter im Einschlafen in Erscheinung treten oder daß sie nur bei Menschen beobachtet würden, welche etwa heterozygot in bezug auf Schizophreniegene wären, oder daß irgendwelche sonstigen biologischen oder dispositionellen Bedingungen das Auftreten von Einschlaferlebnissen begünstigen oder hemmen. Das sind aber weitere Fragen, die hier noch nicht erörtert werden brauchen, wo es noch um die Grundlagen eines neuen biologischen Denkens in der Psychiatrie handelt. Wenn aber wirklich die Symptomverbände bei Gesunden vorgebildet sein sollten, dann wäre es klar, daß sie auch unter normalen Bedingungen arbeiten und daß sie mit entsprechendem Verfahren auch bei ihnen untersucht werden können.

Die Fragestellung ist also klar: Die nahe Verwandtschaft zwischen den Symptomen der Schizophrenie und den Erscheinungen des Einschlafens kann als bewiesen angesehen werden. Wenn also die Symptomverbände der Schizophrenie aus gesunden Vorbedingungen, mithin aus normalen Vorformen der Symptomkoppelungen, die man am besten zum Unterschied Funktionsverbände heißt, hervorwachsen sollen, so müssen auch im Einschlafen Erscheinungskoppelungen erkennbar sein, welche die Einzelsymptome des Einschlafens in ähnlicher Weise zusammenschließen, wie in den Symptomverbänden der Schizophrenie die schizophrenen Einzelsymptome verbunden sind. Vorausgesetzt wird dabei, daß die Erfahrungen in beiden Beobachtungsreihen sich biologisch aufeinander anwenden

[1] S. auch C. Schneider: Psychologie der Schizophrenen und frühere Arbeiten.

bzw. übertragen lassen. Dies aber ist schon deswegen erlaubt, weil jede genauere Beobachtung Schizophrener zeigt, wie häufig sich zumal im Beginn der Schizophrenie Einschlafen und Schizophrenie summieren und steigern: z. B. es wird nur abends kurz vor dem Einschlafen halluziniert, nur abends werden die Kranken faselig usw. Somatische Ursachen dieser Summation können nicht ermittelt werden. Daher scheint es berechtigt an eine Summierbarkeit auf Grund innerer Verwandtschaft zu denken. Diese Vermutung wird auch dadurch gestützt, daß Schizophrene sonst Erscheinungen, welche den schizophrenen erlebnismäßig nicht verwandt sind, als heterogen ablehnen: z. B. Mescalineinwirkungen recht genau von Schizophrenen Erlebnissen unterscheiden. (ZUCKER hat das besonders in Versuchen nachgewiesen.) Nun werden von den Schizophrenen aber auch Gedankenentzug oder die Phänomene der Willensentmächtigung oft erstmals im Einschlafen erlebt, oder Halluzinationen der Leibsphäre treten nur im Einschlafen auf u. ä. m. Das heißt, auch die Schizophrenen mit guter Eigenbeobachtung empfinden die Einschlaferlebnisse nicht als ein Geschehen, das ihrem Wachzustand völlig fremd wäre. Auch dieser Umstand spricht dafür, daß Einschlaferscheinungen und Schizophreniesymptome biologisch nahe verwandt sind. Der Schritt von der Schizophrenie zum Einschlaferleben ist geringer als der vom wachen Zustand des Gesunden zum Einschlaferleben.

Nun steht allerdings der sicheren Beantwortung solcher Fragen ein Umstand hinderlich im Wege: das Einschlafen ist zwar mehrfach eingehender untersucht worden, aber von der Aufstellung seiner typischen und atypischen Syndrome, seiner vollständigen und unvollständigen Bilder ist man noch weit entfernt. Nur über die phänomenologische und symptomatologische innere Gleichartigkeit der Einschlafvorgänge bei verschiedenen Personen ist man genügend genau unterrichtet, nicht über Einzelheiten in der Variabilität der Erscheinungen. Es wäre natürlich richtiger, wenn man heute schon das atypische, d. h. symptomatologisch unvollständige Einschlafsyndrom mit der symptomatologisch unvollständigen Schizophrenie vergleichen könnte. Dann würde sich die Gleichartigkeit oder Ungleichartigkeit der Sympomverbände der Schizophrenie mit denen des Einschlafens unmittelbar ergeben müssen. Nachdem man aber zur Zeit erst das typische Einschlafsyndrom einigermaßen vollständig kennt, muß man sich mit einem weniger genauen Verfahren begnügen. Vielleicht, so kann man hoffen, regen gerade auch diese Untersuchungen dazu an, in allen diesen methodologisch und sachlich wichtigen Fragen der biologischen Psychopathologie in Zukunft sorgfältiger zu verfahren als bisher.

Der erwähnte Nachteil wird freilich dadurch ausgeglichen, daß das typische Syndrom des Einschlafens eine überaus kennzeichnende Verteilung seiner Symptombestandteile aufweist, so daß eine Gruppe gekoppelter Erscheinungen sich von selbst heraushebt. In erster Annäherung kann man mithin doch zu einem für die Bedürfnisse dieser Untersuchung ausreichendem Ergebnis kommen. Für genaue Einzeluntersuchungen späterer Zeit, kann dann auch die Typisierung der unvollständigen Einschlafsyndrome und ihr Vergleich mit den symptomatologisch unvollständigen Schizophrenie nachgeholt werden.

1. Man konnte (C. SCHNEIDER und nach ihm andere) immer leicht bemerken, daß im Einschlafen alle diejenigen Erscheinungen überwiegen, welche mit dem Erlebnis der Flüchtigkeit symptomatologisch und klinisch zusammenhängen, und

man hat diesen Umstand besonders auch zur Unterscheidung der Einschlafsyndrome von den Schizophreniesyndromen benutzt. Hierher gehören: die sperrungsähnlichen Erscheinungen des Einschlafens, plötzliches Abreißen der Gedanken (bemerkenswerterweise ohne das Bewußtsein des „Entzugs"!), Entgleisungen, Willensstörungen. Letztere werden in den auf die Beschreibung der Denkvorgänge ausgerichteten bisherigen Bearbeitungen meist übergangen. Daher soll hier ihre Beschreibung nachgeholt werden.

Mit der zunehmenden Müdigkeit vor dem Einschlafen bemerkt man leicht auch eine zunehmende Willensermüdung und Willensschwäche. Sie beginnt eigentlich mit einem Mangel an Tenazität der Aufmerksamkeit. Man ist nicht mehr wie im Wachen imstande, einen Gegenstand der Aufmerksamkeit willkürlich festzuhalten. Sondern unversehens ertappt man sich plötzlich dabei, daß einem der Gegenstand entglitten ist. Wenn die Störung zunimmt, ist auch ein Bemühen, den Gegenstand ausdrücklich festzuhalten, nicht mehr erfolgreich. Er entgleitet diesem Bemühen, und wenig später entziehen sich mehr oder weniger alle diese äußeren Gegenstände dem Zugriff der Intention. In dieser Zeit nun aber manifestieren sich auch *die eigentlichen Willensstörungen.* Man ertappt sich etwa dabei, daß eine unternommene Handlung zwar begonnen, aber nicht mehr durchgeführt wird. Man kann sich auch nicht mehr aufraffen zur Durchführung trotz festem Vorsatz, sie auszuführen. Es bleibt beim Bewußtsein des Vorsatzes, bis auch er entgleitet. Anstrengungen fruchten nichts, weil ein „lähmungsartiger" Zustand des Wollens eingetreten ist. In diesem kann es so weit kommen, daß das Bewußtsein des Vorsatzes und die Anstrengung, denselben festzuhalten, schon für den Beginn der Ausführung oder die Ausführung selbst gehalten wird. Man meint etwa, man habe auf eine Frage geantwortet, man habe ausgeführt, was von einem verlangt wurde und erst das Erstaunen beim Situationspartner belehrt einen darüber, daß man tatsächlich gar nichts getan, nichts geantwortet, nichts geredet hat. Man hat dabei eine eigenartige Empfindung der Machtlosigkeit des Vorsatzes und des Willens. Diese ist noch ausgesprochener, wenn der lähmungsartige Zustand einen mitten in der Durchführung überfällt und damit die Handlung gleichsam vor den Augen des vordem bestehenden Vorsatzes zusammenschmilzt. Im letzten Stadium des Einschlafens freilich gehen in dieser „Willenlosigkeit" mehr oder weniger alle Antriebe unter.

Betrachtet man nun auch hier genauer, welche biologischen Willensfunktionen eigentlich verändert sind, so ist kein Zweifel darüber möglich, daß das prohäretische Wollen allein betroffen ist. Denn auch hier ist nicht die Absichts-, Entschluß- und Vorsatzbildung als solche, auch nicht das zweckbestimmende Wollen gestört. Im Gegenteil, die Störung entfaltet sich gerade dann in ihrer ganzen Eigenart, wenn Vorsatz, Absicht, Entschluß und Zweck voll ausgeprägt sind: Das heißt aber, sie stört das willentliche Festhalten an Entscheidungen, Absichten, Zwecken und Entschlüssen.

Unvermutet wurde damit schon die Feststellung ermöglicht, daß in der im Einschlafen hervorstechendsten Störung dieselbe Gruppe seelischer Funktionen betroffen ist, welche auch im Symptomenverband des Gedankenentzugs verbunden auftritt.

Für die Denkstörungen war das von jeher klar, seitdem man überhaupt diese Beziehungen untersucht hat (Waiblinger, Kraepelin, Stransky, Bumke,

C. SCHNEIDER, MAYER-GROSS und BERINGER, MÖRS-MESSMER u. a.). Für die Aufmerksamkeits- und Willensstörungen lehrte es die eben gegebene Schilderung! Daher bedürfen nur noch die Gefühlsstörungen des Einschlafens einige erläuternde Bemerkungen.

Schon wer sich der aufkommenden Müdigkeit unbefangen hingibt, wird meistens bemerken, daß auch sie eine Änderung der höchsten geistigen Gefühle mit sich bringt. Gleichsam inniger vermag sich die Seele ins Unendliche hinauszuschwingen, gleichsam unmittelbarer Transzendentes zu ergreifen, gleichsam bewußter den tiefsten Gehalt des Kosmos und des Seins zu erfühlen. Es ist diejenige eigenartige gleichsam „kosmische" Sehnsucht aufgekommen, welche dem „Abendlied" unserer größten Lyriker seine eigenartige Färbung verleiht. Man kann diese zwischen Schwermut und Geborgenheit, zwischen Vereinsamung und Ewigkeitsnähe, zwischen Naturverbundenheit und spezifisch menschlicher Selbstbesinnung, zwischen geistiger Unruhe und höchstem geistigen Frieden schwingenden Stimmungen gewiß nicht besser schildern als unsere Dichter. Sie mögen daher angeführt sein:

Über allen Gipfeln ist Ruh.
In allen Wipfeln spürest du
kaum einen Hauch.
Die Vöglein schweigen im Walde.
Warte nur, warte nur, balde
ruhest du auch.

Goethe.

Der du von dem Himmel bist,
alles Leid und Schmerzen stillest,
den, der doppelt elend ist,
doppelt mit Erquickung füllest,
ach, ich bin des Treibens müde,
was soll all der Schmerz und Lust,
süßer Friede,
komm, ach komm in meine Brust!

Goethe.

Auch im Lied an den Mond klingen ähnliche Töne an:

... lösest endlich auch einmal
meine Seele ganz.
. . . .
wandle zwischen Freud und Schmerz
in der Einsamkeit.
. . . . (Goethe.)

Auch EICHENDORFF hat diese eigenartigen polar verschwimmenden und doch mit höchstem geistigem, sei es ästhetischem, sei es religiösem, ja mythischem Gehalt erfüllten Gefühle in „Nachtliedern" festgehalten:

Ich wandle durch die stille Nacht,
da schleicht der Mond so heimlich sacht
oft aus der dunklen Wolkenhülle,
und hin und her im Tal
erwacht die Nachtigall,
und wieder alles grau und stille.

O wunderbarer Nachtgesang!
Von fern im Land der Ströme Gang,
leis' Schauern in den dunklen Bäumen,
wirrst die Gedanken mir,
mein irres Singen hier
ist wie ein Rufen nur aus Träumen.

Reiner noch kommt die geistige Weite beglückender ewigkeitsnaher Sehnsüchte in seinem schönen Lied zum Ausdruck:

Es war als hätt' der Himmel
die Erde still geküßt,
daß sie im Blütenschimmer
von ihm nun träumen müßt.
Die Luft ging durch die Felder,
die Ähren wogten sacht,

es rauschten leis die Wälder,
so sternklar war die Nacht.
Und meine Seele spannte
weit ihre Flügel aus,
flog durch die stillen Lande,
als flöge sie nach Haus.

GRILLPARZER aber hebt eine andere Färbung aus dem Gesamt dieser Abendstimmungen heraus, die Ahnung der Unendlichkeitsfülle und Wesensnähe der Welt, wenn er in des Meeres und der Liebe Wellen den Priester sprechen läßt:

. . . Und wie der Mann, der abends blickt gen Himmel,
im Zwielicht noch, und nichts ersieht als Grau,
farbloses Grau, nicht Nacht und nicht Abendrot,
doch schauend unverwandt, blinkt dort ein Stern,
und dort ein zweiter, dritter, hundert, tausend,
die Ahnung einer reichen, gotterhellten Nacht,
ihm wieder in die feuchten, selgen Augen.
Gestalten bilden sich, und Nebel schwinden,
der Hintergrund der Wesen tut sich auf,
und Götterstimmen, halb aus eigner Brust
und halb aus Höhen, die noch kein Blick ermaß —

Hier wird jener eigenartige Charakter des Empfangenhabens, den diese Gefühle an sich tragen, auch in jener Form geschildert, die er im Einschlafen leicht annehmen kann.

Diese Beispiele entstammen der Zeit, als das europäische Naturgefühl im Sturm und Drang und in der Romantik heftig aufflammte.

Daß es sich hier aber nicht um eine nur an die Zeit der Romantik gebundene Form des Abendliedes handelt, daß vielmehr die Abendstimmung als solche ein zu allen Zeiten mindestens der nordrassischen Menschheit eigenes biologisches Phänomen ist, dafür mögen hier nur wenige Beispiele aufgeführt sein:

Ἀμφὶ δ'ὔδωρ
ὔψοθεν ψῦχρον κελάδει δ'ὔσδων
μαλίνων, αἰθοσσομένων δὲ φύλλων
κῶμα καταρρεῖ.

Sappho.

Wenn man hier κῶμα nicht nur im Sinne von Schlaf, sondern von Ruhe, Frieden und innerer Auslöschung nimmt, deckt sich der Sinn dieser Verse fast wörtlich mit den modernen Nachtliedern. Dazwischen stehen dann PAUL GERHARDTS „Nun ruhen alle Wälder . . .“ und MATHIAS CLAUDIUS: „Der Mond ist aufgegangen . . .“, die beide in der Prägung ihrer Zeit die gleichen Stimmungen der inneren Lösung, aller Spannungen, des Zustandes „zwischen den Welten“ schildern, die hier in der Sprache der modernen Gefühlsbeschreibung nüchtern klassifiziert werden als eigenartige Veränderung der geistigen Gefühle, wie sie das abendlich ermüdete Vorsichhinträumen begleiten.

Der biologischen Besonderheit dieser Stimmung wird sich erst voll bewußt, wer nun das typische Morgenlied in der Dichtung aller Zeiten dem Abendlied gegenüberstellt, von Goethes Morgenliedern an bis zu Mörickes „Am frisch geschnittenen Wanderstab“ etwa. Dessen biologischer Stimmungshintergrund und vor allem die ihm zugehörigen Gefühle der Frische, der vitalen Kraft, der ursprünglichen Bewegungsfreude repräsentieren nicht nur einen anderen Gemüts-, sondern einen völlig anderen biologischen Zustand, auf dessen Biologie aber hier nicht weiter eingegangen werden kann.

Je stärker die Merkmale des Einschlaferlebens ausgeprägt werden, um so mehr ergreift die Veränderung alle höheren geistigen Gefühle. Sehr bald erlöschen sie ganz, und das gibt dann dem eigentlichen Einschlafen neben dem kennzeichnenden Denken seine jedem Menschen vertraute Eigenart.

Die Reihenfolge, in der mit der allmählichen Schwerezunahme der Veränderung die einzelnen Funktionen ergriffen werden, entspricht offenbar der Reihenfolge sehr weitgehend, mit der die Einzelsymptome des Gedankenentzugverbandes nacheinander auftreten. Hier kommt es vor allem darauf an, daß in beiden Fällen die biologische Veränderung im Bereich der höheren geistigen Gefühle einsetzt, vielfach längere Zeit hier allein verharrt, bis auch andere Funktionen des gleichen Verbandes betroffen werden. Nur erscheint die durch in Veränderung der geistigen Gefühle bedingte neue Werthaltung dem objektiven Beobachter als eine durch die Erkrankung verursachte dauernde Charakterveränderung, weil die Störung in der Schizophrenie einen chronischen Verlauf nimmt. Das Einschlafen kennt jeder Mensch als vorübergehende und ausgleichbare Veränderung. Die dadurch erzeugten Änderungen in den Werthaltungen verschieben daher nicht das Bild des Charakters.

Über die Tatsache aber, daß die Konstanz des Denkens, das prohäretische Wollen und die geistigen Gefühle im Einschlafen — in einer dem Gedankenentzugsverband der Schizophrenie analogen Weise miteinander verbunden — sich ändern, kann kein Zweifel bestehen.

Aber in einer dem schizophrenen Gedankenentzugsverband sehr ähnlichen Weise lösen die Erscheinungen einander auch ab. Zunächst tritt die Veränderung und Ausweitung der geistigen Gefühle auf, meist sehr früh, analog bestimmten Gesinnungsänderungen der Schizophrenen — dann die Aufmerksamkeitsstörung, dann die subjektiven Denkstörungen, sodann folgen die Entgleisungen und zuletzt die objektiven Sprung- und Willensstörungen. Auch hier also überwiegen Erscheinungen der „Flüchtigkeit", d. h. eine Verringerung der Konstanz im Ablauf der betroffenen seelischen Funktionen. Man kann den dadurch gebildeten Verband mithin als „*Symptomenverband der Flüchtigkeit*" bezeichnen. Daß die vordringlichsten Erscheinungen beider Reihen in der Reihenfolge einander ablösen, belehrt noch besonders darüber, daß im Einschlafen der gleiche Funktionsverband verändert ist wie im Gedankenentzugsverband der Schizophrenen.

Gegenüber diesen Erscheinungen treten die übrigen Symptome des Einschlafens sehr zurück. Immerhin beweisen die (besonders in der Jugend großen) Stimmungsschwankungen in der Müdigkeit und die mit ihnen eng verbundenen Gemeingefühlsveränderungen, sowie der in der beginnenden Müdigkeit vorhandene Wechsel der Interessenrichtungen, daß im Einschlafen jene Erscheinungen miteinander verbunden auftreten, welche analog in der Schizophrenie den Verband der Sprunghaftigkeit bilden.

Die Verfolgung dieser Zusammenhänge kann einer späteren Arbeit vorbehalten bleiben. Denn das grundsätzliche Ergebnis würde sie zunächst doch nicht ändern können. Dieses besteht darin, daß der biologische Aufbau des Einschlaferlebens auch am Gesunden unmittelbar jene Organisation der seelischen Funktionen aufdeckt, welche bereits in dem Aufbau der schizophrenen Erscheinungen sichtbar wurde.

Dies heißt aber anders formuliert: Einschlafveränderungen und schizophrene Veränderungen setzen an den gleichen gesunden „Funktionsverbänden" an und variieren sie jeweils zwar in verwandter, jedoch in biologisch und psychopathologisch recht unterschiedlicher Weise. Denn so nahe verwandt selbst die Reihe der vordringlichsten Einschlafstörungen dem schizophrenen Symptomenverband des Gedankenentzugs ist, so wenig kann man die obwaltenden psychologischen und biologischen Unterschiede übersehen.

Die Betrachtung dieser Unterschiede zwischen Einschlafen und Schizophrenie führt nun den ganzen Gedankengang dieses Kapitels seinem eigentlichen Ergebnis zu.

Diese Unterschiede lassen sich in wenigen Sätzen aufzählen: In den Denkstörungen des Einschlafens fehlt das Erlebnis des „Entziehens" der Gedanken, es bleibt bei der Flüchtigkeit, es kommt zwar zur Entgleisung, aber niemals zu dem Erlebnis, daß die Gedanken auf übernatürliche Weise „verdreht, gewechselt, gemacht" würden. Bei den Willensstörungen des Einschlafens herrscht zwar das Gefühl der Machtlosigkeit und des Mangels an Festigkeit in der Durchführung, aber niemals kommt es zum Gefühl des Hypnotisiertwerdens, der übernatürlichen Ausschaltung des Eigenwillens, zum Gefühl der Entrückung auf übernatürlichem Wege. Und schließlich fehlt den Änderungen der geistigen Gefühle im Einschlafen die eigenartige schizophrene Verschwommenheit, es kommt nicht zur Ausbildung so schroffer polarer Gefühlsrichtungen zwischen ihnen, und daher fühlt man sich auch nicht hineingerissen „in die metaphysischen Kämpfe zwischen Gut und Böse und zwischen den Kräften des Kosmos selbst".

So nahe verwandt also beide Symptomenverbände sind, so deutlich kann man sie schon an der Qualität ihrer Symptome unterscheiden.

Die Verwandtschaft aber beruht auf zwei Eigentümlichkeiten: 1. Es sind sowohl im Symptomenverband der Flüchtigkeit beim Einschlafen wie im Symptomenverband des Gedankenentzugs bei der Schizophrenie dieselben seelischen Einzelvorgänge betroffen: nämlich die höchsten geistigen Gefühle, das prohäretische Wollen, die Konstanz der Denkakte, die Tenazität der Aufmerksamkeit usw.

In beiden Veränderungen handelt es sich hauptsächlich um eine Verringerung der Konstanz im Ablauf der hier zusammengeschlossenen Vorgänge.

Die erwähnten weitgehenden qualitativen Unterschiede werden noch größer, wenn man rein biologische Kriterien, wie das Verhalten der Übungsfähigkeit, der Leistungsdifferenzierung, der Belastungsfähigkeit in beiden Symptomenverbänden vergleicht. In der Arbeitstherapie ist dies jederzeit leicht möglich. Noch sind die Beobachtungen in dieser Hinsicht allerdings wenig ausgebaut, aber heute schon kann man sagen, daß der Schizophrene mit den Erscheinungen des Gedankenentzugsverbandes selbst in dessen höchsten Ausprägungsgraden wenig ermüdbar ist, in den höchsten geistigen Wertgefühlen einen hohen — freilich inhaltlich pathologisch ausgerichteten — Grad an Übungsfähigkeit besitzt und daß sein Konzentrationsvermögen zwar pathologisch gestört, aber trotzdem in hohem Maße belastungsfähig ist, Merkmale, in denen sich biologisch der Gedankenentzugsverband der Schizophrenie gegenüber dem analogen Flüchtigkeitsverband im Einschlafen geradezu gegensätzlich verhält.

2. So sehr der Symptomenverband der Flüchtigkeit das Einschlaferleben beherrscht, so fehlen doch im Einschlafen als psychisch normalem Gesamtzustand und biologischem Gesamtvorgang fast nie die Erscheinungen, welche denen des schizophrenen Verbandes der Sprunghaftigkeit und des Faselns analog sind. Auch bei diesen aber findet man ohne Mühe gewisse qualitative Verschiedenheiten zur Schizophrenie, für welche entsprechendes gilt wie für den Symptomenverband der Flüchtigkeit.

Was zunächst das faselige Denken anlangt, so hat seine Feststellung in Form der Verschmelzung heterogener Denkinhalte im Einschlafen ja zuerst die Aufmerksamkeit LICHTENBERGS und anderer Beobachter auf sich gezogen und die zwischen Einschlafen und Schizophrenie vorhandenen Ähnlichkeiten sind hieran den Forschern zuerst aufgegangen (KRAEPELIN, BUMKE u. a.). Darüber, d. h. über die Ähnlichkeit der Denkstörungen hinaus fehlen trotzdem gründliche Vergleiche noch ganz. Sie hätten sich zu erstrecken auf vier Feststellungen:

1. Ob während des Einschlafens Erscheinungen, welche den schizophrenen Kardinalsymptomen im Faselverband analog sind, auch im Bereich der Sachwertgefühle, des epinoetischen Wollens usw. auftreten.

2. Welche qualitativen psychopathologischen Unterschiede jeweils bestehen.

3. Welche biologischen Leistungs- und Verlaufsunterschiede vorhanden sind und

4. in welcher Weise und nach welchen Gesetzen die biologischen Veränderungen im Einschlafen zur höchsten Schwere ansteigen.

Mangels eingehender Untersuchungen läßt sich zu diesen Fragestellungen zur Zeit wenig sagen. Offenkundig sind im Einschlafen auch die Sachwertgefühle, das epinoetische Wollen und die anderen dem Faselverband zugehörigen Vorgänge deutlich verändert. Man erkennt dies an dem eigenartigen Vergnügen, das man an gewissen abstrusen Verschmelzungsprodukten des Einschlafdenkens empfindet und an der Instinktlosigkeit, mit der man sich von seinen Vorstellungen überraschen läßt. Es ist also die Vermutung sehr berechtigt, daß genaue Beobachtungen auch im Einschlafen einen (dem schizophrenen Verband des Faselns analogen) *Verband des „Verschmelzungsdenkens"* (wie man vielleicht der Kürze und Unterscheidung halber sagt) mit aller Sicherheit aussondern kann, wenn erst einmal die atypischen Variationen des Einschlafens systematisch untersucht werden.

Vorderhand mag die hohe Wahrscheinlichkeit dieser Vermutung ausreichen, da es ja auf das Prinzip der Sache ankommt und diesem durch den Nachweis des „Flüchtigkeitsverbandes" Genüge getan ist. Wichtig ist nur noch die Feststellung, daß mindestens die Denkstörung, die in diesem „Verschmelzungsverband" des Einschlafens enthalten ist, von dem faseligen Denken der Schizophrenie gut unterschieden werden kann. In den leichteren Graden der Störung überwiegen nämlich im Einschlafen die Verschmelzungen heterogener Gedankenelemente, primäre „Bedeutungserlebnisse treten dagegen nie auf, um nur die wichtigsten Momente zu nennen. In den schwereren Graden kommt es rasch und häufig zu aphasieähnlichen, pseudoagrammatischen Störungen. Für die Schizophrenie sind derartige Bildungen selbst in den schwersten Formen des Wortsalates nur äußerst selten festzustellen.

Wahrscheinlich werden entsprechende Unterschiede auch für die übrigen, diesem Verband angehörigen seelischen Vorgänge bei genauerer Untersuchung festgestellt werden können. Diese ist offenbar nur deswegen unterblieben, weil die Mehrzahl der Psychiater ihre Bedeutung für die biologische Analyse der psychotischen Syndrome noch nicht erkannt hat.

Hier zeigt sich einmal, daß die neue Denkrichtung nicht nur zu neuen Begriffen und Tatsachen kommt, sondern auch neue Voraussetzungen für die Beschreibung seelischer Vorgänge und Veränderungen schafft.

Mutatis mutandis gilt also wahrscheinlich auch für diese Gruppe der Einschlafstörungen, daß sie offenbar dieselben seelischen Vorgänge betrifft, wie ein bestimmter Verband der Schizophrenie, nämlich der des Faselns, daß infolgedessen eine hohe Verwandtschaft der Symptome besteht, daß aber qualitative Unterschiede schon rein symptomatologisch nachgewiesen werden können. Über die Verhältnisse der für die biologische Kennzeichnung wichtigen Erscheinungen der Ermüdungs-, Belastungs- und Übungsfähigkeit der zum Verschmelzungsverband zusammengeschlossenen Vorgänge und über ihre Unterschiede gegenüber den Bestandteilen des Faselverbandes lassen sich heute noch keine Aussagen machen.

Was nun die dritte Gruppe seelischer Vorgänge anlangt, die im Symptomenverband der Sprunghaftigkeit zusammengehen, so besteht die Analogie zwischen Einschlafen und Schizophrenie auch für ihren Bereich. Das beweisen die Störungen des Fühlens, die vom Einschlafen her jedermann bekannt sind, die Störungen der Leibwahrnehmung und gewisse Störungen des Schmerzgefühls, welche aus dem Einschlafen von verschiedenen Beobachtern berichtet wurden und schließlich der launenhafte Stimmungswechsel und der bald läppische, bald dysphorische Stimmungscharakter in dieser Zeit. Alles spricht also dafür, daß im Einschlafen ein dem schizophrenen Verband der Sprunghaftigkeit analoger Verband aufgestellt werden kann, der wegen der Bedeutung der Gefühlsstörungen den Namen „*Verband der dynamischen Gefühlsstörungen*" tragen kann.

Der Störung des Einschlafens fehlt aber in ihm das Pathos, das die schizophrenen Exaltationszustände und die schizophrenen Störungen der dynamischen Gefühle zu begleiten fehlt. Es fehlt dem Einschlafen die eigenartige Ausweitung und Reichhaltigkeit der Vitalgefühle, welche man bei den Schizophrenen fast immer dann beobachtet, wenn überhaupt Störungen der Vitalgefühle im Syndrom enthalten sind. Im Einschlafen bleibt es doch nur bei einfachen Schwere- und Ermüdungsgefühlen, verbunden mit einigen Parästhesien, ja man hat sogar oft den Eindruck, daß das Einschlafen eher mit einer qualitativen Verarmung als mit einer Bereicherung der Vitalgefühle einhergeht. Dem entspricht wohl auch, daß es im Einschlafen trotz mancher Störungen in der Leib- bzw. Körperwahrnehmungen niemals zu Halluzinationen in der Leibsphäre kommt, welche doch bei Schizophrenen so überaus häufig beobachtet werden, und welche im Verband der Sprunghaftigkeit in engster Beziehung zu den Vitalgefühlsstörungen auftreten. Schließlich fehlt dem Einschlafen noch die Enthemmung, welche im schizophrenen Verband der Sprunghaftigkeit enthalten ist.

Mit anderen Worten: Das für die Verbände der Verschmelzung und der Flüchtigkeit im Einschlafen Gesagte gilt auch für den Verband der dynamischen Gefühlsstörungen. Die Analogie der Störungen zur Schizophrenie beruht auf dem Ergriffenwerden der gleichen seelischen Vorgänge wie im schizophrenen Verband der Sprunghaftigkeit. Aber schon die symptomatologisch qualitativen Unterschiede beweisen, daß es sich um eine biologische Veränderung handeln muß, welche qualitativ anders gestaltet ist als die der Schizophrenie. Auch hier dürfte die Untersuchung der eigentlichen biologischen Merkmale die Unterscheidungsmöglichkeit noch wesentlich bereichern.

3. Das Einschlafsyndrom als Ganzes zeigt nun, abgesehen von dem geschilderten qualitativen Eigentümlichkeiten der einzelnen Symptomverbände, noch eine Reihe von Besonderheiten gegenüber den schizophrenen Syndromen, welche

bereits früh die Aufmerksamkeit auf sich gezogen haben[1]. Denn der Symptomenverband der Flüchtigkeit beherrscht das Bild vollkommen. Ihm gegenüber treten die beiden anderen Verbände völlig zurück. Soviel man nach den bisherigen Feststellungen der Beobachter ausmachen kann, kommt das isolierte Auftreten nur eines einzelnen Verbandes beim Einschlafen kaum vor, im Gegensatz zur Schizophrenie, wo derartige isolierte Symptomverbände erst überhaupt den methodischen Ausgangspunkt dieser Untersuchung abgeben. Dies ist ja auch der Grund, weshalb es heute noch schwierig ist, ein wirklich genaues Bild der einzelnen Verbände im Einschlaferleben zu zeichnen. Dies gilt besonders bei den „Verbänden der Verschmelzung" und „der dynamischen Gefühlsstörungen".

Aus dem gleichen Grunde ist man heute noch unsicher hinsichtlich der Reihenfolge, in der sich beim Einschlafen in den einzelnen Verbänden die einzelnen Veränderungen der jeweils aneinandergekoppelten seelischen Vorgänge entwickeln. Daß es sich aber gerade hier um einen für die weitere biologische Untersuchung sehr wesentlichen Punkt handelt, zeigten die entsprechenden Ausführungen über die analogen schizophrenen Symptomverbände. Nur so viel ist sicher, daß in dem Symptomverband des Einschlafens die Einzelsymptome nicht in der Reihenfolge auftreten, wie man dies etwa nach den Erfahrungen von der Schizophrenie her erwarten könnte. Das kann man vor allem bei den Verbänden der Verschmelzung und der dynamischen Gefühlsstörungen leicht durch Eigenbeobachtung feststellen.

Im Einschlafen werden also zwar die gleichen seelischen Vorgänge in den gleichen Gruppenbildungen von biologischen Veränderungen erfaßt wie in der Schizophrenie, aber doch in einer von den schizophrenen Störungen qualitativ verschiedenen Richtung, mit biologisch anderen Leistungsstörungen und in anderer Reihenfolge bezüglich des Auftretens der Einzelsymptome. Schließlich zeigen aber auch die Schweregrade, mit denen die Veränderungen in den einzelnen Gruppen auftreten, eine andere Verteilung. Ein späterer Abschnitt dieser Untersuchungen wird die Bedeutung dieser Feststellungen für die Beurteilung der Lehre von den exogenen Reaktionstypen darlegen.

Im Augenblick ist das grundsätzliche Ergebnis wichtig, daß sowohl die Analyse des Einschlafsyndroms wie die der schizophrenen Syndrome — unbeschadet der aufgezeigten psychopathologischen, nosologischen und biologischen Unterschiede — zur Aufstellung von „Symptomverbänden" führt. Dies weist darauf hin, daß bei beiden biologisch an sich recht unterschiedlichen Zuständen doch drei gleiche Gruppen von seelischen Vorgängen im normalen Seelenleben verändert sind.

Es sind dies:

I. Für den „Verband des Gedankenentzugs" in der Schizophrenie und für den „Verband der Flüchtigkeit" im Einschlafen
   1. die höchsten „geistigen" Gefühle;
   2. die Entschiedenheit und Konstanz des Denkens;
   3. die Tenazität der Aufmerksamkeit;
   4. das prohäretische Wollen.

II. Für den „Verband der Sprunghaftigkeit" in der Schizophrenie und für den „Verband der dynamischen Gefühlsstörungen" im Einschlafen:

[1] Siehe C. Schneider: Psychologie der Schizophrenen und Beiträge zur Lehre der Schizophrenie. Z. Neur. 1925ff.

1. die Vitalgefühle;
2. die dynamischen Gefühle;
3. die Stetigkeit des Denkens;
4. die Vigilität der Aufmerksamkeit;
5. die Drangphänomene.

III. Für den „Verband des Faselns in der Schizophrenie" und für den „Verband der Verschmelzung" im Einschlafen:
1. das Sachverhaltsdenken und die „Cäsurbildung" in den Denkinhalten;
2. die Sachwertgefühle;
3. die abstrahierende Aufmerksamkeit;
4. das epibulische Wollen.

Anders gewendet: Gerade die Tatsache, daß im Einschlafen und in der Schizophrenie die gleichen Gruppen seelischer Vorgänge, jedoch qualitativ in biologisch heterogener Weise erfaßt werden, erlaubt den Rückschluß, daß die Gruppenbildung, welche in der Krankheit „Schizophrenie" und in der biologischen Variante „Einschlafen des geistig Gesunden" erkennbar ist, nicht erst durch die Krankheit oder die biologische Variante geschaffen wird, sondern bereits beim gesunden wachen Menschen vorgebildet ist, aber beim normalen Zusammenwirken aller Funktionen im seelischen Gesamtzustand verschwindet. Daher ist die Gruppenbildung beim erwachsenen Gesunden nicht, wohl aber bei biologischen Veränderungen erkennbar. Nur in der Biologie der seelischen Entwicklung treten die Verbindungen, wie sich noch zeigen wird, auch beim Gesunden deutlich hervor, weil jeder Verband sein eigenes Entwicklungsgesetz hat.

Hieraus ergibt sich eine ganz allgemein anwendbare empirische Methode zur Auffindung der Aufgliederung des normalen Seelenlebens in biologisch zugehörige Funktionsgruppen: Was biologisch gesetzmäßig zusammengehört, wird bei endogenen, d. h. den inneren Funktionsanlagen und dem Funktionsgefüge des Organismus entspringenden Krankheiten oder Varianten auch zusammen erkranken. Die unvollständigen Syndrome derartiger Zustände aber müssen sich an die endogen vorgezeichneten Funktionsgruppen halten. Die empirische Beobachtung kann also aus den symptomatologisch unvollständigen Syndromen endogener Veränderungen allerdings Rückschlüsse auf die biologische Organisation zunächst des menschlichen Seelenlebens überhaupt ziehen. Daher empfiehlt es sich auch, die drei Funktionsgruppen des gesunden Seelenlebens, zu denen die Aufgliederung des Einschlafens und der Schizophreniesyndrome und ihr Vergleich führen, mit besonderen Namen zu belegen, die wiederum an einen besonders kennzeichnenden Vorgang innerhalb jeder Gruppe anknüpfen. Die Gruppe I muß daher Gruppe der Konstanz des Denkens, Gruppe II Gruppe der Stetigkeit des Denkens, Gruppe III Gruppe des Sachverhaltsdenkens heißen.

In übersichtlicher Anordnung sieht das also so aus:

Gruppe	I	II	III
Selbständiger Denkvorgangsanteil	Konstanz des Denkens	Stetigkeit des Denkens	Sachverhaltsdenken
Biologisch-selbständiger Gefühlsanteil	„Geistige" Gefühle	Dynamische und Vitalgefühle	Sachwertgefühle
Biologisch-selbständiger Willensanteil	Prohäretisches Wollen	Dranghemmung	Epinoëtisches Wollen
Biologisch-selbständiger Aufmerksamkeitsanteil	Tenazität der Aufmerksamkeit	Vigilität der Aufmerksamkeit	Abstrahierende Aufmerksamkeit

Jede einzelne Spalte der Tabelle umfaßt einen ziemlich breiten Bereich inhaltlich verschiedener seelischer Erlebnisse und Zustände. Jeder einzelne derselben mag subjektiv sein, vielleicht nur einfühlbar oder verstehbar und als inhaltlich bestimmtes, situativ und historisch bedingtes Phänomen ein allein der Psychologie zugänglicher Tatbestand sein. Ob ein Mensch also z. B. unter den geistigen Gefühlen mehr die ästhetischen oder religiösen entwickelt und vor allem mit welchen Inhalten er dies tut, das mag der naturwissenschaftlichen Betrachtung nicht zugänglich sein. Aber ob bei jemand die ganze Gruppe der geistigen Gefühle verändert wird oder defekt ist, das ist eine Angelegenheit allein der naturwissenschaftlichen Beobachtung und deren Objektivität wird um so größer, in je engerer biologischer Zusammengehörigkeit sich noch andere seelische Vorgänge mitverändern.

Die Tatsache, daß bestimmte Symptome der Krankheit und andererseits bestimmte gesunde Seelenvorgänge zu Verbänden zusammengeschlossen sind, welche einheitlich biologisch reagieren, hebt die neue Lehre über den Vorwurf hinaus, auch sie habe es nur mit subjektiven und daher flüssigen und naturwissenschaftlich nicht faßbaren Seelenvorgängen zu tun. *Denn das Verhältnis der einzelnen zu einem Verbande gehörigen Teilerscheinungen zueinander ist in jedem Falle ein objektiver Tatbestand, auch wenn es sich um noch so subjektive Erscheinungen handelt.* An sich ist freilich auch noch die feinste und flüchtigste Seelenregung ein objektiver Naturtatbestand und kann daher nicht einfach weggeleugnet werden. Das gibt im Grunde genommen jeder echte Arzt auch zu. Nur wer jener falschen naturwissenschaftlichen Analyse huldigt, welche um einer mechanistischen Naturauffassung willen die seelischen Erscheinungen am liebsten hinwegdisputieren möchte, versucht es für gewöhnlich, naturwissenschaftliche Feststellungen an Seelenvorgängen für unmöglich auszugeben, weil diese Innerlichkeit mit Subjektivität verbinden. Gegenüber dem objektiven Verhältnis, in welchem die in einem biologischen Verband zusammengefaßten Einzelvorgänge zueinander stehen, versagt aber auch dieses Argument. Die Fähigkeit, subjektiv erlebt zu werden und subjektiver innerer Führung zugänglich zu sein, welche jedem einzelnen Seelenvorgange eines Verbandes zukommt, wird durch die Objektivität ihres Verhältnisses zueinander nicht berührt. Dieses objektive Verhältnis zueinander, welches die Beziehungen der Einzelvorgänge in einem Verbande beherrscht, bleibt in der Krankheit selbst dann noch gewahrt, wenn sich die subjektiven Erlebnisqualitäten und die Funktionsleistungen so weit vom Gesunden entfernen, wie dies bei den schizophrenen Symptomen der Fall ist. Das ist nur ein Ausdruck dafür, daß das biologische Verhältnis der in einem Verband zusammengefaßten Einzelvorgänge in der Tat ein wahrhaft reeller objektiver Naturtatbestand ist. Dementsprechend kann auch dieses Verhältnis der einzelnen Vorgänge eines Verbandes zueinander nicht vom Individuum selbst erlebt werden. Es ist daher immer nur von einem objektiven Beobachter an einem Menschen und an seinen Seelenvorgängen feststellbar. Daher muß es und kann es mit allen Methoden einer kritischen objektiven Naturbeobachtung im Einzelfalle begründet und gegen Fehldeutungen gesichert werden.

Das innere Verhältnis der Einzelsymptome eines Verbandes kann sich unter bestimmten Umständen lockern. Die Reihenfolge, in der die einzelnen Vorgänge eines Verbandes von den verschiedenen Krankheiten befallen werden, kann je nach der Krankheit wechseln. Der innere Zusammenhang wird dadurch niemals ganz zerrissen, vielmehr bleibt er mindestens bei den hier untersuchten Vorgängen des Einschlafens und der Schizophrenie als Ganzes erhalten. Dieser Schluß wird nicht nur durch die Beobachtung gerechtfertigt, sondern er ergibt sich auch aus der Tatsache, daß innerhalb jedes Verbandes die einzelnen Symptome sich mit der Schwerezunahme der Veränderung gesetzmäßig nacheinander ablösen. Nur wird bei dieser Krankheit diese, bei jener jene Reihenfolge beobachtet.

Man hat es also bei diesen Verbänden mit einer biologischen Grundtatsache zu tun. Ihnen kommt der Wert einer biologischen Realität zu und die weitere Forschung wird über die Art des Zusammenschlusses der einzelnen Funktionen innerhalb eines Verbandes sicher einmal noch genauere Aussagen machen und dabei zu gleicher Zeit tiefste Einblicke in die biologischen Grundvoraussetzungen unseres Seelenlebens tun können.

Daß diese Auffassung richtig ist, zeigt sich sogleich, wenn man die Entwicklung der Verbände innerhalb der Norm untersucht.

Es ist zweckmäßig, sich noch einmal die Nebeneinanderstellung der verschiedenen Symptomreihen, die eben gegeben wurden, vor Augen zu führen. Denn gerade eine solche Nebeneinanderstellung der verschiedenen Reihen unterstützt anschaulich die Annahme, daß die drei Symptomverbände der Schizophrenie und die qualitativ eigenartigen, aber analogen Symptomverbände des Einschlafens aus drei Funktionsverbänden hervorgehen, welche im wachen gesunden Seelenleben vorgebildet sind und sich in den beiden verschiedenen Zuständen des Einschlafens und der Krankheit Schizophrenie in zwei biologisch unterschiedliche Richtungen weiter entwickeln. Bei rein statischer psychologischer Betrachtung der einzelnen Erscheinungen ist diese Analogie noch verhältnismäßig groß. Sie wird immer geringer, je mehr man die Dynamik der biologischen Veränderungen in den Bereich der Untersuchung zieht.

Es entsteht nun die Frage, ob nicht diesen Veränderungen für jeden dieser Verbände sowohl in der Schizophrenie als im Gesunden, als auch im Einschlafen ein bestimmter Generalnenner zukommt. Diese Frage, eine für den Psychologen naheliegende, ist aber falsch gestellt. Wille, Gefühl, Denken, Wahrnehmen sind qualitativ sehr verschiedene Erlebnistatbestände. Sie sind komplexe Tatbestände, die, wie gerade die neue Lehre zeigt, sich aus dem Zusammenwirken biologisch sehr verschiedenwertiger Einzelfunktionsdifferenzierungen herausbilden. Man hat daher keine rechte Möglichkeit, von der heutigen Form der psychologischen Beschreibung aus psychologische „Generalnenner“ zu finden. Wohl aber ist dies sehr gut möglich, wenn man die biologischen Merkmale für diesen Zweck heranzieht. Als solche Merkmalsgebiete kommen in Frage: Gleichzeitigkeit der weiteren Differenzierung, Gleichartigkeit der Übungsverhältnisse in den biologisch zu einem Verband zusammengeschlossenen, erlebnismäßig aber verschiedenen seelischen Einzelfunktionen. Man hätte also zu untersuchen, ob sich die Denkvorgänge, Willensvorgänge, Gefühlszustände, die etwa im Gedankenentzugsverband zusammengeschlossen sind, unter entsprechenden Übungsbedingungen gleichartig verhalten. Dasselbe gilt für andere Merkmalsbereiche, nämlich für die Belastungsfähigkeit, für die Ansprechbarkeit der Einzelfunktionen innerhalb variabler Situationen. Heute steht der Lösung dieser Frage noch entgegen, daß die Untersuchung seelischer Leistungen mit noch unverstandenen individuellen Leistungsunterschieden und mit Leistungsschwankungen bei derselben Person selbst innerhalb kürzerer Zeiträume rechnen muß. Vor allem gibt es noch keine Methoden, um die verschiedenen auf Grund des neuen Denkens aufgestellten biologischen Stufen innerhalb der Kategorien des Denkens, Wollens, Fühlens, Aufmerksamkeit usw. experimentell in angemessener Weise zu untersuchen.

Die Betrachtung der im engeren Sinn biologischen Kennzeichen, z. B. der Differenzierungs- und Entdifferenzierungsvorgänge, der Ansprechbarkeit der Funktion, der Übungsmöglichkeiten und der Belastungsfähigkeit ist daher das einzige, aber kaum noch beackerte Feld, auf welchem solche Merkmale eines ganzen Symptomenverbandes gesucht werden können. Was man zur Zeit hierüber sagen kann, ist wenig genug.

So zeigt sich im Verband der Sprunghaftigkeit bei allen betroffenen seelischen Vorgängen eine eigenartige launenhafte Instabilität der Funktionen, ein ständiges Auf und Ab, An- und Abschwellen, ein fortwährender Wechsel im Ablauf, während umgekehrt dieselben Vorgänge beim Gesunden stetig und gleichmäßig funktionieren: Sowohl die Vitalgefühle als die Vigilität der Aufmerksamkeit, das Denkkontinuum (um den abgekürzten Ausdruck zu gebrauchen) und die Hemmung der Drangregungen gehören zu den stabilsten Vorgängen im Seelenleben überhaupt, ja selbst die ihrem Wesen nach doch instabilen dynamischen Gefühle sind in ihrem Ablauf bei erwachsenen Gesunden gemäßigt und gleiten in verhältnismäßig sanften Wellen auf und nieder.

Im Verband des Gedankenentzugs ist aber die in diesem eigenartig erlebte Flüchtigkeit das alle Funktionen beherrschende Element, das sich zur Zeit nur in der stärkeren Polarität geistiger Gefühle noch nicht mit wünschenswerter Deutlichkeit herausstellen läßt. Umgekehrt ist die relative zeitlich begrenzte Konstanz der hier zusammengeschlossenen Funktionen beim Gesunden überaus bemerkenswert.

Am wenigstens läßt sich die Eigenart des Faselverbandes deutlich machen. Alle in ihm verbundenen Vorgänge werden umgegliedert, aber damit ist noch zu wenig gesagt, es ist auch das biologische Wesen dieses Verbandes weder beim Kranken noch beim Gesunden genügend scharf gekennzeichnet. Weitere Untersuchungen müssen hier einsetzen.

Die biologische Entwicklung der Veränderungen, so lehren die letzten Ausführungen, erfolgt also zweifellos für jeden Verband in irgendeiner Weise einheitlich. Tritt eine Entdifferenzierung ein, so betrifft sie jedesmal sowohl den zugehörigen Willensteilvorgang, wie die zugehörige Gefühlsregion, die Denkvorgänge, Aufmerksamkeitsvorgänge usw. Tritt ein Nachlassen der Übungsfähigkeit ein, so gilt dasselbe und genau das gleiche auch für alle Veränderungen der Leistungskapazität jeder Einzelfunktion. Dieser Eindruck der biologischen Geschlossenheit jedes Verbandes wird noch verstärkt, wenn man das Einschlafen und die Schizophrenie einander gegenüberstellt. Die Art z. B., wie die im Verbande der Verschmelzung zusammengeschlossenen Einzelvorgänge im Einschlafen entdifferenziert werden, führt unmittelbar geradezu wahrnehmungsähnlich zu der Einsicht, daß hier alle miteinander biologisch verbundene Vorgänge unter dem gleichen Gesetz der Störung stehen. In der Gesundheit waltet ein andersartiges, die gleichen Zusammenhänge aber nicht minder verbindlich zusammenschließendes Funktionsgesetz und man kann im Einschlafen unmittelbar erleben, wie das letztere allmählich in das erstere übergeht.

Die Funktionsverbände und Symptomverbände schließen also immer Einzelfunktionen zusammen, die in der normalen wie in der pathologischen Entwicklung gemeinsam oder wenigstens ganz nahe benachbarte Wege gehen. Man darf erwarten, daß bei verschiedenen Verbänden die Entdifferenzierung durch Krankheiten in verschiedener Weise erfolgt, doch fehlen die Methoden zur genauen Feststellung.

Gerade dann aber, wenn man die Symptomverbände von dieser Fragestellung aus betrachtet, zeigt sich ihre innere Geschlossenheit. Sie entfernen sich auch als Ganzes qualitativ vom Gesunden. Auch aus der Einheitlichkeit, mit welcher sich die seelischen Vorgänge verändern, kann geschlossen werden, daß jeder Verband eine reelle biologische Einheit bildet. Man darf dieser Einheit nur nicht ohne weiteres ein stoffliches Substrat unterschieben. Darüber fallen am Schluß der Untersuchung noch einige Bemerkungen. Man merkt dabei noch einmal leicht (eine Einsicht, zu welcher auch die gründliche Betrachtung der einzelnen schizophrenen Symptomgruppen führt), daß die Veränderungen der normalen Funktionsgruppen sich im „Einschlafen“ und in der „Schizophrenie“ nach qualitativ verschiedenen Richtungen entwickeln. Daraus ergibt sich dann die Gesamtverschiedenheit beider Zustände.

Diese biologischen Verschiedenheiten in der Veränderung der Funktionsgruppen *wären unmöglich, wenn nicht schon die Funktionsgruppe im Normalen als irgendwie geartete, biologisch selbständige Einheit vorgebildet wäre.*

Die Untersuchung führt also zu einer neuen Hypothese vom Aufbau des Seelenlebens, die zunächst einmal für die hier betrachteten höheren seelischen Vorgänge und Differenzierungen gilt, aber wahrscheinlich auf alle seelischen Vorgänge ausgedehnt werden kann und muß. Die Hypothese besagt, daß im gesunden Seelenleben jeweils mehrere seelische Vorgänge zu Funktionsgruppen, d. h. zu biologisch selbständigen Einheiten zusammengeschlossen sind. Mindestens beim Erwachsenen bleiben diese Einheiten im gegenseitigen Zusammenspiel so lange verborgen, als nicht durch irgendwelche Schädigungen ihr Vorhandensein deswegen aufgedeckt wird, weil nunmehr die verschiedenen an sich einheitlichen Funktionsgruppen je nach den ihnen innewohnenden biologischen Gesetzen mit selbständigen Symptomverbänden antworten. Dies aber war ja bereits die Vermutung, zu welcher die klinische Betrachtung allein führte. Sie wurde nur auf dem Umweg über die Psychopathologie noch erweitert, vertieft und im einzelnen bestätigt.

IX. Die Bestätigungsmöglichkeiten der neuen Hypothese.

1. Die entwicklungsgeschichtliche Bestätigung.

Es ist natürlich klar, daß mit diesem Ergebnis zunächst nur eine Hypothese vorliegt. Aber wenn Hypothesen so gut begründet sind wie diese, dann sind sie nicht nur erlaubt, sondern sogar notwendig. Und diese Hypothese darf als gut begründet gelten, denn sie stützt sich nicht nur auf eine ausgezeichnete klinische und psychopathologische Tatsachengrundlage, sondern sie wird auch durch die Erfahrungen bei der Behandlung und mit den Vorhersagen über den vermutlichen zukünftigen Verlauf schizophrener Erkrankungen nahegelegt.

Aller Wahrscheinlichkeit ist, so wie zahlreiche Erfahrungen an anderen Krankheiten lehren, die gleiche Hypothese mutatis mutandis in der gesamten Psychiatrie anwendbar und dürfte bei weiterem Ausbau zu einer Erneuerung unserer psychiatrischen Grundvorstellungen führen. Aber davon soll hier, um für den Anfang die Untersuchung nicht durch allzu weite Ausdehnung zu verwickelt zu machen, nicht weiter die Rede sein.

Wenn eine solche neue Hypothese vorgelegt wird, ist für gewöhnlich die Tatsachengrundlage, auf welche sie gegründet wird, noch ziemlich unvollkommen. Das war einmal selbst bei der Atomhypothese der Fall, als sie als Korpuskulärtheorie der Materie im Beginn der modernen Physik aus der Taufe gehoben wurde. Und trotzdem wurde sie die bestgestützte Hypothese, welche es überhaupt geben kann. Es kommt eben auch auf die Fruchtbarkeit einer Hypothese an. Diese zeigt sich mitunter gerade erst in den Lücken der anfänglich zugrunde liegenden Tatsachen. Außerdem aber kommt es auf die Methode an, mit der auf Grund einer solchen neuen grundlegenden Vorstellung die Tatsachen in neuer Weise untereinander verbunden und aus einander gedeutet werden können. Daß hier aber ein neues, und zwar streng biologisches Denken im Zug der neuen Forschungsgrundvoraussetzung gefordert wird, das zeigten nicht nur der Gang der Untersuchung selbst, sondern vor allem der Begriff des Funktionsverbandes als Inbegriff einer neuen „biologischen" Einheit. Sie kann beim Gesunden als seelische Funktionsgruppe erschlossen, beim Einschlafenden und beim Schizophrenen aber an den Symptomverbänden unmittelbar nachgewiesen werden. Diese Einheiten werden biologisch genannt 1. weil sie verschiedenartige psychologische Tatbestände unter sich begreifen, 2. weil sie außerbewußte objektive Naturphänomene darstellen, 3. weil sie sich mit den biologischen Phasen der Evolution und Involution wandeln, 4. weil sie auch (s. später) somatische Phänomene unter sich begreifen.

Dies neue Denken in neugesehenen „biologischen" Einheiten führt nun aber zu einer weiteren Feststellung, die den Charakter der neuen Hypothese beleuchtet. Sie geht wie alle echten naturwissenschaftlichen Hypothesen von Tatsachen der Erfahrung an der Verteilung wichtiger Krankheitssymptome aus und führt zunächst zu einer neuen methodischen Deutung. Wenn aber die Grundvorstellung der Hypothese richtig ist, müssen aus ihr weitere Schlüsse gezogen werden können, welche in der Erfahrung sich bestätigen, und müssen auf solche Weise sich die Tatsachenlücken ausfüllen lassen und neue mit der Hypothese vereinbare Tatsachen aufgedeckt werden können. Die Hypothese wird auf solchem Wege verifiziert.

Hier handelt es sich also nun zunächst darum, diese Verifikation der neuen Hypothese teils zu versuchen, teils in die Wege zu leiten. Insofern aber unterscheidet sie sich von den meisten bisherigen psychopathologischen und klinischen Hypothesen der Psychosen, die diesen Anspruch auf empirische Verifizierbarkeit meist gar nicht erst erhoben. Die neue Hypothese sucht hier bewußt die Analogie zur exakt naturwissenschaftlichen Hypothesen- und Theorienbildung. Diese Analogie besteht auch darin, daß jeder Symptomverband und entsprechend auch jeder Funktionsverband in der Norm gleichsam als ein biologisches Struktur- bzw. Differenzierelement aufgefaßt werden kann oder, noch schärfer ausgedrückt, als ein in sich geschlossener „elementarer“ Lebensvorgang mit spezifischen Reaktionsgesetzen und Ablaufsformen. Wesentlich ist, daß die Bestimmung der einzelnen Merkmale und Eigenschaften der Symptomverbände nur an Hand der Klinik erfolgen kann, sofern ja die Aufstellung der Symptomverbände nur an Hand der Symptomgesetze möglich ist. Die klinische bzw. die empirische Beobachtung wird dann lehren, wo Abänderungen und weitere Bestimmungen erforderlich sind.

Die erste Bestätigungsmöglichkeit, die in Zukunft näher erfaßt werden muß, liegt in der Psychologie, näher in der Entwicklung der menschlichen Seelenvorgänge von der Geburt bis zum Tode.

Die neue Hypothese schließt eine doppelte Behauptung in sich. Einmal, daß die Symptomkoppelungen in den Syndromen einzelner, wenn nicht aller Psychosen bestimmt werden durch das Vorhandensein und die biologischen Qualitäten ganz bestimmter Funktionsverbände, welche bereits für den normalen Zustand erschlossen werden können und für gewisse seelische Vorgänge in der Norm bereits die einzelnen biologischen Reaktionsmöglichkeiten determinieren. Wenn aber dem so ist, so kann man als zweite nachprüfbare Behauptung folgern, daß diese Funktionskopplungen bereits während der seelischen Entwicklung im Lauf des menschlichen Lebens irgendwie in Erscheinung treten. Denn da der Mensch unzweifelhaft eine auf- und absteigende Differenzierung seiner Seelenvorgänge im Lauf seines Lebens zeigt, so müssen die Funktionsverbände auch im Lauf dieser — unzweifelhaft biologisch unterbauten — Differenzierung in Erscheinung treten, wenn sie überhaupt vorhanden sind, und an den Zusammenhängen der in den Funktionsverbänden zusammengeschlossenen seelischen Einzelgeschehnissen erkennbar sein, wenn sie überhaupt biologische Realitäten darstellen.

Zu diesem Satz sei eine kurze Einschaltung erlaubt. Die Übertragung der Erfahrungen am Krankhaften und Abnormen auf das gesunde Seelenleben ist seit den Tagen der Psychoanalyse und Individualpsychologie mit Recht in Mißkredit geraten. Man hat ja die Gefahr erlebt, die hier schlummert, daß nämlich gleichsam das Krankhafte zum eigentlichen Maßstab der Beurteilung genommen wird. Diese Befürchtung besteht immer zu Recht, wenn man die Werte und Inhalte des gesunden Seelenlebens von den Werten und Inhalten des Krankhaften aus zu erschließen versucht, wenn man von den Konflikten der Kranken auf die Konflikte der Gesunden zurückschließen will, wenn man die Inhaltsverbindungen des Krankhaften als Schlüssel für die Inhaltsverbindungen des Gesunden benützt. Dann kommt freilich als widersinniges Ergebnis jene Abwertung des Gesunden zustande, welche mit den Lehren der Psychoanalyse und Individualpsychologie und mit anderen Richtungen medizinischer Psychologie unweigerlich verbunden war.

Darum aber handelt es sich hier nicht. Wenn hier die Verbände bestimmter Seelenfunktionen aus der Verbundenheit bestimmter Symptome erschlossen wird, so sind die Inhalte, die aus jenen Funktionen erwachsen, in keiner Weise maßgebend. Im Gegenteil, gerade wenn man gelernt hat, in den Symptomkopplungen die Funktionsverbindungen des Gesunden zu erfassen, so läßt sich aus den Unterschieden der Leistung eines solchen Verbandes erst der Unterschied zwischen Gesund und Krank voll erfassen. Das liegt darin, daß mit dem Rückschluß auf die Funktionsverbände aus den Symptomverbänden des Seelenlebens ebensowenig ein biologischer oder psychologischer oder gar wertmäßiger Maßstab des gesunden Seelenlebens gewonnen wird, wie durch die Analyse des Parkinsonismus die abwegigen Leistungen der Stammganglien zu Maßstäben für die Leistungen der gesunden Myostatik.

Wenn also nun — so geht der Schluß weiter — die präformierten Funktionsverbände im gesunden Seelenleben sich durch die Eigenart ihrer biologischen

Gesetze als selbständige und in sich einheitliche elementare Differenzierungsschritte zeigen, so muß also auch in ihren Leistungen bzw. am Auftreten bestimmter Leistungen eine Ausdifferenzierung im Lauf des Lebens erkennbar sein. Die Entwicklung der psychologischen Funktionen und ihrer Verbände ist mithin der neue Prüfstein auf die Richtigkeit der am Kranken gemachten Erfahrungen bzw. der darauf aufgebauten psychologischen Beschreibungen und Abstraktionen. Damit läßt sich die Schwierigkeit ausgleichen, daß die Organisation und Einheit der Funktionsverbände, welche beim Kranken anschaulich wird, beim Gesunden nur verdeckt, gleichsam verschlossen in Szene gesetzt wird und dadurch der direkte Nachweis der Verbände beim vollwertigen erwachsenen Gesunden fast unmöglich ist.

Wenn man gegen einen solchen Versuch, die hier angenommene Hypothese aus der Entwicklung der seelischen Vorgänge während des Lebens zu verifizieren, einwendet, diese Entwicklung vollziehe sich als eine mehr oder weniger subjektive, sei vielleicht sogar nur eine retrospektiv entstehende Täuschung, so geht dieser Einwand fehl. Subjektiv und introspektiv faßbar, daher zwar einfühlbar, aber biologisch gleichgültig sind die Inhalte, welche während der Entwicklung erworben, ausgeschieden, umgebildet, erstrebt, abgelehnt, kurzum verarbeitet werden. Objektiv faßbar dagegen sind die biologischen Wandlungen, die hinter der Fassade der Inhalte ablaufen und deren Wandlungen weitgehend bestimmen!

Diese vorgebliche Schwierigkeit braucht die weitere Untersuchung nicht wesentlich zu behindern, so wenig die Aufhellung der mechanischen Naturvorgänge dadurch behindert wurde, daß das Wesen der Gravitation und anderer Urkräfte vorläufig nicht geklärt werden konnte. Wie dort auf das Verhältnis der Massen und Stoffe zueinander, so kommt es hier auf das Verhältnis der Inhalte und Funktionen zueinander an. Dieses Verhältnis wird nicht dadurch aufgeklärt, daß man Bestimmungen über die Sinnverknüpfung der Inhalte vornimmt. Wäre das der Fall, so wäre die Erforschung der inhaltlichen Sinnlosigkeiten, welche durch die schizophrenen Denkstörungen entstehen, recht leicht. Die Aufgabe, um die es sich hier handelt, wird dadurch gegeben, daß bestimmte seelische Teilvorgänge offenbar in fester biologischer Relation stehen.

Diese gegenseitigen Relationen nicht einzelner Bewußtseinsinhalte, sondern der in jenen sich offenbarenden biologischen Vorgänge ist nun gerade kein subjektiv erlebbarer, sondern allein ein objektiv feststellbarer Tatbestand. Daß bestimmte Vorgänge des Denkens, Wollens usw. sich in festem Verhältnis zueinander wandeln, erleben wir nicht, so wenig der Kranke die ihn treffenden Veränderungen zu bemerken pflegt. Um so sicherer aber wird diese feste Relation durch die objektive Feststellung erkannt, daß eine Veränderung die zusammengehörigen, aber verschiedenen seelischen Vorgänge gleichzeitig erfaßt. Es handelt sich hier bei der entwicklungspsychologischen Bestätigung um neue Forschungsgrundvoraussetzungen, aber zugleich auch um eine objektiv durchaus lösbare Aufgabe.

Der Gang der Untersuchung hat im letzten Abschnitt gezeigt, daß die in der Schizophrenie veränderten seelischen Einzelvorgänge normaliter ihre Entwicklung bis zum Ende der Reifezeit durchmachen. Die neue Grundannahme aber geht über diese Feststellungen weit hinaus. Denn sie besagt, daß die einzelnen Entwicklungsschritte im Bereich der verschiedenen seelischen Vorgangsklassen jeweils nach einem Gesetz zusammengekoppelt sind, welches in veränderter Qualität, d. h. in krankhaften Abänderungen, auch im pathologischen Symptomenverband zum Ausdruck kommt. Die im Verband des Gedankenentzugs zusammengeschlossenen Vorgänge der höchsten „geistigen" Gefühle, der Entschiedenheit und Konstanz des Denkens, der Aufmerksamkeitstenazität und des prohäretischen Wollens sollen, da sie ja nicht erst durch die schizophrene Erkrankung zusammengefügt werden, sondern bereits im Normalen eine biologisch erkennbare Einheit bilden, auch im Lauf der individuellen seelischen Entwicklung zusammengekoppelt sein. Das heißt, sie sollen sich gleichzeitig oder in engem zeitlichen Zusammenhang miteinander entfalten, in ihrer Funktion verfeinern, in ihren Leistungen kräftigen und sie sollen dementsprechend in der Involution zu jeweilig empirisch bestimmtem Zeitpunkt miteinander ihre Tätigkeit vereinfachen, verzögern oder ganz einstellen. Und ebenso soll es bei den einzelnen Vorgängen sein, welche den Verband des Faselns und der Sprunghaftigkeit bzw. ihre normalen Korrelate aufbauen. Auch ihre Funktionsbestandteile sollen nicht nur auf der Höhe der seelischen Entfaltung zusammengehen, sondern die biologische Einheitlichkeit auch dieser Verbände soll gerade auch darin erkennbar sein, daß ihre Einzelbestandteile alle entwicklungsgeschichtlichen Fort- und Rückschritte miteinander gemeinsam tun.

Gerade dadurch erst werden ja die Funktionsverbände im Normalen, zu deren Annahme die Existenz der pathologischen und der biologisch-varianten Symptomverbände führt, als biologische Einheiten und als einheitlich determinierte Lebensvorgänge gekennzeichnet.

Die Frage lautet also: Sind die seelischen Vorgänge auch in dem Ablaufen der seelischen Entwicklung so aneinandergekoppelt, wie es aus der für den Normalen beschlossenen Funktionsgruppe bzw. den Symptomverbänden gefordert wird? Dies aber scheint in der Tat der Fall zu sein.

Allerdings kennt man diese Dinge heute noch sehr wenig. Betrachtet man aber einmal die unterscheidenden seelischen Vorgänge der Reifezeit genauer — und auf diese kommt es für die Analyse der Schizophrenie fast allein an —, so lassen auch sie sich in mehrere Gruppen ordnen, welche im Grunde den aus den Symptomverbänden der Schizophrenie und des Einschlafens erschlossenen Funktionsverbänden genau entsprechen.

Es wäre ein Unding, hier in eine weitschichtige Besprechung der Pubertätspsychologie einzutreten. Aber für die Zwecke einer Untersuchung, welche lehren soll, mit Hilfe neuer Anschauungen tiefere biologische Zusammenhänge und Vorgänge aus den psychologischen Syndromen zu entdecken, genügt die bloße Hervorhebung des Wesentlichen. Zuerst kommt es einmal darauf an, das Prinzip der Verifizierbarkeit zu erfassen, welches mit der neuen Hypothese gegeben ist. Die Einzelprüfung würde ohnehin erst dann abgeschlossen sein, wenn aus genauesten individuell ausgerichteten Untersuchungen, gegebenenfalls unter Zuhilfenahme der Zwillingsmethode, eine Variationsstatistik über die Entwicklung der einzelnen Funktionsverbände geschaffen und dadurch gewisse statistische Probleme über die Häufigkeitsverhältnisse eigenartiger Pubertätsformen lösbar geworden wären. Bis dahin ist gewiß noch ein weiter Weg. Was man heute sagen kann, ist dies:

Daß die rein sexuelle Seite der Entwicklung das Wesen der Pubertät nicht ausschöpft, ist die gemeinsame Überzeugung aller, die sich mit diesen Fragen überhaupt beschäftigt haben. Als anerkannt darf auch gelten, daß sich die gesamte Reifung in mehreren, mit ihren Höhepunkten zeitlich auseinanderliegenden Etappen vollzieht. Will man deren Wesen schlagwortartig fassen, so können unterschieden werden: 1. die Schwarmperiode, 2. die Flegeljahre und 3. die eigentliche Reifung.

Es ist oft geschildert worden, wie in den Schwarmjahren vom Reifenden — oft geradezu schlagartig, meist in einiger zeitlicher Erstreckung — die geistige Welt erobert wird. Das religiöse Problem wird voll erfaßt, höchste geistige Wertgefühle erscheinen, der Reifende lernt nun erst den Kosmos voll erfassen. Es ist die Welt der geistigen Gefühle überhaupt, welche in ihm aufblüht und welche ihn nun plötzlich von der konkreten Zweckwelt des Präpubertierenden so scheidet, daß er ihr völlig fremd gegenübersteht. Sieht man genauer zu, so war es von je die eigentümliche ethische und religiöse, weltanschauliche oder ästhetische Entschiedenheit, welche nun als Charakterzug auffiel und welche mit ihrer Radikalität in eigentümlichem Gegensatz zu der fatalistischen Einstellung der Präpubertierenden auf seine Zweckwelt steht. Diese Entschiedenheit nun ist ein allgemeiner Zug, welche alle Erlebnisse trifft, das Denken, das Wollen, die Aufmerksamkeit, welche nun erst ihre volle Tenazität gewinnt, wie denn nun auch erst der Reifende zu wirklicher Konzentration auf geistige Probleme fähig wird, ein Umstand, der erst eine selbständigere Konzentration des Denkens auf allen anderen Erlebnisgebieten ermöglicht. Stetigkeit des Denkens, Entschiedenheit des Wollens, gesteigerte Tenazität der Aufmerksamkeit aber waren ja die Elemente für die Funktionsverbindung, welche aus dem Symptomverband des Gedankenentzugs erschlossen werden konnten. So führt die Hervorhebung der wesentlichen Vorgänge und Neuwertungen der Schwarmperiode unvermerkt zur Feststellung jener Koppelung von seelischen Vorgängen aneinander, welche diese Untersuchung auch sonst aufgedeckt hat. Dies kann nun ermutigen, auch die anderen Perioden kurz zu streifen.

Die Flegelperiode der Pubertät hat wegen ihrer Auffälligkeiten schon immer zum Vergleich mit der Hebephrenie Anlaß gegeben. In der Tat zeigen auch die Neigungen zu ungehemmten Reaktionen, die vielfach läppische und alberne Stimmung, das eigenartige Pathos und die schlaksig ausfahrenden Ausdrucksbewegungen von vornherein gewisse Ähnlichkeiten zwischen beiden an. Über die tiefgreifenden biologischen Unterschiede ist man sich dabei freilich niemals im Unklaren gewesen, nur machte es eigentümlicherweise immer Schwierigkeiten, diese Unterschiede genau zu bestimmen und begrifflich festzulegen. Es ist ein erwünschter Nebenerfolg der neuen Hypothese und der daran anschließenden Verifikationsbemühungen, daß in dieser diagnostisch oft nicht unwichtigen Frage neue Gesichtspunkte und Möglichkeiten auftauchen.

Denn die Gemeinsamkeiten gehen noch etwas weiter:

In den Flegeljahren wacht auch eine neue Welt des körperlichen Fühlens auf. Der Jugendliche wird sich nun der Zuständlichkeit seines Leibes neu und in differenzierterer Weise bewußt und erlebt im Anschluß daran auch seinen Körper neu. Dies gilt besonders für Mädchen. Dahinter aber steht eine tatsächliche Bereicherung der vitalen Gefühle überhaupt. Sie müssen einerseits in den bisherigen seelischen Zustand eingefügt werden (was zugleich zu zahlreichen Unstimmigkeiten im Gesamtverhalten führt). Ihnen tritt auch andererseits eine weitere Ausdifferenzierung noch anderer Seiten des Gemütslebens gegenüber. Und zwar bereichert sich auch jene Klasse der Gefühle, die als die dynamischen Gefühle in Anlehnung an einzelne Psychologen oben näher unterschieden worden ist. Diese Bereicherung führt dann auch zu einer veränderten Dynamik dieser ganzen Klasse von Gefühlen überhaupt. Darin liegt der Grund für die jähen Stimmungsschwankungen in dieser ganzen Periode.

Im Gegensatz zur Schwarmperiode, die im wesentlichen eine biologisch ganz neue Seite des Seelenlebens eröffnet, handelt es sich hier nur um die Weiterführung und feinere Ausdifferenzierung von Vorgängen, deren erste Entwicklungsansätze bis in das Vorschulalter hineinreichen. Man erkennt aber leicht, daß auch hier eine Koppelung gegeben ist, welche bereits in jenem Funktionsverband zutage trat, der aus dem Symptomenverband der Sprunghaftigkeit erschlossen wurde. Unverkennbar sind eben auch hier Differenzierungen der Vitalgefühle und Differenzierungen der dynamischen Gefühle, die Art, wie der eigene Körper wahrgenommen wird, und die Stetigkeit des Denkens aneinandergekoppelt.

Erst wenn dies klargestellt ist, können auch die Unterschiede zwischen hebephrenieähnlichem Verhalten in der Pubertät und Hebephrenie selbst in den Fällen bestimmt werden, wo sich das Hebephrene nur auf den Symptomenverband der Sprunghaftigkeit beschränkt. Da fehlen der hebephrenieähnlichen Pubertät vor allem die Leibhalluzinationen bzw. die Halluzinationen des Gemeingefühls. Aber davon abgesehen, ist überhaupt die Bereicherung der Vitalgefühle in der normalen Pubertät nicht sehr weitgehend, es kommen zwar eigentümliche Elendsgefühle sowie Frischegefühle vor, aber niemals kommt es zu einer so reichhaltigen Skala, wie man sie von Schizophrenen hören kann. Vor allem aber, und das ist nun von allgemeiner Bedeutung, beschränkt sich die Alteration auf die dynamischen Gefühle und einzelne Vitalgefühle, dagegen bleibt das Verhalten der Aufmerksamkeit und die Sphäre des dranghaften Verhaltens völlig unberührt, auch kommt es nicht zur Entwicklung eines wirklich sprunghaften Denkens und zu dem für die Hebephrenen so kennzeichnenden fortwährenden sprunghaften Wechsel der Denk- und Interessenrichtungen.

Den Grund für diese letzte Erscheinung hat man wohl darin zu suchen, daß dieser Verband in den Flegeljahren der Pubertät nicht vollkommen neu in Erscheinung tritt, sondern nur seine Vollendung erfährt. Vitalgefühle, Drangerlebnisse, Aufmerksamkeit, Stetigkeit des Denkens waren schon früher — zum Teil bereits im Vorschulalter — fast endgültig ausgeprägt. Es ist so, als hole in diesem Verband die Pubertät nur dort etwas nach, wo die bisherige Entwicklung gewisse Lücken offengelassen hat, während die Schizophrenie den ganzen Verband ergreift. Dieser Punkt ist für das biologische Verständnis einzelner schizoider Persönlichkeiten, besonders der lahmen Musterknaben, von großer Bedeutung. Denn wenn es richtig ist, daß in diesem ganzen Funktionsverband Funktionen zusammengeschlossen sind, welche bereits im Laufe der Kindheit ihre allmähliche Vollendung erfahren, so müssen sich ja alle in Richtung auf schizophrenes Seelenleben ablaufenden Abweichungen bereits in der Kindheit offenbaren. Da diese Abweichung in der Kindheit qualitativ aber anders gestaltet ist als die gegebenfalls später einsetzende Krankheit, diese auch dort ausbleiben kann, wo das charakterliche Verhalten auf Störungen in diesem Verbande hinweist, so muß es sich hier um biologisch eigenartige, mit der Krankheit nicht identische Vorgänge handeln. Auf diese Weise bietet die neue Hypothese beachtliche Ansätze, um das durch Kretschmers Forschungen aufgeworfene Problem der biologischen Beziehungen zwischen Schizoidie und Schizophrenie auch mit neuen psychopathologischen Gesichtspunkten anzugehen.

Gewisse Schwierigkeiten entstehen der Analyse einmal dadurch, daß schon die ersten Epochen der Reifung „mit aller Heimlichkeit ins Werk gesetzt werden" (Goethe), man muß daher die biologischen Zusammenhänge suchen. Ja man würde sie bei dem naheliegenden Bestreben, den psychologischen „Sinn" und „Wert" und die teleologische Bedeutung dieser ganzen Reifeschritte zu bestimmen, ohne die Blickerweiterung, welche die empirisch-klinische Beobachtung verleiht, gar nicht finden. Daher haben sich die Bemühungen der Reifepsychologen (z. B. Hoffmann, Spranger) auch vielfach nur in der Richtung auf die Klarstellung der soziologischen, pädagogischen und charakterologischen Bedeutung und der teleologischen Sinndeutung der Reifezeit bewegt, wobei unverkennbar auch zeitgebundene politische Strömungen der Vergangenheit die Auffassung mitbestimmt haben. Am sachlichsten hat auch hier wieder Tumlircz beobachtet und beschrieben.

Nun soll hier gar nichts gegen die Reifepsychologie im eben skizzierten Rahmen gesagt werden. Sie hat, zumal wenn sie den biologischen Grundzusammenhang mit verwertet, jedenfalls ihre große praktische und menschliche Bedeutung. Blieb es doch stets eine wichtige wissenschaftlich-psychologische Aufgabe, neben dem Erwachsenen auch den Reifenden als biologisches Gesamtphänomen in seinen Gesamtleistungen und Lebensvorgängen zu erforschen, sowie auch etwa der Gesamtstoffwechsel ein Problem bleibt, unbeschadet der Analyse seiner Einzelfaktoren. Auch hier ist ja das Ganze des Organismus mehr als die Summe seiner Elemente. Aber vertieft erschaut die Gesamtpersönlichkeit gerade in ihren biologischen Ganzheitsqualitäten und -reaktionen nur der, der die Elemente kennt, aus denen auch sie sich biologisch aufbaut. Mutatis mutandis gilt das auch für die Reifezeit. Ihre Eigenart als Gesamtzustand tritt erst recht ans Licht, wenn man sie, geleitet von der Hypothese der Funktionsverbände, in ihren Elementarstrukturen analysiert hat.

Eine zweite Schwierigkeit besteht darin, daß die beiden Epochen vielfach nicht scharf gegeneinander abgesetzt sind, ja sogar in einer bestimmten Zahl von Fällen untereinander eng verschmelzen. Aber das ist ja bei vielen biologischen Vorgängen so. Da darf man nicht kommen und nun die ganze neue Auffassung bestreiten, so wie man etwa auch die Bedeutung der iktophilen und iktophoben Lebensphasen glaubte bestreiten zu können.

Da es sich hier um einen typischen, heute noch vielfach gemachten Fehler handelt, sind einige Bemerkungen dazu nötig. Man kann immer leicht hingehen und auf Grund einer größeren Zahl geeigneter Beobachtungen die Behauptung bestreiten, daß sich die Schwarmperiode und die Flegelperiode sauber trennbar ablösen können. Ja man kann sogar ein Beobachtungsgut zusammenstellen, wonach sie ein untrennbares Ganzes bilden. Aber damit ist das wahre biologische Problem nur verschleiert. Denn es handelt sich nicht um ein „Entweder — Oder", sondern um ein „Sowohl — als auch". Und auf die Häufigkeit der drei Fälle: Sonderung, Verschleierung und unscharfe Abgrenzung der Epochen kommt es biologisch an.

Nicht anders übrigens auch bei dem Problem der iktophilen und iktophoben Phasen. Nichts leichter, als bei einem bestimmten Material nachzuweisen, daß keine krampfarmen Phasen im Epilepsieverlauf vorkommen. Ist damit die Behauptung, sie kämen in biologisch-g setzmäßigem Wechsel mit krampffreiem Abschnitt bei bestimmten Kranken vor, widerlegt? Nein, sondern nur ein Entweder-Oder-Problem aus einem biologischen Sowohl-Als-auch-Problem gemacht und die biologische Hauptfrage, wann der Wechsel der Phasen in Erscheinung tritt und wann er aufgehoben ist, verschleiert. Selbst wenn dieser Wechsel und analog die Sonderung der beiden Reifephasen der seltene Fall wäre, würden sie als Tatbestand nicht geleugnet werden können, sondern für die Auffassung des biologischen Gesamtgeschehens unentbehrlich sein. Wer von ihnen abstrahieren wollte, würde handeln wie ein Erbbiologe, der beim Problem der Polymerie des roten Weizens von dem einen weißen Weizenkorn angesichts der übrigen 63 rötlichen und roten abstrahieren wollte und dadurch die Analyse des ganzen Erbganges unmöglich machte.

Es gehört zu den Kennzeichen des neuen Denkens, daß es mit jener Schludrigkeit aufräumt, welche nur den häufigsten Fall als „gesetzmäßigen" ansieht, statt in dem Verhältnis der seltenen und häufigen Fälle den Schlüssel zum eigentlichen biologischen Problem zu erblicken[1].

Das gilt auch für die Frage der Pubertätsbiologie. Es kommt darauf an, genau festzustellen, wie häufig die einzelnen Möglichkeiten sind, wobei man in der Vergleichung verschiedener Untersuchungen berücksichtigen muß, ob Bevölkerungsschicht, Erbanlagen usw. dieselben sind.

Tumlircz faßt nun die weitere Reife in eine Phase, die der Jünglingszeit, zusammen. Man kann dies tun, wenn man sich vor Augen hält, daß auch hier zwei Vorgänge nebeneinander und nicht ganz selten nacheinander oder wenigstens mit verschiedenem zeitlichem Höhepunkt ablaufen. Sie mögen des phasischen Ablaufs wegen als Phase der Klärung und Phase der Vollendung bezeichnet werden.

Tumlircz macht diese Scheidung nicht. Aber wenn man seine Beschreibung liest, so ergeben sich zwei Gruppen von Veränderungen oder Entwicklungsschichten gerade auch aus ihnen.

In der ersten Gruppe finden sich zusammen: Die Reifenden sehen nun erst die „volle Wirklichkeit", d. h. sie werden jetzt erst zu sachlich-getreuem Denken fähig, eigentliche Scharfsicht in die Realitäten des Lebens wird ihnen möglich. Sie werten vor allem die im Leben vorhandenen Sachverhalte in der auch dem Erwachsenen vertrauten Weise, nun werden sie „vernünftig" aus wirklicher Erfassung der Tatbestände. Die Motorik wird gebundener, beherrschter, distanzierter, das überschießend Schlenkrige der vorhergehenden Epoche verschwindet. Die Aufmerksamkeit ruht nun auch differenziert auf akstrakten Sachverhalten, diese werden herausgehoben, und es besteht die Möglichkeit, auf ihre einzelnen Faktoren sorgfältig abstrahierend abzuheben.

Das ist die Gruppe, welche hier besonders bedeutsam ist. Denn es sind ja dies Seelenvorgänge, welche sämtlich in den Funktionsverband gehören, aus welchem in der Schizophrenie der Symptomenverband des Faselns und im Einschlafen der Symptomenverband der Verschmelzung herauswachsen, nämlich: Sachverhaltsdenken, Sachverhaltswertung, Bewegungsgliederung und abstrahierende Aufmerksamkeit. Die andere Gruppe interessiert hier nicht. Tumlircz

[1] Niemand hat übrigens die Bedeutung der „seltenen" Fälle für die Wissenschaft von der belebten Natur besser erkannt und klarer ausgesprochen als Goethe.

beschreibt die Vorgänge des inneren Ausgleichs, der Harmonisierung, die Lösung von bloßer Phantastik, Schwärmerei und Unsicherheit, das Heranwachsen eines sicheren Selbstgefühls, das nun die widerspruchsfreie Einordnung des „gereiften" Jünglings in seine Lebenssituation ermöglicht. Innere Freiheit, Kraftbewußtsein und Glücksgefühle, Selbstsicherheit des Konstruierens zeichnen die Phase der Vollendung aus — Erlebnisse und Vorgänge, welche eine ganz andere Struktur aufweisen als die in der ersten Gruppe genannten.

Bietet somit die Reifepsychologie der Gegenwart durchaus Grund zu der Behauptung, daß eine Bestätigung der Grundhypothese dieser Untersuchung möglich sein wird, so ist auf dem Wege zu neuem biologischen Denken in der Psychiatrie gewiß ein weiterer Schritt getan. Der Weg, den die biologische Psychiatrie hier gehen kann und wohl auch gehen muß, verbürgt deswegen wachsende Genauigkeit und Sicherheit, weil sich ständig neue Überprüfungsmöglichkeiten darbeiten. Nur zwei davon seien kurz erwähnt: Wenn die Hypothese richtig sein soll, so müssen die in den ersten Epochen der Reifezeit ausbrechenden Schizophrenien weitgehend die Symptome des Faselverbandes vermissen lassen, sofern nicht bei den betreffenden Individuen aus anlagemäßigen, d. h. erblich-familiären Ursachen die Phase der Klärung zeitlich sehr früh auftritt, was wohl mitunter vorkommen wird. Solange der normale Funktionsverband noch nicht entwickelt ist, können sich auch seine pathologischen Abwandlungen nicht und nur in unvollkommener Weise zeigen. Wirkliches Faseln, schwere Parakinesen usw., reine paranoiden Syndrome müssen also erst gegen Ende der Reifezeit erscheinen. Da exakte Untersuchungen noch nicht vorliegen, ist nur ein summarischer Schluß aus der landläufigen klinischen Erfahrung möglich. Dieser aber spricht durchaus für die Hypothese und entspricht den aus ihr entstehenden Erwartungen. Faseln wie paranoide Syndrome usw. fehlen allerdings den zwischen dem 13. und 16. Jahr ausbrechenden Schizophrenien weithin, hier überwiegen „metaphysisch" ausgerichtete Gedankengänge oder hebephrene Syndrome. Sperrung, Gedankenentzug, weltanschauliche Probleme, läppische Gesinnung, Vitalgefühlsstörungen, Hypermetamorphosen, dranghafte Bewegungsstürme (ohne Parabulien und Parakinesen) stellen durchaus ihre Hauptsymtome dar[1].

Da sich weiterhin bei Mädchen der ganze Verband, aus dem die Symptomverbände des Gedankenentzugs bzw. der Flüchtigkeit erwachsen, nie mit jener Wucht entwickelt, die er bei Knaben entfaltet, so müssen bei den frühen Schizophrenien der Mädchen die Weltanschauungsprobleme (so wie in der Norm) und die übrigen Erscheinungen dieses Verbandes zurücktreten und die nur hebephrenen Bilder überwiegen. Auch dies bestätigt die klinische Erfahrung.

Leicht kann bei solchen Auseinandersetzungen der Eindruck entstehen, als würde durch Deutung allgemeiner Eindrücke nur eine Hypothese auf die andere getürmt. Aber so ist es doch hier nicht. Vielmehr soll eine neue Art biologisch ausgerichteten psychiatrischen, ja ärztlichen Denkens veranschaulicht werden, indem durch Aufzeigen einzelner Beobachtungen das Nachdenken über die biologische Vergleichbarkeit seltenerer und häufigerer Vorkommnisse angeregt und

[1] Siehe später (S. 201) die genauere Darstellung im Abschnitt über frühkindliche Schizophrenien.

dem Hang zur unterschiedslosen Durcheinandermengung biologisch unvergleichbarer Befunde gesteuert wird.

Am Beispiel des Problems der iktophylen und iktophoben Phasen bei Epileptischen, das ja durch die negativen „Befunde" von GRUHLE u. a. in eine Aporie verwandelt zu sein scheint, sieht das so aus: Schüttelt man alle Beobachtungen durcheinander, so kann man keine derartigen Phasen abgrenzen. Das haben GRUHLE u. a. getan. Dabei wurde gar nicht darauf Rücksicht genommen, ob man Biologisch-Vergleichbares durcheinandermengte und verglich bzw. zur Einheit zusammenfaßte. Man meinte, im Anfallsgeschehen ein biologisch einheitliches Geschehen ahnen zu dürfen. Aber das ist ja das Problem, um dessen Lösung erst gerungen werden muß, nachdem die Pathophysiologie am epileptischen Anfallsgeschehen eine ganze Fülle verschiedenartiger „Mechanismen" entdeckt hat. Man muß also zunächst einmal sondern zwischen Epilepsien mit Anfallspausen aus endogener Ursache und Epilepsien ohne solche Pausen. An den Epilepsien mit Anfallspausen kann man nun feststellen, ob diese Pausen bestimmte Lebensepochen bevorzugen und ob das gleiche umgekehrt für die Anfallszeiten gilt. Dabei stößt man auf eine solche große Zahl von Epilepsien aller Art (einschließlich vieler Jackson-Formen bei Tumoren und Hirnherden aller Art), bei denen die von C. SCHNEIDER geschilderten Phasen nachgewiesen werden können.

Die nächste Frage ist, ob damit eine allgemeine biologische Gesetzlichkeit an allen Menschen aufgedeckt ist, die nur in bestimmten Konstitutionen und Ursachenzusammenhängen in so klarer Weise manifest wird, oder ob es sich nur um die Auswirkungen bestimmter Konstitutionsformen handelt, während für andere Konstitutionen jede Vorbedingungen für einen Phasenwechsel fehlen. Um diese Frage zu klären, muß man prüfen,

a) ob bei den Epilepsien ohne Anfallspausen ein Phasenwechsel in anderer Form kenntlich ist. Dies ist der Fall, und zwar, indem zu den iktophilen Phasen statusartige Häufungen, Dämmerzustände usw. auftreten. Wieder muß diese Gruppe in sich verglichen werden.

b) Es muß geprüft werden, ob der so festgestellte epileptische Phasenwechsel den allgemeinen biologischen Rhythmen folgt. Und dies ist wohl der Fall.

Nun bleibt eine letzte Gruppe von Fällen, ohne erkennbare Phasen. Erst wenn man ihre Häufigkeit feststellt und ihre biologischen Besonderheiten prüft, kann das aufgeworfene biologische Problem entschieden werden, nicht aber durch unterschiedloses Aufstellen von Statistiken aller Art.

Das Gegengewicht gegenüber einem unbegrenzten Aufeinandertürmen unbewiesener Hypothesen gibt in jedem Falle ein exakter statistischer Vergleich.

Untersucht man verschiedene Bevölkerungen von gleichem Altersaufbau, bei welchen besondere Siebungs- oder Auslesevorgänge ausgeschlossen werden können, und vergleicht man sie hinsichtlich der Häufigkeit erstens der verschiedenen schizophrenen Syndrome und der darunter befindlichen symptomatologisch atypischen Schizophrenien und zweitens bezüglich der Häufigkeit, mit welcher die einzelnen Reifestufen altersmäßig gebunden auftreten, so müssen sich — ubiquitäre Durchmischung aller in der betreffenden Bevölkerung vorhandenen Gene vorausgesetzt — ganz feste zahlenmäßige Beziehungen ergeben zwischen a) der Häufigkeit, mit der in den einzelnen Altersjahren zwischen 12 und 22 Jahren die einzelnen schizophrenen Symptome und ganze Symptomverbände beobachtet werden, und b) der Häufigkeit, mit welcher im gleichen Altersjahr die einzelnen Reifestufen auftreten.

Der Vomhundertsatz der an Erscheinungen des Gedankenentzugsverbandes erkrankenden Jugendlichen im 12., 13., 14. und 15. Jahre muß dem Vomhundertsatz entsprechen, mit welchem sich die erste Phase der Reifezeit in dieser Bevölkerung während der betreffenden Jahre überhaupt entwickelt. Dasselbe muß für alle Durchmischung sowohl der Verbände als auch der Reifungsphasen gelten. Unter einer Bedingung würde dieser Weg allerdings ungangbar sein.

Wenn nämlich die Schizophrenie als solche die Vorgänge der Reife beeinflußte (verfrühte oder verspätete) oder ihre Anlage mit der Anlage zur Verschiebung der Reifeperioden gekoppelt wäre. Beides ist aber wohl nicht der Fall.

Wie weitgespannt die Nachprüfungsmöglichkeiten sind, ergibt sich daraus, daß auch das Einschlafen der Kinder bis zur Reife einen Maßstab abgeben kann, wann und wie häufig in einer bestimmten Bevölkerung die einzelnen Verbände in Erscheinung treten. Übrigens kann sich daraus noch eine weitere rein psychobiologische Verifikation der neuen Hypothese entwickeln.

Es ist klar, daß auf dem Wege einer solchen Nachprüfung die heutige Form der Ausgangshypothese manche Berichtigung erfahren wird. Das ist bei jeder Hypothese so. Aber eine solche exakte Untersuchung wird erst durch sie möglich, und da sie gar nichts an sachlichen Behauptungen über die Art der Zusammenhänge spekulativ vorweg nimmt, sondern nur Beziehungen zwischen exakt aus der Beobachtung zu ermittelnden biologischen Einzeldaten bei Gesunden und Kranken schafft, gibt sie überhaupt erst die Möglichkeit zu einer wahre Exaktheit erstrebenden Forschung nach derartig biologischen Gesetzmäßigkeiten und schafft zugleich die Voraussetzungen zu immer genaueren Ermittlungen.

2. Verifikationsmöglichkeiten aus der Stoffwechselpathophysiologie.

Wenn man auf die Sonderstellung der einzelnen psychischen Symptomverbände zu achten gelernt hat und von dieser Einsicht aus nun die schizophrenen Zustandsbilder genau beobachtet, in welchen je ein Symptomverband isoliert auftritt oder über die anderen vollständig überwiegt, so kann man leicht feststellen, daß das Gesamtverhalten des Stoffwechsels dieser Kranken je nach den Symptomverbänden äußerst verschieden ist.

So lange von allen Symptomverbänden nur die Anfangserscheinungen leichterer Art erkennbar sind, so lange treten Besonderheiten des Stoffwechsels klinisch nicht hervor. Man kann durchaus zweifeln, ob sie überhaupt vorhanden sind, ja ob sich überhaupt die somatischen Funktionen in dieser Zeit irgendwie mitbeteiligen, und ob sich nicht die biologischen Veränderungen allein im Psychobiologischen abspielen. Das scheinbare Postulat, es müßten auch hier schon somatische Veränderungen angenommen werden, hat einen rein metaphysischen Untergrund, ist zur Zeit nicht beweisbar und braucht uns daher nicht zu kümmern. Im Gegenteil, die Art, wie in dem neuen biologischen Denken seelische und somatische Funktionen und psychobiologische wie somatobiologische Abläufe einander koordiniert werden, wird in vermutlich nicht allzu ferner Zeit zu der Einsicht führen, daß das biologische Verhältnis zwischen somatischen und psychischen Vorgängen ein ganz anderes ist, als man heute unter dem Einfluß der noch herrschenden Philosopheme glaubt annehmen zu müssen. Alle diese Lehren sind nur die Folgen eines und desselben Grundirrtums, nämlich einer allzu frühen Gleichsetzung nichterlebbarer psychischer Funktionsbedingungen mit den somatischen, die selbst wieder verfrüht nur morphologisch oder materiell mechanisch, bestenfalls noch energetisch gefaßt werden, eines Irrtums — den erst das neue Denken an Hand der neu ermittelten Tatsachen bis in seine letzten Wurzeln zurückverfolgen und hieraus seine letzten Entwicklungsformen aufdecken kann. Man kann sich also in der empirischen Forschung über alle philosophischen Bedenken zunächst einmal hinwegsetzen und die Tatsachen selbst sprechen lassen. Diese aber vertragen sich sehr wohl mit der Annahme, daß sich die Anfangserscheinungen der Symptomverbände nur in jenem Bereich biologischer Abläufe entfalten, den wir den seelischen Vorgängen zuweisen müssen und von welchen wir ein Stück „selbst erleben". Wie weit die Mitbeteiligung somatischer Funktionen an den Änderungen der biologischen Abläufe reicht, wird die zukünftige Pathophysiologie gerade bei den symptomatologisch reinen Schizophrenien mit je nur einem Symptomenverband um so sicherer feststellen können, je mehr sich ihre Methoden verfeinern. Vorläufig kann man dazu nicht viel sagen.

In den mittleren Schweregraden ändert sich die Sachlage. Schon hier differenzieren sich offenbar die Syndrome der einzelnen zunächst nur psychopathologisch gefaßten Symptomverbände auch hinsichtlich des pathophysiologischen Geschehens. Spezielle Untersuchungen liegen nicht vor. Aber die klinische Beobachtung lehrt, daß schon in dem Bereich der mittleren Ausprägung Gewicht, Vasomotorentätigkeit, Wasserspeicherung, Nahrungsaufnahme u. a. bei Syndromen aus dem Verband des Gedankenentzugs nicht erkennbar gestört sind, während im Verband der Sprunghaftigkeit stets eine Neigung zum Gewichtsverfall auch dann besteht, wenn kein Erregungszustand vorliegt und die Nahrungsaufnahme genügend ist.

Noch klarer werden die Unterschiede in den schwersten Ausprägungsgraden. Die Beobachtung lehrt dann nämlich, daß eine eigenartige Verteilung der körperlichen und seelischen Schizophreniesymptome besteht. Dem Symptomenverband der Sprunghaftigkeit sind meist zugeordnet: Neigung zur Abmagerung, Neigung zur Polyphagie, Neigung trotz Polyphagie an Gewicht abzunehmen, Neigung zum Verfall und zum Kollaps. Dem Symptomenverband des Faselns gehören in erster Linie die schweren körperlichen Symptome der Cyanose, der Ödembildung, der vasomotorischen Störungen, die Pupillenstörungen usw. an. Dagegen scheinen dem Gedankenentzugsverband keine klinisch feststellbaren körperlichen Symptome zuzugehören. Ob sie noch gefunden werden, ist eine Frage der Zeit und der Methodik. Das volle Bild der toxischen und febrilen Schizophrenien entwickelt sich offenbar nur bei bestimmten Kombinationen der einzelnen Symptomverbände und der ihnen im somatischen Vorgangsbereich zugehörigen pathophysiologischen und biologischen Funktionsveränderungen.

Es ist naheliegend, diese Feststellungen zum Ausgangspunkt einer Überprüfung für die ganze Hypothese zu machen, wenn man voraussetzt, daß mindestens gewisse Symptomverbände sozusagen ins Somatische hinein verlängert werden können. Trifft dies zu, und viele Erfahrungen bei der Behandlung sprechen dafür (so z. B. die Tatsache, daß bei der Heilung des Sprunghaftigkeitsverbandes auch die somatischen Erscheinungen verschwinden), dann muß umgekehrt von der Feststellung der körperlichen Erscheinungen aus die ganze Hypothese beurteilt werden können. Allerdings nur unter einigen Voraussetzungen:

1. Man muß sich lösen von den Vorstellungen eines psychophysischen Parallelismus, wie er heute noch allgemein angenommen wird.

2. Man muß sich lösen von der Vorstellung, als wirke vom Somatischen her eine sozusagen globale Kausalität auf das seelische Geschehen ein.

3. Der heute herrschende Gedanke einer geschlossenen rein materialistisch-mechanistisch gedachten Naturkausalität im Organismus, von dem die seelischen

Vorgänge ausgeschlossen oder in der sie nur als Epiphänomene gedacht sind, muß einer biologischen Auffassung vom Wesen der Kausalität im Organismus weichen, die sich freilich erst voll entwickeln kann, wenn die Lehre von den Symptomverbänden weiter ausgebildet ist als heute.

Im übrigen greift die Vorstellung von dem Vorhandensein der Symptomverbände auch ordnend in die Methoden der pathophysiologischen Befunderhebung ein. Wie eine neuere Arbeit von GELLER[1] anschaulich zeigt, befindet sich der Pathophysiologe einem Irrfeld physiologischer Abweichungen von der Norm gegenüber, zu dessen Ordnung er sich zunächst, sei es an der Klinik, sei es an der Pathophysiologie oder an der Konstitutionstypologie, ausrichten muß. Hier behilft sich jeder der Untersucher mit seinem eigenen Ordnungsgesichtspunkt: GELLER versucht eine Art klinischer Gesamtphysiologie zu bilden. Daß man auf einem solchen Weg nur schwer zu biologischen Gesetzmäßigkeiten durchstößt, ist klar. Denn den bisher üblichen Ausrichtungen an Klinik, Nosologie oder Konstitutionslehre fehlt der notwendige Untergrund in der Biologie, sie geben bestenfalls formale Ordnungsmöglichkeiten her. GELLER vermutet daher nur eine rein stoffwechselpathophysiologisch-klinische Typisierung.

Hier geben nun die Symptomverbände eine neue Grundlage. Sie erlauben die biologisch ausgerichtete Analyse der allerverschiedenartigsten schizophrenen Zustandsbilder und schaffen daher einen Bezugspunkt, unter welchem die verschiedenen Tatsachenreihen leicht zueinander geordnet werden können.

Die von GELLER befolgte und befürwortete Methode, die biologische Abgrenzung innerhalb der Schizophrenie nur auf die Stoffwechselbefunde zu gründen, führt leicht nur zu einer Wiederholung der auf den psychopathologischen Abgrenzungen beruhenden Schwierigkeiten. Auch seine Befunde bilden noch ungedeutete Zusammenballungen der verschiedenartigsten Stoffwechseldaten. Einen Schlüssel, um das Zusammengehörige zu vereinigen, das Unterschiedliche zu trennen, hat man damit noch nicht. So kommt nur wieder das heraus, was die Psychopathologie eben angefangen hat zu überwinden, nämlich: ein unausgesetztes Probieren oder Trennen und Zusammenfassen wechselnder Syndrome zu angeblich biologisch begründeten Krankheitsvorgängen.

Erst wenn man von vornherein nicht mehr die somatopathologischen gegen die psychopathologischen Beobachtungen ausspielt, sondern beiden Erscheinungsreihen gleichmäßig Aufmerksamkeit schenkt *und ihren gemeinsamen biologischen Gesetzen* nachgeht, wird man den von allen Psychiatern erhofften Fortschritt erzielen. Daß sich der Schlüssel für die biologischen Zusammenhänge leichter im Psychopathologischen bot, war Zufall und nur dadurch begründet, daß, wie schon auseinandergesetzt wurde, die Psychopathologie bereits mehrere Jahrzehnte ihr Feld beackert, während die Pathophysiologie sich erst anschickt, dies zu tun. Unter anderen Gesichtswinkeln hat — im Anschluß an JAHN — GREVING[2] die Stoffwechselpathophysiologie der Schizophrenen mit Erfolg weitergeführt. Es kann hier davon abgesehen werden, daß auch für seine Auffassung, die von den Konstitutionseigentümlichkeiten des Asthenikers wie des Pyknikers ausgeht, sich Schwierigkeiten ergeben und daß immerhin seine Forschung nur

[1] GELLER: Nervenarzt **1940**.

[2] GREVING: Arch. f. Psychiatr. **112**.

zur Aufdeckung eines komplexen Tatbestandes innerhalb der Stoffwechselpathophysiologie der Schizophrenen führt. Für den Beweisgang dieser Untersuchung ist wichtiger, daß GREVING es vermeidet, „das Ergebnis einer psychopathologischen Analyse des Einzelfalles mit körperlichen Vorgängen vergleichen zu wollen". Nach seiner Auffassung würde dies an der biologischen Erfahrung vorbeigehen, „die lehrt, daß nur den Gesamterscheinungen einer Krankheit eine gemeinsame Grundlage zukommt. Wir lehnen deshalb eine mögliche Beziehung der bei unseren Kranken vorliegenden verschiedenen psychopathologischen schizophrenen Gestaltungsformen mit den erhobenen Stoffwechselbefunden ab".

BUMKE hatte noch vor nicht allzu langer Zeit eine andere Auffassung vertreten. Er suchte gerade, wie er sich ausdrückte, die korrespondierenden Vorgänge „hüben und drüben", d. h. er wollte erforschen, mit welchen einzelnen seelischen Phänomenen einzelne Stoffwechselstörungen gesetzmäßig verknüpft sind. GREVING kommt zu seiner Auffassung wohl nur deswegen, weil er Zustände zu untersuchen hat, die von vornherein ihrer Natur nach nur als Gesamtzustände betrachtet werden können, weil sie nur das Ergebnis des komplizierten Zusammenwirkens von Teilerscheinungen anderer Art darstellen. Es wird noch gezeigt werden, daß gerade die katatonen Bilder biologisch aus dem Zusammenwirken der einzelnen Symptomverbände hervorgehen, und daß dadurch neuartige Erscheinungen im Gesamtbild der Krankheit erzeugt werden können. Es ist also dann klar, daß katatone Zustände leicht als Gesamtbilder erscheinen und daß man von ihnen aus nicht zu einer biologisch richtigen Analyse sowohl der psychopathologischen wie der pathophysiologischen Symptomgesetze kommen kann. Wieder sind die einzelnen Standpunkte nicht eigentlich gegensätzlich, sondern können sich ergänzen. Die Symptomverbandslehre aber umfaßt ein weiteres Gebiet von Erklärungsmöglichkeiten, als sie etwa der Standpunkt GREVINGS erschließen könnte. Daher wird es wohl eine Aufgabe der Zukunft sein, Stoffwechseluntersuchungen an Schizophrenen unter den Gesichtswinkeln der neuen Lehre anzustellen. Leider hat der Kriegsausbruch die Durchführung dieser geplanten Untersuchungen zur Zeit verhindert. Auch hier sollen die Bemerkungen nicht die Bedeutung der von JAHN, SCHEID, GREVING, GELLER u. a. geleisteten wichtigen Forschungsarbeit verkleinern, sondern auf die Verschiedenartigkeit der Standpunkte hinweisen, von denen ausgegangen wird. In den bisherigen Stoffwechseluntersuchungen zielt die Deutung auf die Gewinnung genereller Zusammenhänge ab. Die individuellen Tatbestände werden teils hingenommen, teils als noch unerklärliche oder auch als überhaupt nicht völlig klärbare Abwandlungen der generellen hingestellt, in jedem Fall aber als etwas Sekundäres betrachtet.

Hierin unterscheidet sich nun der in diesen Untersuchungen festgehaltene Standpunkt von den Meinungen der übrigen Forscher. Die individuelle Variation ist der grundsätzliche Ausgangspunkt dieser Untersuchung. Es wird eine Erklärung für die Tatsache der individuellen Variation zunächst aber gar nicht gesucht. Diese wird vielmehr als ein primärer Tatbestand angesehen und deswegen zur Grundlage der Arbeit gemacht. Dabei leitet die gewisse Annahme, daß bei genauerer empirischer Untersuchung der Formen, in denen diese Variabilität auftritt, die Gesetze vollständig unter allen Umständen sichtbar werden müssen, von denen sie beherrscht wird. Die Vermutung ist wahrscheinlich, daß dann auch neue generelle Gesetzlichkeiten des Lebensgeschehens klar hervortreten.

Es ist dies ein Standpunkt, den frühere Zeiten der Heilkunde immer eingenommen haben, der insbesondere nicht nur bei GALEN durchleuchtet, sondern im Corpus Hippocraticum einer der tragenden Gesichtspunkte ist. Erst mit dem Aufkommen der mechanischen Naturlehre rückte dieser Gesichtspunkt auch in der Medizin in die zweite Reihe und wurde zeitweilig ganz außer acht gelassen. Es ist kein Zweifel, daß die Untersuchung der individuellen Variabilität gerade im Bereich der Pathophysiologie die Forschung vor erhebliche Aufgaben stellt, und voraussichtlich werden auch neue technische Methoden notwendig sein, um dieses Problem zu bewältigen. Ausgehen kann man heute freilich nur von den bekannten stoffwechselpathophysiologischen Untersuchungsmethoden. Aber schon heute liegen eine solche Fülle von Einzeltatsachen vor, daß der Versuch, die dabei gefundene individuelle Variabilität und die Korrelation der individuellen Variationen auf den verschiedenen pathophysiologischen Funktionsgebieten von den neuen Gesichtspunkten aus zusammenzufassen und entwicklungsbiologisch zu betrachten, nicht aussichtslos sein kann.

Die Bedeutung dieser Standpunktsunterschiede erhellt daraus, daß die gegenwärtige Pathophysiologie jeder entwicklungsbiologischen Ausrichtung entbehrt. Handhaben dafür, die während des postfetalen Lebens im individuellen Stoffwechsel eintretenden Wandlungen aus den allgemein physikalischen und physiologisch-chemischen Voraussetzungen zu erklären, bietet die moderne Pathophysiologie noch nicht. Hierauf aber kommt es an. Wer die Kenntnisse, die wir über den kindlichen Stoffwechsel im Vergleich mit dem Stoffwechsel des Erwachsenen besitzen, einer genauen Untersuchung unterzieht, kann sich des Eindrucks nicht erwehren, daß von der Kindheit zum Erwachsenenalter wesentliche entwicklungsbiologische Wandlungen auch im Stoffwechselgeschehen eintreten und daß die einzelnen Funktionswandlungen dabei untereinander und mit morphologischen Merkmalsänderungen und psychischen Entwicklungen in ganz strengen Korrelationen stehen. Solche Korrelationen auf dem Gebiete des pathologischen Geschehens der Psychosen zu suchen, ist die Aufgabe, die sich die Symptomsverbandslehre stellt. Es ist also eine neue Form der pathophysiologischen Analyse, die angestrebt wird.

3. Klinische Verifikationsmöglichkeiten.

(*Halluzinationen und Stuporen.*)

Einen letzten und heute schon gangbaren Verfahrensweg bietet die klinische Beobachtung. Das ist um so erfreulicher, als die beiden vorgenannten Wege immerhin noch manche methodischen und sachlichen Schwierigkeiten in sich bergen. Und zwar handelt es sich um Feststellungen über das Auftreten der Gehörs- und Gesichtstäuschungen bei den Schizophrenen.

Die Eigenart der schizophrenen Sinnesstörungen hat schon lange die Aufmerksamkeit der Forscher erregt. Aber gegenüber den Beschreibungen ihrer psychologischen und phänomenologischen Artung sind Feststellungen darüber, von welchen Umständen eigentlich ihr Auftreten bedingt wird, ganz zurückgetreten. Erst die genaueren Beobachtungen, welche zur Feststellung der Symptomverbände führten, scheinen auch hier einen Fortschritt zu bringen. Denn die Erfahrung zeigte bald, was auch aus den in dieser Untersuchung eingangs gegebenen Beispielen reiner, aus einzelnen Symptomverbänden aufgebauter Zustandsbilder hervorgeht, daß bei allen schizophrenen Zustandsbildern, die nur aus einem Symptomenverband bestehen, Gesichts- und Gehörshalluzinationen fehlen.

Diese Tatsache ist übrigens insofern auch von diagnostischer Bedeutung, als ja vielfach im Lauf der schizophrenen Erkrankung, wie ebenfalls die Beispiele zeigten, über längere Zeit hinweg ein Symptomverband das Bild beherrschen kann und dann das damit in Zusammenhang stehende Fehlen kennzeichnender schizophrener Sinnestäuschungen nicht als gegen die Diagnose Schizophrenie sprechender Umstand gewertet werden darf.

Immerhin gehören aber jedem Symptomverband gewisse, das anschauliche Erleben im weitesten Sinne berührende Erscheinungen zu, und zwar gehören zum Gedankenentzugsverband das Gefühl der Entfremdung der eigenen Vorstellungen sowie des Gedankenlautwerdens, zum Symptomverband des Faselns die Vorstellungskonkretisierung und der primäre Bedeutungswahn, zum Verband der Sprunghaftigkeit aber die Gemeingefühlsstörungen und die Leibhalluzinationen.

a) Es empfiehlt sich, mit der Besprechung der „physikalischen Halluzinationen", d. h. der Täuschungen des körperlichen Gemeinsinns und der Leibeswahrnehmung zu beginnen. Diese zeigen gegenüber den Trugwahrnehmungen des Gesichts und des Gehörs eine Reihe von biologischen Besonderheiten. Sie sind vor allem auch klinisch selbständig und treten weitgehend unabhängig von den optischen und akustischen Trugwahrnehmungen auf. Sie haben eine ungewöhnliche Bedeutung im sogenannten „Paranoid", wobei dieser Ausdruck ganz im Sinne der alten KRAEPELINschen Namengebung zu verstehen ist und jene schizophrenen Psychosen meint, welche ihren Wahn ganz vorzugsweise um physikalische Leibhalluzinationen aller Art, verbunden mit wechselnden und zerfahrenen Inhalten anderer Art, ranken, während sich das faselige Denken erst allmählich im Verlauf der Erkrankung entwickelt oder auch ganz zurücktritt.

Psychopathologisch nun gehen die Leibhalluzinationen hervor aus Vorstufen, in denen deutliche Beziehungen zu den Störungen der Vitalgefühle erkannt werden können. Das ist sehr klar, wenn man Schilderungen hört wie: „ein Starregefühl; ein Gefühl, als wären die Hand und die Gliedmaßen ‚wie gelähmt'" (E. R. 39/30). Noch deutlicher ist der enge Zusammenhang der Erscheinungen in den folgenden Äußerungen: „Der Verstand ist recht, aber der Kopf nicht mehr, alles ist los." Sie war „müde, verstopft"; „der Kopf ist zu, ganz zugemauert", sie „bekam zugelegt". „Das kann man nicht erklären, der Rücken ist verschwunden, die Hände und Arme sind nicht eigen, der Kopf wie extra, ein Eisenband um den Hals, der Leib wird zugesperrt durch unbekannte Kräfte, der Kopf wie vom Leib getrennt, der ganze Körper ist umgestellt, jahrelang hat man in ihr geschafft, die Nerven sind aus den Händen gezogen, der Kopf ist hart zusammengezogen." „Alles ist zusammengebrennt, wie versteinert, ganz schwach. Die Hände sind so leicht, wenn sie ißt, hat sie gar kein Gefühl. Sie ist ganz zusammengezogen. Zwar in natürlicher Gestalt, aber innerlich nur 1 cm groß. Der Körper ist ganz kaputt."

Ordnet man diese Klagen in zusammengehörige Gruppen, so ergibt sich:

1. Die Kranke war müde, die Hände sind so leicht, wenn sie ißt, hat sie gar kein Gefühl, wie versteinert, ganz schwach.

2. Der Verstand ist recht, aber der Kopf nicht mehr, alles ist los. Verstopft, der Kopf ist zu, ganz zugemauert, der Rücken ist verschwunden, der Leib wird zugesperrt durch unbekannte Kräfte, der ganze Körper ist umgestellt, der Kopf ist hart zusammengezogen. Alles ist zusammengebrennt, sie ist ganz zusammengezogen. Der Körper ist ganz kaputt.

3. Sie bekam zugelegt, die Hände und Arme sind nicht eigen, der Kopf wie extra, ein Eisenband um den Hals, der Kopf wie vom Leib getrennt, jahrelang hat man in ihr geschafft, die Nerven sind aus den Händen gezogen, zwar natürliche Gestalt, aber innerlich nur 1 cm groß.

Die erste Gruppe enthält Störungen der Gemeingefühle, des Übelbefinden, der vitalen Zuständlichkeit. Die zweite Gruppe umfaßt Veränderungen im Leibbewußtsein; nicht die vitalen Zuständlichkeiten sind hier verändert angegeben, sondern die Struktur der leiblichen Beschaffenheit wird in wechselnder Weise als gestört empfunden. In der dritten Gruppe aber ist die Wahrnehmung der eigenen körperlichen Gestalt gestört. Ist also in der ersten Gruppe das Gesamt der vitalen Gefühle, in der zweiten das innere Gestaltbewußtsein vom Leibe gestört, so in der letzten die Wahrnehmung der eigenen Körperlichkeit. Damit aber ist ein erster Brückenschlag zur Leibhalluzination gewonnen.

Noch einen Schritt weiter in der gleichen Richtung bedeuten nun die eigentlichen Leibveränderungen: „‚Es‘ bleibt stehen, sie muß zappeln, im Kopf stößt es, an den Zähnen ist es dick, in den Gliedern zuckt es, Strom fließt, an den Beinen wird etwas herausgezogen. Starregefühl in den Adern, Kribbeln in den Adern. Der Kranke hat Schmerzen gehabt und war überall angeheftet, ein Strom brummte durch den Kopf, das war wie Nadelstiche." Und damit ist der Übergang zu den Leibhalluzinationen gegeben. In diesen werden dann die Kranken gebrannt, gestochen, hin und her gezerrt, geschlechtlich gebraucht, gemartert, die Nerven zerwühlt, geteilt, zerrissen u. a. m.

b) In einer anderen Richtung entwickeln sich die Vorstufen des Halluzinierens im Verband des Gedankenentzugs. Schon wenn es heißt: „Das Denken war vom Körper getrennt durch die Suggestion", so schwingt neben dem Bewußtsein einer Entfremdung des eigenen Denkens und Erlebens zugleich eine eigenartige Weise mit, den Eigenraum vorzustellen, welche sowohl für den Gedankenentzug und das Gedankeneingeben wie auch für das gleich noch zu besprechende Gedankenlautwerden nicht ohne Bedeutung sein dürfte. Auch wenn derselbe Kranke sagte: „Diese Leute fassen durch eine bestimmte Suggestion zu", so enthält der Ausdruck „zufassen" die gleiche Art und Weise, unanschauliche Begebenheiten räumlich im Denkraum vorzustellen.

Von diesen Phänomenen, einschließlich den eigenartigen Letztheitsgedanken innerhalb des Gedankenentzugsverbandes nun, führt eine Reihe von Übergängen hart bis an den Tatbestand der ersten schizophrenen Trugwahrnehmung, nämlich bis zum Gedankenlautwerden. Diese Übergänge beginnen mit dem Bewußtsein der „Entfremdung".

A. K. 39/137: „Alles kommt diesem Kranken so komisch vor, alles ist nicht echt", daß man drüben die Wagen auf- und zumachte, das war alles symbolisch gedacht. Auch die Eier waren „nicht echt". Ein anderer Kranker, dem es „anschaulich gemacht" war, sah das Schloß und die Stadt H. an, da sah er gleich, „daß es nicht H. sein könnte". Diese von Zucker genauer besprochenen Erlebnisse werden nun in engstem Zusammenhang mit dem Phänomen der Flüchtigkeit und der Willensentmächtigung gebracht. „Ich habe etwas gedacht und im nächsten Moment etwas anderes“ (Flüchtigkeit!), „dagegen konnte ich mich nicht wehren“ (Willensentmächtigung!). Die Gedanken waren ganz „fremd“. Entsprechend der in diesen Zuständen überaus häufigen doppelten Orientierung heißt es dann: „Alles war doppelt, alles geteilt“ (H. Pf., geb. V. 39/148a). Und von derselben Kranken: „Die Gedanken gingen so schnell weg.“ Sie wisse dann nicht mehr, was sie vorher gedacht habe. Oft werden ihr die Gedanken dann „vorgesprochen“, kaum gedacht, werden sie auch schon vorher ausgesprochen. Oft „schreit es schon vorher“ ihre „Gedanken aus“. Das ist also klarstes Gedankenlautwerden im Zusammenhang mit der Flüchtigkeit. Als Brücke zwischen der Flüchtigkeit, der Entfremdung, dem Doppeltdenken, dem Gedankenlautwerden und dem Gedankenentzug schildert ein weiterer Kranker auf die Frage:

(Wie war das mit dem Gedankenzug?) „Daß ich nicht selbständig denken konnte.“ (Was heißt das?) „Daß mir einer was zusagen mußte.“

Offenkundig stehen diese Erlebnisse also in engstem Zusammenhang untereinander. Sie wandeln offenbar nur den gleichen biologischen Vorgang unter verschiedenen psychologischen und situativen Bedingungen nach verschiedener Richtung hin ab. Wesentlich aber ist, daß sie bis in bestimmte Bezirke der Vorstellungen und des Sinnlich-Anschaulichen hinabreichen, so daß Vorformen der akustischen Halluzinationen entstehen.

c) Auch der Verband des Faselns führt bis zu Veränderungen des Vorstellens, jedoch in einer ganz anderen Weise. Es mag hier ununtersucht bleiben, welchen biologischen Aufbau man diesen Feststellungen gemäß — so wie für die anderen Erlebnisklassen — auch für das Vorstellen wird annehmen müssen. Diese Untersuchung soll nicht allzusehr mit Fragen belastet werden, die von ihrer eigentlichen Aufgabe wegführen. Nur darauf kommt es hier an, daß auch dieser letzte der schizophrenen Verbände seine besonderen Vorformen für den Sinnentrug entwickelt.

Die Reihe beginnt hier mit dem Bedeutungswahn. Er äußert sich zunächst in einer Art „Offenbleiben“ der Bedeutungen:

H. Pf. 39/148a. Dies und das bedeutet „einfach etwas anderes“.

Schon stark im Anschaulichen verankert ist der primäre Bedeutungswahn, wenn dem Kranken *H. H. 39/78* ein Augenzwinkern der Mitkranken bedeutet, daß diese den Kampf mit ihm aufnehmen wollen, was er aber ablehnt.

Der Kranke *W. St. 39/30a* sah zu, wie Leute ein Stück Feld umgruben. „Da wurde anders umgegraben.“ Das bedeutete, „daß vielleicht ein Soldat eingegraben wurde“. Eine Begründung für diese Bedeutung kann er nicht geben. „Das weiß ich selber nicht.“

Es ist sicher, daß dieses „Offenlassen“ der Bedeutung mit dem Phänomen des Faselns zusammenhängt und umgekehrt mit der „Schwebung“ der Bedeutungsinhalte[1]. Aber es ist schon hier deutlich, daß auch Beziehungen zum längst bekannten Phänomen der Vorstellungskonkretisierung bestehen. Das ist noch klarer im nächsten Beispiel:

E. H. 38/136 (Sekretärin in einem Kinderkrankenhaus). Es muß irgend etwas gewesen sein mir gegenüber. Schon seit einiger Zeit muß man eine Absicht oder einen Wunsch gehabt

[1] SCHNEIDER, C.: Psychologie der Schizophrenen.

haben. Das war recht komisch gewesen. Ich wußte nicht, was man eigentlich von mir gewollt hat. (An was gemerkt?) Das weiß ich auch nicht mehr. Ich weiß nur, daß ich mir nicht mehr habe helfen können. (?) Ich hab' gemerkt, daß mit meiner Person etwas vorgeht, daß man irgendeine Sache vorhat. (Was bemerkt?) Einmal hat der Chef gesagt, da kommen zwei Kavaliere zu Ihnen, als er zwei kleine Kinder brachte. (Was sollte das heißen?) Ich wußte doch, daß man eine neue Sekretärin suchte.

Denn hier wird der scherzhaften Rede plötzlich ein ganz konkreter Sinn untergeschoben. Dasselbe gilt im nächsten Beispiel:

W. St. 39/30a. Der Lehrer hat gesagt, das Fenster soll zugemacht werden, und da bin ich hingegangen und hab es wieder geöffnet. Da sagte er, daß man einen Zug bekäme, daß man einen Klaps bekäme. Oder nein, daß der Wind in das Gebäude geht ... Wie ich über die Häuser sah und die Leute rum umgraben da unten am Neckar, da dachte ich auch, da stimmt etwas nicht, da ist etwas nicht in Ordnung.

Für die Beziehungen der Wahnstimmung zu anschaulichen Vorstellungen gerade auch im Bereich der Schizophrenie ist diese Konkretisierung schon genügend studiert. Daher sei sie nur durch ein Beispiel belegt:

Der Kranke *G. Sch. 39/75* hat in seiner Wahnstimmung Sorgen wegen vermeintlichen Streites unter den Hausbewohnern. Da sieht er „Grabhügel mit Blumen" und mußte gleich laut aufschreien.

In illusionärer Verflechtung unbekannter Sinneseindrücke äußert sich derselbe Tatbestand:

Wenn man zum Fenster herausguckte, wo man da schlief, da sah man immer etwas aufgeschrieben. Da wurde etwas herumgetragen und da wurde es rund. Rund ... nein, nicht rund, das stimmt nicht.

Es kann aber auch zu bloßer Erhöhung der Vorstellungsdauer kommen:

L. K. 38/615. Auf dem Tisch lag ein Bild, da war ein Knabe drauf mit einem Beil. Das bedeutet etwas. Aber „das Bild war so im Kopf dauernd".

Er kann sich nur einen J.L. vorstellen. „Ich weiß gar nicht, wie mir dauernd der J.L. in den Kopf kommt. Ich glaube, daß das meine ganze Krankheit ist."

So meinte er auch, daß die Kameraden dauernd an die Tischbeine träten.

Vorstellungsdauer und Vorstellungskonkretisierung sind aber selbst wieder zwei Vorkommnisse, die untereinander in engster Verbindung stehen, wie die Reaktion der Kranken auf ihre eigenartigen konkretisierenden Abwandlungen der Vorstellungsinhalte beweist[1].

Angesichts dieser verschiedenartigen Feststellungen war nun die Frage, wann erwächst nun eigentlich aus den einzelnen Aufbauelementen des schizophrenen Gesamtsyndroms die schizophrenen Gehörs- und Gesichtshalluzinationen? Womit natürlich nur die Täuschungen gemeint sein können, die im engeren Sinne schizophren heißen, während etwa pareidolische, eidetische oder vorstellungsmäßig-pseudohalluzinatorische Erlebnisse hierher nicht gehören. Aber auch nach deren Ausscheidung bleibt ja neben gewissen optischen Phänomenen, wie vor allem Schröder gezeigt hat, noch die „schizophrene Verbalhalluzinose" übrig. Wann entsteht nun sie?

Dies konnte natürlich zunächst nur die genauere Beobachtung entscheiden, und diese zeigte, daß im engeren Sinne schizophrene Halluzinationen dann auftreten, wenn alle drei Symptomverbände in mittlerer Ausprägung bzw. Vollständigkeit ihrer Symptome das Zustandsbild aufbauen.

---

[1] Vgl. hierzu Zucker: Arch. f. Psychiatr. **110**.

1. Halluzinationen bei mittelschweren Syndromen aus allen drei Symptomverbänden.

K. D. 39/178a. Der Kranke war immer etwas menschenscheu und willensschwach. Er stand völlig unter dem Einfluß seiner Mutter. Die Krankheit begann mit dem Versanden aller Energie, mit Interesselosigkeit und Initiativarmut vor 3 Jahren. Daneben bestanden unklare Krankheitsgefühle und Beschwerden, die er nicht näher schildern konnte. Einige Wochen vor der Aufnahme wurden Appetit und Schlaf schlecht. Dann kam eine akute Verschlimmerung. Der Kranke biß abends nach dem Zubettgehen seine Frau plötzlich in den Arm, zerriß ihr das Nachthemd und zog sie an den Haaren. Dann bat er sie, immer bei ihm zu bleiben, sprang ihr an den Hals und schrie laut. Nach der noch in der Nacht erfolgenden Klinikaufnahme war er substuporös, saß in sich gekehrt und schweigend da, auf Fragen murmelte er nur halbverständlich von einem Vernichtungsgefühl. Er klagte über Gedankenentzug, die Gedanken würden ihm aus dem Kopf genommen, über Willensstörungen, über Gedankeneingeben, sein Wille sei gänzlich verschwunden und aufgehoben (Symptomverband des Gedankenentzugs in mittlerer Ausprägung). Er klagte ständig über heftige Vernichtungsgefühle, über das Gefühl des Ausgestoßenseins, über unerträgliche Schmerzen. Außerdem wechselte die Stimmung abrupt zwischen heftiger tobsüchtiger Angst mit lautem Schreien und stiller Gedrücktheit und dem Gefühl einer eigenartigen Beruhigung und der Ratlosigkeit (Symptomverband der Sprunghaftigkeit in mittlerer Ausprägung mit Störung der dynamischen Gefühle und Vitalgefühle). Schließlich aber bestand ein deutlich faseliges Denken, eine Neigung zu inadäquaten, situativ völlig unsinnigen Affektreaktionen, zu wahnhaften Vermutungen vager Art, auf welche er dann doch wieder sachlich gar keinen Wert zu legen scheint (Symptomverband des Faselns).

Daneben bestanden mit Beginn der Exazerbation sofort massenhaft „Stimmen". Er hört sie unaufhörlich, ohne Zusammenhang, mit dem Gehirn, männliche und weibliche Stimmen, manchmal weit, manchmal nahe, er sieht oberirdische und unterirdische Gestalten.

2. Umgekehrt fehlen die Halluzinationen, wenn die drei Verbände nur zu leichtesten Symptomen ausgebildet sind.

Beispiel. Keine Halluzinationen, alle drei Symptomenverbände nur leicht:

R. S. 38/901. Der Kranke, der aus einer belasteten Familie stammt (Vaters Bruder Selbstmord durch Erhängen, Mutters Bruder Totschläger, Mutter bigott fromm, Mutters Schwester sonderbar, einsilbig), fiel seit längerer Zeit in der Arbeit durch Unverträglichkeit und absonderliches Benehmen auf. Von der angeordneten ärztlichen Untersuchung suchte er sich anfangs zu drücken. Schließlich erzählte er, er fühle sich verändert, er fühle sich geuzt, geärgert, schikaniert von seinen Kameraden, es müsse ein Gerede über ihn unter den Leuten sein, machte seinem Vermieter Vorwürfe über seine eigene Krankheit. In der Klinik war er geordnet und orientiert, wirkte nur etwas steif und eigenartig im Verhalten. Seine Klagen waren: ein unbestimmtes Veränderungs- und Krankheitsgefühl, Kopfschmerzen, unbestimmte Erlebnisse des Gedankenentzugs. Die Gedanken waren kurz, es war so, daß man sie abzog, auch wurden Gedanken untergeschoben. Objektiv bestand eine gewisse Verschwommenheit und Sprunghaftigkeit des Denkens: „Ich bin einmal in M. im Krankenhaus weggelaufen, da war ich bestellt zur Untersuchung. Da hat mir der Herr Oberarzt gesagt: ‚schade, daß ich den Brief nicht dahabe, den habe ich, glaube ich, im Rock drüben, oder haben Sie den eigentlich im Krankenhaus?' Ich bin in dem 3. Stock. Da hat der Oberarzt zu mir gesagt, ich müßte 2 Tage dableiben. Jetzt war die Sache so, da haben sie mich dann, da sind zwei Mädels raus und haben mich gegrüßt, habe mich in den Gang gesetzt und hab die Zeitung gelesen, da kommt so eine mit dem Fuß heraus, so eine kleine schwarze, und die begleitet mich runter zur Aufnahme. Da habe ich anstandshalber die Tür aufgemacht. Das würden Sie doch auch tun? Jetzt begleitet mich eine Dame drei oder vier Türen hinaus. Wenn es mir langt zum Laufen, weil ich schwer laufe, mach ich der Dame anstandshalber die Tür auf, außerdem wenn ich in anderen Gedanken lebe, wenn ich etwas ganz anderes denke beim Laufen, ich denke vielleicht an meine Mutter daheim oder an meine Geschwister oder an Mannheim oder an meine Schulden zu bezahlen oder mein uneheliches Kind. Aus diesen Gründen komme ich vielleicht nicht nach und komme auch nicht mit der Bildung deutsch gesagt. Wenn sie mir jetzt z. B. ich bin so eingestellt, meine Gedanken sind sehr kurz, wenn sie mich jetzt fassen wollen auf etwas, falle ich direkt auf den Boden, bin ich nie gewachsen dazu, weil uns das erst in einer Stunde einfällt, was sie von uns verlangt haben. Oder in einem Tag oder in 5—6 Stunden, was sie vielleicht im Sinn gehabt hätten, daß ich ihre Gesinnung verstehe.

(Woraus haben Sie alles geschlossen?) Was ich mir geschlossen habe, daß die Leute mich uzen, das will ich Ihnen genau sagen, wie die Sache ist. Wie ich in K.H. war, habe ich gesagt, daß ich da hinten einmal, in der Wirbelsäule war ich mal in der Schlinge gehängt. Und dann war was dran am Kittel. Aber mit der Nase hat das keine Beziehung. Als kleines Kind habe ich mal einen Prügelschlag bekommen. Im städtischen Krankenhaus habe ich die Nase operieren lassen wollen, das habe ich wegen dem gesagt, weil ich Kopfweh habe. Ich war im Th. Kr.H. 3 Wochen zur Beobachtung, dann bin ich schikaniert worden von meinen Glaubensgenossen."

Daneben besteht ein eigenartiger Bedeutungswahn, der sich an die Existenz seines unehelichen Kindes und seine früheren Beziehungen zu dessen Mutter anschließt. Überall bedeutet für ihn das Vorhandensein beliebiger weiblicher Personen immer einen Hinweis auf sein früheres Verhältnis, man deute ihm durch diese verschiedenen Mädels an, daß er heiraten soll.

3. Auch wenn nur zwei Verbände ausgebildet sind, fehlen Täuschungen.

Beispiel. Symptomenverband des Gedankenentzugs und der Sprunghaftigkeit. Keine Halluzinationen:

A. H. 38/115. Die Patientin stammt aus einer belasteten Familie. Ein Bruder ist schizophren, ein Vetter mütterlicherseits ist krampfhafter Idiot. Die Patientin selbst war bis zur Erkrankung unauffällig. Die Krankheit begann mit Kopfweh und eingenommenem Kopf schleichend. Dann stellte sich ein trauriges Gefühl ein. Der Kopf war wie voll Zement. Sie bekam komische Angstgefühle, das Angstgefühl war „wie windartig". Das kam „angeblasen". Im Kopf war ein Strom, der brummte und ging wie Nadelstiche durch sie hindurch. Sie meinte schließlich, sie müsse sterben, und jammerte deswegen, weil sie sich so todeskrank fühlte. Es war, als wenn die Beine schrumpften, es war wie ein Hauch, der in die Glieder zog, in den Armen erzeugte er eine Hemmung. Der Körper wurde schwächer, alles so „zwazzelig", es war wie ein „Schwindel". Sie fühlte sich „so leicht, „so geschwommen", die Füße gleiten, statt daß sie laufen. Sie fühlte sich hypnotisiert, eine Schwester erzeugte die Spannung. Es ist in ihr reingemacht worden, man wollte ihr den Willen aufzwingen. Dabei deutliche Entgleisungen: „Ich dachte, das kann niemand anders machen, wie eine Schwester. Daß ich der Schuldner wäre, hätte ich nicht geglaubt(?). Ich weiß nicht, wie ich es ausdrücken soll. (Schuldner?) Nee, wer der Schuldige war. Ich hab gemeint, jemand hat es gemacht."

Im übrigen völlig frei, ungezwungen, adäquat im Affekt, erzählt sachlich und geordnet, schwingt im Gespräch mit, versteht alle Situationen, die sie durchlebt hat, sachlich, anschaulich und lebendig zu schildern. Für Sinnestäuschungen ergab sich niemals ein Anhalt, obwohl die Kranke über alle Erscheinungen durchaus offen sprach.

Es fehlen also Halluzinationen, wenn alle drei Symptomverbände nur in den Anfangssymptomen, aber auch, wenn sie mit ihren schwersten Symptomen ausgebildet sind.

Schwere Psychose ohne Halluzinationen:

E. H. 38/136. Patientin früher gesund, stammt aus einer Familie, in der mehrere exzentrische und auffällige Persönlichkeiten vorkamen. Als Kind vorwiegend ernst und elegisch, sehr gewissenhaft, tüchtig, strebsam. Beginn der Psychose akut mit Beeinflussungsgefühl, man wolle sie mannstoll machen, Gefühle, als ob sie zum gleichgeschlechtlichen Verkehr verleitet werden solle, wogegen sie sich durch Hinwerfen auf den Boden und Küssen der Türschwelle zu schützen versuchte. Erotisches Verhalten gegenüber Bekannten und Vorgesetzten, Einnässen ins Bett, schon früh Wortneubildungen, sah vorübergehend Verstorbene wieder auferstanden. Dann setzte eine heftige Verschlimmerung ein mit einem schweren Zustandsbild, um dessentwillen die Krankengeschichte hier aufgeführt wird. Es entstand eine heftige zerfahrene Erregung mit Impulshandlungen, zwischendurch apathischer Stupor mit Nahrungsverweigerung. Dann vorübergehend ein paranoid-faseliges Zustandsbild aus bizarren Parakinesen und Gesten und mit inadäquaten Affektreaktionen. Niemals mehr Anhalt für Halluzinationen während der siebenmonatigen Psychose, auch keine Andeutungen darüber. Nach der Besserung im Anschluß an eine ausgiebige Insulin- und Cardiazolbehandlung bleibt sie verlangsamt und leicht faselig. Auch nachträglich ist nichts von Halluzinationen zu erfahren, obwohl die Kranke ganz zugänglich war, offen über ihre Erkrankung sprach und im einzelnen ihre pathologischen Erlebnisse schilderte.

Waren diese Beobachtungen richtig, so müßten nun bei zunehmender Schwere einer Schizophrenie der Zeitpunkt des Halluzinierens gleichsam vorhergesagt werden können.

Patient *K. B.*, geb. 3. 11. 1901, aufgenommen 8. 5. 1941. Patient war früher gesund, leidet nach Angaben der Frau seit 14 Tagen an Verfolgungswahn, glaubte von der Polizei verfolgt zu werden. War etwas charakterlich verändert, sprach weniger. Die Frau meint, daß der Prozeß schon etwas länger dauere. So habe er schon früher gemeint, es ständen Leute am Garten, um ihn der Polizei zu melden. Zufällig vorübergehenden Polizisten sei er mißtrauisch gegenübergestanden, weil er glaubte, sie beobachteten ihn. Im übrigen war ihr an ihrem Mann nichts aufgefallen. Auch bei der Aufnahme in die Klinik war der Patient äußerlich ganz geordnet. Er kam auf seine Bemerkungen zu sprechen, glaubte, er werde verfolgt, habe darüber nachdenken müssen, daß alle möglichen mehr oder weniger auffälligen Menschen ihm in der letzten Zeit begegnet seien und was man von ihm wolle. Dann sei er darauf gekommen, es würden Ausländer und verdächtige Personen polizeilich kontrolliert. Dann habe er geglaubt, man wolle nachsehen, ob er etwas vergrabe oder etwas vorhabe. Es sei ihm freilich nicht klar geworden, warum er beobachtet werden sollte. Dann sei ihm eingefallen, daß er vor Jahren einmal in Luxemburg eine politische Äußerung getan habe. Er habe dann alles auf diese frühere Äußerung bezogen. Eines Tages, als er vor der Arbeit in die Messe ging, sei ihm dann so angst geworden. Er habe das Gefühl gehabt, er müsse kommunizieren. Da er aber keine Beichtgelegenheit mehr hatte, unterließ er es. Nur meinte er, daß der Pfarrer besonders nach ihm schaute. Er hatte dann bei der Arbeit das Gefühl, es würde etwas passieren. Schon vorher hatte er einmal das Gefühl, seine Frau könnte ihm vergiftetes Essen vorsetzen. Sie habe gegen die sonstige Gewohnheit ihm diesmal ein besonders trockenes Essen hergerichtet, Bratkartoffeln mit einer trockenen Fleischwurst. Dann meint er aber plötzlich, er habe schon einmal gehört, Verbrecher würden beobachtet, indem man ihnen ein Gift gebe, so daß sie sich für schuldig bekennen würden, wenn sie dieses genommen hätten. Leute, die Raucher seien, denen falle es sofort auf, weil die Geschmäcker sich nicht miteinander verbinden würden. Auf seine Frage an die Frau, ob sie nicht das Essen nehmen wolle, habe sie es ohne weiteres selbst aufgegessen. Alle Hinweise auf die Eigenart seiner Vermutung beantwortet er nur mit einem gewissen ratlosen und verständnislosen Lächeln. Wie er aus der Kirche nach Hause gekommen sei, da habe er gemerkt, daß im Hausflur in einem Papier etwas gelegen habe, und zwar ein Knochen. Auf der anderen Seite sei eine Rolle mit Zeitungen gewesen und nochmals ein Paket mit Zeitungen. Da habe er sich gedacht, man wolle ihn auf die Probe stellen, für welche Richtung er sich entscheide. „Ich habe geglaubt, daß ich mich für schuldig erkläre, wenn ich den Knochen aufhebe und wenn ich die Zeitung aufhebe, dann erkläre ich mich für unschuldig und will mich bessern." Zuerst habe er den Knochen in der Hand gehabt und dann habe er nach der Zeitung geschaut, weil es ihm nicht klar war, was das für ihn bedeuten solle. Das müssen scheinbar auch Kriminalbeamte hingelegt haben. Er habe nämlich bemerkt, daß schnell jemand zur Tür hinausgegangen sei. Patient verbessert sich dann, erst hätten nur die Knochen dagelegen, später, als er ins Geschäft gegangen sei, auch die Zeitungen. Eine Erklärung, wie seine Entscheidung, ob er den Knochen oder die Zeitungen nun nehme, zur Kenntnis der Polizei gelangen könne, kann er nicht geben. Er meint, der Betreffende, der die Sachen hingelegt habe, wäre sicher nachher gekommen, um festzustellen, was er eigentlich genommen habe. Als Patient dann darauf aufmerksam gemacht wird, daß es doch besser gewesen wäre, ein Fünfmarkstück hinzulegen als einen Knochen, reagiert er darauf gar nicht. Er erzählt dann weiter, sein Kamerad habe ihn immer gefoppt: „Hast du schon wieder ein Kotelett? Hast du Salamiwurst? Wo hast du das her?" Er fährt dann fort, er habe den Knochen liegenlassen und dieser sei in die Aktentasche dieses Kollegen geraten, so daß dessen Frau zu Hause verwundert gefragt habe, wie er denn dazu komme, sie habe ihm doch gar kein Kotelett eingepackt gehabt. Er nehme an, daß Lehrbuben sich diesen Scherz erlaubt hätten. Diese harmlose und ganz belanglose Geschichte bringt Patient aber in ein unbestimmtes Verhältnis zu dem im Hausgang liegenden Knochen. Auch bei der Arbeit selbst habe er sich beobachtet gefühlt. Er habe gemeint, man wolle ihn ausfragen über militärische Dinge, wie er da eingestellt sei. Deswegen sei er mißtrauisch geworden, und er habe sich gedacht, die stehen mit einer Stelle in Verbindung und haben den Auftrag, mich auszufragen. Einige Tage vor dem Ereignis im Hausgang habe der Betreffende ihm eine Frage gestellt, die ihm merkwürdig vorgekommen sei, die er aber jetzt nicht mehr wisse. Und da habe er nun darandenken müssen. In unverständlicher Weise fährt er dann fort: „Und dann ist die Schuld an mich zurückgefallen. So habe ich mir das gedacht.“ Eine Erklärung, was diese Bemerkung überhaupt bedeutet, bekommt man nicht. Auf unsere Frage meint er, auf die Frage, die dieser Kollege an ihn gestellt habe, sei er nicht hereingefallen. Und demnach sei er verantwortlich für die Frage, sei er der Schuldige.

Im folgenden vermischt er dann die beiden Ereignisse völlig miteinander. (Wie kam es denn zu dem Knochen im Hausgang?) „Derjenige, der schuldig ist, muß den Knochen annehmen. Der Kollege hat den Knochen mit heimgenommen, aber er ist ihm von der anderen Seite in die Tasche gesteckt worden. (Was hat das denn mit Ihrer Sache zu tun?) Das gehört so zu der ganzen Geschichte dazu. Warum, das weiß ich selber nicht.“ Er fährt dann fort: „Durch die Berührung des Knochens allein habe er sich nicht schuldig gefühlt. Er wisse selbst nicht, wie dieses Gefühl über ihn gekommen sei.“ Patient wird dann gefragt, warum er es so eilig gehabt habe, daß sein Dienstherr dem Pfarrer seinen Entschuldigungsgrund wegen des Nichtkommunizierens mitteile. Er meint, er habe beruhigt sein wollen. Durch das Erlebnis sei er sehr beunruhigt worden. Er habe geglaubt, jetzt gehe die Verfolgung weiter, weil er keines von den drei Dingen angenommen habe. Es sei noch eine Schachtel Zigaretten dabeigewesen. „Scheinbar hat man mich auf die Probe stellen wollen, ob ich ehrlich bin. Wenn ich das nicht verstehen würde mit den Zeitungen und dem Knochen, dann würde ich bestimmt die Zigaretten einstecken. Ich will aber von niemand etwas, was mich nichts angeht. Die Verfolgung ist dann immer noch weitergegangen. Ich habe mich immer verfolgt und beobachtet gefühlt. Es ist mir aufgefallen, daß der Meister öfters nach mir geschaut hat. Ich habe gehört, daß viele Autos verkehrt waren (?). Da ist ab und zu ein Auto angekommen und wieder abgefahren. Und mittags, wie ich heimgefahren bin, nachdem ich morgens das gesagt habe, da habe ich bemerkt, daß auf dem Wege überall Leute verteilt waren, die mich beobachteten.“ Die Leute sind auf dem Trottoir gestanden, und ab und zu auch ein Schutzmann. (Woran gemerkt, daß man Sie beobachtet?) Weil sie so ruhig dastanden und haben auf die Straße geschaut. Sonst sei ihm nichts aufgefallen, nur noch, daß die Vögel gepfiffen hätten. Er habe sich eingebildet, daß das damit etwas zu tun habe, Flieger habe er gehört und ein Rumpeln, wie wenn es eine Knochenmühle wäre. Der Hahn habe auch gekräht. „Das bedeutet Verrat.“ Ferner habe er ein Kuhhorn gehört. Das bedeutete die katholische Kirche. „Da habe ich mir gedacht, ich muß mich entscheiden, für welche Partei ich mein Leben hingeben muß.“ Das Pfeifen sei für die Sozi, die Trommel für die Hitlerbewegung gewesen. Da sind Soldaten vorbeimarschiert und haben bekannte Lieder gesungen. Das habe er auf seine Sache bezogen, ob er an das Fenster eile und herausschaue. Die Geräusche seien hintereinander gekommen. Wie ihm der Gedanke gekommen sei, da habe er die Leute vernommen, „oder, nein, nicht wenn mir der Gedanke kam, sondern ich sah die ganze Geschichte als eine politische Prüfung an auf Herz und Nerven und wie eine Meldung kam von der Kripo an die Zentrale über meinen Charakter, mein Aussehen usw. Da hörte ich gesprochen . . . diese Rufe. Das habe ich mir eingebildet auf Grund der Verfolgung, ich fühlte mich verfolgt. Ich habe mir das eingebildet, weil so viel Verkehr war. Da muß irgendwo eine Zentrale sein. Da hat jeder Beamte den und den Auftrag zu erledigen. Von der Zentrale aus werden diese Signale bedient. Sowie die Signale bedient wurden, habe ich gemerkt, auf Grund dieser Prüfung, bist du jetzt im Lager von diesen? Zum Beispiel habe ich das Kuhhorn gehört. Da habe ich gedacht, jetzt hat dich die Kirche in der Hand.“ Bei der Aufnahme halluzinierte der Patient sicher nicht. Einige Tage später gab er an, es sei etwas Neues gekommen, er höre Stimmen, man rufe seinen Namen, man spreche über ihn, er hörte, wie zu ihm gesagt wurde: Bauer, du warst noch keine 2 Monate Soldat. Er gibt an, daß seit einiger Zeit, etwa zu der gleichen Zeit, als er die Stimmen hörte, irgend etwas auch mit seinen Gedanken gemacht wurde. Genaues könne er nicht recht sagen. Er habe nur das Gefühl, daß sein Wille gehemmt würde. Körperlich fühle er sich zwar nicht verändert, aber jetzt werde er immer so wie betrunken im Kopf, wenn er eine Zigarette rauchte. Es müsse auch da irgend etwas los sein.

Die Beobachtung lehrt, daß, solange der Patient nur an einem Primärwahn litt, Sinnestäuschungen fehlten. Der Primärwahn selbst zeigt in seinen von dem Patienten ausgezeichnet wiedergegebenen Inhalten deutlich die Merkmale des verschwommenen schizophrenen Denkens, wie sie in einem der früheren Abschnitte dieser Arbeit dargelegt wurden. Es ist dem Kranken nicht möglich, die Sachverhalte, die ihm vorschweben, zu präzisieren. Er weiß häufig gar nicht einmal, was eigentlich gemeint war. Alle Vorkommnisse standen nur „irgendwie" miteinander in Beziehung; in welcher Beziehung aber, das kann er als gegliederten Sachverhalt nicht denken, geschweige denn formulieren. Es ist z. B. nicht zu klären, ob nun durch das Pfeifen eine Entscheidung in ihm herbeigeführt wurde oder ob er selbst sich für irgend etwas entschied oder ob andere sich ohne seine Mitwirkung über ihn entschieden. Das gerade also, was bei dem Gesunden den präzisen gegliederten Sachverhalt ausmacht, fehlt dem Kranken. Dies kann er nicht denken. Das wird noch deutlicher dort, wo die zeitliche Relation der Vorkommnisse von ihm festgelegt wird, er aber nicht imstande ist, die sachliche Beziehung klarzumachen. So „ist das Pfeifen oder das Autogeräusch" gelegentlich „vor" seinem Denken. Trotzdem ist er nicht imstande zu sagen, welches Kausal- oder Abhängigkeitsverhältnis zwischen dem Pfeifen und seinem eigenen Denken, seinen Vermutungen, seinen Befürchtungen eigentlich besteht. Insofern bestätigt also dieses Beispiel die früher gemachten Ausführungen über die Gliederungslosigkeit des schizophrenen Sachverhaltsdenkens. Neu ist, daß man nun die Entstehung der Sinnestäuschungen beim Hinzutreten von Erlebnissen der Willensstörung zusammen mit Störungen in der Leibsphäre beobachten kann.

In der Tat entspricht diese Beobachtung einem sehr häufigen Vorkommnis. Wer genau feststellt, wann die Schizophrenen anfangen zu halluzinieren, der wird in der Regel bei etwa dem gleichen Schweregrad der Veränderung das Auftreten der Halluzinationen erwarten können. Fast immer handelt es sich darum, daß Störungen der Willenssphäre und Störungen der Leibgefühlssphäre zusammen mit einem mittleren Grad verschwommenen Denkens vorhanden sind.

In der Arbeitstherapie besserte sich dann der Zustand des Kranken nach einiger Zeit wieder. Die Störung der Willenssphäre verschwand und damit hörte der Patient auch auf, über Halluzinationen zu klagen. Obwohl er sich unbefangen aussprach, verneinte er glaubwürdig das weitere Vorliegen von Halluzinationen. Umgekehrt schwanden im nächsten Beispiel G. R. Kg. 39/428 die Halluzinationen in dem Augenblick, als der Kranke ungehemmter denken konnte, sich freier bewegte, seine Angst verlor.

Der Patient war bereits 1939 einmal vorübergehend in der Klinik, klagte damals über Hypnosegefühle, über Ängstlichkeit, über Beeinflussungsgefühle, grübelte sehr viel über religiöse Fragen, über Dogmatik und über Naturfragen. Im weiteren Verlauf wurde der Junge immer interesseloser, initiativeloser, ängstlicher, fühlte sich verfolgt, schloß sich ein, war gehemmt, gespannt, gesperrt, verlor immer den Faden beim Reden, brachte schließlich nur noch einzelne mehr oder weniger zusammenhanglose Bruchstücke heraus. Gab an, daß er Stimmen höre, würde bedroht, beunruhigt. Er hörte sie in seinem Körper, man könne fast sagen: in der Brust. Durch geringe Dosen Insulin in Verbindung mit Arbeitstherapie stellte sich rasch eine Besserung ein. Der Kranke ist viel freier, die Sperrungen verschwinden, Patient kann im Zusammenhang frei erzählen, wenn auch etwas verschwommen. Er ist nicht mehr so gespannt, in der Stimmung ausgeglichener. Zu gleicher Zeit verschwanden die Halluzinationen.

Es ist klar, daß Untersuchungen über diesen Punkt auf große Schwierigkeiten stoßen und daß es einer sehr vorsichtigen Sammlung von Einzelfällen oder Einzelzuständen bedarf, um hierüber ins klare zu kommen, muß man doch natürlich den Angaben der Kranken gegenüber immerhin zurückhaltend sein und sich durch objektive Beobachtung, vor allen Dingen aber durch intensive Exploration ein genügendes Urteil darüber verschaffen, ob man den Angaben der Kranken Glauben schenken kann oder nicht. Es wird also immerhin noch ausgiebiger Untersuchungen bedürfen, ehe man mit Sicherheit die Symptomgrenzen bezeichnen kann, innerhalb deren das Halluzinieren der Schizophrenen für gewöhnlich auftritt oder verschwindet. Immerhin ist der jetzt beschrittene Weg gangbar und erlaubt weitgehende Aufschlüsse über die Dynamik der verschiedenen Störungen.

Eine Sonderstellung nimmt die chronische Verbalhalluzinose ein, die auch bei chronischen Schizophrenen dann bleibend bestehen kann, wenn man nur geringfügige Störungen des Denkens, des Willens und der Gefühle nachweisen kann. Die Sonderstellung dieser chronichen Verbalhalluzinose der leichten schizophrenen Defektzustände ist von SCHRÖDER, von ZUCKER u. a., aber auch schon von KRAEPELIN klinisch genügend hervorgehoben worden. ZUCKER[1] hat von seinen funktionsanalytischen Gesichtspunkten aus gemeint, es handle sich um ein umgeprägtes, von früher her mit Bedeutungscharakter gehörter Stimmen behaftetes Material, das latent bereit liege, um in Form von Halluzinationen Erlebnisinhalt zu werden. Damit ist natürlich eine genaue Klärung nicht gegeben. Immerhin ist von ZUCKER ein Umstand doch wohl deutlich gesehen worden, nämlich die Tatsache, daß Halluzinieren geradezu zu einer Gewohnheit werden kann. Das erlebt man in der Arbeitstherapie immer einmal wieder. Es ist zweifellos so, daß die Sinnestäuschungen der Schizophrenen um so fester haften und um so schwerer zu beseitigen sind, je längere Zeit die Kranken bereits halluziniert haben. Es erfolgt also irgendwie eine Einübung im Zusammenspiel der einzelnen Störungen. Es wird also auch irgendwie wohl die Bereitschaftsschwelle zum Halluzinieren durch die Übung erniedrigt. Wie aber im einzelnen diese Zusammenhänge liegen, läßt sich heute noch nicht sagen.

Bevor „eigentliche" akustische oder optische Halluzinationen auftreten, bestehen meist nur Wahrnehmungsveränderungen allgemeinerer Art, wie wir sie von den meisten Psychosen kennen, oder aber es werden Pareidolien, Pseudohalluzinationen und eidetische Erscheinungen ausgelöst.

Umgekehrt hatte schon lange die klinische Anstaltserfahrung gelehrt, daß bei den schwer zerfahrenen, faseligen und in Wortsalat verstrickten schizophrenen Endzuständen und bei den schweren schizophrenen Verblödungen Halluzinationen fast regelmäßig fehlen. Das entsprach in vollem Umfange der nun gewonnenen Erfahrung, daß mit dem Übergang der schizophrenen Zustandsbilder in ihre

[1] ZUCKER: Arch. f. Psychiatr. **110**, 465ff.

schwersten katatonen Erscheinungsformen die schizophrenen Sinnestäuschungen im engeren Sinne verschwanden.

So gab der Kranke E. an, daß er zunächst Stimmen gehört habe. Dann aber habe er fast nichts mehr denken können und die Stimmen seien ausgeblieben. Als der Zustand wieder besser wurde und er sich wieder regen und auch antworten konnte (der Kranke war in einem katatonen Erregungszustand mit nachfolgendem Stupor verfallen, dessentwegen er in die Klinik kam), seien die Stimmen wieder aufgetreten und endgültig erst verschwunden, als durch die Behandlung (mit Cardiazolkrämpfen) die weitere Besserung seines Zustandes erreicht wurde.

Schon in diesem Beispiel zeigte sich eine Erwartung erfüllt, welche man hegen konnte. Denn war die neue Auffassung richtig, so mußte wiederum umgekehrt mit der Besserung schizophrener Zustandsbilder auch Halluzinationen erst auftreten können, so daß hier gleichsam paradoxerweise die Vervollständigung des Symptomenbildes als Besserungszeichen anzusprechen war. Auch dies traf zu.

Bei dem Kranken W. Sch. konnte objektiv beobachtet werden, daß er erst mit dem Abklingen des kataton gefärbten Erregungszustandes und dem Aufhören der parakinetischen und parabulischen Störungen sowie der Lückenbildung und Spannung akustisch halluzinierte. Er selbst hat diese Beobachtung nachträglich bestätigt.

Schließlich aber mußten immer dann, wenn es gelang, durch biologische Einwirkungen einen Symptomenverband zum Schweigen zu bringen, die Halluzinationen verschwinden. Dies aber hat die therapeutische Erfahrung in vollem Umfange bestätigt, und aus den Entstehungsbedingungen der Halluzinationen erklärt es sich also, warum gerade die Sinnestäuschungen der Schizophrenie sowohl durch Arbeitstherapie als durch Cardiazol- und Insulinschocks so verhältnismäßig schnell beseitigt zu werden pflegen. Da nun die Arbeitstherapie vielfach zunächst nur symptombeschwichtigend wirkt, indem durch Inanspruchnahme gesundgebliebener biologischer Vorgänge im Seelenleben die erkrankten Symptomverbände ruhiggestellt und somit als Störungsquelle ausgeschaltet werden, so muß schließlich mit dem Nachlassen dieser Wirkung zunächst ein vorübergehendes Halluzinieren verbunden sein können, d. h. wenn sich die Wirksamkeit einer Arbeitsaufgabe erschöpft, was aus verschiedenen Ursachen eintreten kann (z. B. auch, weil an sich die Gesamthaltung des Kranken erstarkt ist), treten die alten Sinnesstörungen wieder auf. Auch dies hat sich in der Erfahrung bestätigt. Formt man dann wieder eine wirksame Situation, so verschwinden die Erscheinungen wieder.

Inwiefern aber ist damit nun eine Verifikation für die Hypothese der Symptomverbände gegeben? Nun, diese erweisen sich hier als das zureichende Mittel, um das Eintreten und Verschwinden einer zunächst anscheinend völlig unabhängigen Naturerscheinung nicht nur zu begründen, sondern auch im Einzelfalle bei genügender Beobachtung und Übung vorherzusagen. Wenn man dies aber kann, so müssen mit den Symptomverbänden auch echte Naturvorgänge erfaßt sein. Sonst gelänge dies nicht. Das aber heißt, die Erfahrungen über die Halluzinationen der Schizophrenie sind geeignet, den Schluß zu bestätigen, daß in den Symptomverbänden und den ihnen zugrunde liegenden normalen Funktionsverbänden wirklich reale biologische Tatsachen von elementarer Bedeutung erfaßt sind. Daß es sich aber um „biologische" Tatsachen handelt und nicht um „psychologische" oder „somatische", dürfte klar sein, da es sich um Gesetzmäßigkeiten handelt, welche für psychische und somatischee Funktionen in gleicher Weise gelten. Dies aber stellt eine auf ganz neuen Wegen gewonnene Verifikation der therapeutischen Schlußfolgerungen am Beginn der Untersuchung dar.

Natürlich sind damit längst nicht alle Probleme um das Halluzinieren der Schizophrenen gelöst (s. hierzu noch später). Das zu tun liegt auch gar nicht in der Absicht dieser Abhandlung. Aber die Art der Beweisführung zeigt, wie das neue Denken in der Psychiatrie sich auswirken kann. Daß dann auch in der Psychopathologie und Klinik recht exakte Ergebnisse gewonnen werden können, welche für alle somatologischen Untersuchungen von Bedeutung sind und daß auf diesem Wege weitere gegenseitige Verifikationsmöglichkeiten für die Somatologie, die Erbbiologie und die Psychopathologie gewonnen werden können, an Punkten, wo sie heute noch fehlen, liegt auf der Hand. Damit aber erst wird dann die Psychiatrie eine in sich geschlossene Wissenschaft geworden sein, die methodisch nach allen Richtungen hin ihre Probleme in kritischer Verifikation überprüft. Sie wird dann nicht bloß das Konglomerat von Einzeldisziplinen sein, das sich um einen bestimmten Aufgabenkreis schart.

Wenigstens in einigen Strichen kann an dieser Stelle die Verbindung zu den normalpsychologischen Problemen gezeigt werden.

Die Wahrnehmung ist als psychologischer Tatbestand durchaus nicht so einheitlich, wie dies die schematische Reiz-Projektionstheorie annahm. Die klassischen Untersuchungen von Jaensch und seiner Schule haben die offenkundige Variabilität im Wahrnehmungsgeschehen sogar typisieren können. Die biologischen Gründe allerdings, die zu diesen typischen Unterschieden im Wahrnehmungsgeschehen führen, wurden dabei nicht feststellbar.

Vom Problem der Sinnestäuschungen her wird nun ein erstes Schlaglicht auf das verwickelte Zusammenwirken jener recht verschiedenen biologischen Vorgänge geworfen, als deren Ergebnis die Wahrnehmung erscheint. Denn vermutlich sind auch die Wahrnehmungsstörungen der Schizophrenen ähnlich wie ihre Halluzinationen das Ergebnis eines verwickelten Zusammenwirkens der verschiedenen Symptom- bzw. Funktionsverbände. Es darf angesichts der besonderen Bedingungen konstitutioneller Art, an welche offenbar diese Wahrnehmungsstörungen Schizophrener gebunden sind, vermutet werden, daß sie ihre Entstehung nicht so sehr dem Zusammenwirken nur der drei gestörten Verbände verdanken, sondern daß hierbei auch ein Zusammenwirken mit an sich gesundbleibenden Funktionsverbänden vorliegen könne. Die künftige Untersuchung wird darüber Aufschluß geben. Wäre diese Vermutung aber richtig, dann würde an dieser Stelle in das Problem der biologischen Bedingungen hineingeleuchtet werden, unter denen die Wahrnehmungen überhaupt entstehen und unter denen sie im Laufe des Lebens allmählich immer differenzierter werden, um mit der senilen Involution bei der Rückbildung einzelner Verbände allmählich wieder zu verblassen und armseliger zu werden. Damit aber ergibt sich dann auch der Ansatz, die Ursachen jener typischen Unterschiede aufzudecken, deren Kenntnis man der neueren Wahrnehmungslehre in der Psychologie verdankt.

Ähnlich wie bei den akustischen Halluzinationen liegt das Problem der Stuporen. Vorstufen des Stupors finden sich bei jedem Symptomverband. Beim Gedankenentzug beginnen sie mit der Sperrung, beim Verband der Sprunghaftigkeit mit den aus verändertem Leibgefühl entspringenden Motivstörungen und

Initiativarmut, beim Faselverband mit andersartigen Motivstörungen, mit Negativismen und Parabulien. Die genauen Untersuchungen über die Entstehungsbedingungen solcher Stuporvorsymptome sind aber noch im Gange, ebenso Untersuchungen über die Entstehung der komplexen somatischen Syndrome. Denn auch auf diese läßt sich der an den Halluzinationen entwickelte Gedankengang übertragen, und gerade dies wird die Verifikationsmöglichkeit noch weiter vervollkommnen. Einige Beispiele von Stuporen mögen verdeutlichen, worum es sich hier handelt.

Man vergleiche zunächst einmal die nachfolgenden Krankengeschichten bzw. Zustandsbeschreibungen:

E. Sch. geb. H. 39/51. Vorgeschichte: War angeblich stets eigenartig. Vor 10—12 Jahren (1927—1929) war sie „geistesgestört". Seit einigen Wochen ist sie wieder auffällig: streitsüchtig, bösartig, gewalttätig, ausgesprochen hypochondrisch, führte Selbstgespräche, steckte ein Messer durch das Schlüsselloch und rief: Mit dem Messer schneide ich mir den Hals ab! Sie hörte auch Stimmen.

In der Klinik: Liegt mit angewinkelten Armen, angezogenen Beinen in krampfhaft gespannter Haltung im Bett, wendet sich ab, wenn der Arzt kommt und schließt die Augen. Gesichtsausdruck leer, verdrießlich. Bei der körperlichen Untersuchung macht sie sich steif wie ein Brett, reagiert überhaupt nicht mehr. Beim Versuch, Arme oder Beine zu strecken, stärkste Gegenspannungen. Nahrungsverweigerung. Nur gelegentlich Kopfnicken oder -schütteln bei Fragen. Zeitweise stereotype Wackelbewegungen mit dem Kopfe und stereotype bizarre Handbewegungen.

J. G. 39/21. Folgt Aufforderungen zunächst langsam. Plötzlich fängt Patient an zu weinen, hört aber bald wieder auf. Auf Fragen antwortet er zunächst gar nicht. Plötzlich sagt er ohne Zusammenhang mit der Situation: „Verzeihung, ich . . . daß ich wieder raus komme." Nach einer Pause: „Ich soll nicht noch mal durch . . . druck werden." Aufforderungen kommt er nicht nach. Bei dringlichen Wiederholungen derselben sagt er plötzlich: „Vertrauensbruch." Dann entsteht wieder eine größere Pause, in der er gespannt und ratlos vor sich hinblickt. Plötzlich sagt er: „Wenn ich einen Zeugen hätte." Dann wieder macht er fahrende, theatralisch-pathetisch anmutende Bewegungen, fängt an zu weinen oder blickt sich neugierig oder auch teilnahmslos um. Dann murmelt er etwas von Angst. Er müsse in den Krieg. Dabei gibt er sich plötzlich sehr anlehnungsbedürftig. Im nächsten Augenblick aber wird er erregt, aggressiv, schreit laut und ungebremst. Dann verfällt er wieder in ratlos gespannte Reaktionslosigkeit.

Sch. A. 1939. Befand sich 1927 zum zweiten Male in der Klinik. Ging zunächst ruhig mit dem Pfleger, fing dann plötzlich im Bad an zu schreien und zu toben, schlug um sich, wälzte sich auf dem Boden, lag dann wieder regungslos auf dem Bauch, um plötzlich aufzuspringen und sich auf das Bett eines anderen Kranken zu stürzen. Leistete den Pflegern erheblichen Widerstand, riß sich los und sprang mit grotesken Bewegungen umher. Nach Angaben der Mutter lief er vor der Aufnahme unruhig im Zimmer hin und her, sprach kaum ein Wort, sagte, er könne nur Ja oder Nein sagen, bekomme seine Gedanken nicht mehr zusammen, habe den Herrgott in Gestalt einer Taube gesehen, sei verdammt und kein Arzt könne ihm mehr helfen. In der Klinik war er zeitlich und örtlich desorientiert, lag mit gespanntem Gesichtsausdruck im Bett und antwortete vorbei. Konnte nur unter Beruhigungsmitteln gehalten werden, erklärte, er habe Gott gesehen, es sei ein sehr heller Schein gewesen, und da habe er gewußt, daß alles zu Ende sei. Er habe dann eine Taube fortfliegen sehen und eine Stimme gehört, die sagte, er solle sich bessern. Er hatte dann starke Erregungszustände, in denen er nicht ansprechbar war, weinte, schrie, aus dem Bett sprang und aggressiv wurde. Diese psychomotorischen Erregungszustände wechselten mit stuporösen Zuständen ab. Sch. wurde dann am 29. 10. 1927 nach W. verlegt. Dort weiter stuporöser Zustand, mußte gefüttert werden, gab keine Antworten, war stumpf, mußte zu allem angehalten werden. Er sei nie weiter krank gewesen, auch jetzt sei er nicht krank. Wenn man auf seine Erkrankung zu sprechen kam, hatte er einen gequälten Gesichtsausdruck, erklärte monoton: „Das stimmt" oder „Was kann man da sagen." Es war nicht viel aus ihm herauszubringen.

da er so gut wie keine Antwort gab. Ein krankhafter körperlicher Befund wurde nicht erhoben. Die Diagnose lautete: Katatonie. Patient wurde dann am 24. 12. 1927 nach Hause entlassen, kam aber bereits am 4. 1. 1928 wieder zur Aufnahme in unsere Klinik, da er schon nach einigen Tagen zu Hause nicht mehr sprach, im Bett liegen blieb, die Nahrung verweigerte und einnäßte. Hier lag er mutistisch im Bett, mußte gefüttert werden und wurde am 10. 1. 1928 wieder nach W. verlegt. Auch in W. verhielt er sich weiter mutistisch und abgekapselt, selbst bei Besuch durch Angehörige. Noch im März 1928 saß er bei den Explorationen kataton starr da, bewegte nur ab und zu die Augen verstohlen zum Untersucher und blieb meist auf Fragen stumm und regungslos.

Es handelt sich dreimal um Zustände von Substuporen. Ihre symptomatologischen Verschiedenheiten sind offenkundig, man hat solche Unterschiede auch immer registriert und in Lehrbüchern und Krankengeschichten beschrieben, aber die Biologie der Unterschiede ist noch recht unklar, weder psychopathologische noch neurologische Theorien wollten recht gelingen.

Bei der Kranken des ersten Beispiels liegt ein negativistischer Substupor vor, der nur gelegentlich durch bizarre parakinetische Hand- und Kopfbewegungen nnterbrochen wird. Beim Kranken des zweiten Beispiels überwiegen Ratlosigkeit und Spannung, beim letzten Kranken endlich ein schlaffes Sichhängenlassen und leere Antriebsarmut ohne jede Parakinese, ohne Negativismus oder Spannung.

Die Bedeutung dieser Unterschiede kann man erkennen, wenn man sich vor Augen hält, daß „am Ende“, d. h. in den höchsten Entwicklungsgraden der Symptomverbände, jeweils prägnante Substuporen stehen, also Zustände des Nichtreagierenkönnens mit jeweils besonderer Färbung: Der Verband des Gedankenentzugs mündet in den Zustand einer allgemeinen ratlosen Spannung, der der Sprunghaftigkeit löst (über das Vitalfühlen?) schließlich Zustände schlaffer Abulie aus und der des Faselns steigert sich bis zur parakinetisch-negativistischen Reaktion. Solange nur ein Symptomenverband ausgeprägt ist oder ausschließlich überwiegt, hat man dank der noch verbliebenen Reaktionsmöglichkeiten nur stuporähnliche Zustände vor sich. Sobald alle drei Symptomverbände in genügender Schwere entfaltet sind, entstehen echte Stuporzustände. Diese schillern dann auch sofort nach den Richtungen der verschiedenen Symptomverbände, je nachdem, welcher Verband gerade überwiegt. Ist dies richtig, so wird auch verständlich, warum gerade bei Stuporösen der Zustand so außerordentlich wechselt. Denn jede Besserung in einem der drei Symptomverbände muß zu einer Unterbrechung der den Stupor bedingenden Konstellation und damit zu dessen Beendigung führen, jede Verschlechterung zu einer Wandlung in der Symptomatologie des Stupors selbst. Umgekehrt wird man bei genauerer Kenntnis der Reihenfolge, mit der die Symptome anderer einzelner Verbände auftreten, auch nahende „Stuporgefahr“ voraussagen können.

Indem auf diese Weise das Problem der Stuporentstehung in neuer Form herausgestellt wird, muß man natürlich in Rechnung ziehen, daß hier nicht alle Stuporprobleme behandelt werden können. Da aber die Symptomverbände tief in das somatische Geschehen eingreifen bzw. bestimmte körperliche Funktionen unter sie fallen, so ist es mit dieser Auffassung sehr wohl möglich, auch jene Stuporen der neuen Hypothese zu unterstellen, bei denen geradezu „neurologische“ Symptome auftreten. Es kommt da nur auf den Schweregrad der einzelnen schizophrenen Veränderungen und auf den Grad des Übergreifens in das körperliche Geschehen an. Was entsteht, hängt ab von der Dynamik, in der die drei Symptomverbände im Einzelfall zusammenwirken, später aber nicht minder auch davon, wie lange der Stupor anhält.

Eine erste wesentliche Umformung des Denkens besteht nun allgemein darin, daß man die bisherige Isolierung der Symptome überwinden lernt. Der entscheidende Mangel unserer geläufigen psychiatrischen Symptomatologie liegt darin, daß die Syndrome bei der Beschreibung in Einzelsymptome aufgelöst werden, über deren inneren Zusammenhang eine biologisch brauchbare Aussage nicht mehr möglich ist. Durch die Neigung, welche schon KAHLBAUM rügte, Einzelsymptome abstrahierend unter einen beschreibenden psychologischen Allgemeinbegriff zusammenzufassen, entstehen erst recht Schwierigkeiten für die Erforschung der wahren Zusammenhänge in den Syndromen und Verläufen. Denn dadurch wird eng Zusammengehöriges auseinandergerissen, weil es unter rein psychologische Kategorien gebracht wird, die dem Wesen der biologischen Zusammenhänge fremd sind. Es ist dann unmöglich, die Gründe zu erkennen, aus denen die Symptome und Syndrome im Verlauf der Krankheiten einander ablösen. Denn allzu leicht wird eben auf diese Weise an die Stelle der Einsicht in die biologischen Zusammenhänge eine vermeintliche Einsicht in psychologisch verstehbare Zusammenhänge zwischen den Symptomen gesetzt. In der Abwehr solcher Verirrungen haben die Bearbeitungen der Psychopathologie durch JASPERS und GRUHLE Gutes geleistet. Gerade sie aber lassen erkennen, daß man mit der Psychologie allein schließlich bei einer rein formalen Anordnung der Symptome endete, so daß alle biologischen Probleme infolgedessen ungelöst bleiben.

Der einzige, welcher diesen Mangel durch mehr als den Hinweis auf psychologisch verständliche Analogien und Zusammenhänge zwischen den Syndromen und Funktionsstörungen abzuhelfen versuchte, war K. ZUCKER[1]. Er übertrug den Gedanken der Funktionsanalyse aus der Neurologie auf die Psychopathologie, um auf diesem Wege tiefere Einblicke in die biologischen Gesetze der schizophrenen Symptome zu gewinnen. Diesem Versuch aber stehen zwei wichtige Bedenken entgegen:

1. ZUCKER nimmt im Grunde die von ihm vorausgesetzten Funktionen statisch und nicht dynamisch. Er beachtet zu wenig die methodische Bedeutung des im Laufe des Lebens mit zunehmendem Alter natürlicherweise eintretenden Funktionswandels.
2. ZUCKER betrachtet als einheitliche Funktionen, was selbst wieder erst das verwickelte Ergebnis des Zusammenwirkens verschiedener biologischer Elementartatbestände ist.

Der Schein einer einheitlichen Funktion kann gerade in der vielfachen Überschichtung der seelischen Differenzierungen dort leicht entstehen, wo im Bereich des Normalen das Zusammenwirken verschiedener Funktionen zu einem einheitlichen Ergebnis sicher gewährleistet ist, z. B. im Vorstellungsleben, wo Assoziationsgesetze, Gesetze des anschaulichen Erlebens, Automatisierungsfunktionen, Einstellungen u. a. m. sehr innig zusammenwirken. Die Schizophrenie ist andererseits eine so gesetzmäßig aufgebaute Krankheit, daß auch ihre verschiedenartigen Störungen zu verhältnismäßig festen Bildern führen, daher kann leicht der Anschein entstehen, in den Veränderungen des Vorstellungslebens, welche ZUCKER vorwiegend untersuchte, ließen sich funktional einheitliche Änderungen einer bereits im Normalen bestehenden Funktion fassen. Daß Zucker dieser Täuschung unterlag, zeigt sich am besten in seinen Begriffen der Material- und der Sekundärtendenz, in welcher eine Reihe von seelischen Tatbeständen zusammengefaßt sind, welche biologisch, d. h. nach ihren Entwicklungs- und nach ihren Erkrankungsmöglichkeiten weit auseinanderfallen.

In der Symptomverbandslehre werden nun beide Fehler vermieden. Einmal entscheidet in ihr über das, was zusammengehört und was nicht, die klinische Beobachtung. Zusammen gehören biologisch die Symptome, die sich unter den verschiedensten Umständen klinisch

[1] ZUCKER, K.: Arch. f. Psychiatr. **110**.

zusammen vorfinden oder klinisch zusammen fehlen bzw. sich klinisch zusammen verändern. An die Stelle des Einzelsymptoms tritt daher von vornherein das Verhältnis der Symptome zueinander. Damit aber ist zugleich auch der Blick geöffnet für die gesetzmäßige Verschiebung der Symptome zueinander im Verband. Denn innerhalb des Verbandes müssen sich ja mit Dauer und Schwere der Veränderungen solche Verschiebungen ergeben. Und erst recht müssen Symptomverschiebungen aller Art auftreten, wenn sich das Verhältnis der Verbände als Ganzes zueinander im Verlauf der Krankheit wandelt. Das heißt aber, dadurch wird erst der Blick frei für die Gesetze des Syndromwandels im Verlauf der Krankheit.

Nicht das Einzelsymptom also, sondern der Symptomverband weist auf die biologischen Zusammenhänge hin. In dieser Hinsicht aber erlauben die Symptomverbände den Rückschluß auf entsprechende Funktionsverbände im Normalen. Diese sind also der eigentliche biologische Tatbestand, von deren Dynamik aus das gegenseitige Verhältnis der Einzelsymptome und damit der Wechsel der Syndrome im Verlauf der Krankheit bestimmt wird.

In dieser Untersuchung ist bislang nicht von den sogenannten Sekundärsymptomen der Schizophrenie die Rede gewesen. Nun ist der Ort gegeben, an welchem wenigstens eine Besprechung der Problemlage erfolgen kann, die für das neue Denken durch das Vorhandensein jener Erscheinungen bedingt wird, welche man bisher mit dem Namen der Sekundärsymptome zusammenfaßte. Was als Primär- und was als Sekundärsymptome aufgefaßt wurde, hat je nach der Theorie, von der der Autor ausging, bei den einzelnen Forschern der Schizophrenie stark geschwankt. Bleuler faßt manches als Sekundärsymptom auf, was Jaspers u. a. Primärsymptom nennen würden. Immer aber hat kein Zweifel darüber bestanden, daß es Symptome gibt, welche in engstem Zusammenhang mit den biologischen Veränderungen stehen, die das Wesen der Schizophrenie ausmachen, und andere Symptome, die nurmehr lockerer mit diesem Wesen des schizophrenen Krankheitsvorganges zusammenhängen.

Man geht, um hier weiterzukommen, am besten aus von den Beobachtungen an den Halluzinationen, zu denen die Symptomverbandslehre geführt hat. Die Halluzinationen sind danach ein gesetzmäßiges Ergebnis des Zusammenwirkens aller drei Symptomverbände. Sie sind insofern ein primär schizophrenes Symptom. Würde man als primäre schizophrene Symptome nur diejenigen definieren, die sich grundsätzlich in jedem schizophrenen Krankheitsfalle finden, so würde die schizophrene Halluzination als Sekundärsymptom bezeichnet werden müssen. Das hat z. B. Bleuler auch getan. Ebenso wenn man als „primär" nur die Einzelsymptome der drei Verbände bezeichnen wollte. Vom Standpunkt der neuen Lehre aus aber ist eine solche Meinungsverschiedenheit ganz bedeutungslos. Denn wichtiger ist die Tatsache, daß die Halluzinationen das gesetzmäßige Ergebnis eines gesetzmäßigen Zusammenwirkens der Symptomverbände sind. Die Halluzinationen sind also sozusagen ein Kennzeichen dafür, daß die Symptomatologie „vollständig" ist oder im Verlaufe mindestens zeitweilig war. Das kann für bestimmte erbbiologische Probleme von großer Bedeutung sein. Die Tatsache z. B., daß sich Halluzinationen im Bereich des Gehörs und des Gesichts in etwa 75% aller schizophrenen Krankheitsverläufe finden, wäre eine Zahl, die sich mit ganz bestimmten erbbiologischen Gesetzmäßigkeiten ausgezeichnet erklären ließe oder mit ihnen verträglich wäre. Davon kann hier nicht die Rede sein. Es zeigt sich hier nur einmal wieder, daß die neue Lehre heuristisch überaus bedeutsam ist und auch in die Fragestellung der Erbbiologie hinübergreift. Wichtiger ist im jetzigen Zusammenhang die Tatsache, daß schon so häufige Symptome wie die Sinnestäuschungen der Schizophrenen aus dem Zusammenwirken der drei verschiedenen Störungsvorgänge entstehen. Nun schweben die drei Symptomverbände im Organismus nicht in der Luft. Sie haben sich nicht nur miteinander, sondern auch mit allen jenen Funktionsverbänden dynamisch auszugleichen, welche unverändert blieben. Es muß also auch schizophrene Symptome geben, welche nur dem Zusammenwirken der gestörten Verbände mit ganz bestimmten anderen Funktionsverbänden ihre Entstehung verdanken. Es ist klar, daß damit das Problem der Sekundärsymptome in eine ganz neue Phase eintritt. Bisher hat noch jede Schizophrenietheorie versucht, diese Sekundärsymptome konstruktiv aus den psychopathologischen Voraussetzungen abzuleiten, von denen sie ausgegangen ist. Die Symptomverbandslehre braucht das nicht. Denn das ganze Bereich jener Symptome, die aus dem Zusammenwirken der drei schizophrenen Symptomverbände mit den gesunden Symptomverbänden des gleichen Patienten hervorgehen, wird nunmehr einer empirischen, und zwar ebenso biologisch-klinischen wie psychopathologisch-neurologischen Untersuchung zugänglich gemacht werden können. Welche Einzelsymptome in ihrer Entstehung aufgeklärt werden können, das hängt nämlich ganz davon ab, welche Funktionsverbände im gesunden oder Symptomverbände im krankhaften Geschehen im Bereich der Psychiatrie außer den drei „primär" schizophrenen noch faßbar geworden sind. Nimmt man z. B. an, daß die expansiven Ideen der Dementia phantastica einer bestimmten Art des Zusammenwirkens des Faselverbandes mit einzelnen Funktionsverbänden im Bereich des Gesunden ihre Entstehung verdanken, die hier etwa einmal unverbindlich Funktionsverbände x und y genannt werden mögen, so würde die Art und Weise, wie derartige Sekundärsymptome entstehen, nur dann wirklich aufgeklärt werden können, wenn man über den Funktionsverband x und y genaue Daten auf Grund anderweitiger entwicklungsbiologischer Untersuchungen am Gesunden oder bestimmte variationsstatistische Untersuchungen über ihr Verhalten in beliebigen Psychosen hätte machen können. Oder es wird die Frage, ob in einem schizophrenen Einzelzustand Halluzinationen, Pseudohalluzinationen, Sinnengedächtnisphänomene oder Pareidolien auftreten, abhängen nicht allein von der Art und dem Stadium, in denen die drei schizophrenen Symptomverbände sich befinden, sondern auch von dem Gesamt aller übrigen Funktionsverbände, die an dem betreffenden Patienten noch nachgewiesen werden können, und von deren biologischer konstitutioneller Eigenart. Nimmt man an, daß auch hieran ein Symptomverband w oder z mitwirkt, so werden nun aus dieser Annahme bestimmte Folgerungen für das biologische Verhalten des Funktionsverbandes w oder z gezogen werden müssen. Ist ein solcher Funktionsverband w oder z die Grundlage eines zugehörigen Symptomverbandes w_1 oder z_1 bei einer Psychose, beispielsweise bei der Manie oder auch beim Schwachsinn, so werden die Annahmen, unter denen die halluzinatorischen Phänomene oder expansiven Wahnideen der Schizophrenen aufgeklärt wurden, sofort zu Folgerungen für das biologische Verhalten der beiden Symptomverbände w und z bzw. ihrer Symptomverbände w_1 und z_1 bei der betreffenden psychischen Störung führen müssen. An den Symptomen des Schwachsinns oder der Manie und an deren Verhalten im Verlauf der Krankheit muß dann also die Richtigkeit der bei den schizophrenen

Sekundärsymptomen gemachten Voraussetzungen überprüft werden können. Dies heißt aber, die Symptomverbandslehre führt zu einem psychiatrischen Denken, dessen einzelne Behauptungen, Annahmen und Feststellungen über Symptome, Vorgänge, Verläufe usw. bei sämtlichen Psychosen überprüft werden können. Denn im neuen Denken wird das Geschehen des erwachsenen Organismus von den — unbekannt wievielen — Symptom- bzw. Funktionsverbänden beherrscht. Die Entwicklung des Organismus nach der Geburt besteht in der Differenzierung und (späteren) Rückbildung dieser Verbände. Sie bauen sich rangordnungsmäßig auf, das Verhalten des Ganzen wird vom höchsten jeweils in Funktion befindlichen Verband beherrscht bzw. reguliert. Alle Psychosen entstehen aus der krankhaften Veränderung solcher Verbände und deren Rückwirkung auf die Funktion der übrigen. Die Unterschiede der Psychosen beruhen dann darauf, daß ein und dieselben Verbände qualitativ verschieden oder daß verschiedene Verbände betroffen sind. In jedem Fall muß eine Annahme, die über einen Verband bei einer Psychose gemacht wird, bei anderen Psychosen prüfbar sein. Untersucht man also einen Funktionsverband x, so ergeben sich aus den Annahmen oder Befunden über seine biologischen Eigenschaften bei Gesunden oder bei einer bestimmten Psychose Folgerungen für die Symptome, den Verlauf, die Schwereentwicklung, kurzum für alle nosologischen Merkmale aller derjenigen Psychosen, bei denen der Funktionsverband x in irgendeiner Art und Weise als erkrankt nachgewiesen wird. Umgekehrt werden überall dort, wo ein solcher Symptomverband als erkrankt in Erscheinung tritt, die Annahmen, die der Psychopathologe, der Pathophysiologe, der Kliniker machen, an den normalen Entwicklungsvorgängen dieses Funktionsverbandes und den Typenunterschieden der Normalen überprüft werden können. Das heißt aber, die einzelnen Disziplinen der Psychiatrie treten in einen Begründungszusammenhang, wie sie ihn bisher noch nicht haben. Die Symptome selbst, und zwar jeweils aller Psychosen, bei denen ein bestimmter Verband als erkrankt nachgewiesen werden kann, werden als Verifikation für bestimmte Annahmen über diesen Verband untersucht werden müssen. Das heißt aber, die Entwicklungsbiologie, die Erbbiologie, die Klinik, die Nosologie, auch die Stoffwechselphysiologie, die Konstitutionsmorphologie treten in einen neuen Begründungszusammenhang, der an Exaktheit weit über das hinausgeht, was die bisherige psychiatrische Klinik kennt.

X. Die heuristische Bedeutung der neuen Lehre.

Eine wesentliche Funktion der neuen Symptomverbandslehre kann darin bestehen, die Gesetze des Verlaufs der Schizophrenie aufzudecken und innerhalb dieser weiten Aufgabe im engeren die Gesetze des Syndroms- und Symptomwandels während des Verlaufs, soweit es sich nicht um die Folgen einer inneren Verarbeitung, um Einstellungen, Gewöhnungen und Übungsphänomene handelt. Die Wirkung dieser Faktoren wird durch die neue Lehre nicht bestritten. Immerhin schafft sie auch für deren Bestimmungen neue Voraussetzungen, deckt sie doch überhaupt erst den methodischen Zugang auf zu den dynamisch-biologischen Hintergründen des schizophrenen Krankheitsgeschehens. Sie schafft daher auch neue Zugänge zum Problem der schizophrenen Gesamtlebensführung, Gewohnheiten, Haltungen, Einstellungen und Verarbeitungsvorgängen.

Nicht weil die hier liegenden Probleme übersehen würden, geht diese Untersuchung an ihnen vorbei, sondern weil sie sich das Ziel steckt, noch ungelöste biologische Probleme methodisch zugänglich zu machen. Denn einer der großen Vorzüge des neuen Denkens liegt darin, daß nunmehr mit Hilfe des Begriffs der Symptomverbände gewisse biologische Verlaufsprobleme über die einfache klinische Beobachtung hinaus einer methodischen Erforschung zugänglich werden. Hier kommt also der neuen Auffassung und Hypothese eine methodisch-heuristische Bedeutung zu.

In den wechselnden Syndromen schizophrener Erkrankungen erlaubt sie, das dynamische Ringen biologischer Vorgänge und Veränderungen geradezu unmittelbar abzulesen. Um sich dazu den Zugang zu bahnen, empfiehlt es sich, noch einmal die Frage der Klassifikation der schizophrenen Syndrome anzuschneiden, welche seit KAHLBAUM, HECKER und KRAEPELIN schon so oft behandelt wurde, mit dem wenig befriedigenden Erfolg, daß die Einteilung in die drei Symptome der Hebephrenie, der Katatonie und des Paranoids nicht genügt, um die Fülle der Syndrome auszuschöpfen, daß man aber auch keine anderen brauchbaren Einteilungen finden kann, daß die drei Syndrome zwar klinische, aber nicht nosologische Realitäten darstellen, deren Äquivalentcharakter und deren Übergänge in- und auseinander ungeklärt blieben.

Schreibt man nun einmal die Symptome verbandsmäßig untereinander, so ergibt sich folgendes Bild:

	Symptomverband des Gedankenentzugs	Symptomverband der Sprunghaftigkeit	Symptomverband des Faselns
„Obere Etage“	Innere Flüchtigkeit „Klarheit“, „Letztheit“	Innere Uneindringlichkeit	Innerer Gliederungsverlust Verdichtung Verschmelzung Bedeutungswahn
	Doppeldenken Gefühlspolarität Versandung geistiger Gefühle	Veränderung der dynamischen Gefühle	
„Mittlere Etage“	Kosmisches Erleben Entfremdung Gedankenentzug Gedankeneingeben Gedankenlautwerden Willensentmächtigung	Veränderung der Vitalgefühle „Physikalische“ Täuschung	Faseln Störungen der Sachwertgefühle
	Störung der Aufmerksamkeitstenazität	Sprunghaftes Denken Vorbeireden Störung der Aufmerksamkeit Drangenthemmung	Störung der abstrahierenden Aufmerksamkeit Vorstellungskonkretismus
„Untere Etage“	Lückenbildung Entgleisungen Substitutionen Sperrungen „Gespannter“ Substupor	„Schlaffe“ Substuporen	Parabulien Parakinesen Negativistisch-parakinetische Substuporen

Die *Hebephrenie* schneidet daraus heraus[1]:

Kosmisches Erleben Entfremdung Gedankenentzug Gedankeneingeben Gedankenlautwerden Willensentmächtigung Störung der Aufmerksamkeitstenazität	Innere Uneindringlichkeit Veränderung der dynamischen Gefühle Veränderung der Vitalgefühle „Physikalische Täuschungen" Sprunghaftes Denken Vorbeireden Störung der Aufmerksamkeit Drangenthemmung	Innerer Gliederungsverlust Verdichtung Verschmelzung Bedeutungswahn Faseln Störungen der Sachwertgefühle

Als Ergebnis des Zusammenwirkens der drei Verbände, die in der Hebephrenie sämtlich weitgehend beteiligt sind, kommen nach den Ausführungen über Sinnestäuschungen noch optische und akustische Täuschungen hinzu. Der Kern des Syndroms aber liegt im Verband der Sprunghaftigkeit. Man ist daher auch für gewöhnlich geneigt, auch noch dann von Hebephrenie zu reden, wenn er allein in mittlerer Schwere auftritt, weil die Veränderungen besonders der dynamischen Gefühle mit ihrem Wechsel von Exaltation, Pathos und Depression, von Heiterkeit und Verstimmung in Verbindung mit der Enthemmung dranghafter motorischer Regungen auch das klassische hebephrene Bild vordringlich färben. Daher ist man für gewöhnlich geneigt, dem hebephrenen Syndrom eine ziemliche Schwankungsbreite in der Beteiligung der Symptome aus den beiden anderen Verbänden und damit auch hinsichtlich der akustischen und optischen Täuschungen zuzuschreiben. Die symptomatische Spielbreite der Hebephrenie läßt sich aus der neuen Lehre gerade in bezug auf die nicht aus der präpsychotischen Persönlichkeit abzuleitenden Prozeßsymptome vortrefflich erklären.

Ganz anders aufgebaut ist dagegen die *Katatonie*[2]:

	Symptomenverband	
des Gedankenentzuges	der Sprunghaftigkeit	des Faselns
Lückenbildung Entgleisungen Substitutionen Sperrungen „Gespannter" Substupor	„Schlaffe" Substuporen	Faseln Störungen der Ichwertgefühle Störung der abstrahierenden Aufmerksamkeit Vorstellungskonkretismus Parabukien Parakinesen Negativistisch-parakinetische Substuporen

Sie enthält also als Kern die schwersten Entwicklungsformen aller drei Verbände und in seltenen Formen nur den „reinen" Stupor als die Verbindung der drei Formen von substuporösen Bildern. Derartige Stuporen sind denn auch „erlebnismäßig leer". Es wurde ja schon auseinandergesetzt, daß mit der Schwereentwicklung die jeweils „obenstehenden" Symptome schwinden müssen,

[1] Stark umrandet in der Übersicht auf S. 190.

[2] Punktiert umrandet in der Übersicht auf S. 190.

wenn in den Symptomverbänden biologische Realitäten vorliegen sollen. Im Endfall entstehen also innerlich und äußerlich „leere" Bilder dösiger Regungslosigkeit aus allen Symptomverbänden. Je nach der Schwankungsbreite der Symptome mischen sich aber auch in diese Stuporen von Zeit zu Zeit bald plötzlich dranghafte Entladungen, bald Parakinesen, bald gesperrte oder faselige Entäußerungen.

Das *Paranoid* hat folgenden Aufbau[1]:

Doppeldenken
Gefühlspolarität
Versandung geistiger Gefühle
Kosmisches Erleben
Entfremdung
Gedankenentzug
Gedankeneingeben
Gedankenlautwerden
Willensentmächtigung

Veränderungen der dynamischen Gefühle
Veränderungen der Vitalgefühle
„Physikalische" Täuschungen

Innerer Gliederungsverlust
Verdichtung
Verschmelzung
Bedeutungswahn
Faseln
Störungen der Sachwertsgefühle
Störungen der abstrahierenden Aufmerksamkeit
Vorstellungskonkretismus

Die Schwankungen ergeben sich vor allem nach der Parakinese und Parabulie, ist doch im Paranoid der Verband des Faselns der Hauptträger der Veränderungen. Die Bedeutung dieser Auffassungen läßt sich an Krankengeschichten leicht zeigen. Es sei hier nur das Beispiel der Hebephrenie herausgegriffen als derjenigen Zustandsform der Schizophrenie, welche mit den stärksten symptomatologischen Schwankungen in den Schilderungen der Autoren unterliegt. Es gibt hebephrene Erkrankungen, welche grundsätzlich nur den Symptomverband der Sprunghaftigkeit zeigen. So z. B. die folgende:

K. R. Kg. 41/38. Patient war immer etwas eigenartig, hatte ein besonderes Interesse für Musik. Im übrigen hat er eine durchschnittliche Entwicklung, einen durchschnittlichen Lebensgang. Nach der Einziehung zum Militär wurde er auffallend läppisch, enthemmt, vorlaut, albern, erschien dann mehr lahm, wurstig und gleichgültig. Zeitweilig kam eine pathetisch gefärbte Erregung, in der er sprunghaft alles Mögliche erzählte, sang, pfiff, ungehemmt lärmte und dranghaft unruhig hin und her lief. Diese Erregungszustände traten in kurzen Zeiträumen von 8—10 Tagen wiederholt für 1—2 Tage auf und machten dann dem Zustand einer albernen Lustigkeit Platz. Zwischendurch bestanden lebhafte Gefühle des Abgeschlagenseins, der Ermüdbarkeit, im Anfang auch das Gefühl vom elektrischen Strom getroffen zu sein, der von Apparaten ausgehen sollte, die im Keller stünden. Er meinte, seine Nerven seien damit kaputt gemacht, zerstört. Im ganzen Verlauf der Psychose, die nun etwa seit über einem Jahr geht, trat nie Gedankenentzug, nie Faseln, nie Verschwommenheit auf. Der Kranke schwankte zwischen Zuständen der Initiativearmut, der Wurstigkeit, der läppischen Albernheit und einer oberflächlichen Erregung hin und her, in der er ungehemmt, kritiklos, uneinsichtig daherschwätzte. Seine Art zu reden gibt das nachfolgende Beispiel: (Wie fühlen Sie sich?) Sehr gut fühle ich mich. (Immer so geschwätzig?) Ich kann manchmal ganz ruhig sein, kann sitzen und schweigen, ganz ernst — kann lachen, kann auch so machen (grimassiert) . . . aus ist der Traum . . . nein, noch lange nicht. (Neulich doch ganz anders gewesen!) Ja, entweder haben Sie da Narkose oder Nervenstärkungsmittel bei der Hand — ich war ja in Heidelberg sonst immer nur zur Erholung oder als Gast. Ich bin hin, es war zugeschlossen, kein Wärter und nichts da . . . austreten muß ja schließlich mal jeder Mensch . . . ein schöner Lump war da. Da war eine Scheibe davor, ich habe gemeint, es wär Sekorit . . . wie frisch Lederzeug oder so Kunstharz oder wie man Buna macht . . . H_2SO_4 . . . nein, Wasser ist O und Sauerstoff sind blaue kleine Atome . . . O_2 ist wichtiger

[1] Schwach umrandet in der Übersicht auf S. 190.

Kohlenstoff im Wald oder so ... die kleinste Einheit von Lebewesen ... Calcotil oder wie das heißt ... Calcilo ... das ist Vitamin A, B, C, D drin ... A, B, C = alle grünen Gemüse und in der Milch, Käse ... und gut, wer Angina hat ... oder man gibt ihm Formamint fürs Schwitzen ... oder Leuten wie mir, denen man den Mund zukleben muß, gibt man Wybert-tabletten. Ich meine, jeder Doktor hat seine eigenen Mittelchen. Probieren Sie mal das ... und nützt es nichts, dann nehmen wir was anderes, und was innere Krankheiten sind, und besonders wie Nervenkrankheiten. Unser Führer hat gesagt: „Wo ein Wille ist, da ist auch ein Weg!" Ich werde einen Weg finden ... und wenn es Kinder gibt aus Lumpen, sag ich als.

Im Verlauf der ganzen Psychose war der Kranke wiederholt bei verschiedenen Psychiatern beobachtet und beurteilt worden. Man hatte teils an eine manische Psychose gedacht, teils an eine Hebephrenie. Die Diagnose Manie wurde begründet mit den Schwankungen der Stimmung, mit dem Fehlen aller eigentlichen charakteristischen schizophrenen Symptome, die Diagnose Hebephrenie mit dem albernen Stimmungscharakter, dem Wechsel zwischen läppischer Gehobenheit, dem Grimassieren und wurstiger Antriebslosigkeit. Aus der diagnostischen Kontroverse geht deutlich die diagnostische Schwierigkeit hervor, die mit einem solchen Zustandsbild verbunden ist. Erst wenn der innere Zusammenhang der Symptome des Sprunghaftigkeitsverbandes bekannt ist, ist die Diagnose gesichert. Denn dann erkennt man, warum alle „charakteristischen schizophrenen Symptome", wie Halluzinationen, Faseln, Entgleisungen, Gedankenentzug, Entfremdungserlebnis, Willensentzug usw., fehlen können. Die Symptomverbandslehre kann eben die Variationsbreite der Symptome in der Schizophrenie in neuer Weise und sachlich richtigerer Weise aufklären, als das bisher möglich war. Man darf, ohne in Fehler zu verfallen, eine derartige Psychose als symptomatologisch unvollständige Hebephrenie diagnostizieren. Ja sie gibt ein kennzeichnendes Beispiel für das reine isolierte Auftreten eines Sprunghaftigkeitsverbandes ab.

Es mag noch mit angemerkt werden, daß entsprechend der bereits dargelegten Gesetzmäßigkeiten die Psychose dieses Kranken nicht mit akustischen oder optischen Halluzinationen einhergeht, daß sie einen schleppenden Verlauf nimmt und auf Cardiazolkrampfbehandlung rasche Besserung eintrat.

Auf Grund der neuen Auffassung läßt sich nun wohl zeigen, daß in der alten Aufteilung nach Hebephrenie, Katatonie und Paranoid nur gewisse häufig vorkommende, aber an sich zufällige Kombinationen getroffen waren. Macht man die klinisch gut begründete Voraussetzung, daß die Mehrzahl aller Schizophrenien aus erbbiologischen Gründen von allen drei Symptomverbänden gemeinsam aufgebaut wird, so müssen sich diese typischen Syndrome dort häufen, wo zahlreiche schizophrene Prozesse bis zu erheblichen Schweregraden fortschreiten. Denn dann ergeben sich ja die herausgestellten Kombinationen der Verbände sehr leicht.

Es läßt sich aber aus der tabellarischen Aufreihung noch mehr ablesen. Denn da der Prozeß im Verband des Gedankenentzugs biologisch bald zur Ruhe kommt, also ausheilt oder zu Defekten führt, so müssen in den Spätstadien der Schizophrenie die Stuporen seltener werden. Dies trifft zweifellos zu.

Auch der regellose Wechsel der drei Syndrome und ihr gegenseitiger Übergang ineinander läßt sich nunmehr gut verstehen, sowie die Tatsache, daß die meist aus den mittleren und unteren Etagen aufgebauten „Endzustände" „erlebnisärmer", „leerer" und „zerfahrener" werden.

Aus der Einteilung mußten ferner natürlich — auch das zeigt die tabellarische

Übersicht — alle Anfangsformen der Schizophrenie, besonders der leichten Charakterveränderungen, auf Grund der sich erst ankündigenden Erlebnisstörungen, die aus den „oberen Etagen“ des Gedankenentzugsverbandes aufgebauten Weltanschauungs- und kosmischen Syndrome sowie die rein paranoischen Syndrome aus den „oberen Etagen“ des Faselverbandes herausfallen.

Man erkennt nun sofort, warum die Einteilung der Schizophrenie in die drei typischen Zustandsbilder nicht alle schizophrenen Bilder erfassen kann. In jedem ist sozusagen ein Symptomverband als Rückgrat vorhanden, während in der Katatonie zugleich auch die stärkste Interferenzwirkung und damit die größte Unberechenbarkeit des Verlaufs zum Vorschein kommt.

Man erkennt auch sofort, warum z. B. so häufige Symptome wie die Halluzinationen in den einzelnen Syndromen keine feste Stellung haben können. Es hängt ja ganz von der Verteilung und der Dynamik der einzelnen Symptomverbände ab, ob sie eintreten oder nicht.

Die weittragende Bedeutung der Symptomverbandslehre wird noch klarer, wenn man in Rechnung zieht, daß offenbar auch das Auftreten körperlicher Krankheitszeichen weitgehend von dem unterschiedlichen Aufbau der einzelnen schizophrenen Psychosen aus den drei Symptomverbänden und ihren verschiedenen Schweregraden bestimmt wird. Es möge aber genügen, im jetzigen Stand der Forschung diese Dinge nur anzudeuten. Denn hier kommt es ja eben darauf an, überhaupt zu neuem Denken anzuregen.

Aber die neue Lehre leistet mehr. *Ihr gelten die aufgefundenen Verbände nicht als statische Gebilde im Sinne einer starren Aufgliederung, sondern als Ausdruck von ewig flüssigen Lebensvorgängen mit dynamischer Auswirkung und wandelbarer Reaktionsbereitschaft.* Das gibt nun sofort die Beziehungen zur Arbeitstherapie, welche ja in die innere Dynamik der Vorgänge eingreift oder mindestens auf ihr aufbaut. Daraus erklärt sich auch, warum erst in der Arbeitstherapie, sobald ihre Anzeigestellung den Einzelsymptomen und den Syndromen verfeinert angepaßt wurde, die Symptomenverbände als dynamische Gebilde angesprochen werden und in Erscheinung treten konnten. Noch ist man auch hier von wirklich einwandfreier biologischer Anzeigestellung allerdings weit entfernt. Aber der Weg wenigstens ist schon sichtbar, auf welchem der Dynamik der gestörten Verbände die Dynamik der therapeutischen Beanspruchung oder Schonung in rein empirischer Forschungsarbeit angepaßt werden kann. Auf diesem Weg unterstützen einander praktisches Vorgehen und therapeutische Einsicht, sofern sie nur überhaupt dynamisch-biologischem Denken entspringen und die klinischen Daten der Syndrome beachten.

Aber die heuristische Bedeutung der neuen Lehre reicht noch weiter. Die Funktionsverbände, die aus den pathologischen Veränderungen erschlossen werden, welche in den Symptomverbänden vorliegen, sind nicht starr und statisch festgelegt, sondern wie alle Lebensprozesse einer ganz gesetzmäßigen Entwicklungsdynamik unterworfen. Sie haben einen biologischen Anfang und ein biologisches Ende ihrer Entfaltung und Wirksamkeit. Sie haben einen Höhepunkt ihrer Differenzierung und ihrer Übungsfähigkeit u. a. m. Sie laufen auch nach einem für sie allein gültigen Entwicklungsgesetz ab.

Die drei für die Schizophrenie wesentlichen Funktionsverbände setzen z. B., wie gezeigt wurde, nacheinander in verschiedenen Perioden der Reife ein. Sie erreichen auch verschieden schnell den Höhepunkt ihrer Entfaltung: z. B. der Verband der Sprunghaftigkeit sehr allmählich vom 3. bis 15. Lebensjahr etwa, der Gedankenentzugsverband sehr schnell innerhalb von 1 bis 2 Jahren.

So werden auch die biologischen Endpunkte sehr verschieden schnell erreicht. Zum Beispiel erstirbt der Verband des Gedankenentzugs rasch im Verlauf der Involution.

Entscheidend ist, daß psychologisch gesehen recht heterogene Tatbestände, Vorgänge und Leistungen jeweils demselben Entwicklungsgesetz unterliegen. Darin ist ein weiterer Grund gegeben, die Forschungsrichtung als biologisch zu bezeichnen, die sich mit solchen Feststellungen beschäftigt. Daher bietet nun die neue Hypothese als erste heuristische Möglichkeit die dar, daß man probierend aus der Gleichzeitigkeit bestimmter Einzelveränderungen während der verschiedenen Lebensperioden auf das Vorhandensein von Funktionsverbänden schließen und somit die Einsicht in den biologischen Aufbau und die biologische Entwicklung des Seelenlebens wie des ganzen Organismus vertiefen kann. Das sind Möglichkeiten, welche vor allem die Charakterologie, aber auch die gesamte Konstitutionslehre und Körperbauforschung angehen.

Für die Psychiatrie ist eine andere Folgerung sehr viel wichtiger. Wenn derartige Funktionsverbände einen biologischen Anfang und ein biologisches Ende haben, so können sie erst krankhaft verändert werden, wenn sie normalerweise in Erscheinung getreten sind. Sie können umgekehrt nicht mehr krankhaft verändert werden, wenn sie biologisch bereits „abgestorben" sind bzw. ihre krankhafte Veränderung kann nicht mehr in Erscheinung treten, nachdem sie außer Funktion traten.

Denn bildlich in einer Kurve dargestellt, verläuft ein Funktionsverband nicht als ebene Linie, sondern beispielsweise der Verband der Erlebniskonstanz so[1]:

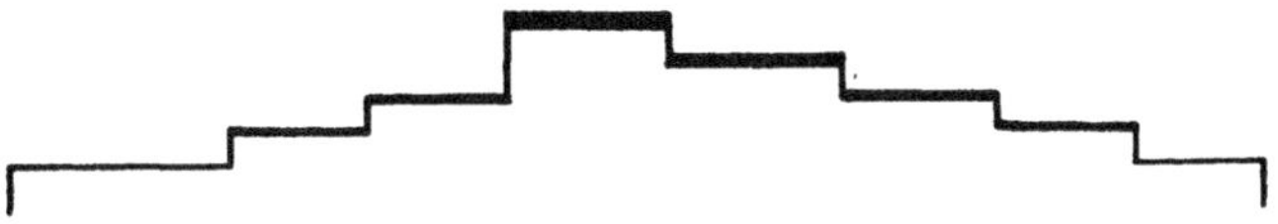

Entwicklungsbeginn 12.—14. Jahr	Entwicklungshöhe 15.—50. Jahr	Involution bis x Jahr

Die Entwicklungshöhe ist gekennzeichnet durch die Zeit der größten Funktionsdifferenzierung, der höchsten Funktionsbereitschaft, der größten Stetigkeit in den Leistungen, der größten Übungsfähigkeit und der größten Leistungskapazität. Entfaltungs- und Rückbildungszeit treffen diese Momente in verschiedenen Richtungen und wechselnder Reihenfolge. Infolgedessen bestehen in diesen Zeiten recht variable Bedingungen, ein Umstand, der für die Analyse pathologischer Umstände einmal sehr wesentlich werden wird.

Endogene Funktionsdifferenzierung ist erklärlicherweise meist nicht verbunden mit biologischer Stabilisierung. Gleichsam schwanken die sich entfaltenden Funktionen anfänglich etwas über die einzuschlagende Entwicklungsrichtung und hinsichtlich der zukünftigen Funktionsqualitäten. Etwas Ähnliches

[1] Die Treppenfigur soll den Anstieg und Abstieg der Entwicklungshöhe, die Dicke der Linien aber die Zunahme und Abnahme der Funktionsfähigkeit (z. B. an Übbarkeit, Leistungskapazität usw.) andeuten.

kann man bei der Involution der Funktionen leicht beobachten. Eben diese Tatsache stempelt ja die Zeiten der Reife und der Altersrückbildung zu Krisenzeiten.

Unterstellt man dies auch für die Funktionsverbände, als deren krankhafte Veränderung die Schizophrenie nach dieser Untersuchung aufgefaßt werden muß, so muß die Gefahr der Schizophrenie zunächst gebunden sein an die Zeiten, in denen sich die zugehörigen Funktionsverbände entfalten und zurückbilden. Im übrigen aber kann eine Funktion sich nicht krankhaft abändern, bevor sie begonnen hat, sich biologisch zu entfalten oder nachdem sie wieder völlig zurückgebildet ist. Diese Zeiten werden also wichtige Prädilektionszeiten für den Ausbruch der Erkrankung sein, doch wird in diesen Zeiten die Erkrankung mit äußerst veränderlichem Erscheinungsbilde auftreten.

Eine weitere, ja die Hauptgefährdungszeit muß geknüpft sein an die Zeit, in welcher ein derartiger Funktionsverband voll entfaltet ist und nun dauernd als biologischer Vorgang abläuft. Angesichts des stetigeren biologischen Verhaltens wird man in dieser Zeit „klassische“ Erkrankungsbilder sehen. Beide Folgerungen treffen für die Schizophrenie weitgehend zu.

Sieht man die Funktionsverbände, welche als Grundlage der schizophrenen Symptomverbände in der Norm vorausgesetzt werden dürfen, in dieser Weise als biologische Vorgänge mit einem phasenhaften Ablauf von Entfaltung, Entwicklungshöhe und Rückbildung, so ergibt sich also von vornherein, daß von den Zeiten ihrer Entfaltung, Wirksamkeit und Rückbildung zunächst einmal das Prädilektionsalter bestimmt wird für alle Erkrankungen, von welchen die betreffenden Funktionsverbände befallen werden können.

Die neue Hypothese bedeutet also für die Schizophrenielehre die heuristische Klärung einer weiteren, bisher noch völlig ungeklärten Tatsachenreihe:

1. Sie erklärt, warum Schizophrenien überhaupt vor der Pubertät so selten sind, und warum sie fast niemals die Form der klassischen, d. h. der symptomatisch aus allen drei Symptomverbänden aufgebauten Schizophrenie annehmen.

2. Sie erklärt, warum zwischen dem 14. und 16. Jahr, d. h. in der Flegelperiode der Pubertät, hebephrene Bilder so sehr überwiegen.

3. Sie erklärt, warum im Anlaufen und im Ablaufen der Funktionsverbände, d. h. zur Reifezeit und zur Involutionszeit, eine stärkere Welle schizophrener Psychosen auftritt und warum hier, wo die einzelnen Symptomverbände sich wieder biologisch voneinander in ihrem Entwicklungsgang entfernen, eine stärkere Ausbildung der schizophrenen Syndrome mit atypischen und unvollständigeren Bildern statthat.

4. Sie erklärt, warum auch bei frühkindlichen und bei spätinvolutiven Schizophrenien Gedankenentzug usw. kaum beobachtet wird.

Ist man sich aber erst einmal darüber klar geworden, so lösen sich auch gewisse Schwierigkeiten in der Pathoplastik der Psychosen, welche durch die verschiedenen Lebensalter bedingt werden.

Die Lehre von der pathoplastischen Bedeutung der Lebensalter für den Aufbau der Geistesstörungen bedeutet zumal in der festen Form, welche sie im Rahmen der sogenannten Strukturanalyse annahm, einen wesentlichen Fortschritt gegenüber der starren Auffassung der Syndrome im Kraepelinschen System der Psychosen. Besonders bei den klimakterischen und präsenilen

Psychosen und bei den Wahnkrankheiten führte sie zu vertiefter Einsicht. Trotzdem litt sie an einigen grundsätzlichen Mängeln. Denn daß das Lebensalter, daneben aber auch exogene Einflüsse während des Lebens, eine erhebliche Rolle in der symptomatischen Formung der Psychosen spielt, konnte zwar klar herausgestellt werden. Es blieb aber unklar, wo diese Einflüsse (der Lebenserfahrung, der Gewöhnung, der Umwelt, aber auch der mit dem Alter veränderten Konstitution und Disposition) eigentlich ansetzen, um zu wirken bzw. worin ihre Wirkung eigentlich bestand, welche Lebensvorgänge erfaßt würden, wie lange, mit welchem Ausmaß, warum in so verschiedener Weise usw.

Derartige Fragen blieben unbeantwortet, weil in der Nosologie bislang keine methodischen Ansatzpunkte aufzufinden waren, von denen aus die Forschung hätte weitergetrieben werden können.

Erst die neue Hypothese ist berufen, hierin Wandel zu schaffen. Denn nunmehr kann das Symptomenbild selbst Aufschluß geben, sobald erst überhaupt eine größere Zahl von Symptomverbänden untersucht und die biologischen Ablaufsformen der ihnen zugrunde liegenden normalen Funktionsverbände bekannt und schließlich die Dynamik ihrer Entfaltung festgestellt ist. Denn ob ein schizophrenes Zustandsbild vom Lebensalter des Patienten beeinflußt wird, hängt ab von dem biologischen Stadium, in welchem sich die verschiedenen Verbände befinden, sowohl die erkrankenden als die unversehrt bleibenden. Denn auch deren Reaktion wird ja verschieden sein, je nachdem ob sie in der Entfaltung, in der Rückbildung oder auf ihrer Höhe sich befinden. Und noch mehr gilt das für die Einwirkung, die von exogenen Umständen aller Art ausgeht. Schließlich sind auch die Verarbeitungsvorgänge und alle Vorgänge der Übung und Gewöhnung entsprechend unterschiedlich. Bislang kam die Strukturanalyse über die Feststellung allgemeiner Zusammenhänge nicht hinaus. Denn sie tappte hinsichtlich der Faktoren im Dunkeln, welche sowohl die Receptoren als auch die Motoren aller biologischen Einflüsse und zugleich die Träger der Strukturverschiedenheiten in den Psychosen sind. Heute kann die durch die Hypothese der Symptomverbände gewonnene Klarheit über die biologische Stellung und dynamische Bedeutung der einzelnen Symptome (und ihres Fehlens!) ebenso strukturanalytische Aufschlüsse geben, wie die biologische Stellung und Bedeutung der nicht miterkrankenden Funktionsverbände aus den normal bleibenden Reaktionen und Seelenvorgängen der Kranken erschlossen werden kann.

Gerade für die Strukturanalyse schafft also die neue Hypothese überhaupt erst den heuristischen Zentralbegriff, von dem aus die Einzelzusammenhänge gedeutet, aber auch methodisch exakt festgestellt werden können.

Um eine Strukturanalyse einer beliebigen Psychose folgerichtig durchführen zu können, bedarf man des Begriffes der Teilkonstitution. Wenn z. B. eine Person an einer symptomatischen Psychose nur in bestimmten Lebensaltern bei einer ganz bestimmten Krankheit erkrankt, so ist dies nur denkbar unter der Annahme, daß sie vermöge einer bestimmten Teilkonstitution zu einer solchen Krankheit veranlagt ist. Aus der Gesamtkonstitution eines Menschen würde die Erkrankung niemals zu erklären sein. Auf das Problem der Teilkonstitution ist in neuerer Zeit besonders STUMPFL[1] bei seinen Untersuchungen an Kriminellen

[1] STUMPFL: Fortschr. Erbpath. usw. **1941**, H. 1.

gestoßen. Auf seine Ausführungen wird verwiesen. Es ist klar, daß mit der Annahme von Symptom- und Funktionsverbänden auch das Problem der Teilkonstitutionen eine neue Wendung erfährt. Denn mit jedem einzelnen Funktionsverband ist bereits eine Vorbedingung für bestimmte Teilkonstitutionen oder unmittelbar die Teilkonstitution selbst gegeben. Bestimmte konstitutionelle Momente der Teilkonstitutionen, vielleicht auch bestimmte Teilkonstitutionen selbst, gehen auch aus dem Zusammenwirken der Funktionsverbände hervor. Auch für diese Problemlage also schafft die neue Lehre neue Aussichten der Lösung. Nunmehr ergibt sich die Gelegenheit, noch einmal kurz auf die Forschungen KRETSCHMERS und seiner Schule zur Frage der sogenannten „Radikale[1]" einzugehen. Man braucht die Tatsächlichkeit der erhobenen Befunde nicht zu bezweifeln, im Gegenteil, es handelt sich offensichtlich um experimentell gesicherte Tatsachen. Aber man muß ihre Bedeutung für die Biologie und für die Klinik der Psychosen doch noch genauer prüfen.

Schon die Tatsache, daß es nicht gelingt, von den in ausgedehnten Experimentaluntersuchungen festgestellten elementaren Grundeigentümlichkeiten der Schizoiden aus zu den „Primärsymptomen" der Schizophrenen vorzustoßen, muß zu denken geben. Die Untersuchungen reichen aus, wenn man bestimmte gesetzmäßige Unterschiede im Verhalten der Leptosomen und der Pyknischen erforschen will. Über die biologische Struktur der untersuchten Leistungen lassen sie noch kein klares Urteil zu.

Denn man geht bei diesen Forschungen so vor, daß man eine einfach erscheinende Aufgabe stellt, welche eine Auflösung in psychologisch komplexe Vorgänge erlebnismäßig nicht zuläßt. Man setzt nun voraus, weil man eine erlebnismäßig „einfache", d. h. nicht zusammengesetzte Aufgabe, und eine im Erlebnis einheitliche Leistung vor sich habe, müsse man auch auf biologische Einheitlichkeit des untersuchten seelischen Reaktionsvorganges schließen können. Das wäre richtig, wenn Denken, Wahrnehmen, Fühlen, Wollen, Bewegen Vorgänge wären, an denen sich nicht mehrere biologisch unterschiedliche Lebensvorgänge beteiligten. Auf Grund der inneren Wahrnehmung scheint es so zu sein. Aber trifft die gemachte Voraussetzung wirklich zu?

Es handelt sich durchweg um Untersuchungen an Erwachsenen. Kinder wären zum größten Teil gar nicht imstande, die Aufgaben zu erfüllen. Oder die Ergebnisse wären andere. Darin spricht sich nur die Tatsache aus, daß die Unterschiede zwischen leptosom und pyknisch das Ergebnis eines psychischen (und auch somatischen) Differenzierungsvorganges sind. Aber dieser Reifungs- und Differenzierungsgang betrifft die einzelnen Erlebniskategorien zu sehr verschiedenen Lebensaltern und sehr unterschiedlicher Weise. Da nun auch die Kinder denken, fühlen, wollen usw., müssen entweder die Funktionen sich gewandelt haben, oder es müssen neue Funktionen biologisch hinzugekommen sein, ohne daß sich das erlebnismäßig bemerkbar macht. Die biologische Differenzierung vollzog sich eben außerbewußt und warf nur ihren Schein sozusagen in das Bewußtsein dergestalt, daß nun neue, reichere, differenziertere Inhalte erlebt werden. Eine völlige Wandlung der seelischen Vorgänge vom Kindes- zum Erwachsenenalter liegt vor. Niemand zweifelt daran, daß Denkformen,

[1] Vgl. hierzu KRETSCHMER: Körperbau und Charakter, 13./14. Auflage, S. 183f. — KRETSCHMER spricht von „einheitlichen Grundeigentümlichkeiten".

Gefühle, Willensvorgänge des Kindesalters auch noch im Erwachsenenalter funktionieren, nur in vielfach untergeordneter Funktion und in spärlicherer Verwendung. Es müssen also vom Kindesalter bis zur Reifezeit immer neue Differenzierungen hinter der Fassade des Bewußtseins vor sich gehen. Das heißt aber doch nichts anderes, als daß eben das Denken, Fühlen, Wollen usw. gar kein biologisch einheitlicher Tatbestand sein kann. Nur wirken die allmählich reichhaltig differenzierten Funktionen mindestens beim wachen Gesunden in recht vollkommener Weise — wenn auch nicht völlig reibungslos — zusammen.

Mit anderen Worten, selbst wenn man Aufgaben wählt, welche psychische Elementarvorgänge anzusprechen scheinen, braucht die Reaktion bzw. die Erfüllung der Aufgabe gar kein biologisch elementarer Vorgang zu sein. Es kann sich vielmehr um biologisch recht komplexe Reaktionen handeln. In jedem Falle müßte also untersucht werden, ob man es nun wirklich mit „Radikalen" zu tun hat oder nicht.

Die Psychologie, von welcher KRETSCHMER und seine Schule ausgeht, ermöglicht die Entscheidung einer solchen Alternative nicht. Das ist dort kein Schade, wo man auf die Erfassung typischer Unterschiede der Gesamtpersönlichkeiten aus ist. Schon dort, wo man die naturwissenschaftliche — und auch die erbbiologische — Erklärung der Typenunterschiede sucht, macht sich die Unsicherheit der Voraussetzungen störend bemerkbar, von denen jene Untersuchungen ausgehen. Noch empfindlicher wird derselbe Mangel, wenn man nach den Ursachen fragt, welche sowohl die Streuungsbreite in den Lösungen und Reaktionen bei der gleichen Persönlichkeit in verschiedener biologischer Gesamtverfassung, als auch die Streuung im Verhalten verschiedener Persönlichkeiten bei anscheinend gleicher Aufgabe hervorrufen. Und wenn man nun daran geht, aus den Untersuchungsergebnissen die Variabilität der schizophrenen Symptome abzuleiten, wie das in der vorliegenden Arbeit geschieht, so versagt auch das scheinbar biologisch völlig einfache Radikal KRETSCHMERS.

An diesem Punkte offenbart sich also markant die Verschiedenheit der Standpunkte. Das KRETSCHMERsche „Radikal" ist die vereinfachte Gesamtreaktion des psychophysischen Organismus auf eine einfache Aufgabesituation. Hinter der scheinbaren Einfachheit kann sich aber ein komplexer biologischer Aufbau der beteiligten Funktionen verbergen und verbirgt sich sicher auch oft. Die Reaktion ist dann leistungsmäßig, aber nicht biologisch elementar.

Wenn man darüber hinaus zu biologischen Elementarvorgängen vorstoßen will, muß man eben einen anderen Weg gehen. Daß der in dieser Untersuchung gewählte methodisch brauchbar ist, dürfte nunmehr sichergestellt sein. Gerade auch gegenüber den von KRETSCHMER in die Psychiatrie eingeführten konstitutionsbiologischen reichen Befunden und Ergebnissen wird sich das zeigen. Denn wenn man schon lange die biologische Uneinheitlichkeit des „Schizoids" empfunden hat, so ergibt sich nun der Weg, auf welchem der Aufbau dieser verschiedenen Formen des „Schizoids" sichtbar gemacht werden kann. Alle flüssigen Unterschiede im Bereich des Schizoids, die KRETSCHMER nicht leugnet, deren biologischen Ursachen durch seine Beschreibungen aber nicht bloßgelegt werden, werden einmal auf die Verschiedenartigkeit der Verteilung und des Zusammenwirkens sowie auf spezielle qualitative Unterschiede aller jener „Funktionsverbände" zurückführbar sein, welche auf einen bestimmten Schizoiden erblich übertragen worden sind.

Während nun das Radikal KRETSCHMERS nur ein psychologischer Befund ist, dessen Stellung zur Morphologie und zur Pathologie offenbleiben muß, zielen die Symptom- und Funktionsverbände von vornherein auf jene biologischen allgemeinen und speziellen Gesetze ab, welche die Entwicklung und die Pathologie aller Merkmale des Organismus beherrschen. Hier werden wirkliche biologische Elementarzusammenhänge und Vorgänge nicht nur gesucht, sondern mindestens in Teilergebnissen bereits erfaßt. Deshalb lassen sich einem solchen Zusammenhang dann auch sowohl psychologische wie somatologische, morphologische wie funktionelle, normale wie pathologische Vorgänge zuordnen. Über die biologische Bedeutung dieser in den Symptomverbänden erstmals methodisch gefaßten, von der Heilkunde aller Zeiten aber immer geschauten Zusammenhänge sollen in den Schlußbemerkungen zu dieser Abhandlung noch einige Worte gesagt werden. Es handelt sich um biologische Korrelationsgesetze, welche eng mit der Individuation zusammenhängen. Daß solche Zusammenhänge aber das Beiwort „biologisch" verdienen, sollte wohl nun endgültig klargestellt sein.

Denn sie beherrschen auch die Reaktionen gegenüber allen Umweltseinflüssen und gehen daher ein in das, was seit jeher mit dem Worte der Konstitution bezeichnet wurde. Sie erlauben aber in beharrlicher Forschung von den „Konstitutionstypen" aus zu wirklichen Konstitutionsgesetzen vorzustoßen. Und daß dies vom Symptomenbild der endogenen Krankheiten, nicht aber von der Psychopathie her geschieht, also von dem Tatbestand aus, der von jeher den Begriff der Konstitution maßgeblicher bestimmt hat als jeder andere, ist methodisch gesehen ein besonderer Vorteil.

Zu den von STUMPFL angeschnittenen Problemen der Teilkonstitution im Verhältnis zur Gesamtkonstitution braucht hier nicht Stellung genommen zu werden. Noch sind die hier gesuchten Gesetzmäßigkeiten nicht so gesichert und verfeinert, daß dabei mehr herauskäme als eine allgemeine programmatische Diskussion, welche die Unterschiede der wissenschaftlichen Standpunkte genauer festlegte. Dies ist aber ohnehin jetzt zur Genüge geschehen. Es erübrigt nur noch die Bemerkung, daß später einmal auch aus den experimentellen typenpsychologischen Befunden der Schule KRETSCHMERS Möglichkeiten zur Verifikation der (verfeinerten und auf wesentlich diffiziler zu bestimmende Vorgänge erstreckten) Symptom- und Funktionsverbände abgeben können.

Denn wenn auch auf verschiedenen Wegen, so streben doch sowohl diese Untersuchungen als auch die Forschungen KRETSCHMERS und seiner Schüler demselben Ziele zu, nämlich der Gewinnung biologischer Merkmale, welche es erlauben, klinische, erbbiologische und entwicklungsbiologische Daten nach einheitlichen Gesichtspunkten und einheitlich zu durchforschen. Daher wird es auch einmal möglich sein, die KRETSCHMERschen „einheitlichen Grundeigentümlichkeiten" mit den neuen Tatsachen der Symptomverbände begrifflich zu vereinigen. Dies wird im wesentlichen über die entwicklungsbiologische Untersuchung beider möglich sein.

Die KRETSCHMERschen Radikale sind nicht entwicklungsbiologisch gesehen. Die Frage, ob sie sich zu Gruppen zusammenschließen, welche aus der individuellen Variabilität der einzelnen Merkmale erkannt werden können und wie sie sich im Laufe der Evolution und Involution des Individuums verhalten, ist nicht untersucht. Die Durchführung einer solchen Untersuchung müßte nach der neuen Symptomverbandslehre auf Zusammenhänge stoßen, wie sie hier an den Vorgängen der schizophrenen Symptomverbände und der Pubertätspsychologie aufgezeigt wurden. Es würde die gruppenweise Differenzierung, Entstehung und Rückbildung der von KRETSCHMER noch isoliert gesehenen „Radikale" deutlich hervortreten müssen. Solche Untersuchungen sind geplant, ihre Durchführung wurde aber durch den Krieg verhindert. Eine solche Untersuchung würde also sowohl eine Überprüfung der KRETSCHMERschen als auch der in dieser Untersuchung niedergelegten Vorstellungen bedeuten. Sie würde zu gleicher Zeit ein Beispiel dafür sein, wie klinische, entwicklungspsychologische, experimentalpsychologische und konstitutionsbiologische Befunderkenntnisse infolge der neuen Art zu denken zu einheitlicher exakter gegenseitiger Überprüfung gebracht werden können.

Wahrscheinlich wird die experimentelle Überprüfung dieser Entwicklungsgänge, die man für die einzelnen Funktionsverbände in der neuen Lehre voraussetzen muß, für die KRETSCHMERschen „einheitlichen Grundeigentümlichkeiten" voraussetzen darf, methodisch einige Schwierigkeiten bereiten. Es gilt vor allem die feineren biologischen Differenzierungsmerkmale zu fassen, wie Steigerung der Übungsfähigkeit, Erhöhung der Übungsfestigkeit, Absinken der Ansprechbarkeitsschwelle, Erhöhung der Leistungskapazität und Verringerung der Ermüdbarkeit. Grobe Leistungsprüfungen haben wenig Sinn.

Für den Anfang aber ist die sorgfältige klinische Beobachtung des Spontanverhaltens wichtiger. Denn die Experimentalsituation gibt anerkanntermaßen durchaus nicht immer die besten Leistungsbedingungen. Vielfach kann erst auf Grund sorgfältiger Studien über das Verhalten und die Leistungen der einzelnen Symptom- und Funktionsverbände in angemessenen arbeitstherapeutischen Situationen die experimentelle Untersuchung richtig angesetzt werden. Der Ausgangspunkt muß eben immer in der Klinik liegen. Allzu leicht würde sonst die Gefahr heraufbeschworen, daß die psychologische Fachuntersuchung wie schon so oft aus Mangel an Verbindung mit den klinischen Problemen steckenbleibt.

Mit Recht lag daher der Nachdruck der ersten Schritte des neuen Denkens auf der freien klinischen und therapeutischen Beobachtung. Sie hat den Weg des später nachfolgenden Experiments erst zu leiten.

XI. Zum Problem der frühkindlichen Schizophrenien.

Es liegt nahe, die Verifikation der in diesen Untersuchungen aufgestellten Lehre auch noch an der frühkindlichen Schizophrenie zu versuchen. Denn mindestens ein Teil der neuen Behauptungen führt zu bestimmten Vorstellungen über die Symptomatologie und über den Verlauf der frühkindlichen Schizophrenie. Wenn die Symptomverbände wirklich biologischen Differenzierungsvorgängen im menschlichen Gesamtorganismus ihre Entstehung verdanken und wenn jedesmal sowohl seelische wie somatische Vorgänge von der Entstehung oder Weiterentwicklung eines der Funktionsverbände bzw. bei krankhafter Weiterentwicklung der Symptomverbände ergriffen werden, dann muß an der frühkindlichen Schizophrenie sich ein Teil der aufgeworfenen Fragen entscheiden lassen.

Daß die Schizophrenie nicht nur im Erwachsenenalter und nicht nur während der Reifezeit entsteht, darf heute nach den Untersuchungen zahlreicher Forscher als sicher angesehen werden[1]. Strittig ist noch, ob die unter dem Namen Dementia praecoxissima von Sante de Santis oder der Dementia infantilis von HELLER beschriebenen Krankheitszustände des frühen Kindesalters und des Vorschulalters als Schizophrenien angesprochen werden müssen. Doch ist das eine Frage, die hier nicht von überwiegend großer Bedeutung ist. Denn sie würde nur ein Teilproblem im ganzen hier aufgeworfenen Fragenkreis berühren, nämlich die Frage, ob die erste Differenzierung desjenigen Funktionsverbandes, als dessen krankhafte Abwandlung der Symptomverband der Sprunghaftigkeit aufgefaßt werden muß, nicht, wie es zunächst plausibel erscheint, erst nach dem 4. bis 5. Lebensjahr beginnt, sondern bereits in den ersten 3 oder 4 Lebensjahren ihren Anfang nimmt.

Man kann es aber als sicher gestellt ansehen, daß, wenn auch selten, schizophrene Zustände bereits vor dem 10. Lebensjahr beobachtet werden. Folgt man nun den in diesen Untersuchungen dargelegten Auffassungen, so müßte, wie schon erwähnt, diese frühkindliche Schizophrenie sowohl prognostisch wie syndromatisch sich von der Erwachsenenschizophrenie unterscheiden, und sie müßte sich um so mehr in ihrem Gesamtbild als einförmige Krankheit erweisen, als ein großer Teil jener Bedingungen wegfällt, welche die ungeheuerliche Variabilität der Erwachsenenschizophrenie bedingen, nämlich die eigengesetzlichen Verlaufsentwicklungen der verschiedenen Symptomverbände und die daraus entstehenden variablen Interferenzwirkungen. Bei der kindlichen Schizophrenie müßte, da dann nur der Symptomverband der Sprunghaftigkeit vorhanden sein würde, ein verhältnismäßig einförmiges Bild von vorzugsweise hebephrenem Charakter ohne die charakteristische schizophrene Verbalhalluzinose, ohne Gedankenentzug, ohne Willensentmächtigungserlebnisse, ohne Faseln, ohne primären Bedeutungswahn und ohne die übrigen in den Symptomverbänden des Gedankenentzugs und Faselns zusammengefaßten Erscheinungen auftreten. Es müßte weiterhin die tödliche Katatonie bei den frühkindlichen Schizophrenien fehlen. Die Prognose müßte sehr schlecht sein, der schubweise Verlauf nur selten vorkommen, der Zustand sich in der Regel schleichend mit dem Bilde der Dementia simplex allmählich entwickeln, sofern nicht irgendwelche exogenen Faktoren mit abändernden Einflüssem einwirken. Katatone Zustände im Sinne des voll ausgebildeten negativistischen, parabulischen und gespannten Stupors müßten verhältnismäßig selten sein und in der Regel nur bei der Mitwirkung exogener Ursachen als allgemein kindliche Reaktionsform auftreten. Schließlich müßte im einzelnen Erkrankungsfalle die Symptomatologie sich erst nach und nach vervollständigen.

Es ist nun nicht leicht, eine größere Beobachtungsreihe von frühkindlichen Schizophrenien zusammenzubringen. Man ist daher auf das Schrifttum angewiesen. In diesem wird die Diagnose Schizophrenie viel zu häufig gestellt. Mindestens das ältere Schrifttum wimmelt gerade von Schizophreniediagnosen, die man heute nicht mehr gut aufrechterhalten kann. Zunächst ist das Auf-

---

[1] Das Schrifttum ist zusammengestellt im Bd. IX des Handbuchs der Geisteskrankheiten, herausgegeben von O. BUMKE (Die Schizophrenie). Berlin: Springer 1928, und bei F. JUNG: Allg. Z. Psychiatr. **106**, 225 (1937).

treten katatoner Hyperkinesen, über die überaus häufig berichtet wird, verdächtig. Schon BÜRGER-PRINZ[1] hat mit Recht dargelegt, daß katatone Hyperkinesen eine allgemeine Reaktionsform der jugendlichen Altersstufen auf zahllose Schädlichkeiten darstellen, und daß man hieraus keine weittragenden diagnostischen Schlüsse ziehen könne. Dann enthalten die Anamnesen eine Fülle von exogenen Schädlichkeiten, die in der Regel für sich genügen würden, um symptomatische Psychosen zu erzeugen oder wenigstens beliebige endogene Erscheinungen, welche im Kindesalter natürlich auch Entwicklungskrisen sein können, mit exogener Symptomatik zu überprägen. So ist z. B. bei VOIGT[2] die 1. Beobachtung wahrscheinlich eine encephalitische Erkrankung, die 4., 6., 10. sind durch Krampfzustände und Klonismen kompliziert, in der 12. ungeklärte Temperatursteigerungen erwähnt. Bei OSSERETZKI[3] bestand in der Beobachtung 4 eine Bewußtseinstrübung; in der Beobachtung 6 rechtfertigt der abnorme körperliche Befund den Verdacht eines Tumors. In der Beobachtung 3 geht unmittelbar vorher eine Rekurrenserkrankung, in der Beobachtung 5 ist das Kind imbezill und es ist klar, daß zur Prüfung der hier angeschnittenen Fragen die Pfropfschizophrenie nicht geeignet ist. Bei MESCHEDES Kranken[4] geht der Erkrankung ein Keuchhusten voraus. In der Arbeit von GRÜNTHAL[5] ist in Beobachtung 1 zeitweilig der Babinskische Reflex positiv, der Beobachtung 2 geht unmittelbar vorher eine Pocken- und Typhusimpfung, die Beobachtung 3 war so kurz in ärztlicher Behandlung, daß man überhaupt eine ärztliche Entscheidung nicht treffen kann. In der Beobachtung 4 geht eine Parotitis vorher; hier ist die Frage, ob es sich um eine Mumpsmeningitis handelt, weder erörtert noch nachträglich entscheidbar. Es gibt jedenfalls Mumpsepidemien, bei denen meningitische Erkrankungen bei Kindern durchaus nicht selten sind und unter zahlreichen psychischen Syndromen verlaufen können. Bei der Beobachtung 8 wird eine Parese des Facialis erwähnt und bei Beobachtung 10 wird ein Hydrocephalus internus vermutet. Die Beobachtung 7 ist imbezill, ebenso Beobachtung 8. Beobachtung 11 ist überhaupt völlig unklar. Bei dem Fall von VOGT[6] besteht eine eigenartige körperliche Starre. Der Untersucher erwähnt ausdrücklich die hochgradige Ähnlichkeit mit der Paralysis agitans. In einer 2. Beobachtung von VOGT ist der Verlauf nicht zu beurteilen, da die Schilderung zu knapp ist. Bei der 3. Beobachtung von VOGT handelt es sich um einen Imbezillen. Der Fall von PÖNITZ[7] hat Myxödemeinschläge. Bei RAECKE[8] geht der Erkrankung im ersten Falle ein Schädeltrauma voraus. Die 2. Beobachtung leidet an Tuberkulose. In der Beobachtung 4 wird Blut im Stuhl gefunden. Bei der Beobachtung 5 spielt eine Angina und eine Kopfverletzung eine recht ungeklärte Rolle. In der Beobachtung 6 bestehen hochgradiger Speichelfluß (!) und Anfälle. Beobachtung 10 ist debil, 9 ebenfalls. In WEICHBRODTS[9] Veröffentlichung geht beim ersten Kranken dem Ausbruch der Krankheit ein Narkoseschaden voraus, nachdem vorher noch ein Armbruch, eine Otitis media und eine Diphtherie bestanden hatten. Der sich entwickelnde paranoid-halluzinatorische Zustand zeigt eher ein delirantes, als ein schizophrenes Gepräge und erinnert lebhaft an einen Residualwahn. Beim 2. Kranken tritt ein sehr rascher Verlust aller Kenntnisse ein, und

[1] Nervenarzt **13**, 301 (1940). [2] Z. Neur. **48**. [3] Mschr. Psychiatr. **61**, 166. [4] Allg. Z. Psychiatr. **30**, 84. [5] Mschr. Psychiatr. **46**, 202. [6] Allg. Z. Psychiatr. **66**, 542. [7] Z. Neur. **20**, 343. [8] Arch. f. Psychiatr. **45**. [9] Arch. f. Psychiatr. **59**, 101.

dann wird eine schwere Merkstörung erwähnt, Symptome also, die gerade bei den Schizophrenien nicht gewöhnlich sind. Die Beobachtung von EHRENWALD[1] ist ebenfalls auszuscheiden. Denn der Kranke leidet an Acetonurie, an einem Herpes, an einer Dermatitis unklarer Genese, der Urin geht zeitweilig tropfenweise ab, es wird Bauchdeckenspannung erwähnt. Wenn es auch nicht klar ist, um was für einen Krankheitszustand es sich gehandelt hat, so wird man einen Fall mit einer solchen Häufung ungewöhnlicher Symptome nicht gerade als Beispiel zur Erforschung der kindlichen Schizophrenie in Anspruch nehmen können. In der Beobachtung von MUCHA[2] wird die Erkrankung durch Krampfanfälle eingeleitet. In der Dissertation von EHLERS[3] ist der erste Kranke debil, der 5. Kranke leidet an Krampfanfällen und Schwindel. Fall 10 zeigt Inguinaldrüsenschwellung, leidet an Durchfällen, und es ist nicht ganz klar, worum es sich eigentlich handelt. Den von HOMBURGER[4] erwähnten Kranken, der mit der Diagnose Schizophrenie versehen wurde, habe ich selbst nachuntersuchen können. Der Kranke bietet ein völlig unschizophrenes Bild, ist eher epileptisch schwerfällig und dement, treuherzig und bieder. Er hat einen ausgesprochenen Kenntnisverlust erlitten und hat auch pathologische Liquorbefunde. Die genaue Durchsicht der Krankengeschichte ergab, daß zeitweilig mindestens der Verdacht einer Bewußtseinstrübung während der akuten Krankheit berechtigt ist und auch von den Ärzten erwogen wurde. Wie schwierig die Beurteilung sein kann, zeigt gerade die obenerwähnte Veröffentlichung von BÜRGER-PRINZ, der Gelegenheit gehabt hat, seinen Kranken noch weiterhin zu beobachten, ohne daß trotz neuerlicher Erkrankung die Schizophreniediagnose aufrechterhalten werden konnte. Schon MAYER-GROSS hatte nachgewiesen, daß ein Teil der Beobachtungen von VOGT unmöglich schizophrene Erkrankungen darstellen können.

Genauer hat katamnestisch die Schizophreniediagnose an Kindern SELIG nachgeprüft[5]. Es handelte sich um Erkrankungen, bei denen 8mal an Dementia praecoxissima, 2mal an die Möglichkeit einer solchen, an Schizophrenie 21mal, an die Möglichkeit einer solchen 16mal gedacht worden war. In der sehr genauen katamnestischen Nachforschung ließ sich nach Ansicht von SEELIG nur bei 4 der Kranken die Diagnose Schizophrenie aufrechterhalten und nur bei 4 anderen war die Möglichkeit einer Schizophrenie nicht ganz von der Hand zu weisen. 6mal wurde eine Encephalitis epidemica nachträglich festgestellt, 6mal war ein Schwachsinn oder eine organische Hirnerkrankung anzunehmen, die übrigen Kranken entpuppten sich teils als Epileptiker, teils als Psychopathen oder als Debile mit episodischen Krankheiten. Die Schizophreniekranken waren alle erst mit dem 14. Lebensjahr in die Klinik eingeliefert worden. Das Verhältnis der richtigen zu den Fehldiagnosen in der Arbeit SEELIGS entspricht etwa dem Verhältnis der hier aus dem Schrifttum anerkannten zu den abgelehnten Schizophreniediagnosen.

Dies ist nur eine kursorische Zusammenstellung von Befunden, welche Anlaß geben, an den von den Autoren gestellten Schizophreniediagnosen nachträglich Zweifel zu äußern. Solange nicht eingehendere und klarere Beobachtungen vorliegen, werden die aufgeworfenen Fragen der frühkindlichen Schizophrenie freilich

[1] Arch. f. Psychiatr. **78**. [2] Neur. Zbl. **21**, 937. [3] Leipzig 1909.
[4] HOMBURGER: Psychopathologie des Kindesalters, S. 795. Berlin: Springer 1926.
[5] Neur. Zbl. **57**, 854.

nicht gelöst werden können. Daher gibt die kritische Ausschaltung einer großen Zahl von angeblich beweisenden Beobachtungen Anlaß, noch einmal die Anforderungen genauer festzulegen, die man an die wissenschaftliche Verwertung von Krankengeschichten angeblicher frühkindlicher Schizophrenien stellen muß:

1. es müssen exogene Erkrankungsursachen sicher ausgeschlossen sein;

2. es muß eine Encephalographie, eine genaue serologische, liquorcytologische und neurologische Untersuchung vorgenommen sein oder wenigstens

3. der Verlauf muß über mehrere Jahre fort beobachtet sein, so daß die gesamte psychische Weiterentwicklung im Bereich der ärztlichen Beobachtung gelegen hat. Stellt man derartig strenge, aber notwendige kritische Anforderungen, so schrumpft das einigermaßen beweisende Beobachtungsgut des Schrifttums erheblich zusammen. Was davon aufrechterhalten werden kann, soll noch zusammengestellt werden. Vorher aber sind noch einige Bemerkungen bezüglich einer Reihe von Symptomen notwendig. Von MAYER-GROSS u. a. wurde abgehoben auf die Seltenheit paranoider Syndrome und auf die Seltenheit der schizophrenen Halluzinose bei den kindlichen Schizophrenien. Nun machen die Untersucher in der Regel keinen sorgfältigen Unterschied nach dem Alter der Kinder. Gelten aber die hier vorgetragenen Überzeugungen, so ist es ein großer Unterschied, ob ein Kind mit 13 oder mit $14^1/_2$, oder ob es mit 15 oder mit 16 Jahren erkrankt. Denn mit dem 14. Lebensjahr ist in der Regel die Ausdifferenzierung desjenigen Funktionsverbandes bereits voll im Gange, welcher dem Symptomverband des Gedankenentzugs zugrunde liegt und die wichtigste und nahezu abschließende Etappe in der Ausdifferenzierung dieses Symptomverbandes liegt zwischen dem 15. und 16. Jahre. In dieser Zeit beginnt dann die entscheidende und abschließende Ausdifferenzierung desjenigen Funktionsverbandes, aus dem sich der Symptomverband der Sprunghaftigkeit entwickelt. Seine Ausdifferenzierung ist in der Regel mit dem 17. bis 18. Jahr voll beendet. In dieser Zeit fängt die Entwicklung des Funktionsverbandes an, als dessen krankhafte Abänderung der Symptomverband des Faselns auftritt. Er vollendet sich mit 18—19 Jahren.

Weiter geht es nicht an, einfach von paranoiden Ideen oder von Halluzinationen zu sprechen. Beweisend für Schizophrenie sind nur der primäre Bedeutungswahn, das faselige Wahndenken und die charakteristische schizophrene Verbalhalluzinose, wie sie am klarsten von SCHRÖDER geschildert wurde[1]. Für die Verwertung derartiger Phänomene sind die von C. SCHNEIDER in den Arbeiten über Sinnentrug vorgenommenen sorgfältigen phänomenologischen Unterscheidungen am Gesamtsinnentrug außerordentlich wichtig. Gerade bei Kindern zeigt sich, daß Sinnestäuschungen biologisch je nach der Altersstufe, in der sich die Kinder befinden, eine ganz verschiedene Bedeutung und auch eine ganz verschiedene Entstehung haben können. Wenn daher im Schrifttum nicht ganz selten als Beweisgrund für die Annahme einer Schizophrenie auch der erwähnt wird, daß das Kind „halluziniert" habe, so will dieser Beweisgrund nicht viel besagen. Im älteren Schrifttum sind häufig die eidetischen Phänomene nicht beachtet, im neueren Schrifttum werden die zahlreichen Pareidolien, die gerade bei Kindern vorkommen, in ihrer biologischen Stellung nicht richtig be-

[1] Vgl. C. SCHNEIDER: Über Sinnentrug. Z. Neur. **1930**. **1931**.

wertet. Pareidolische Phänomene beweisen nämlich für die Annahme einer Schizophrenie meist nichts. Sie kommen zwar auch bei Schizophrenien vor. Sie sind aber im übrigen bei zahlreichsten Erkrankungen so häufig zu finden, daß dort, wo nicht neben den Pareidolien noch die sicheren Symptome einer schizophrenen Verbalhalluzinose auftreten, ein sicherer diagnostischer Schluß auf schizophrenes Halluzinieren nicht gezogen werden kann. Wie notwendig die sorgfältige symptomatologische Beschreibung und Unterscheidung ist, zeigt sich überall dort, wo das entwicklungsbiologische Moment auch in der Psychopathologie stärkere Berücksichtigung findet. Ja häufig wird erst unter diesem Gesichtswinkel klar, was sich ändert, wenn ein Kranker, der im 14. Lebensjahr noch „eidetische" Phänomene „halluziniert", im 17. Lebensjahr anfängt, nunmehr echte verbalhalluzinatorische Erscheinungen zu erleben.

Dem Überblick über das Schrifttum werden zweckmäßig zwei Krankengeschichten vorausgeschickt, die mir der Direktor der Landesanstalt Görden, Dr. med. habil. H. Heinze, aus der großen kinderpsychiatrischen Abteilung jener Anstalt freundlichst überlassen hat:

H. Sch., geb. 28. 9. 1928. Der Junge ist mehrfach belastet. Die Mutter des Vaters litt wahrscheinlich an manisch-depressivem Irresein, der Vater an Schizophrenie, der Urgroßvater väterlicherseits, und zwar Vaters Mutter Vater an seniler Demenz, eine Schwester dieses war immer nervenleidend, die Schwester der Mutter des Vaters war epileptisch im Verlaufe einer luetischen Encephalomalacie, der Vater des Vaters Alkoholiker, der Vater ist wegen Schizophrenie sterilisiert. Der Junge war verhältnismäßig frühzeitig durch Schulschwänzen auffällig, trieb sich dann herum. In der Schule fiel ihm das Lernen schwer, aber nur deshalb, weil er zappelig und flatterhaft war. Seine geistigen Funktionen schienen nicht wesentlich gestört zu sein. Trotzdem war er in der Schule zurück. Nach dem Urteil des Lehrers besuchte er die Schule regelmäßig und pünktlich, kam aber mitunter schmutzig zum Unterricht, offenbar weil er sich auf dem Schulwege vollschmierte. Die Leistungen waren schlecht, weil ihm die Konzentrationsfähigkeit fehlte. Er fertigte die Schularbeiten an, war aber unreifer, als seinem Alter nach erwartet werden mußte. War sehr ängstlich. Eine Zeitlang versuchte er immer seine Mitschüler zu küssen. Später mußte er, weil er sich nicht konzentrieren konnte, in die Hilfsschule kommen und erschien als ein von der Norm weit abweichender Sonderling, war in seinen Bewegungen linkisch und unbeholfen, sprach leise oder, wenn man ihn aufforderte, laut zu reden, zu laut. Er war sehr ängstlich, tat alles, was die anderen ihm sagten, auch das dümmste. Dadurch wurde er zur Zielscheibe des Spottes. Wenn ihn die anderen hänselten, redete er dummes Zeug, und wenn ihn die anderen noch weiter aufmunterten, so wurde er geradezu zum „dummen August".

Ein körperlicher Krankheitsbefund wurde nicht erhoben trotz sehr eingehender Untersuchung. In die Anstalt wurde er in einem völlig verschmutzten Zustand eingeliefert. Sein Kopf war derartig verdreckt, daß seine Haare kurz abgeschnitten werden mußten. In den Räumlichkeiten konnte er sich nur schwer orientieren; so lief er in die Küche, als er zur Toilette wollte, trotzdem es ihm kurz vorher gezeigt worden war. Auf Personalfragen konnte er nicht sinnvoll Antwort geben. Er äußerte sich auf Befragen nach seinem Zuhause in wirren Reden. So berichtete er stundenlang von seiner zu Hause lebenden Katze. Trotz aller Versuche, ihn von diesem Thema abzubringen, kam er nicht davon los. Dieses Steckenbleiben in den gleichen Gedankengängen wurde bei ihm öfters beobachtet. So sprach er Tage hintereinander von einem Antrag, den seine Mutter stellen solle. Fragte man ihn etwas, so gab er nicht präzise Antwort, sondern erklärte: „Meine Mutter muß den Antrag stellen." Er war sich übrigens bis zuletzt noch nicht klar, wo er sich eigentlich hier befand. Letzthin äußerte er sich folgendermaßen: „Was ist das hier, ist das eine Verrücktenanstalt?" Er wartete aber gar keine Antwort ab, sondern redete dann weiter: „Das können Vernünftige sein, das können auch Verrückte sein; am Zuchthaus steht ein T und ein F, das T heißt doof und das F verrückt; mein Vater hat keine Kräfte zum Arbeiten; ist das hier eine Schule? Gehen die Kinder nach Hause, wenn die Schule aus ist? Meine Mutter wird mit mir wandern gehen.“ Völlig zerfahren redet er zusammenhanglos solche Dinge vor sich hin. Diese Zerfahrenheit konnte man auch sonst, wenn man ihn etwas fragte, beobachten. Auf Befragen, ob er gern spazieren ginge, äußerte er sich: „Im Dunkeln habe ich Angst, da schlafe ich.“ Auffällig war beim Sprechen sein monotones, fast mechanisch anmutendes Sprechen. Auch stand seine Mimik in völligem Mißverhältnis zu seinem Tun und Reden. Er lachte z. B., wenn er von der Krankheit seines Vaters sprach; meist wechselten sich bei ihm Starre und Grimassieren ab.

Neben seiner monotonen Sprache fiel auch seine gänzlich unkindliche sprachliche Ausdrucksweise auf. Als man ihn z. B. nach einem Schulfreund fragte, erklärte er: „In der Schule darf man nicht spielen, da hat man zu lernen.“ Oder er äußerte, wie oben schon erwähnt: „Meinem Vater fehlen die Kräfte zur Arbeit.“

Helmuth war nicht nur in seinen Reden, sondern manchmal auch in seinem Tun verwirrt. So klopfte er in der einen Nacht, als er schon ungefähr 14 Tage hier war, an das Bereitschaftszimmer, um die Erzieherin zu fragen, ob er austreten dürfte. Ein anderes Mal verweigerte er das Essen und erklärte, er dürfe den ganzen Tag nichts essen (obgleich es ihm niemand verboten hatte). Seiner Mutter erzählte er übrigens letzthin auch, er müßte hier beim Baden eine Stunde unter Wasser tauchen.

In der Gemeinschaft fiel er hier von Anfang an als völliger Außenseiter auf. Noch nach 4 wöchigem Hiersein hatte er weder zu den Kindern noch zu den Erwachsenen Kontakt. Selbst wenn er sich auch mal mit den anderen Kindern auf deren Aufforderung hin beschäftigte, war dies von ihm aus doch gänzlich beziehungslos. Nach den Aussagen seiner Mutter war er zu Hause auch schon völlig autistisch. Oft schien es auch, als fürchte er sich vor den anderen Kindern. Als ein kleiner 5 jähriger Junge mit ihm scherzen wollte, verzerrte er sein Gesicht vor Angst.

Selbst mit seiner Mutter, von der er an sich viel sprach, schien er keinen rechten Kontakt zu haben. Auf Befragen, ob er wieder nach Hause wolle, erklärte er: „Zu Hause ist es schön und hier ist es auch schön; gern habe ich sie alle, lieb habe ich niemand und ungern auch nicht.“ Als seine Mutter ihn besuchte, saß er stundenlang da und sprach nur wenig. Seine Briefe an die Mutter sind auch recht beziehungslos. Letzthin schrieb er einen Brief, dessen Inhalt nur ständig eine Wiederholung eines Gedankens (sie solle nichts Flüssiges mitbringen, da er Bettnässer sei) war. Er redete in diesem Brief auch seine Mutter mit Else an; er erklärte auf Befragen, das müsse zur Unterscheidung so sein; er verwechselte augenscheinlich Adresse auf dem Umschlag und Anrede.

Zu gemeinschaftlichen Spielen war er nur schwer zu bewegen. Er beteiligte sich meist nur so lange, wie ein Erwachsener mitspielte. Sobald sich der Erzieher vom Spiel zurückzog, traute er sich z. B. nicht mehr, mit den Jungens Ball zu spielen. Er fürchtete sich vor ihnen und nahm Reißaus. Seine Bewegungen bei diesen Ball- und Laufspielen waren steif und unharmonisch. Er zeigt sich überhaupt in seiner Motorik sehr auffällig. Meist hielt er sich sehr steif und bewegungsarm, hin und wieder hüpfte er gänzlich unmotiviert im Saal herum. Er hörte mit diesem linkischen Herumhüpfen aber sofort auf, wenn er sich beobachtet glaubte.

Am liebsten beschäftigte er sich für sich allein. Er betätigte sich gern bei technischen Arbeiten. Ohne besondere Mühe erfaßte er die Flechttechnik und verharrte dann stundenlang bei dieser Beschäftigung. Häufig kam es auch vor, daß er untätig herumsaß. Forderte man ihn auf, sich zu beschäftigen, so schrak er zusammen und lief hastig zu den anderen Kindern.

Er machte bisher in der Gemeinschaft keine Disziplinschwierigkeiten, er benahm sich — oberflächlich gesehen — noch recht geordnet. Oftmals hatte man den Eindruck, wenn er den erzieherischen Anordnungen nicht Folge geleistet hatte, daß er diese auf Grund seiner gedanklichen Abwesenheit gar nicht erfaßt hatte.

Seine gemütliche Ansprechbarkeit war bei seiner affektiven Steifheit nur schwer zu ergründen. Er sprach wohl in netter Weise von seiner Mutter oder von seiner kleinen Katze. Es war auch bei Spaziergängen oder bei Spielen nicht festzustellen, inwieweit er freud- und erlebnisfähig ist, da er sich weder mimisch noch sonst darüber äußerte.

Er meldete sich nie freiwillig zu Hausarbeiten. Er war aber auch bei praktischer Arbeit nicht zu gebrauchen. Er hatte während seines 4 wöchigen Aufenthaltes nicht einmal gelernt, sein Bett richtig zu machen. Als er morgens mal beim Tischdecken helfen sollte, stellte er Näpfe, die nur zum Mittagessen nötig waren, auf den Tisch. Es war nicht möglich, ihm die

einfachsten Aufträge verrichten zu lassen. Meist starrte er nur die Erzieher bei den Erklärungen verständnislos an.“

Bei den Intelligenzprüfungen waren seine Leistungen derart unterschiedlich, daß ein präziser Intelligenzrückstand nicht festgestellt werden konnte. Helmuth erfaßte teilweise die einfachsten Aufgaben nicht, um dann wieder schwierigere Fragen sinngemäß zu beantworten. Bei altersentsprechenden Aufgaben versagte er jedoch gänzlich. Es war ihm nicht möglich, bei den Absurditäten die Sinnwidrigkeiten herauszufinden oder Worte in einen Lückentext einzusetzen. Dagegen fügte er bei den Zusammensetzspielen die einzelnen Bildteile sinnvoll aneinander. Abstrakte Begriffe und Sprichworte konnte er nicht erklären.

Seine schulischen und Allgemeinkenntnisse erwiesen sich nicht als altersentsprechend. Eine einfache Niederschrift verfertigte er recht primitiv, völlig ungeordnet im Aufbau, voller orthographischer Fehler und ohne Satzzeichen. Im Rechnen löste er nur Additions- und Subtraktionsaufgaben im Zahlenkreis von 1 bis 10 richtig, bei den anderen beiden Rechnungsarten versagte er gänzlich.

Sein geographisches und geschichtliches Wissen war sehr dürftig. Er konnte einige deutsche Städte und Flüsse nennen. Der Begriff Erdteil war ihm aber unbekannt. Über die jetzigen politischen Ereignisse war er in keiner Weise orientiert.

Bei Brett- und Kartenspielen begriff er nur mühsam und teilweise überhaupt nicht die Spielregeln. Bei Gesellschaftsspielen verhielt er sich gänzlich passiv.

In seinem körperlichen Verhalten war vor allem seine Unsauberkeit auffällig. Er wusch sich hier nur unter Druck. Seine Kleidung war meistens schmutzig und verschmiert. Sein Appetit war mäßig. Schlafstörungen konnten bisher nicht beobachtet werden. Sein Antrieb war sehr unterschiedlich. Zeitweise saß er dösig herum, um dann wieder planlos im Zimmer herumzulaufen. Stimmungsmäßig erschien er bis jetzt gleichmäßig indifferent. Er zeigte sich bisher weder reizbar noch konnten abgesetzte Verstimmungen beobachtet werden.

12. 5. 1941. Bei Vergleichung mit dem letzten Bericht hat er sich nicht geändert. Im Vordergrund steht seine Kontaktlosigkeit. Er ist immer für sich, nur mit Mühe ist er zu gemeinsamen Beschäftigungen heranzuziehen. Andere Kinder weist er ab, wenn sie sich ihm nähern. Den Erwachsenen der Abteilung wendet er sich niemals spontan zu. Trotzdem er sich beim Besuch der Mutter zunächst zu freuen schien, hat er doch wenig innere Anteilnahme bewiesen. Wenn er sich unbeobachtet glaubt, beschäftigt er sich in manirierten Bewegungen mit Fäden und Papierkugeln. Eine geordnete Beschäftigung ist bei ihm spontan in der letzten Zeit überhaupt nicht vorgekommen.

Die vorher geschilderte Zerfahrenheit in seinen Gedankengängen und im Handeln werden noch in der gleichen Weise beobachtet. Spontan äußert er sich niemals, sondern nur auf Befragen wiederholen sich noch dieselben verworrenen Gedankengänge, die vorher mitgeteilt worden sind. Die gleiche Zerfahrenheit hat sich bei gemeinsamen Spielen erwiesen. Nur für kurze Zeit ist er dabei zu fesseln, dann sitzt er vor sich hinträumend und völlig unbeteiligt dabei. Zu jedem Handgriff muß er aufgefordert werden, er schreckt dann zusammen und erweckt den Anschein, mit seinen Gedanken weit weg gewesen zu sein. Er weiß niemals, was er im Augenblick zu tun hat.

Sein Bewegungsgesamt ist unbeholfen und ungeschickt. Beim Gehen bewegt er sich beinahe steif wie ein Stock vorwärts. Die oberen Gliedmaßen hängen steif herab, die normalerweise vorhandenen Mitbewegungen fehlen beinahe gänzlich. Er leidet an häufigem Grimassieren, breites Verziehen des Mundes, Runzeln der Nase, übermäßiges Runzeln der Stirn, das in der Hauptsache gemeinsam mit den manirierten Bewegungen der Gliedmaßen und während des Essens zum Ausdruck kommt.

Er besuchte die unterste Klasse der Anstaltshilfsschule. Seine Leistungen liegen weit unter dem Klassendurchschnitt. Anscheinend steht er völlig fern von diesen Dingen. Er nimmt sie nicht auf. Auch vom augenblicklichen politischen Geschehen weiß er nichts. Er ist der Meinung, daß der Krieg zu Ende und die Engländer geschlagen sind.

In seinem körperlichen Verhalten fällt noch immer die große Unsauberkeit auf. Nur bei Beaufsichtigung wäscht er sich. Beim Essen ist er gierig und verschlingt alles, was ihm gereicht wird, mit großer Hast. Er ist stets zeitiger fertig als andere und hat selten genug.

3. 7. 1941. Spontansprechen wird bei ihm zur Zeit nicht beobachtet. Beim Betreten des Untersuchungszimmers fragt er: Wann komme ich in Urlaub? Was schreiben Sie denn da? Ich habe heute schon eine Postkarte bekommen. Was schreiben Sie denn da? Fahre

ich nun wirklich am Sonntag in Urlaub? (Wohin willt du denn fahren?) Zu den Eltern nach Hause. Ich habe doch schon eine Postkarte bekommen. (Wo wohnen deine Eltern?) Legebruch, Horst-Wessel-Straße 4. Was schreiben Sie denn da? (Hast du noch Geschwister?) Nein. Geschwister habe ich keine, bloß Vater und Mutter. (Wo bist du hier?) In der Anstalt, Landesanstalt Görden. (Seit wann hier?) Ich bin in der Anstalt schon über $^3/_4$ Jahr. (Welches Jahr haben wir jetzt?) Jetzt haben wir den Frühling, den Juni haben wir jetzt. (Welcher Tag?) Heute ist Donnerstag. Was schreiben Sie denn da auf, was schreiben Sie da? (Wann ist Weihnachten?) Weihnachten im Winter. (In welchem Monat?) In welchem Monat, Monate kenne ich nicht, ich kenne bloß, wann Winter, wann Weihnachten ist. (Wann hast du Geburtstag?) Geburtstag habe ich im September. Kann ich das mal lesen, was Sie da schreiben? Wenn jetzt wieder September kommt, dann ... (In welche Schulklasse gehst du jetzt?) Hier in der Anstalt? In die 4. Hi, in der 4. Hi, da bin ich einmal geprüft worden, in der 4. Hi ... (Weißt du, wer der Führer ist?) Ja, Adolf Hitler. (Kannst du etwas von ihm erzählen?) Daß Adolf Hitler tut dafür sorgen, daß der Krieg bald zu Ende geht. (Gegen wen führen wir Krieg?) Gegen England, gegen Frankreich, gegen Italien. (Hast du hier einen Freund?) Nein, ich habe bloß meine Eltern. (Hast du noch nie einen Freund gehabt?) Nein, noch nie. (Was möchtest du später werden?) Später möchte ich werden ein Bauer. (Was stellt du dir unter einem Bauern vor?) Da stelle ich mir vor ein reicher Mann, der sich einen großen Hof halten kann und allerhand Tiere. Ich spare mir immer in der Sparbüchse Geld zusammen. Schreiben Sie immer das alles auf, was ich sage? Spricht nach einer Pause spontan weiter: „Wen seine Akten sind das? Was wollen Sie denn? Was schreiben Sie? (Was hast du heute morgen getan?) Heute morgen, da habe ich meine Mappe abgegeben und da bin ich wieder nach Hause gegangen, weil ich doch ausgeschult bin. Ich möchte so gern wissen, was Sie da schreiben. (Weshalb bist du ausgeschult?) Weiß ich auch nicht, ich habe nicht einmal gewußt, daß ich heute ausgeschult werde, vielleicht wegen Urlaub oder wegen irgend etwas vielleicht.

Mehrfache Intelligenzprüfungen führten immer zu dem gleichen Ergebnis, daß man schwer mit dem Prüfling Kontakt bekommt. Man hatte immer das Empfinden, an ihm vorbeizureden. Er starrte zeitweilig wie geistesabwesend in die Luft. Die Antworten erfolgten monoton und ohne Anteilnahme, wie aus einer anderen Welt, die Ausdrucksweise ist unkindlich. Bei einzelnen Antworten verzog er das Gesicht zu einem Lachen oder schnitt Grimassen, ohne daß eine Beziehung zum Inhalt erkennbar wurde. Er war ungelenk bei der Prüfung, trat von einem Fuß auf den anderen oder bewegte den Oberkörper gleichmäßig leicht von rechts nach links. Die Leistungen waren sehr unterschiedlich. Zuweilen gab er auf schwierige Fragen sinngemäße Antworten und faßte einfache Aufgaben nicht oder nur teilweise auf. Die Kritik und Kombinationsfähigkeit erschien herabgssetzt. Er war sich offenbar mitunter über das Unsinnige seiner Antworten nicht klar, erschien aber trotzdem nicht als schwachsinnig. Bei einer der Prüfungen erfüllte er die Tests bis zum 9,2 Jahr bei einem Lebensalter von 11,9 Jahren. Eine ihm vorgelesene Geschichte konnte er fast wörtlich nacherzählen, versagte aber bei anderen Aufgaben völlig."

Es ist äußerst wahrscheinlich, daß bei dem Jungen eine frühzeitige Dementia simplex in Entwicklung begriffen ist. Schwachsinn liegt nicht vor, sondern nur Versagen aus Konzentrationsmangel und Oberflächlichkeit. Die eigenartige Mischung von Albernheit, Frechheit und Lahmheit, die merkwürdige Verbindung von Monotonie des Verhaltens und abruptem Stimmungswechsel, die guten formalen Anlagen bei völligem Versagen überall dort, wo es auf unmittelbares Erfassen einer lebensnahen Situation ankommt, die Unkindlichkeit des Verhaltens; im übrigen die Sprunghaftigkeit des Denkens, die Kontaktlosigkeit mit der Umgebung, die eigentümliche Einförmigkeit der Gedankeninhalte, die affektive Steifigkeit, die Initiativearmut, das stumpfe Dahindösen sprechen in diesem Sinne. Als Grund der geistigen Veränderung ist weder ein eigentlicher Schwachsinn und noch eine zerebrale Erkrankung greifbar geworden. Die Veränderung führt aber schleichend progredient zu einem immer stärkeren Versagen, ohne daß eine Verminderung der Intelligenzleistung eintritt.

Farbiger und symptomreicher ist der Verlauf bei der nächsten Beobachtung:

G. E., geb. 10. 3. 1927 in Zeitz. Der Vater des Kindes war vorübergehend in Schkeuditz bei Leipzig in einer Heilanstalt wegen eines Depressionszustandes. Die Mutter des Vaters soll gleichfalls in einer Heilanstalt gewesen sein, jedoch ist darüber nichts Genaues bekannt. Das Verhältnis der Ehegatten ist schlecht und der Vater kümmere sich wenig um die Kinder. Der Junge ist das zweite von drei Kindern. Ein 10jähriger Bruder ist ein guter Schüler. Er selbst war ein schwächlicher Junge mit den Zeichen einer Halsdrüsentuberkulose und deutlicher Rachitis und Trichterbrust. Er wurde zunächst, weil er sich nur zögernd und anscheinend auch psychisch nicht voll entwickelte, vom Schulbesuch zurückgestellt. Er wurde dann 1935 eingeschult, kam zunächst in eine Hilfsschule. Der erste Bericht aus der Hilfsschule spricht von vielen Schwierigkeiten, er störe oft den Unterricht, bummele herum, sei schwerfällig im Aufnehmen, pflücke dauernd mit den Händen an sich herum, die Hefte seien unsauber und zerpflückt. Er könne langsam, aber richtig lesen. Beim Abschreiben sei er flüchtig. Er rechne langsam und nur mit Zwang, aber die Zahlbegriffe seien ihm klar. Er fand sich dann gut in die neue Klasse nach der Versetzung hinein, stotterte nur häufig noch und sei sehr leicht abgelenkt. Beim Nacherzählen versage er noch. Im übrigen mache er beim Schreiben nur Flüchtigkeitsfehler, und habe auch etwas Schwierigkeiten beim Rechnen. Späterhin wird nur noch darüber geklagt, daß er in eine größere Klassengemeinschaft schwer einzugliedern sei.

1936 wurde wegen der schweren Erziehbarkeit der Junge in einem Heim untergebracht. Er schlug die Geschwister, zankte sich dauernd mit seinen Geschwistern, gehorchte nicht. Nach etwa $^1/_2$jähriger Unterbringung in einem Heim heißt es, daß er in der körperlichen Entwicklung noch weit zurück, daß er ein stilles und blasses Kind sei, das neben der rein pädagogischen Betreuung besonderer pflegerischer Aufsicht bedürfe. Er sei schweigsam, außerordentlich langsam, verträumt, wackele manchmal gedankenlos mit dem Kopfe hin und her, habe Sprachhemmungen, finde sich kaum in die Wirklichkeit zurück, sei zänkisch und rechthaberisch und besitze nur geringes Schamgefühl, manchmal erzähle er trotz seiner Unaufgeschlossenheit Gemeinheiten und Häßlichkeiten, die von einer krankhaften Phantasie zeugen. Im übrigen sei er verwahrlost, unsauber, nässe und kote auch noch gelegentlich ein. Er kam nun 1937 in eine Anstalt zur Klärung der Frage, ob überhaupt ein Schwachsinn vorliegt. Er berichtet bei der Aufnahme von seinem Alter, kurz von seinen Angehörigen, seinem Geburtsort, und er fällt bei der Exploration weniger durch Intelligenzmängel auf als dadurch, daß er sich nicht konzentrieren kann, daß er sich durch jedes Geräusch ablenken läßt und daß er dauernd dreiste Zwischenfragen stellt. Außerdem macht er immer wieder Zwischenbemerkungen, die mit dem, was er gerade gefragt wird, in keinem Zusammenhang stehen. Neurologische Befunde und andere körperliche Befunde krankhafter Art werden nicht erhoben. Im Gesamtverhalten fällt auf, daß er in den Tag hineinlebt, sich kaum zu beschäftigen weiß, sich an niemand anschließt.

Nach der Krankengeschichte fiel er vom ersten Augenblick seines Anstaltsaufenthaltes durch sein Äußeres und durch sein Verhalten auf. Seine scheue, vornübergeneigte Haltung, sein blasses Gesicht, die großen Augen lenkten die Aufmerksamkeit auf ihn. Näherte sich ihm ein Erwachsener oder ein Kind, so machte er sofort abwehrende Handbewegungen, hob die Arme über den Kopf und zog sich in sich zurück. Häufig schrie er dabei, beteuerte seine Unschuld und sagte, er würde es (?) nicht wieder tun.

Er litt an tonischem Stottern. Sprach man ihn plötzlich an, so wollte er antworten, konnte aber nicht sofort sprechen, sondern schluckte und würgte, bevor er ansetzte. Dann setzte er oft den Konsonanten des zweiten Wortes vor den Vokal des ersten (heinhase), vielfach sprach er leicht singend, die Antwort als Frage wiederholend.

Nur mit größter Mühe konnte er in die Gemeinschaft eingeordnet werden. Da er von den Kindern abgelehnt wurde, gab es immer Schwierigkeiten mit dem Nebenmann. Keiner wollte neben ihm sitzen oder neben ihm gehen. Immer gab es, wo er auftauchte, Zänkereien oder Schlägereien. Von sich aus suchte er anfangs die Kinder nicht, sondern stand immer allein in irgendeiner Ecke und döste vor sich hin. Nachdem er einige Zeit in der Anstalt war, begann er die Kinder seiner Nachbarschaft häufig anzufassen und möglichst unauffällig zu kneifen und zu puffen. Allmählich übertrug er das auch auf die Erwachsenen, berührte sie trotz wiederholter Verbote und betonte dabei immer: „Ich fasse Sie an, darf man das nicht?" Sein spezielles Interesse galt der Uhr. Mit unbeschreiblicher Ausdauer konnte er vor einer Uhr sitzen und das Weiterlaufen der Zeiger verfolgen. Unzählige Male am Tag lief er auf und davon, um nach der Uhr zu sehen. Er kannte sie genau und hatte auch ungefähr immer die Zeit im Kopf. Ohne zu erlahmen, fragte er immer wieder nach Einzelheiten, er wußte, welche der Erzieherinnen eine Uhr hatte, und erkundigte sich häufig nach Preis, Richtiggehen und Aufziehen der Uhr. Auch im Freien blieb er in diesen Gedankengängen, legte mit Stöckchen eine Uhr, sah häufig nach der Turmuhr, und wußte bei Spaziergängen genau, wo eine Uhr war.

Sonst hatte er kaum Interessen. Er schnitt gern und ausdauernd Bilder aus und klebte sie zu Bilderbüchern zusammen. Ab und zu griff er zu Bausteinen, ohne sich jedoch richtig damit beschäftigen zu können. Zigarettenbilder fesselten ihn nur für kurze Zeit. Schulisch war er weit hinter seinen Alterskameraden zurück. Er schrieb rasch und verhältnismäßig richtig ab, konnte aber einem Diktat kaum folgen. Auch freie Niederschriften boten ihm unüberwindbare Schwierigkeiten. Beim Rechnen war es ähnlich, bis 10 addierte und subtrahierte er ziemlich sicher, bei höheren Zahlen versagte er.

Spiele und Beschäftigungen versah er sehr langsam oder gar nicht, und hatte für derartige Dinge auch kein Gedächtnis, obgleich hin und wieder beobachtet wurde, daß er gern mitgemacht hätte.

Beim Falten, Kleben, Kneten, Malen brachte er es zu unterdurchschnittlichen Leistungen. Auch praktisch versagte er fast ganz. Manuell ungeschickt, ohne Übersicht und Ausdauer war er nicht zu den kleinsten Hilfeleistungen heranzuziehen.

Seine Motorik war fahrig und ungelenk. Seine Bewegungen waren häufig mit großem Kräfteaufwand wenig zweckentsprechend.

Seine Stimmungslage war läppisch-albern.

Es kam dann eine Zeit der Erregung, in der der Junge längere Zeit Luminal und Paraldehyd in größeren Mengen bekam. Offenbar im Zusammenhang mit diesen Arzneimitteln näßt er wieder stärker ein, kotet auch ein und wird zum Teil recht ungebärdig. Er befindet sich zeitweilig in einem Dämmerzustand, denn es heißt, sowie er wach werde, versuche er aus dem Bett zu steigen und falle taumelnd infolge der Luminalwirkung zu Boden, wenn es ihm gelänge. Nach einiger Zeit beruhigt er sich wieder und verfällt in sein ursprüngliches Verhalten. Nach der Rückverlegung auf die ursprüngliche Station bot er genau das gleiche oben ausführlich geschilderte Zustandsbild, war sehr erfreut, erinnerte sich an alles auf der Abteilung, war sofort mit allen Menschen und Dingen auf der Station vertraut. Trotzdem aber kam er in keinerlei Kontakt mit den übrigen Jungen. Durch seine Reizbarkeit kam es leicht zu Zusammenstößen.

Intellektuell waren auch jetzt kaum Beobachtungen zu machen, da er so in seinen Gedankengängen versponnen war, daß er auf Dinge, die von außen an ihn herangebracht wurden, kaum reagierte. Er wurde von allem, was um ihn herum vorging, so abgelenkt, sah und hörte auch alles, was im Nebenraum vor sich ging, daß er auf keinem Gebiet zu einer Leistung kam. Bei Beschäftigungen, zu denen er zwangsläufig herangezogen wurde, versuchte er mitzumachen, hing aber nach kurzer Zeit schon wieder seinen Tagträumereien nach, daß er alles andere um sich herum vergaß.

Sein Spezialinteresse galt nach wie vor der Uhr. 20 Minuten stand er ohne Unterbrechung und starrte die Turmuhr an, dann lief er zu der Erzieherin und fragte und verglich ihre Uhr mit der beobachteten, und kein Spiel der Kameraden reizte ihn.

Seine Leistungsschwäche auf allen Gebieten war a) auf seinen Konzentrationsmangel, b) auf die Hypervigilität der Aufmerksamkeit, c) auf seine isolierten Spezialinteressen zurückzuführen. Zeitweise war er sehr ängstlich. Mußte er aus dem Zimmer gestellt werden, so weinte er laut, und beruhigte sich erst, wenn er wieder im Raum mit den anderen war. Hatte er etwas verbrochen, so fürchtete er sich vor Schlägen, bevor die Erzieherin überhaupt in seiner Nähe war, hob er die Arme schützend über den Kopf.

Eine Wesensveränderung im Verhältnis zu seinem ersten Aufenthalt auf der Station war nicht feststellbar. Auch eine gesteigerte Unruhe oder Reizbarkeit konnte nicht beobachtet werden.

Er wurde wieder eingeschult. Aber er erledigte seine Aufgaben rasch und flüchtig.

Seine Motorik blieb ungelenk. Er bewegte sich auch im Freien wenig.

Seine Stimmung war fast immer albern.

Sein Appetit war oft übermäßig. Heißhungrig schlang er alles in sich hinein, was er bekam.

Am Abend schlief er oft schwer ein, um dann aber ruhig durchzuschlafen.

Auffallend war seine häufig wächsern-blasse Gesichtsfarbe, seine tiefumschatteten Augen und sein fortgesetztes Frieren.

Das Verhalten blieb dann ziemlich gleichmäßig die nächsten Jahre bis zum Jahre 1941. In Abständen von mehreren Wochen traten „Erregungszustände" auf, die sich besonders in einer gesteigerten Konfliktbereitschaft seiner Umgebung gegenüber äußerten. Nichts war vor ihm sicher, alles hat er zerrissen, gegen seine Kameraden ist er in grober Weise aggressiv geworden, selbst vor größeren Gegenständen schreckte er nicht zurück, wenn er sie ihnen nachzuwerfen gedachte. Während dieser Zeit lief er planlos auf der Abteilung hin und her, einer Beschäftigung war er in keiner Weise zugänglich, im Bett war er nicht zu halten. Er erhielt nach Bedarf 3 g Paraldehyd.

In der Zwischenzeit hat er sich durch weitaus größere Ruhe ausgezeichnet. Seine Planlosigkeit und Interessenlosigkeit ließ nach, auch selbständig suchte er sich eine Beschäftigung. Er las kleine Abhandlungen und war in der Lage, ihren Inhalt wiederzugeben, er nahm gelegentlich an gemeinsamen Spielen teil, er beteiligte sich bei Würfelspielen, Spaziergängen usw. Das frühere geschilderte Interesse für Uhren hat sich in der gleichen Weise gezeigt. Auch während dieser Zeit stand er abseits von der Gemeinschaft. Er hielt sich viel für sich und suchte keine Bindungen zu seiner Umgebung.

Die früher schon geschilderte übergroße Ängstlichkeit ist bei ihm in der gleichen Form vorhanden. Plötzlich während einer Beschäftigung, wenn er laut angesprochen wird oder wenn sich ihm jemand nähert, was ihm unerwartet ist, springt er auf, nimmt mit den Händen Abwehrstellung ein, zeigt einen ängstlichen Gesichtsausdruck und bittet den Herantretenden oder Sprechenden mit ängstlicher Stimme: „Bleib artig." Er war wegen Masern auf der Infektionsabteilung isoliert. Nach seiner Rückkehr auf die Abteilung fiel er durch „Verwirrtheitszustände" auf. Früher war er in der Lage, sich selbständig anzukleiden, jetzt verwechselt er die Reihenfolge und auch die einzelnen Kleidungsstücke überhaupt. Das frischbezogene Bett zog er mehrmals ab, um die völlig saubere Wäsche zur schmutzigen zu legen. Am ersten Abend, als ihm das Abendessen gereicht wurde, wehrte er sich heftig und schrie mit ängstlichem Gesichtsausdruck: „Ich hab Angst, ich hab Angst!" Nachts wurde er bettflüchtig und lief, anscheinend völlig abwesend, auf der Abteilung hin und her. Auch am Tage hat er beinahe unbekleidet die Station verlassen. Er drängt immer zu den Türen hinaus, so daß die Abteilung verschlossen werden muß.

Im Gesicht ist sein besonderes blasses Aussehen und seine tiefliegenden Augen auffällig. Sein Mienenspiel ist gering, sein Gesichtsausdruck ist starr, oft scheint er ins Weite zu starren. Wiederholt ist er in völlig steifer Haltung in die Ferne starrend irgendwo auf der Abteilung für längere Zeit (bis $^1/_2$ Stunde) stehend angetroffen worden. Er hat sich spontan nicht gerührt und war durch äußere Anregung nicht wegzubewegen.

Seine Sprache ist auffallend langsam und leise. Spontane Äußerungen sind von ihm nicht gehört worden. Fragen beantwortet er im allgemeinen sinngemäß, er hat dabei bewiesen, daß er zeitlich, örtlich und über sich selbst orientiert ist. Er weiß das Jahr zu nennen, den Monat, den Ort seines Aufenthaltes, er spricht von der bevorstehenden Einsegnung, deren Termin ihm bekannt ist, von dem bevorstehenden Besuch seiner Mutter.

Zu seiner Umgebung hat er noch geringere Beziehungen als früher. Der Kontakt zu Kameraden und Erwachsenen der Abteilung ist jetzt völlig verloren. Nur dann, wenn er gefragt wird, gibt er in der oben geschilderten Weise Auskunft, sonst bringt er seiner Umgebung gar kein Interesse mehr entgegen. Es scheint so, als ob er alles, was er früher einmal konnte, in den letzten Wochen verlernt hat. Wenn er zum Würfelspiel herangezogen wird, würfelt er zwar, beweist aber keinerlei innerliche Anteilnahme am Spiel selbst. Die einzelnen Handgriffe müssen ihm förmlich zugeschoben werden, und er führt sie völlig mechanisch durch. Wenn der Handgriff vorbei ist, ist es für ihn geschehen. Er zieht keinen Schluß aus dem, was er vorgenommen hat. Obwohl er keine Medikamente erhielt, hat er in den letzten Nächten durchgeschlafen.

Bis zum 8. 3. 1941 hatte sich dieser Zustand nicht geändert. An diesem Tage hat er sich zum ersten Mal spontan geäußert. Seine Reden ließen eine innere Erregtheit und eine völlige Zerfahrenheit in den Gedankengängen erkennen. Aufgeregt schimpfte er hinter den Erwachsenen der Abteilung her: „Olles Judenweib, ins Zuchthaus, kommst nach KM", „Halten Sie die Schnauze, olle Sau, sonst kriegen Sie eine geknallt, machen Sie keinen Quatsch, geben Sie die Suppe raus, die verfluchte Suppe". In den ersten Tagen wechselten sich die Erregungszustände noch mit kurzdauernden negativistischen Einstellungen, wie sie oben geschildert werden, ab. Dann sind die letzteren völlig geschwunden und E. befand sich in dauernder Erregung.

Zu der Zerfahrenheit in den Gedankengängen kam eine motorische Ruhelosigkeit. Er war dauernd unterwegs, lief planlos auf der Abteilung hin und her und versuchte allerlei Gegenstände, die sich ihm boten, zu zerstören. Er wurde aggressiv gegen Kinder und Pflegerinnen. Nachts war er nicht im Bett zu halten, er schrie laut, lachte läppisch-albern, stand dauernd auf und versuchte seine Kameraden zu wecken. Auch in der Zelle war er nicht zu halten. Bald stand er in dieser, bald in jener Ecke, bald trommelte er mit Händen und Füßen gegen die Türen oder gegen die Fenster, versuchte den Strohsack herumzuziehen und zu zerreißen, am Boden liegend führte er schwimmende Bewegungen mit Armen und Beinen aus. Er dünkte sich dabei im Gördensee und glaubte schwimmen zu müssen.

Im Laufe der Zeit stellten sich Trugwahrnehmungen ein. In die Ecke zeigend äußerte er: „Es steht ein schwarzer Mann da, der holt die Kinder, ich soll auch ein schwarzer Mann werden, will ein Junge bleiben." Zu anderen Zeiten glaubte er den „Onkel Klönemann" in der oberen Etage zu hören. Er ging nach seiner Ansicht oben hin und her. Andererseits glaubte er Birnbäume, Engländer, Soldaten vor dem Fenster zu sehen.

Teilweise zeigten sich Vergiftungsideen. Als ihm Essen gebracht wurde, fragte er: „Ist hier Gift drinne?" An anderer Stelle äußerte er: „Der schwarze Mann ist draußen und gibt mir Gift, die Soldaten, meine Freunde, geben mir Spritzen." Weiterhin beschuldigte er eine Erwachsene der Abteilung, ihm Gift gegeben zu haben, erklärte aber auf näheres Befragen: „Der schwarze Mann war da."

Die intellektuellen Fähigkeiten erscheinen dabei wenig gestört. Er ist örtlich und zeitlich genau orientiert. Tag und Datum und auch die Stunde vermochte er genau anzugeben. Jeden, der an ihn herantrat, nannte er beim Namen. Er wußte genau, ob er den Inhalt eines Paketes schon verzehrt hatte und was für ihn noch übriggeblieben war. Einen Brief seiner Angehörigen las er fließend vor und vermochte kurz einzelne Hauptpunkte des Inhaltes anzugeben.

Über seine Art zu denken und zu antworten gibt ein wörtliches Protokoll Nachricht: „Die weiße Uhr, geht die gut? Haben Sie die gemacht? Haben Sie auch 'ne Uhr? Sind Sie der Klönemann? Die Ihr Uhr, wie geht denn, die geht auch noch, heißen Sie Klönemann? Wo gehts hier weiter hin? Wohnt da Herr St.? (Wieso glaubst du, daß ich Klönemann bin?) Die geht richtig, die Uhr. (Ich habe dich was anderes gefragt!) Haben Sie die Uhr geklaut? Sind Sie der Arzt? Sind Sie Frisiebe? Frl. Dr. P. ist Mann. Herr St. will nichts mehr wissen von mir, von dem ganzen Krieg. Du hast den Anzug von Herrn St. geklaut, gestohlen. (Wieso kommst du auf diese Vermutung?) Bist du ein Arzt, haben Sie Tante J. hier? Ihre Uhr geht nach Kartoffelsuppe. (Was heißt das?) Frl. Dr. P. können Sie ihre Uhr stellen, sonst geht die Feder kaputt.

Guck mal, ein blaues Kleid, ein Filmapparat. Können Sie auch die Uhr aufmachen, Sekundenzeiger, die geht genau. Zeitzer Arzt sind Sie, ist das meine Schwester, die geht genau so. Ich dachte, hier ist Elfriede, ich dachte, hier ist noch 'ne Wohnung, wer kommt in die Zelle? Hier oben wohnt Frl. Dr. P. Bricht der Zeiger auch ab? Sie sind giftig, sie sind Onkel Kot. Guck mal, ich drehe Zigaretten. Haben Sie Zigaretten bestellt, kann ich auch mal rauchen, kommst du mich Sonntag besuchen? Spritzen sind auch hier, da sind Spritzen drin. Da geht die elektrisch, 'ne Spieluhr, die Zeit vergeht so schnell, weißt du, was ich dachte, Frl. Dr. P. ihre Uhr geht so schnell, auf die falsche Station sind wir, Herrn St. besuchen. Ich möchte mit Frl. Dr. P. Abendbrot essen, saure Linsen. Welche Tante hat mich hergebracht? (Wo ist der Klönemann?) Da ganz oben. (Wie sieht er denn aus?) Schwarz, schwarzes Gesicht mit dem schwarzen Telephon, schwarzer Mann ist auch da, schwarze Soldaten, hu, da oben sind die Engländer. (Siehst du die Engländer?) Sie sehen auch so aus, mit einer Gasmaske, Soldaten heißen, 70 Soldaten. (Was macht der Klönemann mit dem Telephon?) Der schmeißt es kaputt, er redet so Ulk, hat Telephon zum telephonieren, er telephoniert nach Bfl. Er ruft, schlägt er mich nach Weihnachten tot. (Hörst du denn, was er sagt?) Nein. (Woher weißt du es denn?) Er telephoniert, es gibt jetzt Abendbrot. $^1/_4$6 gibt es schon Suppe. Wir müssen jetzt $^1/_2$6 Abendbrot holen. Ißt Frl. Dr. P. auch Abendbrot? Tante Be. kommt, ich denke jetzt kommt wieder die Be.,

Frau K. ist Tante Be. mit ihrem Mann. (Wer hat dir Spritzen gegeben?) Tante St., wie ich krank war, wie ich Masern hatte. (Will man dich vergiften?) Die Soldaten kochen Schokoladensuppe, Schokoladensuppe kochen sie mit Zucker, oh, die kochen schon. (Riechst du denn das?) Ja, in der Speisekammer. (Riecht es hier nach Schokoladensuppe?) Ja, hier drinne. Schenke mir deine Hosen, schenke mir deine Schuhe. (Was sagt der Onkel Klönemann zu dir?) Er sagt, ich komme morgen nach KM. Er sagt vergiften die Polizei, hier ihre grüne Zähne. Frl. Dr. P. hat mit seiner Braut zusammengeschlafen. Frl. W. die hat auch noch unbeschmierte Stullen, Frl. W. die schmiert die Butter an die Wand lang. Frl. B. schmeißt die Butter auf die Erde (lacht). Frl. B. kneifen. Sonst bestellt der Herr Direktor keinen Urlaub am 24., sonst holt mich nicht der Onkel Walter, hu, ich möchte nach B., es gibt nichts zu essen, wir sind doch eingekerkert, die Schlüssel werden uns abgenommen. Hu, ich springe aus dem Fenster, war ein Kind auch schon mal tot. — Herr St. ist auch schon tot, er ist gestorben, er ist heute beerdigt worden. (Woher weißt du es denn?) Sie haben die Leiche nach KM. gebracht, Werner S. (Hast du die Leiche gesehen?) Ja, schwarze Männer mit Lampen und hinten an den Kopf gehauen, da warf man an Kranke. 5 vor $^1/_2$6, geht Ihre Uhr nicht, die geht 2 Minuten nach. Jetzt hat schon die Kochküche das Essen fertig, gehen Sie auch Abendbrot essen? Ein Schwager sind Sie, haben Sie ein Auto? Nehmen Sie mich mit? Tut der Schweinerei machen? Hu, die Hilde, die hat Frl. B. mal eine geknallt. O die Atten sagen, den ganzen Krieg haben sie verraten, verratene Welt. (Ist denn jetzt Krieg?) Ja, ein Mann ist Krieg, auf den Schutzmann und auf St. (Wer führt den Krieg?) Tante B. (Gegen wen?) Gegen Tante H., Ringkampf. O Herr St., o Herr St. verreist jede Woche, er kriegt Wutanfälle. Ich sperre dich nachher in die Zelle, ich komme mit rein. Frl. B. sperrt mich nachher in die Zelle, ich habe ihr den ganzen Kuchen geklaut. Herr St. hat schon wieder Dienst, wißt ihr, was er gesagt hat, das habe ich verbudelt, o, die ganze Uhr kaputt, mit Holzklötzen verstöppert. Tante Be. ihre auch, die habe ich auch kaputt gemacht. Wer hat denn hier Dienst? Tante Be. hat Dienst. Sage Frl. B., man soll antelephonieren nach Bf. 1. Ob der Zug noch geht, antelephoniert, ja. Ob Herr St. jetzt anruft, er ruft ja bald an. O, ich gucke ihn mir noch an. (Siehst du den Onkel Klönemann?) Hier nein, Schwalbe bist du, o, ich kneife den Onkel, o, der hat Arbeit, Herr St. Januar, Februar, siehst du einen Kalender da auch hier? Kann denn der Herr St. seinen Namen auch lesen, wo steht denn St. da?"

Nach einem Pflegerbericht vom März 1941: Äußert morgens zur Pflegerin: „Die Sirene ist da." (Wo?) Zeigt auf seine Brust: „Da, hier drin. Dann sind so viel Ratten und Mäuse hier, da laufen sie ja." Erhält Besuch von seinem Großvater. Erkennt ihn gleich, fragt nach Mutter und Schwester. Spricht: „Sie haben mir Gift gegeben. Schwarze Männer waren da." (Großvater: Wer hat dir Gift gegeben?) „Lauter schwarze Männer und Spritzen auch, Soldaten mit Gewehren waren da, meine Freunde." (Großvater: Wo hast du denn Spritzen gekriegt, wer gab sie dir?) „Hier (macht seinen Mund groß auf, zeigt hinein), Wasserhilfspolizei war da, nahm mich mit in Gördensee, war tief drin, war artig, haben mich zurückgebracht nach EM. Tante Böhnke hat mich geholt." Zeigt auf seinen Kopf: „Onkel Klönemann ist da, da ist er. Draußen stehen Bäume voll Birnen, die Engländer sind da, schießen." Spricht zur Pflegerin: „Waren Sie schon im Schlaraffenland?" (Nein, warst du denn da?) „Ha, im Gördensee, ganz tief, war schön." Dann: „Hier, die Sirene." (Wo?) Zeigt auf seine Brust. „Da draußen steht der schwarze Mann, Engländer sind da, Birnbäume sind da."

Auch hier handelt es sich um eine ganz ähnliche Entwicklung, um ein intellektuelles Versagen ohne Schwachsinn, um ein eigenartiges, sprunghaftes, konzentrationsloses, unstetes Wesen verbunden mit Kontaktlosigkeit, Albernheit, Unansprechbarkeit für die Situation, Einförmigkeit und Steifigkeit des gemütlichen Verhaltens und der gesamten Einstellungen, eine eigentümliche Sprunghaftigkeit des Denkens, die sich schleichend zu einer sog. Zerfahrenheit steigert und schließlich um das Auftreten hyperkinetischer Erregungen, ohne Parabulie und ohne Parakinesen. Mehrere Jahre verläuft, wie bei dem ersten Kranken, auch bei diesem die Erkrankung schleichend, aber doch im ganzen progredient, ausschließlich im Bereich der bisher erwähnten Symptome. Erst zwischen dem

13. und 14. Lebensjahr ändert sich das Zustandsbild, allerdings nicht ohne die Mitwirkung stärkerer Arzneigaben. Es treten nun Sinnestäuschungen auf und es kommt zu einer eigenartigen märchenhaft anmutenden Phantastik, die zumal in den Erzählungen von illusionären Szenen bei der wörtlich wiedergegebenen Unterredung eine nicht geringe Rolle spielt. In beiden Erkrankungen fehlt jedes Anzeichen einer schizophrenen Verbalhalluzinose, eines echten primären Bedeutungswahns, bei dem 2. Kranken kommen gelegentlich, möglicherweise im Zusammenhang mit den Arzneigaben, Vergiftungsideen vor, nehmen aber keinen größeren Raum ein, so daß im großen und ganzen nur das Bild des Symptomverbandes der Sprunghaftigkeit in beiden Beobachtungen vorliegt. Diese beiden Beobachtungen entsprechen also den aus der Symptomverbandslehre zu folgernden Erwartungen, entsprechen ihnen auch insoweit, als das Symptomenbild bei dem 2. Kranken erst mit dem Übergang in die erste Reifestufe etwas symptomreicher wird und das bei den jugendlichen Formen der Schizophrenie mitunter zu beobachtende Syndrom der magischen märchenhaften Erzählungsinhalte annimmt.

Das Schrifttum war nun darüber zu befragen, wieweit die einer kritischen Prüfung standhaltenden Krankengeschichten den Eindruck bestätigen, den man aus der Vergleichung dieser beiden Krankengeschichten gewinnen konnte.

In der Beobachtung 2 bei Jung[1] liegt eine nicht unerhebliche Belastung vor. Die Mutter war schwachsinnig und schizophren, die Großmutter, Mutter der Mutter, offenbar leicht schwachsinnig, deren Vater erkrankte mit 40 Jahren an Lähmungserscheinungen, ein Bruder von ihm war in einer Irrenanstalt, ein Großvater der Mutter hat ebenfalls an Schizophrenie gelitten.

Der Junge fiel frühzeitig wegen seiner Unruhe auf, die die Großeltern veranlaßte, ihn in einem Kinderheim unterzubringen. Dort wurde er gewalttätig, versuchte einmal zwei Kinder zu drosseln. Er wurde mit $4^1/_2$ Jahren aufgenommen. War intellektuell zunächst normal entwickelt, fiel nur durch seinen Konzentrationsmangel und die Unbeständigkeit seiner Aufmerksamkeit auf. Deshalb mußte er in der Mittelstufe der Schwachsinnigen untergebracht werden, obwohl an sich offenbar seine formale Begabung eine bessere Schulleistung hätte erwarten lassen. In den Leistungen blieb er dann allmählich zurück, offenbar wegen dieser Mängel der Konzentration. Es wird angegeben, daß er mit 11,2 Jahren einem Intelligenzalter von 9, mit 13,8 Jahren einem Intelligenzalter von $9^1/_3$ Jahren entsprochen habe. Von Anfang an im Heim unverträglich, schlug oder zwickte die anderen Kinder, störte ihre Spiele, neigte zu brutalen Tierquälereien, war schon immer außerordentlich stimmungslabil, wurde völlig unberechenbar, einmal anhänglich und zutraulich, dann wieder widerspenstig, auflehnend und frech. War ohne Ausdauer und ohne Geschick. Wurde bei Tadel oft maßlos erregt, schimpfte und brüllte. Etwa im Alter von 12 Jahren geriet er in einen Zustand hochgradiger reizbarer Verstimmung. Gelegentlich traten Erregungszustände auf, in denen er die Betten auseinandernahm, in das Holz und die Federbetten biß, auf dem Fensterbrett herumturnte, stereotype eigentümliche Bewegungen machte, den Oberkörper stereotyp nach vorn beugte und bei Aufforderungen nur mit nein, nein antwortete. Er wurde dann leicht tätlich, seine Unruhe steigerte sich öfters zu schwersten Erregungszuständen, in denen er rücksichtslos gegen sich und seine Umgebung war, lief wie gehetzt und getrieben umher, zeigte einen ratlosen und gequälten Gesichtsausdruck, wälzte sich am Boden, schrie und schlug um sich, stand dann wieder mit starrem, abwesendem und leerem Blick in schlaffer Haltung da. Andeutungsweise war herauszubekommen, daß er Stimmen höre, auch Männergestalten sah, manchmal einen Feuerschein vor den Augen hatte. Er war im ganzen allmählich immer stärker affektarm, zerfahren, leer und stumpf geworden. Stellte Sinnestäuschungen in Abrede.

---

[1] Allg. Z. Psychiatr. **106**.

In dieser Beobachtung sind mehrere Tatsachen beachtlich. Zunächst beginnt der Prozeß überaus frühzeitig, so daß man, falls analoge Beobachtungen sich häufen, geneigt sein wird, die ersten Anfänge der die Schizophrenie formenden Differenzierungsvorgänge bereits in das 3.—4. Lebensjahr zu verlegen. Die Erkrankung verläuft nun zunächst ganz im Bereich der Erscheinungen des Sprunghaftigkeitsverbandes: Konzentrationsmangel, dranghafte Unruhe, Unstetigkeit der Aufmerksamkeit, abrupte Stimmungswechsel. Entsprechend den Erwartungen der Symptomverbandslehre fehlen die Symptome der anderen Verbände, deren Ausdifferenzierung erst in der Pubertät beginnt. Man sieht dann, wie allmählich das Erscheinungsbild sich vervollständigt. Es bleibt aber, da der Bericht etwa mit dem 14. Jahre abbricht, bei den Symptomen des Sprunghaftigkeitsverbandes, und es entwickelt sich der charakteristische Endzustand dieses Verbandes. Nur vorübergehend wird halluziniert. Es bleibt unklar, um was es sich handelt, möglicherweise spielen die Anfänge eines der später entstehenden Symptomverbände hinein. Das kann man aber nicht recht beurteilen, weil über die gesamte Pubertätsentwicklung des Kranken nichts gesagt ist. Es bleibt auch unklar, ob es sich nicht um pseudohalluzinatorische Phänomene handelt, welche mit der typischen schizophrenen Halluzinose nichts zu tun haben. Nach den kurzen Andeutungen der Krankengeschichte ist dies sogar das wahrscheinlichere. Daher verschwinden die Täuschungen auch wieder, als das Zustandsbild sich im Sinne des Sprunghaftigkeitsverbandes weiterentwickelt. Die Beobachtung zeigt, daß man in Zukunft sehr viel sorgsamer als bisher die einzelnen Symptome auf ihre biologische Bedeutung wird prüfen müssen. Die schizophrene Verbalhalluzinose hat eben nach den neueren Feststellungen eine ganz andere biologische Entstehungsweise als diese übrigen Sinnestrugphänomene. Sind diese letzteren biologisch noch völlig ungelöst, so ist die Verbalhalluzinose, wie geprüft wurde, das Ergebnis des Zusammenwirkens der 3 Symptomverbände, das unter bestimmten Bedingungen entsteht.

In der Beobachtung 7 von L. Voigt[1] erkrankt der Junge, der mit Sonderlichkeiten und Psychopathie bei den Vorfahren belastet ist, mit 8 Jahren. Er lernte nichts mehr, wurde phlegmatisch und müde, nachdem er vorher schon einige Jahre unverträglich gewesen war. Er behauptete, von seinen Eltern nicht gut behandelt zu werden. Er ließ allmählich immer mehr nach. Mit 14 Jahren kam er dann in die Lehre als Kaufmann, er vertrug sich dort nicht mit den anderen Angestellten, wurde frech, kam ohne Kragen nach Hause, machte Faxen vor dem Spiegel, war verschroben, machte z. B. stundenlang immer das Gegenteil von dem, was man sagte. In die Tasche steckte er sich Zettel mit ausfälligen Bemerkungen wie: „Gelt, blöder Hund, da schaust", weil er glaubte, man visitiere ihm die Taschen. Machte alle Bestellungen verkehrt, bildete sich ein, man habe sich beim Jugendgericht über ihn beschwert und wolle ihn verhaften lassen. Bei der Aufnahme sagte er, er wäre bei der Polizei, wäre geisteskrank, aber kein Dieb. Kam dann in eine heftige Erregung, in der er die unmöglichsten Körperhaltungen und Verrenkungen einnahm, laut schrie, ständig äußerste motorische Unruhe zeigte, grimassierte. Dabei sprach und schrie er unsinniges, verwirrtes Zeug, teils Selbstbezichtigungen. Teilweise war er später kataleptisch, fragte, ob er sterben müsse, war manieriert, im Wesen unfrei und völlig affektlos. Von Halluzinationen wurde nichts bekannt. Zu Hause war er dann viel aufgeregt, zu Widerspruch geneigt, vertrug sich mit den Angehörigen nicht mehr, machte immer noch Faxen vor dem Spiegel.

Wurde 2 Jahre nach der ersten Aufnahme erneut aufgenommen. War bei der Aufnahme dann unruhig, pfiff, sang, sprach fortwährend in rhythmischer Betonung vor sich hin: „Affekte keine — Atmosphäre Druck — Unterdruck — Oberdruck — hat viele — ruhig

[1] Z. Neur. 48.

Blut — sonst gesund — Begriff stutzig — en passant — keine gar nicht — Bildung keine — sonst gesund — Pupille starr — Verzeihung viel — Wolken keine — Affekte keine — Kontakt wenig — nicht sehr — ro, re — 11 — Trübung — Pup — Pub — Pupille — schein — heilig — Rodin — ruhig Blut — Blut — l'école — danke gut — meiden alle — Affekte keine — Papa — Pa — pa — schlagen tot — U-Boot — Geist gefangen — l'ecole usw.“ War nur schwer zu fixieren. Körperlich völlig gesund. Erging sich in unsinnigen Reimereien, befand sich in einer ständigen Hyperkinese, die folgt beschrieben wird: Der Kranke befindet sich dauernd in lebhafter motorischer Unruhe. Die Bewegungsformen sind, wenngleich sie stereotyp wiederkehren, doch durchaus vielgestaltig. Die ganze Körpermuskulatur tritt in Tätigkeit. Der Kranke windet sich in allerlei Verrenkungen, bald stehend, bald kauernd, bald auf dem Boden liegend, er wiegt sich hin und her, rollt den Oberkörper, tänzelt und springt. Zum Teil zeigen sich Anklänge an sinnvolle Aktionen, wie Geigen- oder Klavierspielen, die von sonderbaren Verschnörkelungen umgeben sind. Die Mehrzahl der Bewegungen erinnert an Übungen der Leichtathletik, die in spielerischer Willkür entgleisen. Die Kontraktionen erfolgen nicht brüsk und unbeholfen, zeichnen sich vielmehr durch eine gewisse Grazie und Abrundung aus. Die Gesichtsmuskulatur ist lebhaft im Sinne des Grimassierens beteiligt. Dazu redet der Kranke fast unaufhörlich. Die sprachlichen Äußerungen bestehen aus einzelnen unzusammenhängenden Worten, abgebrochenen Sätzen, sind oft auch im typischen Telegrammstil gesprochen. Unsinnige Reimereien kehren oft wieder. „Karl May ist vorbei, ach, armes, deutsches Mägdelein, — es kann ja nimmer sein ... Ströme inhaliert, doch nicht imponiert ... es ist vorbei, ich bin wie Brei — Gelenke gehören dein, die rechte ist nicht mein — es ist mir einerlei, der Tod, er eilt herbei.“ Der Gesichtsausdruck ist bald lächelnd, bald ekstatisch, bald theatralisch-leidenschaftlich. Keine Katalepsie, Nadelstiche werden nicht abgewehrt.

Auch in dieser Beobachtung beginnen die Symptome mit den für den Sprunghaftigkeitsverband kennzeichnenden Erscheinungen der „Hebephrenie“: Stimmungslabilität, Frechheit, Faxen, Dranghaftigkeit, Oberflächlichkeit, Sprunghaftigkeit.

Mit 14 Jahren weitet sich das Zustandsbild aus: Mit der Ausdifferenzierung der Gesinnungen kommt ein Beziehungswahnsyndrom als sekundäres Ergebnis der fortschreitenden Entwicklung hinzu. Leider ist die Schilderung zu unvollständig, als daß man beurteilen könnte, ob nicht im Rahmen dessen auch die Symptome des Gedankenentzungsverbandes subjektiv oder objektiv hätten nachgewiesen werden können, wie das hätte erwartet werden können.

Mit 16—17 Jahren ist dann das volle Bild der katatonen Schizophrenie mit Zerfahrenheit, Parabulie, Parakinesen usw. entwickelt, D. h. etwa zu dem zu erwartenden Zeitpunkt, vielleicht etwas früher als gewöhnlich, hat sich der Symptomverband des Faselns zu den übrigen hinzugesellt. Aus der sorgsamen Erforschung und Zusammenstellung solcher Beobachtungen wird man in Zukunft wichtiges Beobachtungsgut über die Schwankungsbreite zusammentragen können, aus der sich dieser Verband zeitlich entwickelt. Untersuchungen dieser Art sind geeignet, das Problem der Prädilektionsalter weiter zu fördern. Da die Hauptmasse der Schizophrenie erst ausgangs der Reifezeit beginnt, müssen offenbar besondere biologische[1] und erbbiologische Faktoren wirksam sein, wenn der schizophrene Prozeß bereits vor der Zeit anfangen soll, in welcher die drei Funktionsverbände sich differenziert haben, aus deren krankhafter Abwandlung die schizophrenen Symptomverbände hervorgehen. Ähnliche Bedingungen werden vorliegen, wenn auch bei Erwachsenen das Symptomenbild erst in längerem Verlaufe oder von Schub zu Schub sich vervollständigt.

[1] Vielleicht wirkt als solcher Verfrühungsfaktor die schizophrene Veränderung des Funktionsverbandes der Stetigkeit des Denkens oder eines der später differenzierten Verbände selbst.

Bei der Beobachtung 1 von Jung[1] ist der Vater der Patientin schizophren gewesen, die Mutter war nicht normal, hatte Erregungszustände, ein Bruder der Großmutter beging Selbstmord. Patientin selbst war immer absonderlich, lebte schon als Kind sehr zurückgezogen, war am liebsten für sich allein. Im Alter von 11 Jahren begannen die ersten seelischen Veränderungen. Sie stand reglos da, simulierte, weinte, sprach leise in leierndem Ton vor sich hin, war ängstlich, aß nicht ordentlich, fand keine Ruhe, jammerte, verweigerte jede Nahrung, anscheinend aus Angst, vergiftet zu werden. Abends steigerte sich die Ängstlichkeit, sagte, es steht jemand draußen, der will mich holen. Es bestand dann längere Zeit ein Angstzustand, war unruhig, jammerte, lief ruhelos mit ratlos-ängstlichem Gesicht umher, versuchte zu entweichen, antwortete auf keine Frage, biß und kratzte, wenn man sie anfassen wollte. Ab und zu schien sie plötzlich aufzulauschen und in eine Ecke zu horchen. Sie jammerte immer wieder: Sie tun mir das rein, ich werde fortgeschafft. Der ängstliche Erregungszustand hielt lange an. Sie wurde gelegentlich unsauber mit Stuhl und Urin, lächelte oft eigentümlich, grimassierte auffallend. Ein Jahr nach der Aufnahme war der Zustand annähernd gleich. Gelegentlich wurden Stimmen zugegeben, doch war darüber nichts Genaueres zu erfahren. Das Haltungs- und Bewegungsgesamt hatte einen automatenhaften Charakter. Zeitweilig traten dann Stuporzustände auf. Es zeigte sich eine Akrozyanose. Nach insgesamt einem halbjährigen Verlauf konnte sie nach Hause entlassen werden. War aber leicht reizbar, vorlaut und schnippisch.

Kennzeichnend ist hier die Sonderlingsnatur der Kranken im Sinne einer lahmen Schizoidie. Man sieht, wie die Psychose trotz Ausgestaltung dieses Charakterbildes neue Momente zur Erscheinung bringt. Mit dem 11. Jahr entsteht eine neue Entwicklung. Offenbar erfährt also, da auch hier die bereits bekannten Symptome des Sprunghaftigkeitsverbandes vorliegen: launenhafte Schwankungen in den dynamischen Gefühlen, Bewegungsdrang, Hypermetamorphose, dieser Verband um das 11. bis 12. (siehe Beobachtung von Jung) Jahr eine weitere sprunghafte Ausgestaltung. Diese Feststellung ist wichtig auch für das Verständnis der Normalentwicklung in der Präpubertätszeit. Sie erschöpft allerdings die verschiedenen Differenzierungsschritte dieser Zeitspanne keineswegs.

Die Schilderung bricht vor Erreichung der Pubertät ab, daher bereichert sich das Zustandsbild nicht mehr aus den beiden anderen Symptomverbänden. Insofern ist diese Schilderung ein anschaulicher Beleg für die nun bereits mehrfach erläuterte Behauptung, daß der entsprechende normale Funktionsverband als einziger der drei für die Pathologie der Schizophrenie maßgeblichen Verbände bereits vor der Pubertätszeit seine Differenzierung begonnen hat und allmählich sich ausdifferenziert, so daß er in der zweiten Epoche der Reifezeit seine Entwicklung nur krisenhaft vollendet.

Kennzeichnenderweise fehlen zunächst halluzinatorische Phänomene[2], wie das auch nicht anders erwartet werden kann, wenn die Behauptungen der Symptomverbandslehre richtig sind. Bei dieser Gelegenheit mag darauf hingewiesen werden, daß ihre Richtigkeit immer deutlicher hervortritt, je sorgsamer die Einzelphänomene der Psychosen unter entwicklungsbiologischen Gesichtspunkten untersucht und in ihre biologisch richtige Stellung gebracht werden. Allerdings wird noch viel Arbeit nötig sein, um diesen Plan zu vollenden.

Beobachtung 8 von L. Voigt[3]: Die Mutter des Muttervaters in den Wechseljahren krank, hchwester der Mutter eigenartig, Mutter nervös ängstlich, affektarm, Vaters Mutter Alko-Solika, Vater sehr reizbar, ein Bruder der Kranken schizophren.

Mit 12 Jahren kamen die ersten Klagen, das Kind wollte sich nicht mehr fügen, gab den anderen Kindern Schimpfnamen, störte den Unterricht und im Schlafsaal eines Pflegeheims, in dem sie untergebracht war. Bettelte die Schulkameradinnen um Süßigkeiten und Geld.

---

[1] Allg. Z. Psychiatr. **106**. [2] S. hierzu S. 220. [3] Z. Neur. **48**.

lief einmal davon, gab den Spielgefährten absonderliche Schimpfnamen, machte schlechte Witze in der Kirche, machte auch manchmal Verkehrtheiten, schnitt z. B. aus einem guten Hemd einen Fleck heraus, um ein schlechtes damit zu flicken. Ab und zu ging sie statt in die Schule in die Kirche, meinte, alte Leute seien der Antichrist, hielt sich dann plötzlich für einen Streiter Christi. In der Klinik brachte sie alles zögernd, scheu und schwerfällig heraus, war ziemlich ansprechbar, gelegentlich weinte sie. Kataleptisch war sie nicht. Sie klagte gelegentlich über eingenommenen Kopf, über eine innere Stimme, die sie zu etwas verleiten wollte. Wurde dann gelegentlich läppisch und albern, zeitweilig sehr ängstlich. Hörte dann auch im Alter von 14 Jahren gelegentlich Töne, eine elektrische Maschine, Ohrensausen. Schließlich wurde sie immer mehr verworren, unfixierbar, nahm eine steife und manirierte Haltung ein. In der Anstalt blieb sie heiter, zu dummen, läppischen Scherzen aufgelegt, verkehrt und auffällig in ihrem Benehmen. Zuweilen wurde sie erregt, schimpfte dann in unflätigster Weise, redete Wortsalat, verbigerierte, zeigte Stereotypien in Reden und Handlungen.

Die Beobachtung zeigt wieder im 12. Jahr den Beginn mit typisch „hebephrenen" Symptomen des Sprunghaftigkeitsverbandes. Im weiteren Verlauf kommen mit dem Beginn der Pubertät die dem Gedankenentzugsverband angehörenden religiösen Wahnsymptome hinzu in der Zeit, in welcher sich die dem zugrunde liegenden normalen Funktionsverband angehörenden „geistigen" Gefühle entwickeln. Auch typische Entfremdungserlebnisse treten auf. Kennzeichnenderweise aber ebben diese Symptome bald wieder ab, um dann den weiteren Ausgestaltungen von Symptomen aus dem Sprunghaftigkeitsverband Platz zu machen: Leibhalluzinationen, Erscheinungen aus dem Bereich der Vitalgefühlssphäre, typische Schwankungen der dynamischen Gefühle, sprunghaftes Denken.

Man erkennt, wie nötig scharfe Unterscheidungen auch im „Wortsalat" nötig sind. Es möge dieserhalb auf die früher gemachten Ausführungen über den wechselnden Aufbau der „Zerfahrenheit" verwiesen werden.

Im übrigen belegt diese Beobachtung die Behauptungen über die Ausdifferenzierung des dem Gedankenentzugsverbande zugrundeliegenden normalen Funktionsverbandes zwischen dem 13. und 14. Jahr. Hier liegt der Beginn etwas früh. Wieder wird es nötig sein, die zeitliche Streuungsbreite dieser Differenzierungsschritte genau festzustellen.

Vor allem aber zeigt sich, wie der Sprunghaftigkeitsverband bzw. der Verband, der normalerweise ihm zugrunde liegt, erst in der zweiten Phase der Reifezeit sich vollendet und wie hier besonders die Sphäre der Leibgefühle und Leibwahrnehmung ihre endgültige Formung erfährt. Daher treten nun auch erst die zugehörigen schizophrenen Symptome auf.

Wieder ist es klar, daß auf diesem Wege auch ganz neue Aufschlüsse über die Psychologie und Biologie der Reifezeit der Normalen gewonnen werden können. Der Forschung wächst hier die Aufgabe zu, auf Grund solcher Entsprechungen zwischen normalen und pathologischen Entwicklungen neue Aufschlüsse über die determinierenden biologischen Vorgänge überhaupt zu gewinnen.

Die Kranke 6 von GRÜNTHAL[1] wird mit 13 Jahren 7 Monaten in die Klinik aufgenommen. War immer etwas stillversonnen, für sich, lernte nur mittelmäßig, hatte nur eine Freundin. 3 Monate vor der Aufnahme begann die seelische Veränderung, wurde hastig, aß gierig, wurde ängstlich, sprach vom Sterben, meinte, alle Leute weinten um sie, die Mutter würde einen Sarg gekauft haben, wenn sie nach Hause komme, machte sonderbare Handlungen, spuckte aus dem Fenster, lachte darüber, lachte auch sonst grundlos. Wurde dann un-

[1] Mschr. Psychiatr. **46**.

gehorsam, rechthaberisch, schrie zuweilen gellend, biß sich in den Arm. Später wurde sie weniger ängstlich, sehr unruhig, lief hin und her, wollte aus dem Fenster springen, gab keinen Grund für ihr Verhalten an. Schließlich betete sie viel. Allmählich bekam sie einen neuen Angstzustand. Machte stereotype Bewegungen. In der Klinik biß sie sich auf die Nägel, sang viel, biß sich in die Lippe, machte merkwürdige Bewegungen mit der linken Hand, ließ sich durch Fragen im Singen nicht unterbrechen oder antwortete ins Blaue hinein vorbeiredend. Manchmal antwortete sie auch echolalisch. Der Zustand des Vorbeiredens, des Ausweichens und einer hyperkinetischen Unruhe, verbunden mit alberner Affektlosigkeit und einem Belästigen anderer Kranker, einem einfachen Drauflosreden bei Befragen hält dann längere Zeit an, geht dann allmählich in einen Zustand der Initiativearmut, des stumpfen, albernen, läppischen, im ganzen aber indifferenten Verhaltens und einer leeren Stumpfheit über, in dem die Kranke dann auch während der nachfolgenden Anstaltsbehandlung verbleibt.

Diese Beobachtung erläutert das bereits zum letzten Fall Gesagte. Im wesentlichen überwiegt der Sprunghaftigkeitsverband, der dem Alter entsprechend bereits Störungen der Vitalgefühle enthält. Symptome aus den übrigen Verbänden fehlen. Die Beobachtung lehrt schon, daß auch in der Reifezeit selbst schon ein isoliertes Erkranken einzelner Symptomverbände vorkommt. Der Endzustand, der entsteht, ist für diesen Verband charakteristisch, doch muß seine nähere Bearbeitung einer späteren Betrachtung vorbehalten bleiben.

In Niedenthals erster Beobachtung ist der Kranke 14 Jahre alt. Sein Vater war Epileptiker, ein Bruder von ihm ist ebenfalls Epileptiker. Er selbst war schon als kleiner Junge ziemlich aufgeregt, kam in der Schule nicht gut mit. Wurde deshalb in die Anstalt gebracht. Zunächst trat eine deutliche Verwirrtheit auf, lachte über alles, lief rücksichtslos gegen die anderen Kinder im Saal umher, reagierte auf nichts, zerstörte sinnlos, verweigerte die Mahlzeiten, schien die Personen zu verkennen, gestikulierte viel mit den Armen, gab gänzlich verkehrte und unlogische Antworten. Nach $1^1/_2$ Monaten verhielt er sich wieder völlig normal. wurde ruhiger und steter. Er behielt aber ein eigenwilliges Wesen, das sehr unangenehm auffiel. Er wurde dann nach 2 Jahren erregt, betete laut, war zunächst negativistisch, behauptete nun, er habe nachts an der Decke Gott gesehen, nun lasse ihn der Teufel nicht in Ruhe, im Krankenhaus gegenüber habe er vor zwei Tagen zwei Teufel gesehen, diese wären nebeneinander am Fenster gestanden, zwischen ihnen lehnte sich ein Junge zum Fenster hinaus, dessen Kopf abgefallen sei. Schließlich hätten die beiden Teufel den Jungen weggetragen, und zwar nach Westen zu. Da habe er gewußt, daß nach Westen der Weg zur Hölle gehe. Der Teufel packte ihn am ganzen Körper, gebe ihm Gedanken ein, müsse zwangsmäßig Böses laut vor sich hinsagen. Akustische Halluzinationen wurden verneint, doch unterschied er in Gedanken gute und böse Stimmen, glaubte auch, daß ihm Gedanken gemacht werden. Glitt oft im Thema ab. Er bemerkt, daß in einem Krankenhaus Stücke von ihm seien. Er merke es daran, daß die Teile, welche zu ihm gehören, sich mit ihm bewegen, wenn er sich bewegt. Er glaubte auch bei anderen Gegenständen und bei Menschen ein Einfließen seiner eigenen Person zu bemerken. Er war im ganzen ziemlich affektarm und steif im Ausdruck. Späterhin war er eigenwillig und verschlossen. Dann trat für einige Tage eine unbegründete Euphorie auf, störte durch sein grundloses, läppisches Lachen. Über den weiteren Verlauf ist nichts gesagt.

Dem Alter entsprechend ist die Symptomatologie bereits wesentlich reicher als in allen Beobachtungen, in denen der Beginn der Erkrankung bereits vor dem 12. Lebensjahr liegt. Aus den entwicklungsbiologischen Voraussetzungen der Symptomverbandslehre ist dies leicht erklärbar. Die Beobachtung ist geeignet, die neue Lehre zu bestätigen, da sie den aus der neuen Lehre abzuleitenden Erwartungen voll entspricht. Nur der Symptomverband des Faselns fehlt dem Alter entsprechend. In der Beobachtung von Jung (S. 215) tritt der größere Symptomreichtum bereits zwischen 12. und 13. Jahre auf. Entweder handelt es sich hier um die Folge exogener Einwirkungen (Schlafmittel?) oder um einen zeitlich früheren Eintritt der ersten Reifestufe. Die zukünftige Forschung würde beide Möglichkeiten sorgsamer zu unterscheiden und die letztere auf ihre statistische Häufigkeit zu prüfen haben. Eine typisch schizophrene Verbalhalluzinese bestand im Falle JUNGS übrigens ebensowenig wie bei dem Kranken NIEDENTHALS.

Bei der Beobachtung 3 von RAECKE[1] beginnt die Erkrankung mit Nachlassen in der Schule im Alter von 14 Jahren. Der Lehrer schob das Nachlassen auf Trägheit. Dann öfters Kopfweh, einmal auch eine Ohnmacht. Wurde dann zerstreut und in Gedanken versunken, sprach wenig. Äußerte zuweilen, er sehe etwas Schwarzes, wollte auf Bäume, auf den Backofen klettern, um es sich zu suchen. Lief wiederholt weg, sagte, er wolle seine Freiheit haben. Sprach abends von Spitzbuben und Kaninchen, die gar nicht da waren. Wollte ins Wasser gehen, um den Kopf zu kühlen. Bei der Aufnahme matt und müde, klagte über Kopfschmerzen in Stirn und Schläfen, antwortete nur zögernd und einsilbig. Gelegentlich impulsive Handlungen, wirft plötzlich das Kopfkissen aus dem Bett, drohte gegen die Decke, wollte aber davon nachher nichts wissen. Schimpfte über den Lehrer. Stellte Halluzinationen, insbesondere Verbalhalluzinationen, ausdrücklich in Abrede. Im übrigen meist stumpf, gelegentlich aggressiv, zeitweilig auch leicht kataleptisch. Mehrere Jahre später wird katamnestisch festgestellt, daß er immer weniger Arbeitslust zeige, viel schlafe, oft Kopfweh und kalte Füße habe, über Mattigkeit klage, so daß man ihm seinen Willen lasse. Einige Male wollte er auch im Anschluß an einen Ärger sich nachts in den Stall statt ins Bett legen. Er kam nicht in eine Stellung, sondern half nur in der väterlichen Landwirtschaft.

Auch in dieser Beobachtung fehlt altersgemäß der Verband des Faselns ganz. Der Gedankenentzugsverband ist an den Einschlägen des schizophrenen Fremdheitserlebens deutlich nachweisbar. Kennzeichnend ist wieder, wie im weiteren Verlauf der Verband der Sprunghaftigkeit überwiegt. Das wird durch den Altersfortschritt und die erwartungsgemäße weitere Ausdifferenzierung der entsprechenden Funktionen erklärt werden dürfen. Halluzinationen fehlen, der neuen Lehre entsprechend.

Der Kranke 9 bei GRÜNTHAL[2] wird mit 14 Jahren 10 Monaten aufgenommen. Er war früher ein ängstliches, schüchternes Kind, log nie, war sehr fleißig, lernte aber nichts, offenbar auch im Zusammenhang mit einer gewissen Konzentrationslosigkeit, denn es heißt, daß er oft vor sich hinstarrt. Mit 8 Jahren schreckte er häufig einmal auf, schlief dann wieder ein. Mit 12 Jahren fing er an, öfters ins Bett zu nässen. 8 Wochen vor der Aufnahme schreckhafter, wurde stumpfer und teilnahmsloser. Bei einem Aufenthalt an der See unter Kameraden äußerte er starkes Heimweh, auch Selbstmordgedanken, hielt sich allein. Machte ein sonderbares Gedicht, erzählte phantastische, frei erfundene Geschichten. Wurde nachlässiger im Unterricht. Klagte in der Klinik darüber, daß er sich von den anderen zurückgesetzt fühle. War im allgemeinen affektiv nicht so sehr auffällig, aber ohne besonderes Interesse. Zeitweilig aber laut und albern, lachte ohne Grund, sang häufig, war bei der Arbeit oberflächlich, hatte keine Ausdauer, machte grobe Fehler. Äußerte gelegentlich sinnlose Größenideen, wollte erst Gärtner, dann Lehrer, dann Arzt und dann Reichskanzler werden, er wisse alles, habe schon mit 8 Jahren alles gewußt, was es auf der Welt gibt. Sprach hastig, leiernd, ohne Betonung. Der Gesichtsausdruck wurde schließlich ganz leer. In der Katamnese heißt es, daß er weiterhin stumpf war, interesselos war und lange Zeit in einer Ecke herumstehe.

Diese Beobachtung vermag sehr gut die mit der fortschreitenden Entwicklung eintretende symptomatologische Vervollständigung der Schizophrenie zu verdeutlichen. Der Beginn ist rein „hebephren“ mit Symptomen der Dranghaftigkeit, Störungen der dynamischen Gefühle, Konzentrationsmangel. Dann kommt die kindgemäße Form des kosmischen Syndroms: die phantastische Märchenerzählung. Schließlich kommen Größenideen usw. hinzu. Noch vor völliger Ausdifferenzierung des Faselverbandes bricht die Schilderung ab, ist aber

[1] Arch. f. Psychiatr. **46**. [2] Mschr. Psychiatr. **46**.

auch offenbar die Krankheit zum charakteristischen Endzustand des Sprunghaftigkeitsverbandes gelangt.

In der Beobachtung 8 von RAECKE[1] wird der Kranke mit 15 Jahren in die Klinik aufgenommen. Er hatte eine Reihe von hypochondrischen Beschwerden, wegen deren er eine Zeitlang erfolglos behandelt worden war. Die Eltern waren bereits verstorben. Er war bei der Aufnahme niedergeschlagen, gehemmt, sonst geordnet und willig. Die linke Hälfte sei dicker als die rechte, die linke Gesäßhälfte schmerze, er bekomme nicht genug Luft, der Magen nehme nichts an. Saß dann still im Bett, starrte mit leerem Ausdruck in die Ferne, murmelte unverständlich vor sich hin. Sinnestäuschungen wurden ausdrücklich in Abrede gestellt. Zeitweise unruhig, wälzte sich umher, vollführte rhythmische Bewegungen. Später einsilbig, machte scheuen Eindruck, sah den Arzt nicht an, wenn er mit ihm sprach, allmählich ganz stuporös. Auch späterhin klagte er noch viel über hypochondrische Beschwerden. Erst später stellten sich dann Stimmen ein. Er blieb im Wesen trotz seiner allmählichen Besserung starr, ohne rechte Einsicht, zeigte einen leeren Gesichtsausdruck, soll aber später völlig genesen sein.

Kennzeichnend ist hier das Syndrom nur vom altersgemäßen Bild des Sprunghaftigkeitsverbandes gefärbt, der, wie häufig, allein erkrankt und stark mit Symptomen aus der Leibgefühlssphäre (wiederum altersgemäß) durchsetzt ist. In Zukunft würde mehr Gewicht auf die Darstellung derjenigen Funktionen gelegt werden müssen, welche den Symptomverband des Gedankenentzugs präformieren. Denn nur so kann entschieden werden, wie oft die isolierte Erkrankung einzelner Symptomverbände in der Reifezeit vorkommt. Die Kenntnis davon aber ist für die gesamte biologische Dynamik der Schizophrenie deswegen wichtig, weil bestimmte dynamische Probleme der Verbände nur im Augenblick ihrer eben vollendeten Ausdifferenzierung studiert werden können, ehe sie noch durch Umweltseinflüsse wesentlich übungsmäßig verändert werden konnten.

Die Kranke 9 von EHLERS[2] erkrankt mit 16 Jahren. Der Vater des Vaters ist im Irrenhaus gestorben, doch ist nicht angegeben, woran er erkrankt war. Sie war bei der Aufnahme noch nicht menstruiert. Die Psychose begann mit Erregung, sie schwätzte vorübergehend dummes Zeug. Dann wurde sie ein halbes Jahr später ängstlich, schlief schlecht, arbeitete nicht mehr, erzählte, sie solle geköpft werden, schwarze Männer seien draußen und wollen sie holen.

Bei der Aufnahme gab sie an, ihr Vater spreche schlecht von ihr, nenne sie Kalb, sie würde schlecht und verlöre ihre Augen. Sagte, ihre Schwester sei auf dem Kirchturm, rufe ihr zu, herauszukommen, sonst werde sie geköpft. Zeitweilig war sie erregt, schlug mit Händen und Füßen gegen die Tür. War dann zeitweilig verstimmt, wortkarg, ablehnend, lief unruhig umher. Leider sind die Angaben der Krankengeschichte nur sehr ungenau. Es trat dann eine Remission ein. Sie blieb aber „kindisch", mutwillig, bis 2 Jahre später ein Rückschlag eintrat. War weiterhin läppisch, verstimmbar, hatte ein ausgesprochenes Krankheitsgefühl, wurde dann substuporös, unmotivierter Stimmungswechsel, dann initiativearm, zeitweilig auch albern, halluzinierte in charakteristischer Verbalhalluzinose und verfiel dann in einen echten schizophrenen Endzustand.

Diese Beobachtung belegt die Behauptung als richtig, daß die typische Verbalhalluzinose erst nach Vollendung der vorletzten Phase der Reifezeit beobachtet werden kann, weil erst dann die drei Symptomverbände voll entwickelt sind. Sie steht angesichts des späten Beginns ziemlich vereinzelt. Aber auch hier tritt diese Halluzinose erst mit etwa 17 Jahren auf. Das entspricht den — zunächst vorläufigen — Festlegungen über den Differenzierungsbeginn des zugehörigen normalen Funktionsverbandes. Die zeitliche Variabilität dieses Differenzierungsbeginns muß erst an Einzelbeobachtungen ermittelt werden.

[1] Arch. f. Psychiatr. **45**. [2] Dissertation. Leipzig 1909.

In der Beobachtung 1 von OSERETZKY[1] wurde die Kranke mit 17 Jahren aufgenommen. In der Familie sind charakterliche Anomalien, Reizbarkeit, Boshaftigkeit, sonst aber keine größeren Auffälligkeiten vertreten. Sie war früher bescheiden, folgsam, genau in ihren Pflichten und gesellig. Mit 16 Jahren fing sie an, laut und unmotiviert zu weinen, lachte aber bald wieder, wurde sprachlich erregt, schrie auf verschiedene Arten die Namen ihrer Freundinnen, trug Stücke aus verschiedenen Gedichten vor, wiederholte in singendem Ton ein und dasselbe Wort. Fragen beantwortete sie zum Teil gar nicht, gab keine Erklärung ihres Benehmens. Dann verschwanden diese Erscheinungen und die Kranke kam wieder in ihren gewöhnlichen Zustand. Nach einigen Monaten zeigte sich derselbe „Anfall". Schließlich begann mit 17 Jahren die dritte Erkrankung, die zur Aufnahme führte. Sie wurde nachdenkend, verschlossen, menschenscheu, gab verkehrte Antworten oder beantwortete die Fragen überhaupt nicht. Fing auch manchmal an grundlos zu lachen, weinte zuweilen ohne jeden äußeren Anlaß. Es stellten sich dann Gehörstäuschungen ein, hörte die Stimmen Leo Tolstois, ihrer Freundinnen und Bekannten. Sie äußerte dann auch fragmentarische Wahnvorstellungen. Die körperliche Untersuchung ergab keinen Befund. Sie meint dann, daß eine fremde Kraft auf sie einwirke, daß es der Geist Leo Tolstois sei, dessen Stimme sie höre. Massenhafte Gehörstäuschungen, vorwiegend imperativen Charakters, wie: „singe, tanze, weine usw." Wird dann sehr ungeordnet, erregt, spuckt, schimpft zynisch, schwer zerfahren, verworrene Erregung. Erleidet im Verlauf der Erkrankung einmal einen epileptiformen Anfall. Wird dann später stuporös. Der Stupor macht einem Erregungszustande Platz, der mehrere Tage dauert. Später wird sie negativistisch, manieriert, sitzt stundenlang in ein und derselben Haltung, das Kinn an die Brust gedrückt, gibt keine Antwort, flüstert nur leise etwas vor sich hin. Bei der Entlassung bestand noch Apathie, Verschlossenheit, Reizbarkeit und eine gewisse Maniriertheit. Nach kurzer Remission kehrte die Krankheit in der gleichen Weise wieder.

Diese Beobachtung zeigt noch einmal, wie erwartungsgemäß mit fortschreitender Entwicklung die symptomatologische Vervollständigung der Syndrome eintritt. Das heißt aber, die Syndrome sind zugleich entwicklungsbiologisch in der Weise determiniert, wie dies die neue Lehre behauptet.

Die Zusammenstellung zeigt, daß immerhin auch eine kritische Durchsicht des Schrifttums eine gar nicht ganz geringe Zahl von schizophrenen Erkrankungen vor Beginn der Pubertät und in den ersten Phasen der Pubertätszeit ergibt. Es konnte nicht die Absicht dieser Zusammenstellung sein, die Weltliteratur, die im Augenblick gar nicht vollständig zugänglich ist, systematisch durchzusehen. Ein solcher Versuch wäre schon einfach daran gescheitert, daß nach den vorliegenden Referaten vielfach die Veröffentlichungen keinen rechten Anhaltspunkt für eine kritische Stellung geben, da die wesentlichen körperlichen Befunde häufig so lückenhaft geschildert sind oder aber auch wesentliche psychische Befunde nicht erwähnt sind, daß man ein sicheres Urteil, ob eine exogene Psychose irgendwelcher Art ausgeschlossen werden kann, nicht gewinnen kann. Die Aufgabe dieses Abschnittes ist es, auf Grund der neuen Vorstellungen zu einer noch sorgsameren Beobachtung, besonders der frühkindlichen Schizophrenien und zu deren symptomatologisch eingehendstem Einzelstudium, anzuregen. Denn gerade dadurch werden die biologischen Vorstellungen, die man sich von der Schizophrenie der Erwachsenen zu machen hat, auf das stärkste beeinflußt.

Die Übersicht ist also nicht lückenlos, aber sie ist sozusagen repräsentativ. Sie enthält alle wesentlichen Formen, in denen die Schizophrenie des frühen Kindesalters und der frühen Pubertätszeit vorkommt, und enthält sie auch in der etwa zahlenmäßig entsprechenden Verteilung der verschiedenen Formen.

---

[1] Mschr. Psychiatr. **61**.

Sie erlaubt ferner, wenigstens an einer größeren Zahl der Beobachtungen, einen Überblick über längere Strecken des Verlaufs, während denen die körperliche und geistige Reifung allmählich fortschreitet. Dies ist ein sehr wichtiger Punkt. Denn wenn die in dieser Untersuchung geäußerten Vorstellungen im allgemeinen richtig sind, so muß mit der Zeit der fortschreitenden Reife die schizophrene Erkrankung eines bestimmten Kindes allmählich immer symptomreicher werden und der Symptomreichtum muß in dem Maße und nach den Gesetzen wachsen, welche durch die Differenzierung der einzelnen Symptomverbände vorgeschrieben werden. Die Beobachtungen von Jung 2, Voigt 8, Niedenthal, Grünthal 9 zeigen, daß die Tatsachen den Erwartungen entsprechen. Man sieht hier, wie die frühkindliche Schizophrenie in der Regel mit einem läppischen, albernen, hebephren gefärbten Bild, mit Konzentrationslosigkeit, Hypervigilität der Aufmerksamkeit, Unstetigkeit der Aufmerksamkeit, mit Sprunghaftigkeit des Denkens, mit Initiativearmut und affektiver Leere, insbesondere aber auch mit einem sprunghaften Wechsel der „dynamischen Gefühle“ beginnt, wie in der Regel zwischen dem 13. und 14. Lebensjahr, selten früher oder später, mancherlei weltanschauliche Skrupel das Symptomenbild bereichern, wie dann die ersten Angaben über Gedankenentzug, über Gedankenmachen und die ersten kataton anmutenden Erscheinungen der Sperrung, der inneren Spannung auftreten und wie dann etwa um das 14., 15. Jahr, manchmal bis in das 16. Jahr hinein noch einmal ein läppisches, hebephren anmutendes, im wesentlichen aus Hypermetamorphose, dranghafter Erregung, alberner, läppischer Stimmungsfärbung, jähem Stimmungswechsel geformtes Zustandsbild auftritt, wie dann nach dem 16. Lebensjahr die schizophrene Verbalhalluzinose immer charakteristischer in Erscheinung tritt, wie der primäre Bedeutungswahn als Symptom in Erscheinung tritt, z. B. Osseretzky 1, wie aber die schwereren Formen des Symptomverbandes des Faselns, insbesondere das faselige Denken im Gesamtbild der frühkindlichen und jugendlichen Schizophrenien sehr stark zurücktreten.

Das heißt also, die aus der Symptomverbandslehre zu folgernden Erwartungen bestätigen sich. Der Symptomverband des Gedankenentzugs tritt in der Regel nicht vor dem Eintritt in die ersten Reifestufen auf, der Symptomverband der Sprunghaftigkeit wird noch einmal zustandsbildgestaltend in der Zeit, in der die zugrunde liegenden Funktionsverbände normalerweise ihre endgültige Ausdifferenzierung erfahren (Raecke 8, Niedenthal 1, Voigt 8), der Symptomverband des Faselns tritt erst in der vorletzten Stufe der Reifezeit hinzu. In die Zeit der letzten Ausdifferenzierung des Sprunghaftigkeitsverbandes fallen stärkere Ausgestaltungen abnormer Vitalgefühle, z. B. Raecke 8.

Die ersten Andeutungen dieser Symptome reichen aber schon weiter zurück. Das würde also dafür sprechen, daß die Ausdifferenzierung dieses Verbandes, wie bereits erwähnt, von der frühen Kindheit auf allmählich langsam fortschreitend erfolgt, bis erst in der zweiten Stufe der Reifezeit eine krisenhafte Vollendung der Differenzierung eintritt.

Im einzelnen entstehen freilich, auch wenn man kritisch ausgewählt das Schrifttum heranzieht, noch manche Schwierigkeiten. Es müssen offenbar stärkere Unterscheidungen zwischen den einzelnen Formen paranoider Einschläge gemacht werden. So bedeutet offenbar gelegentlicher Vergiftungswahn etwas ganz anderes als ein charakteristischer schizophrener primärer Bedeutungswahn. Es kann nicht die Aufgabe dieser Untersuchung sein, diese Unterscheidungen im einzelnen aus der besonderen biologischen Stellung dieser Symptome und aus einer systematischen Verfolgung ihres Verhaltens während der verschiedenen Lebensepochen abzuleiten und damit nicht nur ihren psychologischen Ort, sondern auch ihre biologischen Determinationen genauer zu verfolgen. Nur eins sollte auf Grund einer solchen Feststellung nicht mehr zulässig sein, daß nämlich von der paranoiden frühkindlichen Schizophrenie unterschiedslos gesprochen wird, gleichviel, ob der Patient 8 oder 10 oder 16 oder 18 Jahre alt ist. Die „paranoiden" Einschläge der Vorpubertätszeit haben eine ganz andere psychologische und biologische Wurzel als die paranoiden Erscheinungen im Denken der Reifezeit. Das vorliegende Beobachtungsgut reicht aber nicht aus, um jetzt schon einzelne Merkmale der Unterscheidung aufzustellen. Hier wird eine spätere biologisch ausgerichtete Psychologie wesentlich neue Aufgaben finden. Auch nach einer anderen Richtung ist die Zusammenstellung lehrreich, nämlich für die Beurteilung des Sinnentrugs in der frühkindlichen und frühjugendlichen Schizophrenie. Mehrfach zeigt sich, wie die Kinder und Jugendlichen nur infolge des Schlafmittelgebrauchs zu Sinnentrugphänomenen kommen. Meist kann man aus den Angaben nicht genau ermitteln, welches Phänomen des Sinnentrugs vorliegt, aber eigentlich niemals handelt es sich um die charakteristische schizophrene Verbalhalluzinose. Auch hier wird die zukünftige Psychopathologie sehr viel sorgsamer unterscheiden müssen zwischen eidetischen Phänomenen, pathologischen Abwandlungen der eidetischen Phänomene, zwischen Pareidolien und deren verschiedenen Abwandlungen, zwischen visionär illusionären Erlebnissen, die aus pathologischer Abwandlung der Vorstellungstätigkeit herauswachsen und den eigentlich schizophrenen halluzinatorischen Phänomenen, insbesondere der schizophrenen Verbalhalluzinose. Man wird im einzelnen Falle genaue Ermittlungen über die konstitutionelle Eigenart des Patienten, der eine bestimmte Form des Sinnentruges zeigt, nicht entbehren können, man wird aber in jedem Falle die Bedeutung des Schlafmittelgebrauches würdigen müssen. In mehreren Beobachtungen, z. B. dem aus Görden 2, sind die Einflüsse einer Schlafmittelintoxikation deutlich nachweisbar. Besonders der Skopolamingebrauch ist hier geeignet, die Zustandsbilder wesentlich zu verfälschen. Gerade für die Beurteilung der biologischen Entwicklung in der frühkindlichen Schizophrenie ist die Forderung, nur auf Grund einer genügend sorgsam gehandhabten Arbeitstherapie biologische Schlußfolgerungen zu ziehen, grundsätzlich berechtigt. Die Arbeitstherapie ist hier sozusagen unerläßliche Forschungsmethode. Wie sehr sie dabei den Bedürfnissen des Kindesalters entsprechend, auch mit der Richtung zum Spielbedürfnis des Kindes hin, abgewandelt werden muß, braucht wohl nicht erst hervorgehoben zu werden. Darin würde sich ja nur die besondere biologische Bedeutung der Arbeitstherapie enthüllen. Denn man kann Arbeitstherapie nicht ohne Rücksichtnahme auf das Lebensalter und auf das Entwicklungsalter treiben. Und im Kindesalter gehört das Spiel ja zur biologischen Arbeit des Kindes. Es kann infolgedessen auch in der Arbeitstherapie nicht entbehrt werden. Wenn irgendwo, dann zeigt sich gerade an dieser Stelle der eigentümliche Charakter des neuen Denkens. Auf der einen Seite wird durch die Anwendung der Arbeitstherapie als Forschungsvoraussetzung wie als therapeutische Methode erst der jeweiligen entwicklungsbiologischen Situation und ihren schöpferischen Qualitäten Rechnung getragen, auf der anderen Seite werden dadurch erst die Voraussetzungen zu einer sorgsamen statistischen Verarbeitung des einzelnen Falles und damit zu einem kritisch verwertbaren statistischen Gesamtergebnis geschaffen und zu gleicher Zeit erst dem menschlichen Bedürfnis Genüge geleistet, daß man der individuellen Besonderheit des einzelnen Kranken in vollem Umfange nahekommen müsse. Die vielfach geäußerte Meinung, daß die rücksichtslose Verfolgung biologischer Gedankengänge in der Psychiatrie nur zu einer Vernichtung der individualisierenden Psychologie führen würde, ist sicher falsch. Gerade die biologische Betrachtung stützt sich ja auf die sorgsamste Einzelbeobachtung am einzelnen Kranken, und zwar auf eine möglichst lückenlose Feststellung aller einzelnen überhaupt feststellbaren Lebenserscheinungen in einem Individuum. Man kann doch, bevor man das biologische Gesetz kennt, das gesucht wird, nicht wissen, wohin der einzelne Kranke eingeordnet werden muß. Denn man muß bei biologischen Gesetzmäßigkeiten entsprechend der Gaussschen Verteilungskurve vor allen Dingen die extremen Fälle erfassen, um dem biologischen Gesetz voll gerecht werden zu können. Dies aber ist gleichbedeutend mit höchster individualisierender und dementsprechend auch gleichbedeutend mit menschlich erschöpfender Erfassung des einzelnen Kranken. Auch da zeigt sich, wie die Arbeitstherapie Voraussetzungen schafft, unter welchen ein solches Programm verwirklicht werden kann. Sie erlaubt es, biologische Generalisierung und psychopathologische Individualisierung methodisch planvoll zu vereinigen.

Im einzelnen muß also gerade auch auf dem Gebiete der frühkindlichen und jugendlichen Schizophrenie noch eine gewaltige Arbeit geleistet werden, ehe die heute schon sichtbar werdenden biologischen Gesetzmäßigkeiten wirklich als bewiesen gelten dürfen. Aber der heuristische Wert der neuen Vorstellungen in der Symptomverbandslehre zeigt sich gerade hier. Nunmehr hat man für die Erforschung selbst der frühstkindlichen Schizophrenie einen biologischen Richtungsweiser. Wenn man sich die hier zusammengetragenen Beobachtungen auf die Frage hin ansieht, von wann an nun eigentlich die Differenzierung jener Funktionen erfolgt, als deren pathologische Abänderungsform der Symptomverband der Sprunghaftigkeit angesehen werden muß, so lehren sie doch, daß diese Differenzierung mindestens sehr frühzeitig einsetzt. Denn ein Ergebnis steht allerdings im Einklang mit den schon früher geäußerten Vermutungen und Auffassungen anderer Untersucher eindeutig fest, daß vor dem 10. Lebensjahr die Schizophrenie zwar beginnen kann, daß sie dann aber immer unter dem Bild eines symptomarmen, läppischen, unsteten, dranghaften Verhaltens mit Konzentrationsmangel, Unstetigkeit der Aufmerksamkeit, sprunghaftem Denken, mit allmählichem Erlahmen der Initiative, allmählichem Ersterben der Sympathiegefühle, mit launenhaftem Wechsel der dynamischen Gefühle einhergeht, ja es scheint in seltenen Fällen vorzukommen, daß bereits die ersten mit 3—5 Jahren erscheinenden Differenzierungsstufen dieses Funktionsverbandes in einer der Schizophrenie entsprechenden qualitativen Abartung in Erscheinung treten. Nach den bisherigen Beobachtungen dürfte man infolgedessen den biologischen Beginn dieser ganzen Funktionsdifferenzierung etwa in das 4. Lebensjahr verlegen (Beispiel: Jung 2).

Auch für die Entwicklung der übrigen normalen Funktionsverbände wird die sorgsame Einzelforschung an jugendlichen Schizophrenien ein allmählich immer sicherer werdendes Ergebnis zeitigen. Gerade an den Zeitpunkten, in denen etwa so charakteristische Symptome wie Gedankenentzug oder primärer Bedeutungswahn frühst bei den frühkindlichen und jugendlichen Schizophrenien beobachtet werden, wird man die frühesten Zeitpunkte erkennen können, in denen die Ausdifferenzierung der entsprechenden normalen Funktionsverbände beginnt. Man wird umgekehrt an den Zeitpunkten, an denen ein schizophrener Symptomverband altersmäßig mit voller Ausdifferenzierung aller seiner Symptome in Erscheinung tritt, den Zeitpunkt ablesen können, in dem die zugrunde liegenden Funktionsverbände die Vollendung ihrer Entwicklung erfahren haben. Normalpsychologie und Entwicklungspsychopathologie werden sich hier gegenseitig dauernd kontrollieren und in der Sicherheit ihrer Beobachtungen stützen und verfeinern können. Wieder zeigt sich, wie das neue Denken zu einer exakteren biologischen Erfassung der Probleme und zu exaktestem Denken und Beobachten, ja zu exakten biologischen Gesetzen führt. Auch hier wird es das Ziel sein, statistisch an sorgsamst durchgearbeiteten Einzelbeobachtungen zu einem Massenergebnis zu kommen. Dann muß sich die altersmäßige Variationsbreite in Entwicklungsbeginn und Entwicklungsvollendung der einzelnen Symptomverbände mit der altersmäßigen Variationsbreite der Entwicklung der normalen Funktionsverbände statistisch innerhalb der gleichen Population decken. Das heißt aber, es wird einmal die mathematische Verifikation der hier zuerst vermutungsweise geäußerten Vorstellungen möglich sein. Wie sich auch die somatische und stoffwechselphysiologische Differenzierung denselben Gesetzen fügt, wird eine kommende, nur durch den Krieg verhinderte Untersuchung zeigen. In dieser wird Gelegenheit sein, sowohl die Ergebnisse Conrads als die Zellers in die viel umfassenderen biologischen Vorstellungen einzubauen, zu denen die Symptomverbandslehre führt, weil die von ihr erfaßten biologischen Gesetze unmittelbar methodisch zu überprüfende dynamische Gesetze des organischen Totalgeschehens sind, welche infolgedessen an seelischen, morphologischen und stoffwechselphysiologischen Daten in gleicher Weise aufgezeigt werden können.

Für die Bearbeitung dieser Probleme ist die an mehreren Stellen dieser Untersuchungen bereits gewürdigte Tatsache von nicht unerheblicher Bedeutung, daß auch ebenso wie alle Leistungen des Organismus sein Entwicklungsgang von Anfang bis Ende sozusagen vom „Bauplan des Ganzen“ gesteuert wird. Diese Tatsache ist in den Untersuchungen der Entwicklungsmechanik deutlich geworden und Stumpfl hat sie in ihrer Bedeutung für die Probleme der Psychopathien eingehend gewürdigt[1]. Bei den frühkindlichen Schizophrenien gewinnt man nicht selten den Eindruck, daß es von der Formung der Gesamtpersönlichkeit eines Kindes abhängt, ob und wann durch den Hinzutritt der neuen Symptomverbände die Krankheit schließlich zur vollständigen Symptomatologie ausreift oder nicht. Die Bewältigung dieser Ganzheitsprobleme wird aber voraussichtlich leichter gelingen, wenn man die Entwicklungsprobleme der elementareren Funktions- und Symptomverbände vorher geklärt hat. Daher konnte in diesen Untersuchungen das Problem der Entwicklungsganzheit nur gestreift, nicht aber näher erörtert werden. Dieser Stellungnahme liegt auch die Auffassung zugrunde, daß es der naturwissenschaftlichen Analyse der Lebenserscheinungen nicht förderlich

[1] Fortschr. Erbpathol., 5, 2. H.

ist, wenn man, wie das vielfach geschieht, in dieser Steuerungsfunktion des Ganzen geradezu eine Art metaphysische Tatsache sieht. Eine Verfälschung der Probleme tritt nicht ein, wenn man sich nur bei der Analyse elementarerer Tatbestände der Ganzheitseinflüsse ständig bewußt ist.

XII. Die „Symptomenverbände“ und die „Reaktionstypen“.

Die große heuristische Bedeutung der neuen Hypothese erhellt schon aus den bisherigen Darlegungen. Wesentlich ist, daß die neue Vorstellung von den Funktions- und Symptomverbänden keine spekulative Aussagen über die biologischen Eigenschaften der Verbände macht. Diese Aussagen werden vielmehr dem Fortgang der Forschung überlassen. Diese Forschung aber kann — geleitet durch die empirisch aus den Symptomzusammenhängen gewonnene Vorstellung — nunmehr über biologische Zusammenhänge exakten Aufschluß erhalten, deren methodisch saubere Untersuchung bisher ganz unmöglich war. Schritt für Schritt wird sich dabei die Kenntnis der biologischen Eigenschaften solcher Verbände vertiefen und die vorerst sehr allgemeine Hypothese mit immer bestimmterem Gehalt füllen.

An dieser Stelle mögen nur noch einige Probleme gestreift werden, welche nunmehr neu angefaßt werden können. An erster Stelle steht das Verlaufsproblem der Schizophrenie. Seine praktische Bedeutung wurde immer empfunden. Theoretisch aber schließt es ungeheure Erkenntnismöglichkeiten für die Biologie des menschlichen Organismus ein, wenn es nur erst gelungen ist, die Unzahl der bereits bekannten Verlaufsmöglichkeiten biologisch richtig zu ordnen. Die ersten Ansätze hierzu gingen von der Konstitutionsbiologie Kretschmers aus. Sie konnten nicht allzu weit tragen. Denn gerade hier zeigt sich, daß die einzelnen Merkmale der Kretschmerschen Typen einander biologisch gar nicht vergleichbar sind. Für die Analyse verschiedener Verlaufsformen tragen sie daher nur wenig bei. Erst eine Vorstellung, welche die psychischen und somatischen Einzelvorgänge zu biologischen Gruppen zueinanderordnet, kann das Verlaufsproblem lösen. Daher kann die neue Hypothese hier eintreten. Ist doch der „ideale“ Verband biologischer Vorgänge eben dadurch bestimmt, daß seelische Einzelvorgänge verschiedener Art mit somatischen Einzelvorgängen verschiedener Art unter das gleiche biologische Gesetz gekoppelt werden und gemeinsam reagieren. Darunter muß natürlich auch der Bestand und der Wechsel morphologischer Merkmale im Körperbau fallen, die ja selbst nur das Ergebnis fortwährender Stoffwechselvorgänge sind und mithin von deren in Gruppen gekoppeltem Mit- und Gegeneinanderringen ein ausdrucksvolles Zeugnis ablegen können.

Schon der Hinweis auf die prognostische Bedeutung der Symptomverbände gibt Fingerzeige für das Verlaufsproblem. Denn wenn der Gedankenentzugsverband die Neigung zur Restitution hat, so ist ja klar, daß eine solche Merkmalsgruppe dort, wo sie sich dynamisch ungehemmt durchsetzen kann, zugleich verlaufsbestimmende Bedeutung annimmt. Der Verlauf, so wird man hierzu feststellen können, wird also bei der Schizophrenie häufig schon durch die Verteilung der Symptomverbände im Zustandsbild bestimmt sein. Aber doch nicht nur hierdurch. Das ergibt sich ja schon daraus, daß die einzelnen Symptomverbände nacheinander erkranken können. Die neue Hypothese löst also nicht sofort das Problem der Verlaufsvariabilität bei schizophrenen Psychosen. Aber indem man den Wechsel aller psychopathologischen, pathophysiologischen und morphologischen Daten während des Verlaufs nunmehr auf die jeweils zugehörigen biologischen Elementarzusammenhänge der Symptomverbände beziehen darf, ergibt sich eine Ordnung des vorherigen Symptomchaos, welche an sich schon gewisse biologische Rückschlüsse erlauben wird. Entscheidend wird dann sein, daß man endlich den Verlauf der Symptomverbände während des Lebens innerhalb der Krankheit dem Verlauf der zugrunde liegenden Funktionsverbände innerhalb der Gesundheit gegenüberstellen kann. Im Vergleich der beiden Reihen wird sich das Ablaufsgesetz des Pathologischen mit Sicherheit ergeben müssen. *Denn der Verlauf einer Krankheit während des Lebens ist nur dann erforscht, wenn es möglich ist, Spanne für Spanne die Phasen der Krankheit mit der entsprechenden Phase des gesunden Lebensablaufs zu vergleichen.* Hierzu aber fehlten bislang alle methodischen Möglichkeiten. Erst die neue Hypothese schafft sie. Die neuen Ordnungsgesichtspunkte und Vergleiche zwischen Gesund und Krank aber erfüllen dann auch die Vorstellungen von den Funktions- und Symptomverbänden mit neuem Gehalt.

Es mag späteren Abhandlungen vorbehalten sein, Einzelfragen zu besprechen, die sich hier ergeben, etwa die des sogenannten zweiten Knicks, der Spätrückfälle und der Schübe. Wenn sie methodisch sauber angegangen werden sollen, müssen auch die Fragen der inneren Verarbeitung schizophrener Erlebnisse und Vorgänge geklärt werden. Denn alle Verarbeitungen können weithin die Entäußerungen der Schizophrenie überlagern, ja kompensieren. Auch hier schafft die neue Vorstellung neue Voraussetzungen für die Untersuchung, indem sie schärfer als bisher erlaubt, die erkrankenden und die gesund bleibenden Vorgänge voneinander zu sondern und das Zusammenwirken aller *in* der Gesamtpersönlichkeit von der darauf aufgebauten Verarbeitung *durch* die Gesamtpersönlichkeit zu studieren.

Die heuristische Bedeutung für die Differenzierung der Körperbautypen und insbesondere ihrer Mischformen wurde schon gestreift. Daher soll nur noch kurz festgestellt werden, daß die heuristische Bedeutung der neuen Hypothese sich auch auf zahlreiche Fragen der Erbbiologie erstreckt. Sie wird erlauben:

1. Eine neue, biologisch brauchbare Kennzeichnung der verschiedenen Psychopathieformen im Umkreis der Schizophrenie.
2. Eine neue Kennzeichnung der Defektformen und der formes frustes.
3. Eine neue Kennzeichnung der als Heterozygoten für Schizophrenie in Betracht kommenden Persönlichkeiten.
4. Bessere Bestimmungen der Beziehungen zwischen Schizophrenie und Umwelteinflüssen.
5. Einen besseren biologischen Vergleich zwischen der Gruppe der Schizophrenen und der Durchschnittsbevölkerung.
6. Sie ermöglicht es, die biologischen Unterschiede der symptomverschiedenen Schizophrenien festzustellen und kann daher dazu helfen, daß die Erbbiologie nicht mehr wie heute mehr oder weniger bedenkenlos über solche Syndrom- und Verlaufsverschiedenheiten hinweggeht.

Die entwicklungsbiologische Ausrichtung des neuen Denkens und die entwicklungsbiologische Bedeutung der Symptomverbände und der normalen zugehörigen Funktionsverbände wurde wiederholt hervorgehoben. Damit ist eine gewaltige Aufgabe angeschnitten. Es konnten nur die ersten tastenden Versuche zur Lösung vorgelegt werden. Aber das Grundsätzliche am neuen Standpunkt wurde hoffentlich deutlich genug herausgestellt.

Infolge der entwicklungsbiologischen Ausrichtung ist auch die Bedeutung der neuen Vorstellungen für die erbbiologische Durchforschung der Schizophrenie nicht gering, gerade soweit die Erbbiologie auf die Erforschung des Erbganges, d. h. also des Mendelns der schizophrenen Anlagen zielt. Man muß sich freilich hüten, voreilige Schlüsse zu ziehen und verfrühte Analogien zu setzen. Aber gerade die neuere Erbbiologie körperlicher Merkmale, so z. B. die Untersuchung der Erbbiologie der Papillarlinien an den Fingerbeeren durch BONNEVIE hat gezeigt, wie wichtig die entwicklungsphysiologische Untersuchung für die Erbanalyse ist. Es liegt nahe, nun die Tatsache, daß an der Schizophrenie 3 Symptomverbände mitwirken, auf die Vermutungen mancher Erbbiologen zu beziehen, daß die Schizophrenie einen polymeren Erbgang habe. Dies liegt um so näher, als ja die anthropologische Analyse bei den meisten anthropologischen Merkmalen zur Vermutung führt, es müßten die meisten körperlichen Merkmale, etwa der Nase, der Schädelformung, der Fingerbildung jeweils genisch polymer bedingt sein. Daß man in derartigen Schlüssen außerordentlich vorsichtig sein muß, hat JUST im Handbuch der Erbbiologie des Menschen (I. Bd.) erst kürzlich betont. Immerhin gelang es BONNEVIE die Fingerpapillarmuster auf mehrere polymer wirkende Gene zurückzuführen. Es liegt nun nahe zu glauben, daß eine Polymerie bei der Schizophrenievererbung vermutbar sei, weil 3 Teilvorgänge offenbar unter gesetzmäßiger Selbständigkeit in ihr nachgewiesen wurden. Es ist aber wahrscheinlicher, daß jeder der Symptomverbände einen eigenen Erbgang hat, ja es wäre denkbar, daß sogar einzelne Symptomverbände bzw. Funktionsverbände selbst erst einer Polymerie ihre jeweilige Beschaffenheit verdanken.

Nur so viel kann man sagen, daß die neuen Vorstellungen für manche Probleme der Erbbiologie allerdings bessere Handhaben geben als die bisherigen Vorstellungen der Klinik. So legt die Tatsache, daß einem Symptomverband stets zahlreiche Einzelfunktionen zugrunde liegen, die sich über den ganzen Körper verteilen und teils psychische, teils chemische, teils morphologische Tatsachen umfassen, die Vorstellung von der Polyphänie der Gene bzw. von der Pleiotropie sehr nahe. Es ist sozusagen die klinisch erbbiologisch gesehene Umkehrung des Befundes der Polyphänie der Gene.

Ja auch für die Annahme der multiplen Allele schafft die neue Lehre bessere Voraussetzungen. Es ist unverkennbar, daß die einzelnen Funktionsverbände innerhalb einer bestimmten Population offenbar qualitativ in mehreren Spielarten auftreten, Spielarten, wie sie etwa bei multipel allelem Erbgang im Tier- und Pflanzenreich beobachtet werden können. Inwieweit die Annahme, daß multiple Allele vorliegen könnten, berechtigt ist, läßt sich nunmehr durch sorgfältige, auch experimentalpsychologische Untersuchung exakt überprüfen.

Schon diese kurze Aufzählung genügt, um zu zeigen, wie weit die Ausstrahlungen des neuen Denkens einst gehen werden. Wenn sie überhaupt angeführt werden, so nur, um noch einmal zu betonen, daß unter der neuen Hypothese jede erbbiologische Aussage über die Schizophrenie einmal unmittelbar mit psychopathologischen, pathophysiologischen und morphologischen Feststellungen an den zugehörigen Funktions- und Symptomverbänden sowohl innerhalb der Durchschnittsbevölkerung als im Umkreis der Schizophrenien selbst wird überprüft werden können. Denn wenn die biologischen Eigenschaften dieser Verbände erblich bedingt sind, und das müssen sie sein, so muß jede erbbiologische Feststellung auch zu Folgerungen für ihre Entwicklung und damit für die Häufigkeit und das Ausmaß aller ihnen zuzuordnenden Lebenserscheinungen sowohl in der Norm wie in der Krankheit führen und an diesen kritisch nachgeprüft werden können. Wenn dies heute noch nicht möglich war, so nur deswegen, weil die einheitliche Bezugsvorstellung fehlte, welche ohne eine spekulative Vorwegnahme eine biologische Zuordnung einzelner Lebensvorgänge zu bestimmten Entwicklungsgesetzen erlaubte. Aber gerade die große Weite dieser Probleme zwingt zur Zurückhaltung. Daher muß ihre Besprechung zunächst aus dieser Abhandlung ausgeschieden werden.

Eine erhebliche Klärung kann aber schon im Rahmen dieser Untersuchung *das Problem der sogenannten exogenen Reaktionstypen* erfahren, welches ebenfalls unter der neuen Vorstellung in neuem Lichte erscheint.

Folgt man hierbei zunächst der Darstellung BONHOEFFERS[1] aus dem Jahre 1912, so steht „der Mannigfaltigkeit der Grunderkrankungen eine große Gleichförmigkeit der psychischen Bilder gegenüber“. Daraus schloß B.,

„daß wir es mit typischen psychischen Reaktionsformen zu tun haben, die von der speziellen Form der Noxe sich verhältnismäßig unabhängig zeigen. Infektionskrankheiten, zur Erschöpfung führende somatische Erkrankungen, Autointoxikationen von den verschiedensten Organerkrankungen ausgehend zeigen im wesentlichen übereinstimmende psychische Schädigungen“. (Ich habe an anderer Stelle darauf hingewiesen, daß man den Kreis der Ätiologien noch weiter ziehen kann.) Man sei berechtigt, „von exogenen psychischen Reaktionstypen zu sprechen, denn auch die chronischen Intoxikationen, auch schwere Hirntraumen, Strangulationshyperämien können übereinstimmende akute Bilder zeigen“.

BONHOEFFER fährt dann fort:

„Diese Reaktionsformen sind Delirien, epileptiforme Erregungen, Dämmerzustände, Halluzinosen, Amentiabilder, bald mehr halluzinatorischen, bald katatonischen, bald inkohärenten Charakters. Diesen Erscheinungsformen entsprechen bestimmte Verlaufstypen: kritischer oder lytischer Abfall, Entwicklung emotionell-hyperästhetischer Schwächezustände, amnestische Phasen von KORSAKOWschem Typus, Steigerungen zum Delirium acutum und zum Meningismus.

Ich glaube, daß damit die hauptsächlich vorkommenden Zustands- und Verlaufsbilder genannt sind. Aber gewiß ist damit die Gesamtheit der vorkommenden Symptombilder nicht erschöpft. Ich erinnere nur an das Vorkommen manischer Zustände, die wir bei Fieber im Gefolge infektiös-toxischer Schädigung, bei perniziöser Anämie, beim Basedow, bei Kompensationsstörungen des Herzens gesehen haben. Die manischen Zustände bei der initialen Alkoholerregung und bei der progressiven Paralyse sind bekannt. Auf ihr Vorkommen bei anderen exogenen Schädigungen, z. B. nach schweren Schädelverletzungen und im Anschluß an apoplektische Hirntraumen, habe ich an anderer Stelle hingewiesen.“

BONHOEFFER will die Notwendigkeit der Einzeluntersuchung nach gesetzmäßigen Unterschieden nicht bestreiten, da typische Verlaufscharaktere, gewisse

---

[1] BONHOEFFER: Handbuch der Psychiatrie, hrsg. von ASCHAFFENBURG. Leipzig u. Wien: Deuticke.

symptomatische Eigentümlichkeiten bestimmter exogener Psychosen (z. B. Trinkerdelir) sofort festgestellt werden könne. Aber:

„Vorläufig — darüber muß man sich klar sein — ist es zumeist so, daß das Differenzierende und die Ätiologie kennzeichnende nicht in dem psychischen, sondern fast lediglich in dem somatischen und neurologischen Befund enthalten ist. Meine private Meinung geht dahin, daß es auch so bleiben wird."

Kraepelin, der sich in seiner neusten Auflage in wesentlichen Pnnkten, insbesondere hinsichtlich der Unmöglichkeit einer klinischen Trennung der Infektionsdelirien und Erschöpfungspsychosen, der hier vertretenen Auffassung angeschlossen hat, hält aber doch daran fest, daß es mit der Zeit gelingen werde, die einzelnen infektiösen Prozesse nach ihren psychischen Symptomen zu kennzeichnen. Er glaubt das besonders im Hinblick auf die außerordentliche Mannigfaltigkeit der Beeinflussung der Psyche durch chemische Einwirkungen, wie sie sich im psychologischen Versuch und anatomisch und physiologisch am Nervensystem kundgeben. Daß wir jetzt noch nicht so weit seien, liege an der Unzulänglichkeit unserer derzeitigen Kenntnisse, bei Mehrung der Beobachtung würden sich die tieferen Gesetzmäßigkeiten zwischen Eigenart der Giftwirkung und Gestaltung des Krankheitsbildes eröffnen.

Bonhöffer glaubte dieser Meinung entgegentreten zu müssen, denn Kraepelin sehe die Frage noch zu einfach, wenn er den Gesunden zum Vergleich heranziehe.

„Man sucht meines Erachtens vergeblich im psychischen Bilde des Deliriums tremens die psychischen Symptome der Alkoholintoxikation; der Grund dafür liegt darin, daß das, was wir als Delirium tremens kennen, gar nicht die primäre toxische Giftwirkung ist, sondern etwas Sekundäres. Zwischen Alkoholintoxikation und Delirium tremens liegt, wie ich an anderen Stellen früher mehrfach ausgeführt habe, ein ätiologisches Glied, dessen Entstehung wir im Organismus selbst zu suchen haben. Auch bei den psychotischen Bildern der Delirien, epileptiformen Erregungen, Amentiazuständen spricht vieles dafür, daß ein ähnliches Verhältnis vorliegt, daß sie nicht der direkte Ausdruck der primären Giftwirkung sind, sondern daß bei einer gewissen Stärke oder auch Dauer der Wirkung des toxischen oder toxisch-infektiösen Stoffes spontan oder nach einem Anstoß, wie es etwa der Fieberabfall ist, eine pathogene Veränderung im Organismus sich einstellt. Diese kann in inneren Organen oder (im Hinblick auf die Erfahrungen bei Hirnkontusionen vielleicht wahrscheinlicher noch) im Gehirnstoffwechsel selbst hervorgerufen werden. Die von hier ausgehenden toxischen Wirkungen bilden ein ätiologisches Zwischenglied und als Reaktion auf diese sekundäre autotoxische Wirkung sind die geschilderten psychotischen Zustandsbilder zu betrachten. Wenn es sich so verhält, so wird es nicht nur begreiflich, sondern fast notwendig, daß wir nicht bei jeder Noxe einen besonderen spezifischen psychotischen Typus antreffen, sondern daß entsprechend dem übereinstimmenden sekundären ätiologischen Faktor auch die psychischen Reaktionsformen übereinstimmend bleiben."

Gewiß könnten auch dann noch spezifische Merkmale des primären toxischen Agens in der psychopathologischen Reaktionsweise sich zeigen. Es sei das aber kein Postulat, und man brauche sich nicht zu wundern, wenn man sie nicht finde. Wenn Kraepelin darauf hinweise, daß Tetanus und Diphtherie trotz ihrer starken Affinität zum Nervensystem keine Tendenz zur Auslösung psychotischer Zustände zeige, so sei darin keine Begründung für das Vorkommen spezifischer Infektionspsychosen zu sehen, denn das beweise nur, daß bei den einzelnen Infektionskrankheiten Verschiedenheiten quantitativer Art beständen. Es sei eben die Neigung, exogene psychotische Reaktionsformen auszulösen, bei der einen Infektionskrankheit größer, bei der anderen kleiner.

Man braucht auf die Hypothesen, welche BONHOEFFER noch entwickelt, nicht näher einzugehen (Autotoxine als Ursache, Antitoxine als Gegenmittel), sie haben zu greifbaren Ergebnissen nicht geführt. Leider aber hat die Anschauung von den ätiologischen Zwischengliedern eine Folge gehabt, welche BONNHOEFFER wohl selbst nicht beabsichtigt hat. Denn sie führte dazu, die tatsächlichen feinen Unterschiede der exogenen Reaktionsformen zu bagatellisieren und von ihnen zu abstrahieren. Das zeigt besonders die allgemeine Darstellung, welche STERTZ im Handbuch der Psychosen von BUMKE gegeben hat.

Die Fortentwicklung zeigt also eine Tendenz zu immer stärkerer Abstraktion von den Einzelheiten des klinischen Gesamtbefundes zugunsten der Herausstellung bestimmter allgemeiner Gleichförmigkeiten. Damit sind aber die Einwände KRAEPELINS und anderer nicht widerlegt, welche gerade von Anfang bemängelten, daß die Reaktionstypenlehre zugunsten größerer Gleichmäßigkeiten die feineren Unterschiede der Zustandsbilder unterdrücke. Soviel man sehen kann, bestand allerdings im Rahmen der üblichen Psychologie und Psychopathologie kaum die Möglichkeit, den tatsächlich vorhandenen Unterschieden der Zustandsbilder neurologisch und biologisch wirklich gerecht zu werden. Sie erschienen als belanglose Zutaten nur deswegen, weil man ihre theoretische Bedeutung nicht recht erkennen konnte.

Infolgedessen schloß man seit den Arbeiten BONHÖFFERS auf diesem Gebiete allzu leicht aus einer durch Abstraktion gewonnenen angeblich psychopathologischen Gleichförmigkeit auf biologische Identität des Geschehens. Schon BONHOEFFER hat diese Schlußweise vorbereitet, als er aus den gleichförmigen pathologischen Zustandsbildern sofort auf gleiche ätiologische Zwischenglieder schloß, welche durch verschiedene Schädlichkeiten erzeugt werden. Man wird nicht in Abrede stellen wollen, daß in bestimmten Fällen solche ätiologischen Zwischenglieder tatsächlich eine Rolle spielen können, so wenig man die Tatsache der Gleichförmigkeit der exogenen Zustandsbilder leugnen wird. Aber es fehlt doch im Rahmen der üblichen Lehre jede Kontrolle, ob denn die bislang nur behauptete biologische Identität des Geschehens bei den exogenen Psychosen auch tatsächlich besteht.

Dies ist wohl auch der Grund, weshalb KRAEPELIN niemals den Anspruch darauf aufgegeben hat, daß es doch noch gelingen müsse, auch diese so gleichförmigen Bilder nach ätiologischen Gesichtspunkten zu unterscheiden. Die Frage ist ja nicht, ob äußere Ursachen überhaupt bestimmte ähnliche Psychosen hervorrufen, sondern *ob sie innerhalb dieser Ähnlichkeit zu gesetzmäßigen Unterschieden* und ursachespezifischen feineren Symptomgestaltungen und Einzelerscheinungen führen. KRAEPELINS Einwand besteht also z. B. auch dann zu Recht, wenn Tetanus und Diphtherie tatsächlich zu Psychosen von exogenem Reaktionstypus führen sollten. Dies würde eben nur beweisen, daß verschiedene äußere Ursachen ähnliche Bilder erzeugen, die Eigenart der speziellen Ursache kann sich aber dann vielleicht in feineren spezifischen Erscheinungen kundtun. Bisher hatte man keine rechten Angriffsmöglichkeiten, um die zwischen KRAEPELIN und BONHOEFFER und ihren Schülern entstandenen Kontroversen zu entscheiden. Denn bei den symptomatischen Psychosen selbst und ihrer Symptomatologie blieben die Probleme offen und an anderen Krankheiten oder Zuständen gab es bislang noch keine Vergleichsmöglichkeiten. Durch die Symptomverbandslehre wird nun sogleich eine erste solche Vergleichsmöglichkeit geschaffen. Spätere werden folgen.

Der Vergleich von Schizophrenie und Einschlaferleben zeigt, daß „winzige“ symptomatologische Unterschiede auf weitgehende biologische Unterschiede hinweisen können. Als winzige Symptomunterschiede ergaben sich[1] die qualitative Färbung der Symptome, z. B. die Art, wie im Einschlafen die Flüchtigkeit und das Entgleiten anders erlebt wird wie in der Schizophrenie das Erfahren des Gedankenentzugs und der Willensentmächtigung. Ohne weiteres ergibt sich hier der Vergleich mit den symptomatischen Psychosen. Denn nun können offenbar die bei ihnen feststellbaren phänomenologischen und objektiv symptomatologischen Unterschiede, die man überall in den Syndromen verschiedener symptomatischer Psychosen auffinden kann, und die Bonhoeffer nicht leugnet, sondern nur für theoretisch unerheblich hält, dann auf recht weitgehende biologische Unterschiede der symptomatischen Psychosen hinweisen, wenn man das Modell Schizophrenie-Einschlaferleben zum Vergleich heranzieht. Daß bei den symptomatischen Psychosen weitgehende Unterschiede bestehen, ist unbestritten. Die Halluzinationen eines Fieberdelirs unterscheiden sich z. B. nach Farbigkeit, Gestaltung, Erlebnisfähigkeit weitgehendst von denen eines Alkoholdelirs. Man hat von diesen Unterschieden bisher theoretisch weitgehend abstrahiert und ihre Entstehung mehr oder weniger als eine psychopathologische Spielart empfunden. Aber man hat das doch nur deswegen getan, weil man über die biologische Bedeutung solcher Unterschiede sich keine rechte Vorstellung machte. Nunmehr sieht aber das Problem anders aus. Gelöst werden wird es allerdings nur, wenn die am Zustandekommen der symptomatischen Psychosen beteiligten Symptomverbände und die qualitative Eigenart, mit der sie sich bei der Beteiligung verschiedener Noxen ändern, genügend klargestellt worden sind. Auch die Verteilung der Symptome kann ausschlaggebend sein. Das zeigt das Modell Schizophrenie-Einschlafen. Im Einschlafen überwiegt der Verband der Flüchtigkeit, in der Schizophrenie tritt der des Gedankenentzugs zurück. Bei den symptomatischen Psychosen findet man nun Grundsymptome wie die der Schwerbesinnlichkeit, der Benommenheit in sehr verschiedenem Maße ausgeprägt und innerhalb der einzelnen Syndrome der symptomatischen Psychosen die Einzelsymptome in überaus verschiedener Beteiligung. Auch diesen Unterschied hat die Reaktionstypenlehre in seiner Bedeutung vernachlässigt, nur deswegen weil man für seine Deutung bislang keine Anhaltspunkte hatte. Und dasselbe gilt für die Unterschiede, die beim Zusammenwirken der einzelnen Symptomverbände entstehen. Hierüber hat man bei den symptomatischen Psychosen überhaupt noch keine Untersuchungen angestellt. Die neue Lehre führt also hier zu ganz neuen Gesichtspunkten der Forschung. Und das gilt erst recht, wenn man sich dann noch fragt, welche Bedeutung die Teilkonstitutionen bei der Entstehung der symptomatischen Psychosen bei verschiedenen Noxen haben können. Durch die neue Auffassung wird also ein Modell geschaffen, an welchem eine Überprüfung der Reaktionstypenlehre kritisch möglich wird. Erst eine lehrbuchmäßige Darstellung der symptomatischen Psychosen kann die Voraussetzungen schaffen,

[1] Vgl. C. Schneider: Psychologie der Schizophrene. Thieme 1930. Psychiatrie und Psychologie. Arch. f. Psychiatr. 1926.

unter denen die verschiedenen Symptomverbände klar hervortreten, welche an der Entstehung der symptomatischen Psychosen mitbeteiligt sind. Daher kann die Untersuchung an dieser Stelle zunächst abbrechen, und sie mag später wieder aufgenommen werden, wenn die Untersuchungen im Gesamtgebiet der Psychiatrie weiter fortgeschritten sind. Nur das eine sollte klar sein, daß sich auch die Bedeutung der Reaktionstypenlehre in einer biologischen Psychiatrie ganz anders stellen wird als unter der Herrschaft der KRAEPELINschen klinischen Psychiatrie.

Zusammenfassung der wichtigsten Ergebnisse und Schlußbemerkungen.

Die vorliegende Untersuchung ist entstanden aus dem Bemühen, die Erfahrungen der Psychopathologie und der psychiatrischen Klinik mit den Ergebnissen intensiver Arbeitstherapie zu vereinigen. Die Tatsache, daß die Arbeitstherapie — abgesehen von einer gewissen bloßen routinierten Verwendung bestimmter Beschäftigungsarten — sich zwar praktisch ausgebreitet, aber wissenschaftlich keineswegs durchgesetzt hat, ist ziemlich unbestreitbar. Der Grund dafür ist, daß die Arbeitstherapie theoretisch sich nur schwer in das heutige System der Psychiatrie einbauen läßt. Denn dieses System enthält keine Voraussetzungen, um die innere Dynamik des in der Arbeitstherapie sich abspielenden biologischen Geschehens zu erfassen. Wenn man gelegentlich versucht hat, die arbeitstherapeutischen Wirkungen nur als psychologische Wirkungen hinzustellen, so ist das gewiß nicht richtig. Denn die Arbeitstherapie wirkt nicht nur auf die seelischen, sondern auch auf die körperlichen Bereiche der Krankheit, und zwar auf körperliches Geschehen in einer Weise, die nicht psychologisch gedeutet werden kann. Sie wirkt ferner auf Krankheitszustände mit tiefer Benommenheit, bei denen eine psychologische Einwirkung im üblichen Sinne nicht möglich ist.

Durchgreifende Arbeitstherapie stellt immer einen Eingriff dar, der über die psychologischen Tatbestände hinaus in allgemeine biologische Wechselbeziehungen im Organismus der Kranken eindringt. Man bedient sich dabei — soweit es nicht allein auf die Beeinflussung seelischer Funktionen ankommt — des Seelenlebens nur als Eingangspforte und sozusagen als Leitstelle für die körperlichen Wirkungen. Das begrenzt gegenüber anderen Behandlungsarten die körperlichen Wirkungsmöglichkeiten in verschiedener Richtung, bringt aber den ungeheuren Vorteil mit sich, daß *alle schöpferischen Kräfte* des Organismus, welche auf das engste mit dem Seelischen verknüpft sind, der Behandlung der Krankheiten und der Mobilisierung vorgebildeter Funktionsverbände dienstbar gemacht werden. Am deutlichsten ist dieses Eindringen bei bestimmten Instinktvorgängen sichtbar zu machen. Ziel und Aufgabe der Arbeitstherapie ist es, in die Gesamtheit aller biologischen Vorgänge einer Krankheit einzugreifen. Schon mit dem heutigen arbeitspathophysiologischen Wissen kann man die Möglichkeit hierzu nachweisen.

Die Arbeitstherapie führt also, wenn man sie mit den Ergebnissen der bisherigen Forschung vereinigen will, weit über den gegenwärtig gültigen Grundstandpunkt der klinischen Psychiatrie hinaus. Diese strebt zwar zu biologischen

Auffassungen hin, ist aber noch nicht imstande, sie voll zu verwirklichen. In der Arbeitstherapie werden überall biologische Zusammenhänge angesprochen und eine umfassende biologische Betrachtungsweise vorausgesetzt oder wenigstens gefordert. Denn dic Arbeitstherapie verlangt, wenn man sie richtig handhaben will, einenEinblick in die Dynamik, in die — biologisch besonders wesentliche — Rangordnung, in die Entwicklungstendenzen und in das gegenseitige Verhältnis aller Funktionen sowohl im normalen als auch im gestörten Organismus. Da die heutigen Kenntnisse in diesen Forschungsgebieten noch dürftig sind, begegnen der Durchsetzung arbeitstherapeutischer Behandlungsformen insofern jetzt noch vielfach Schwierigkeiten, als auch die theoretischen Grundlagen der Arbeitstherapie nur sehr allmählich werden erarbeitet werden können. Umgekehrt aber führt eine klare Durchführung dieser theoretischen Forschungsarbeit mit Notwendigkeit zu einer biologischen Vertiefung der theoretischen Medizin. Dadurch ergibt sich ein wichtiger theoretischer Fortschritt, können doch durch die Arbeitstherapie praktisch wirksame Situationen geschaffen werden, in denen die dynamischen Beziehungen und die in der Ontogenese wechselnden Rangverhältnisse sowie die Entwicklungsvorgänge der verschiedensten Funktionszusammenhänge methodisch bloßgelegt und durch geeignete Arbeitsbelastung gesteuert werden können. Die Arbeitstherapie kann geradezu den Wert eines biologischen Experimentes bekommen, das hohe Sicherheit verbürgt.

Die Erkenntnis dieser Tatsachen führte zu der weiteren Einsicht, daß unter der Wirksamkeit der Arbeitstherapie ein Einblick in bestimmte biologische Fragestellungen bei den endogenen Psychosen möglich sein müsse. Denn da die Arbeitstherapie in erster Linie die endogenen Funktionszusammenhänge anspricht, mußten die Gesetzmäßigkeiten endogener Art bei den endogenen Psychosen unter der Wirksamkeit der Arbeitstherapie klarer hervortreten. Die Beobachtung lehrte schließlich, in einer Vereinigung früher erarbeiteter psychopathologischer und insbesondere auch phänomenologischer Feststellungen[1] über das Wesen der schizophrenen psychischen Störungen an der Hand der Symptomvariabilität innerhalb des Gesamtbereichs schizophrener Krankheiten nach den Voraussetzungen für die biologischen Zusammenhänge der Symptome zu forschen. Die Arbeitstherapie hatte gezeigt, daß einzelne Symptome der Schizophrenie offenbar biologisch in engerem Zusammenhang ständen, als dies bisher angenommen worden war. Bestanden solche Zusammenhänge, dann mußten sie sich, da die Schizophrenie eine endogene Krankheit ist, in der endogen bedingten Variabilität der Symptome zeigen. Daraus ergibt sich dann der Versuch, bei symptomatologisch unvollständigen Schizophrenien nach den vorauszusetzenden Gesetzmäßigkeiten im Zusammenhang der schizophrenen Symptome zu suchen. Auf diese Weise entstand eine aus klinischer Beobachtung abgeleitete gesetzmäßige Gruppierung der wichtigsten schizophrenen Grundsymptome in drei Gruppen (sogenannten „Symptomverbänden"). Deren Selbständigkeit ließ sich durch drei Tatsachen nachweisen: 1. jeder einzelne dieser drei Symptomverbände kann unabhängig vom anderen auftreten, 2. er kann sich auch in den klassischen Bildern der symptomatologisch vollständigen Schizophrenie, welche alle drei Symptomgruppen enthalten, unabhängig von den anderen weiterentwickeln,

[1] Vgl. C. Schneider: Psychologie der Schizophrenen. Leipzig: Georg Thieme 1930, und frühere Arbeiten.

3. die Symptomgruppen können sich in mannigfacher Weise durchdringen, wodurch neue Symptome entstehen. Die klinische, prognostische und therapeutische Selbständigkeit dieser Symptomverbände rechtfertigte endlich die Behauptung, daß jeder Symptomverband einen realen biologischen Tatbestand darstellen müsse. Der Vergleich mit dem Einschlaferleben zeigte, daß hier zwar qualitativ andersartige Erscheinungen vorliegen als in der Schizophrenie, daß aber die gleichen seelischen Einzelvorgänge wie bei den Schizophrenien in einer analogen Weise zu ähnlichen Symptomverbänden zusammengeschlossen werden. Daraus ergab sich der Schluß, daß die Symptomverbände als „Funktionsverbände" im Normalen vorgebildet sind. Also auch beim Normalen muß es Verbände der einzelnen psychischen Vorgänge geben (biologisch besondere „Funktionsverbände"), von denen die drei den Schizophrenien und den Einschlafvorgängen zugrunde liegenden Verbände in ihren grundlegenden Eigenschaften kurz gekennzeichnet werden konnten.

Jeder dieser „Funktionsverbände" ist das Ergebnis eines biologischen Differenzierungsvorganges im gesamten Organismus und greift ebenso wie die „Symptomverbände" über psychische und somatische Erscheinungen in gesetzmäßiger Weise hinweg, indem er jeweils bestimmte einzelne psychische und somatische Funktionen aus dem Gesamt der übrigen herausgreift und in sich vereinigt. Damit erfährt die Tatsache eine nähere Präzisierung, daß jeder Entfaltungsschritt und jeder Rückbildungsschritt während des Lebens immer bestimmte einzelne seelische und körperliche Funktionen einschließlich der morphologischen Merkmale des Organismus umfaßt.

Wer etwa den ersten „Gestaltwandel" (Zeller) des Kindes im ersten Schulalter einer genaueren Beobachtung unterzieht, wird sofort erkennen, daß dem körperlichen Gestaltwandel auch eine Entfaltung ganz bestimmter seelischer Funktionen entspricht. Der körperliche Gestaltwandel betrifft nur einzelne Faktoren im gegenseitigen Verhältnis der Gliedmaßen und des Rumpfes, im Fettansatz und in der Fettverteilung sowie in der Proportion des Gesichtes. Niemals ist der ganze Stoffwechsel und die gesamte Morphologie des Organismus an derartigen Vorgängen beteiligt, niemals verschieben sich alle Proportionen und alle Gestaltmerkmale des Organismus gleichzeitig. Stets werden in der Entwicklung also bestimmte einzelne seelische und bestimmte einzelne körperliche Vorgänge herausgegriffen, wenn ein neuer Differenzierungsschritt einsetzt. Mit jedem neuen Differenzierungsschritt werden entweder neue Funktionen aus einer umschriebenen Gruppe von Funktionen herausentwickelt oder neue höhere Zusammenfassungen bereits entwickelter Funktionen gebildet. Angesichts der großen Flüssigkeit des inneren seelischen und äußerlichen körperlichen Wandels beim Normalen ist es aber schwer, die Zusammenhänge ohne weiteres zu erkennen. In den Symptomverbänden ist dagegen ein Rückschluß auf die Norm erst recht möglich, weil die krankhafte Störung die fraglichen Zusammenhänge isoliert heraushebt. Es ist zweifellos, daß bestimmte Symptomverbände auch die psychischen Veränderungen gesetzmäßig beherrschen, welche bei den Kindern dieser Altersspanne beobachtet werden, handle es sich um Schwachsinn oder um andere Erkrankungen. Aus der Kenntnis solcher Symptomverbände wird so sich auch eine vertiefte Kenntnis dieses ersten Gestaltwandels und der dazugehörigen psychischen Funktionsdifferenzierungen ergeben.

Die Korrelation bestimmter einzelner seelischer Entfaltungs- oder Rückbildungsvorgänge mit entsprechenden körperlichen Veränderungen ist ein Tatbestand, auf den der konstitutionsbiologisch ausgerichtete Kliniker eigentlich unausgesetzt stößt. An der allgemeinen Tatsache zweifelt auch niemand, nur die einzelnen Zusammenhänge sind nicht genügend bekannt. Auch darüber besteht an sich kein Zweifel, daß sich die individuellen Unterschiede zwischen den einzelnen Konstitutionen und Persönlichkeiten im Bereich solcher Zusammenhänge entwickeln. Niemand zweifelt z. B. daran, daß sich die individuellen Veränderungen der Menschen, die dann die nächste Lebensspanne beherrschen, im 1. oder 2. Gestaltwandel oder während der Reifezeit oder schließlich während der Rückbildung manifestieren und daß sie in den durch Entfaltungs- und Rückbildungsschritte bedingten Verschiebungen der einzelnen psychisch-somatischen Korrelationen ihre letzte Begründung finden. Die moderne Konstitutionsbiologie hat bereits eine Reihe solcher Tatbestände in ihre Betrachtung gezogen, so insbesondere den sogenannten Dominanzwechsel zwischen asthenischer, leptosomer und pyknischer Körperverfassung am Ende des 4. Lebensjahrzehnts. Im einzelnen zeigt die Beobachtung aber einen zunächst fast verwirrenden Reichtum an Formen, in denen sich ein solcher Wechsel vollzieht. Das deutet darauf hin, daß es sich um eine komplexe Erscheinung handelt, an welcher zahlreiche Funktionskorrelationen mitwirken. Diese müßte man also kennen, um den Dominanzwechsel voll zu verstehen. Hierzu aber können die Symptomverbände dienen, wenn sie erst einmal auch somatologisch genauer bekannt sind. An dieser Stelle zeigt sich also ihre konstitutionsbiologische Bedeutung besonders deutlich. Aber auch gerade bei diesem noch verhältnismäßig genau bekannten Vorgang ist deutlich erkennbar, daß man mehr oder weniger nur Ahnungen von bestimmten Zusammenhängen als ihre Kenntnis besitzt. Man weiß nur, daß die Kenntnis der einzelnen Entwicklungsgesetze und Verschiebungsgesetze der zu vermutenden psychophysichen Korrelationen von größter praktischer und theoretischer Bedeutung für die gesamte Medizin ist. Die Physiologie, die Pathophysiologie, die Morphologie, die pathologische Anatomie lassen den Kliniker hier im Stich. Will er diese Probleme lösen, so muß er über die genannten Wissenschaften, deren Bedeutung für die gesamte Medizin unangetastet bleibt, hinausschreiten. Denn es handelt sich hier um eine Reihe von Tatsachen, welche Funktionsbeziehungen im Organismus aufdecken, deren die Morphologie, die Physiologie und die Pathologie deswegen noch nicht habhaft werden konnten, weil ihr Blick noch nicht auf biologische Gesetze im engeren Sinne ausgerichtet war.

Die Untersuchung tut nun einen wesentlichen Schritt zur methodisch sauberen Bestimmung solcher Tatsachen. Denn jeder Funktionsverband, welcher aus bestimmten Symptomverbänden einer Psychose heraus für die Gesundheitsbreite erschlossen wird, umfaßt eine präzis definierbare Gruppe psychischer und somatischer Erscheinungen und ermöglicht es, auf Grund empirischer Beobachtung während der Entwicklung des ganzen Lebens dasjenige Tatsachenmaterial zu sammeln, aus welchem das Evolutions- und das Involutionsgesetz eines ganzen Symptomverbandes und des zugehörigen gesunden Funktionsverbandes und damit der zugehörigen Einzelmerkmale, Eigenschaften und Leistungen abgeleitet werden kann. Die Symptom- bzw. Funktionsverbände erfüllen daher alle auf S. 32/33 aufgestellten Forderungen. Denn jeder dieser Verbände hat offenbar sein besonderes Funktionsgesetz, durch welches die ihm zugehörige Eigenschafts- und Merkmals- bzw. Vorgangsgruppe im gesamten weiteren Entwicklungsgang gemeinsam reguliert wird. Die einzelnen Funktionen jedes Funktionsverbandes durchlaufen gesetzmäßig alle Differenzierungsstufen miteinander, jedesmal mit bleibenden Auswirkungen für ihre gesamte Leistungskapazität und Leistungsform[1]. Es ist klar, daß damit eine Betrachtungsweise eröffnet wird, welche über die bisherigen Wissenschaftsabgrenzungen der einzelnen medizinischen Disziplinen hinweggreift. Denn ein Tatbestand von derartiger Allgemeinheit, welcher sowohl psychopathologische wie physiologische, morphologische wie funktionelle, klinische wie entwicklungsbiologische Tatsachen umfaßt, kann nicht anders charakterisiert werden als eine biologische Betrachtungsweise und Denkungsart.

Wenn man mit erfahrenen Ärzten derartige Fragen bespricht, so wird für gewöhnlich die Frage nach dem Sinn und nach dem Substrat dieser Funktionsverbände und Symptomverbände gestellt.

Die Frage nach dem Sinn der Funktionsverbände muß zunächst nicht sachlich biologisch, sondern mehr methodisch betrachtet werden. Es handelt sich nämlich in jedem Funktions- und Symptomverband um eine bestimmte Form der dynamischen Funktionskorrelationen, d. h. jeder Funktionsverband beim gesunden Organismus und jeder entsprechende Symptomverband in der Pathologie enthält den Inbegriff aller Korrelationsgesetze zwischen den betreffenden Funktionen.

Man kennt, um einen kurzen Überblick zu geben, bisher *sechs Formen*, in denen die Korrelationen verschiedener Funktionen vorkommen. Sie lassen sich in zwei Gruppen bringen. Die ersten *drei* Formen sind *stofflicher*, die zweite Gruppe von *drei* Formen von *mehr organologischer Natur*. Es werden z. B. bestimmte Grundkorrelationen durch bestimmte Spurenstoffe (einzelne Elemente) hergestellt, wie sie in der Klimato- und Bäderforschung neuerdings aufgefunden wurden, weil sich bestimmte körperliche Gesamtwirkungen der Mineralwässer nur auf die korrelierende Funktion derartiger Spurenstoffe, zu denen das Kupfer und andere Elemente gehören, zurückführen lassen. In der zweiten Gruppe von stofflichen Korrelationen handelt es sich um jene Korrelationen, die im gesamten Stoffwechsel dadurch hervorgerufen werden, daß bestimmte Schlackenstoffe, z. B. die Milchsäure, bei der Muskelarbeit ganz bestimmte Rückwirkungen auf die Stoffwechseltätigkeit des gesamten Organismus ausüben. Dem Psychiater sind derartige Korrelationen und Regulationen bekannt geworden durch die Untersuchungen von JAHN und GREVING am Stoffwechsel der Astheniker[2]. Die dritte Gruppe der stofflichen Korrelationen ergibt sich durch die Existenz der Hormone. Die Tatsachen dieser Gruppe sind so allgemein bekannt, daß nähere Ausführungen hierzu nicht notwendig sind.

Organologische Korrelationen ergeben sich besonders im Kreislaufsystem in der Art, wie die Peripherie und der zentrale Motor des Kreislaufs voneinander abhängen. Die Bedeutung des Nervensystems als Organ der Funktionskorrelationen ist so bekannt, daß weitere Ausführungen hierzu nicht notwendig sind.

---

[1] Ebenso hinsichtlich ihrer Reaktionsnormen auf exogene Einflüsse aller Art.

[2] Anderen Formen solcher Korrelationen ist HENDERSON nachgegangen. HENDERSON: Blut. Dresden u. Leipzig: Th. Steinkopff 1932.

Aber es ist ja ebenso bekannt, daß auch die psychischen Funktionen derartige korrelierende Wirkungen ausüben.

Zu diesen bekannten sechs Formen der Korrelation tritt nun in den Funktionsverbänden eine neue, höhere, *biologisch-dynamische*.

Die ärztliche Beobachtung und die Behandlungserfahrung aller Zeiten hat solche höhere Korrelationen immer angenommen oder geschaut. Heute ist die theoretische Heilkunde so weit entwickelt, daß die methodische Untersuchung dieser höheren Korrelationsformen dringend nötig wird. Ein Beispiel kann das verdeutlichen:

Der Diabetes mellitus ist eine endogene Erkrankung. Er wird heute von zahlreichen Forschern (v. Bergmann a. a. O., u. a., siehe auch Hanhart: Handbuch der Erbbiologie des Menschen Bd. IV, Teil 1) als Störung einer neuralendokrinen Funktionskorrelation aufgefaßt. Macht man nun den Versuch, die zahlreichen Spielarten des Diabetes, seine verschiedenen endokrinen und neural bedingten Abwandlungsformen, seine Wandlungen im Laufe der verschiedenen Altersstufen, seinen verwickelten Erbgang und seine Beziehungen zu anderen Stoffwechselerkrankungen aus den Voraussetzungen einer solchen Theorie abzuleiten, so zeigt sich, daß das nicht geht. Man kann mit neural-hormonalen Dysregulationen die individuelle Variabilität und den Funktionswandel deswegen nicht erklären, weil sowohl die neurale als die hormonale Seite der Korrelation selbst solchen individuellen Variationen unterliegt.

Man dreht sich im Kreise, wenn man es doch versucht. Die individuellen Spielarten der neural-dyskrinen Korrelationen im Diabetes werden dann eben mit den individuellen Spielarten der neuralen und dyskrinen Korrelationen erklärt. Gewonnen ist dadurch nichts als eine Reihe von Worten. Die meisten Untersucher versuchen daher eine Erklärung der individuellen Diabetesvariabilität oder eine Unterordnung unter allgemeinere Gesetze nicht. Sie begnügen sich, die Spielarten zu beschreiben und die Beziehung zu Alter, Geschlecht und körperlicher Konstitution und Umwelt aufzuzeigen. Denn auch die neuralen und hormonalen Funktionswandlungen im Laufe des Lebens unterliegen höheren biologischen Entwicklungsgesetzen, und erst wer diese kennt, wird in der Lage sein, zu erklären, welche Gesetze die individuelle Variabilität der einzelnen Korrelationsformen beherrschen.

Man braucht also über die genannten Korrelationen hinaus noch andere, übergreifende. Und der erste methodische Ansatz hierzu ergibt sich in den Symptomverbänden. Denn über alle jene Korrelationsformen und über alle Organgesetzmäßigkeiten hinweg greifen die Symptomverbände und die Funktionsverbände. Sie regulieren gewisse Einzelvorgänge unter ein ganz bestimmtes biologisches Entwicklungsgesetz, das deswegen in besonderem Maße das Prädikat biologisch verdient, weil erst mit diesem Gesetz die Möglichkeiten der organismischen Antwort auf die Wirkungen der Umwelt endgültig festgelegt werden. Die Symptomverbände und die Funktionsverbände stellen also Korrelationsgesetzmäßigkeiten einer ganz bestimmten höheren Stufe dar.

Es ist vielleicht zweckmäßig, das noch einmal an einem Beispiel vor Augen zu führen. Was geschieht denn in der Reifezeit? In der Reifezeit sind die Korrelationen der stofflichen und der organologischen Gruppe bereits weit entwickelt. Soweit neue hormonale Differenzierungen und Korrelationen eintreten (z. B.

Sexualhormon), reichen nach dem Urteil aller Sachverständigen auf dem Gebiete der Reifebiologie des Menschen die durch sie gesetzten Wirkungen nicht aus, um die in den Reifeperioden mehrfach stufenweise einsetzende Fortentwicklung der Gesamtpersönlichkeit[1] zu erklären. Die Neuentstehung dieser Hormone und ihre individuelle Wirkungsart ist vielfach selbst erst dem jeweiligen Gesetz der Reifung untergeordnet. Worin besteht also der biologische Gesamtfortschritt der Reifezeit, welcher doch zweifellos, wie jedem Arzt ohne weiteres einleuchtet, alle Funktionsbeziehungen im Organismus in einer elastischen und doch zu gleicher Zeit durchgreifenden Weise neu ordnet und viele überhaupt erst reguliert? Die vorliegende Untersuchung hat die Vorgänge der Reifezeit keineswegs ausgeschöpft, aber sie hat in ihr drei Formen der neuen Regulierungsart erkennen lassen. Wenn in den letzten Stufen der Reifezeit bzw. am Abschluß der Reife dann noch eine vierte Form hinzutritt, die bereits kurz einmal dargestellt wurde (siehe S. 139), so zeigt sich nun, wie kompliziert diese dynamischen Funktionskoppelungen sind. Für das Gebiet, das in dieser Untersuchung näher beleuchtet wurde, ist es bemerkenswert, daß der leptosame Körperbau und der athletische Körperbau, d. h. also die beiden Körperbauformen, die in der Schizophrenie die Hauptrolle spielen, bereits mit dem 18. und 19. Lebensjahr praktisch voll entwickelt sind, während die Merkmale des pyknischen Körperbaues erst mit der vollen Reife klarer hervortreten und vielfach erst im 3. bis 4. Lebensjahrzehnt voll erkennbar werden. Es ist das ein neuer Hinweis darauf, daß mit dem Begriff der Funktionsverbände biologische Gesetzmäßigkeiten und Funktionskorrelationen erfaßt sind, welche wirklich über alle bisherigen funktionalen und morphologischen Organbeziehungen hinweggreifen. Man darf es als einen besonderen Vorzug der neuen Betrachtungsweise ansehen, daß in der Reihenfolge, in der die Symptomverbände während der Reifezeit in Erscheinung treten, zu gleicher Zeit eine Rangordnungsreihe aufgestellt wurde, so daß der zuletzt in Erscheinung tretende Funktionsverband auch der rangordnungsmäßig allen übrigen Korrelationen übergeordnete und deren Wirksamkeit letztlich regulierende Funktionsverband ist. Erst mit den neuen Begriffen wird daher ein Einblick in eine Gruppe von Gesetzmäßigkeiten gegeben, um welche sich die praktische Medizin zwar immer bemüht hat, welche aber einer systematischen Untersuchung noch nicht zugänglich waren. Man darf es als einen besonderen Vorteil buchen, daß damit zu gleicher Zeit das Problem der individuellen Unterschiede in den Krankheiten der Menschen und in ihren Konstitutionen auf eine neue Weise zugänglich gemacht wird.

Angesichts dieser Bedeutung der neuen Begriffe ist die Frage nach dem Substrat der Vorgänge verhältnismäßig gleichgültig. Dieses Substrat kann, aber muß nicht in stofflichen Bedingungen gegeben sein. Vielleicht handelt es sich auch um rein dynamisch biologische Vorgänge. Diese Annahme schwebt durchaus nicht völlig in der Luft. Selbst bei den viel einfacheren Problemen der Entwicklungsvorgänge nach den ersten Zellteilungen und bei der Bildung der Keimblätter stieß die experimentelle Entwicklungsmechanik auf Tatsachen, welche das Wirken rein dynamischer Gesetzmäßigkeiten und Beziehungen vorauszusetzen scheinen. Warum soll es am entwickelten oder am reifenden oder am

[1] Und die gerade in der Reifezeit erst voll auseinanderstrebenden individuellen Differenzierungen zwischen den einzelnen Menschen (!).

sich rückbildenden Organismus anders sein? Zweifellos wird eine empirische Lösung dieser Probleme in Zukunft einmal möglich sein. Bis dahin ist die Vermutung erlaubt, daß dem einen Symptomverband mehr ein stoffliches Substrat zugrunde liegen möchte, während ein anderer vielleicht eine rein dynamische biologische Wesenheit besitzt. Nur eine Bemerkung sei hierzu noch erlaubt. Die rein dynamische Deutung würde gewisse Ansätze wieder aufnehmen, welche bereits das Nachdenken der Hippokratiker über Art und Wesen der menschlichen Konstitutionsunterschiede gezeitigt hatte, und würde sie mit den Mitteln einer modernen Methodik zum Siege führen können. Ausdrücklich bekennt sich an dieser Stelle die Untersuchung zu einem rückhaltlosen „hippokratischen Denken". Nur muß die Begründung für dieses Bekenntnis einer späteren ausführlichen und kritischen Geschichte der Psychiatrie vorbehalten bleiben.

Gerade wenn man an eine rein dynamische Wesenheit der gefundenen Gesetzmäßigkeiten denkt, ist es möglich, die Tatsache methodisch aufzuklären, welche dadurch gegeben ist, daß jedesmal in einer bestimmten Konstitution jeder Wechsel der Funktionsformen jedesmal nur auf einer neuen Entfaltungs- oder Rückbildungsstufe gegeben wird und daß sich jeder dieser Wechsel allemal auf psychische, somatische und morphologische Merkmale und Eigenschaften erstreckt. Der Begriff der Funktions- und Symptomverbände hat also eine umfassende Bedeutung und eine eigentümliche Stellung in der Problematik der biologischen Funktionskorrelationen überhaupt. Bedenkt man einmal einen hoffentlich in nicht allzu ferner Zeit entwickelten Stand des neuen Denkens, so würde man ein Stadium voraussetzen können, in dem vielleicht zehn, zwölf oder fünfzehn solcher Symptomverbände in ihren pathologischen, klinischen, entwicklungspsychologischen, konstitutionsmorphologischen usw. Merkmalen näher bekannt sind. Dann würde man nicht nur die Struktur zahlreicher Psychosen und ihrer Verläufe viel besser kennen, sondern auch in einer bestimmten Population unter der selbstverständlichen Voraussetzung, daß die Grundlagen der Symptom- und Funktionsverbände erblicher Art sind, die Häufigkeit bestimmter Konstitutionen und damit auch die Häufigkeit ganz bestimmter morphologischer Merkmale und deren gegenseitige Stellung empirisch in neuer Weise bestimmen können, sobald man die Zahl der Psychotischen darin genau kennt. Das aber würde nicht nur für die Erbbiologie wie für die Anthropologie überhaupt von größter Bedeutung sein, sondern auch dank der vielfachen Verflechtung aller Differenzierungsschritte die gegenseitige Überprüfung der biologischen Einzeldisziplinen auf eine einheitliche Grundlage stellen.

Der Organismus erscheint dann als ein Gebilde, dessen Leben aus dem fortwährenden Wechsel im Aufbau und Abbau, in der Ausgestaltung, Entfaltung und Rückbildung solcher Funktionsverbände, d. h. aber der biologischen Elementarfunktionsgruppen und Elementarvorgänge besteht. Im Spiel dieses Aufbaues und Abbaues wechselt die Rangordnung der Funktionsverbände von Jahrfünft zu Jahrfünft oder von Jahrzehnt zu Jahrzehnt und auch ihre qualitative und dynamische Stellung zueinander. Die neue Betrachtung erlaubt also, gerade weil die Symptomverbände und Funktionsverbände auch der Inbegriff einer empirisch definierbaren entwicklungsbiologischen Zusammengehörigkeit ist, tiefere und speziellere Einblicke in die Lebenskurve der verschiedensten Konstitutionen, als es bisher möglich ist.

Daraus ergibt sich auch, daß *die neue Lehre zu einer vertieften Beschreibung der pathologischen Lebensvorgänge wie auch der normalen Funktionen des Organismus führt.* Denn sie lenkt viefach erst die Aufmerksamkeit auf bisher übersehene oder vernachlässigte Erscheinungen und zeigt ganz neue Erscheinungen auf.

Die Stellung dieses neuen Denkens zur bisherigen Psychiatrie ist damit begründet. Es handelt sich um die direkte Fortsetzung der Intentionen KAHLBAUMS und um eine Fortentwicklung sehr wesentlicher Ansätze der KRAEPELINschen Psychiatrie. Die Art aber, wie die Konstitutions- und die Erbbiologie eingebaut werden, ist kennzeichnend für den Unterschied zur KRAEPELINschen klinischen Psychiatrie. Mehrfach ist in der vorgängigen Untersuchung an Beispielen dargelegt worden, daß im Gegensatz zur KRAEPELINschen Psychiatrie die Einzeldisziplinen in eine neue Art und eine exaktere Form innerer Beziehung und gegenseitigen kritischer Überprüfung eintreten, während sie sich in der KRAEPELINschen Psychiatrie nur sachlich ergänzen. Ein Beispiel möge dies noch einmal verdeutlichen. Nimmt man den Gedankenentzugsverband bzw. den normalen Funktionsverband der Konstanz des Denkens, so spricht vieles dafür, daß er in gewissen Fieberdelirien eine Rolle spielt. Dann läßt sich eine solche Behauptung z. B. dadurch verifizieren, daß man die deliranten Zustände der Kinder vor dem Prädilektionsalter der Reifung, d. h. also vor dem 12., 13., 14. Lebensjahr, einer nochmaligen genauen Untersuchung unterwirft. Denn wenn es richtig ist, daß der entsprechende normale Funktionsverband der Konstanz erst mit dem Beginn der eigentlichen Pubertät ausdifferenziert, werden die ihm im Syndrom der Delirien zuzuordnenden Erscheinungen den Delirien im Kindesalter fehlen müssen. Daraus wird sich dann auch eine andere Dynamik des ganzen Syndroms ergeben. Die rohe klinische Empirie spricht eindrucksmäßig sehr dafür, daß es sich tatsächlich so verhält. Aber umgekehrt geben die Veränderungen, welche die Delirien mit dem Eintritt ins Erwachsenenalter erleiden bzw. die Klarlegung der Zeitpunkte, zu denen bei den einzelnen Konstitutionen Delirien in der dem Erwachsenen eigentümlichen Syndromatik eintreten, wenn sie nach und nach während dem Fortgang des Reifezeitalters nachgewiesen werden können, zu gleicher Zeit bestimmte Hinweise darauf, wie in einer Popularisation die Anlagen für die einzelnen Reifestufen verteilt sind. Damit wird nun zu gleicher Zeit ein ganz bestimmter Kreis erbbiologischer Probleme angeschnitten, dessen Klärung wiederum an den klinischen Beobachtungen der Fieberdelirien verifiziert werden kann, und zwar am symptomatologischen Aufbau der Fieberdelirien selbst, nicht bloß wie bisher, am Gesamtsyndrom der sogenannten exogenen Psychosen. Es ist klar, daß eine solche Art des Denkens über die in der KRAEPELINschen Systematik und Klinik geübte Form der Begründung und der dadurch den Einzeldisziplinen zugewiesenen Stellung um so weiter hinausgreift, je mehr auch noch morphologische oder humorale Eigenschaften den gleichen Gesetzen und Beziehungen eingeordnet werden können. Während im KRAEPELINschen Ansatz die Ergebnisse der Einzeldisziplinen miteinander nur korrespondieren müssen, ist nun eine wirkliche Prüfung jeder einzelnen Behauptung durch alle Teilfächer der Psychiatrie möglich. Die Überprüfung geschieht also nicht mehr am Ergebnis, wie etwa die heutige Erbbiologie nur das summarische Endergebnis klinisch-psychopathologischer Beschreibung sich zunutze macht, oder die Serologie der Paralyse zum Gesamt der klinischen

Erfahrung in Beziehung steht, sondern sie vollzieht sich in der methodischen Einzelinduktion. Es braucht nicht mehr nachgewiesen zu werden, wie sehr durch den Begriff der Symptom- und Funktionsverbände die Verlaufsgesetze der Psychosen zugänglich werden und wie die Strukturanalyse erleichtert wird. Einer der wesentlichsten Fortschritte besteht beim neuen Denken schließlich darin, daß auch die Therapie in vollem Umfange in die theoretische Begründung einer Biologie der Psychosen mit eingeht. *So weitet sich eben mit dem neuen Denken die bisherige klinische zur wirklich biologischen Psychiatrie, welche die Anschauung von der „Einheit des Lebens" unter Ausnutzung aller entwicklungsphysiologischen und pathologischen Tatsachen von einer nur weltanschaulichen Überzeugung gegenüber allen dualistischen Ontologien zur methodisch sauberen Wissenschaft erhebt und damit eine der tiefsten Einsichten unserer Zeit dauernd festigen hilft.*

Niemand wird sich darüber täuschen können, welche ungeheuren Schwierigkeiten der Verwirklichung einer solchen Idee noch entgegenstehen. RUFFIN hat auf diese Schwierigkeiten in seiner Besprechung des Buches „Über die Behandlung und Verhütung der Geisteskrankheiten" bereits hingewiesen. Ehe einmal ein Symptomverband in seiner Gesamtbiologie, d. h. in seiner Entwicklung während des ganzen Lebens, in seiner Pathologie und in seiner Erbbiologie sowohl psychologisch wie somatologisch durchforscht sein wird, muß noch eine ungeheure Arbeit geleistet werden. Es werden sich auf dem Gebiete der stoffwechselpathophysiologischen und morphologischen Untersuchung nicht nur sachliche, sondern auch methodische Schwierigkeiten entgegenstellen, deren Überwindung viel Arbeit kosten wird. Vor allem wird ihr von ihren bisherigen Positionen der Übergang zu einer Betrachtung schwerfallen, welche die Stoffwechselvorgänge nicht nur nach ihrer stofflichen Wirkung aufeinander, sondern auch nach ihren rein biologisch-dynamischen Beziehungen und Einflüssen aufeinander prüft. Auch hier wird sich eine Umformung des Denkens vielfach nicht umgehen lassen, ohne daß darum die bisherigen beschrittenen Wege verlassen zu werden brauchten. Nach dem, was über den Sinn der Symptom- und Funktionsverbände kurz angedeutet wurde, ist es klar, daß hier die sichtbar werdenden Korrelationen und biologischen Zusammenhänge der einzelnen Funktionen ebenso wie ihre Entwicklungsgesetze die weitere Erforschung jener sechs anderen Formen der Korrelation, von denen die Rede war, nicht ausschließen. Nur werden sich überall bestimmte Abweichungen von den unter anderen Forschungsgesichtspunkten ermittelten Tatsachen ergeben. Der Vorzug des neuen Denkens liegt darin, daß es sowohl den methodischen Anforderungen, welche die Ganzheit des Gesamtorganismus stellt, wie denen, welche von den Teilkonstitutionen ausgehen, und schließlich überhaupt der methodischen Einzelanalyse in gleicher Weise gerecht wird. Der Kliniker stößt dauernd auf isolierte „Organminderwertigkeiten", welche nur Teile einer Organfunktion betreffen und in Beziehung zur Allgemeinkonstitution, aber auch zur Reaktionsfähigkeit des Organismus auf Umweltreize stehen. Ein besonders charakteristisches Beispiel hierfür gibt, worauf v. BERGMANN immer wieder hingewiesen hat, etwa der Magen ab, weshalb v. BERGMANN[1] einmal formuliert: „Schon die sogenannte Organminderwertigkeit, welche sich heriditär gerade einwandfrei für den Magen nachweisen läßt, zeigt, daß lokalisatorisches Geschehen

[1] BERGMANN, G. v.: Funktionelle Pathologie, 2. Auflage. 1936.

mit allgemein biologischem in engem Zusammenhang steht. Weder Ulkus noch Gastritis bleiben eine Allgemeinerkrankung, wie sich einmal ein Autor der ASCHOFFschen Schule aurdrückt, sondern ist der Ausdruck eines wechselnden Gewebsverhaltens auf Grund von ererbter Konstitution und erworbener Verfassung." Es ist klar, daß mit einer Methodik wie mit der hier eröffneten Betrachtungsweise derartige Probleme einmal sorgfältiger studiert werden können als bisher, und dann auch besser lösbar sind. Gerade wenn man die Evolution in Rechnung stellt, treten die Einzelzusammenhänge oft sehr deutlich hervor. Selbst so fortschrittlich gerichtete Konstitutionsforscher wie NAEGELI[1] sehen sich zur Zeit außerstande, die überall vermutbaren Einzelzusammenhänge klar zu charakterisieren. Insbesondere bedauert NAEGELI, daß keineswegs genügend zuverlässige Arbeiten vorliegen und ebensowenig größere Zahlen. Mit Recht greift er auf OSSIANDER zurück, der schon vor hundert Jahren die Tatsache erkannte, daß jede Entwicklungsperiode mit einer besonderen Disposition verbunden sei. NAEGELI weist in diesem Zusammenhang auch auf die ungewöhnliche präpuberale Fettsucht, die als vorübergehende Erscheinung bei bestimmten Konstitutionen beobachtet wird. Nur laufen bei seiner Darstellung somatische und psychische, stoffwechselpathophysiologische und morphologische Befunde noch in regelloser Weise nebeneinander her. Ihr innerer Zusammenhang wird nirgends darstellbar. Der Vorzug der neuen Begriffsbildung und des neuen Denkens liegt demgegenüber gerade darin, daß alle einem bestimmten Funktionsverband zugehörigen Entwicklungsdaten, Merkmale und Eigenschaften genau definiert und in ein klares empirisches Verhältnis gebracht werden können. Darauf beruht es, daß jeder Befund bei einer Psychose für die Analyse anderer Psychosen fruchtbar werden kann. Das wird einmal sowohl für die morphologischen wie auch alle pathophysiologischen Tatbestände jedes einzelnen Symptomverbandes möglich sein.

Der Hauptvorteil des neuen Denkens liegt dabei in erster Linie auf methodischem Gebiet. Die Symptomverbände und vor allem die zugrunde liegenden normalen Funktionsverbände sind in einer mehrfachen Richtung definiert:

1. *Psychologisch bzw. psychopathologisch* als Inbegriff aller seelischen Elementarvorgänge, durch welche das gleichzeitige Auftreten bestimmter seelischer Einzelerscheinungen, ihre weitere Differenzierung, Übbarkeit, Leistungsgröße, Reaktionsfähigkeit bestimmt wird.

2. *Nosologisch* durch die Dynamik, mit der sie sich gegenseitig beeinflussen, durchdringen, zu bestimmten Syndromen ausgestalten und durch Interferenzwirkungen, welche sie gegenseitig aneinander auslösen, neue Symptome erzeugen (z. B. Halluzinationen).

3. *Entwicklungsbiologisch*, insofern der Symptom- bzw. Funktionsverband der Inbegriff aller dem gleichen Entfaltungs- und Rückbildungsgesetz zugehörigen Einzelfunktionen ist, welche also vom gleichen Entfaltungs- und Rückbildungsgesetz beherrscht werden. Auf dieser entwicklungsbiologischen Bedeutung der neuen Hypothese ruht nun ein besonderer Nachdruck. Denn damit wird insbesondere der Erbbiologie eine Grundlage in der Psychiatrie geschaffen, über welche sie bisher noch nicht verfügte. Im Bereich der gesamten Erbbiologie hat

---

[1] NAEGELI: Allgemeine Konstitutionslehre. Berlin: Springer.

sich gezeigt, welche hohe Bedeutung dem entwicklungsphysiologischen Denken für die erbbiologische Analyse zukommt. In der Psychiatrie fehlte es bisher an Zentralbegriffen, welche die klinischen und nosologischen Tatsachen zu gleicher Zeit im biologischen Zusammenhang der ontogenetischen Entwicklung zu sehen erlauben. Hier greift die neue Begriffsbildung helfend ein. Denn durch die neuen Begriffe ist ein biologischer Bezugspunkt gegeben, mit Hilfe dessen die Funktionen faßbar werden, welche im späteren Leben unter die gleichen biologischen Gesetzmäßigkeiten fallen. Heute sind mit dieser Untersuchung nur die ersten rohen Merkmale der Symptom- und Funktionsverbände gegeben. Selbst wo sie richtig erfaßt wurden, wird noch viel Arbeit nötig sein, um jene Verfeinerung zu erreichen, welche erst als wahrhaft getreuer Ausdruck der tatsächlichen natürlichen Verhältnisse gelten kann. Ein heutiger Symptomverband ist daher einer ersten Atomgewichtsbestimmung vor 100 bis 150 Jahren zu vergleichen, d. h. das Prinzip der Merkmale und des Ergebnisses ist da, aber doch nur in erster Annäherung. Noch heute arbeitet die Chemie an der Verfeinerung der Atomgewichtsbestimmungen, also wird man es verständlich finden, daß auch die Symptom- und Funktionsverbände erst ganz allmählich hinreichend genau bestimmt werden können. In jedem Falle aber ergibt sich methodisch auch der Bezugspunkt der einzelnen Disziplinen untereinander, selbst dort, wo nur das Prinzip des neuen Denkens richtig, die einzelnen Merkmale der Verbände aber falsch wären. Die neuen Begriffe haben also die gleiche methodische Stellung wie der Begriff der korpuskulären Materie und des Atoms für die einzelnen Disziplinen der exakten Naturwissenschaften. Gerade die fehlerhaften Merkmalsbestimmungen geben hier den Ansatz zum Fortschritt.

Die neuen Begriffe sind nun durch empirische Daten definiert und daher in keiner Weise dogmatisch unzulässig festgelegt. Die Untersuchung kann sie daher auch durch weitere empirische Daten vervollständigen. Selbst aber wenn diese weitere empirische Forschung zur Erkenntnis führen sollte, daß die einzelnen Behauptungen über die Zahl und Art der Funktionen, welche einen Symptomverband aufbauen, sachlich nicht in vollem Umfange richtig sind, so würde in der Art der neuen Begriffsbildung und der neuen Zusammenhangsbildung eine neue Art des Denkens eröffnet sein, welche dem bisherigen Denken methodisch weit überlegen ist. Denn die neuen Begriffe erlauben dank ihrer entwicklungsbiologischen und dynamischen Ausrichtung eine Deutung unzähliger Tatsachen, und zwar aus empirischer Untersuchung heraus. Es braucht nicht noch einmal im einzelnen ausgeführt zu werden, worin diese heuristischen Möglichkeiten liegen. Soweit sie das Gebiet der Schizophrenie angehen, wurden sie schon erörtert. Nur darüber dürfte kein Zweifel bestehen, daß dieses neue Denken auch einer neuen Anschauung vom Wesen des menschlichen Organismus und den Gesetzen seines Aufbaues entspricht. Das volle Bild dieser neuen Anschauung zu entwerfen, ist hier noch nicht der Ort. Den bisherigen Begriffen, insbesondere aber dem heute üblichen Bild des schichtenweisen Aufbaues des Organismus, tritt hier eine ganz neue Anschauung entgegen. Sie genau zu zeichnen, wird dann Gelegenheit sein, wenn einmal eine Einführung in die Biologie sämtlicher Psychosen gegeben werden kann.

Nur darauf mag noch einmal hingewiesen werden, daß in der Bewertung der individuellen Variation ein neuer Standpunkt oder der bereits bei den Hippokratikern gegebene Standpunkt eingenommen wird, insofern die individuelle Variation zum Ausgangspunkt der Analyse und zum Bezugspunkt der Deutungen gemacht wird. Die individuelle Variation wird also nicht mehr geradezu als „Äfferei der Natur" angesehen, die den Arzt zwingt, von der „Wissenschaft" zur „Kunst" überzugehen, sondern sie erscheint als die naturgegebene Grundlage der theoretischen Medizin, soweit diese die Biologie des Organismus in ihre Betrachtung zieht. Ja die Tatsache, daß die Natur Funktionsverbände schuf, welche in individuellen Spielarten auftreten und sich in milliardenfacher Weise im Laufe des Erbganges zueinandergesellen können, sieht geradezu aus wie ein Kunstgriff der Natur, um die Stabilität allgemein stofflicher, morphologischer, funktionaler Gesetzmäßigkeiten mit einer überwältigenden Geschmeidigkeit der individuellen Lebensreaktionen zu verbinden. Denn diese Verbindung von Stabilität und Geschmeidigkeit kann nur dort gewährleistet werden, wo sich die Variabilität der einzelnen Individuen untereinander darauf aufbaut, daß gleiche „dynamische" und „biologische" (aber nicht stoffliche, organologische und morphologische) Elementarbestände in wechselnder Form miteinander kombiniert werden. Insofern nehmen diese Untersuchungen das Problem der Individualität, soweit es in den Gesichtskreis des Arztes tritt, in neuer Weise in Angriff. Die Zukunft mag zeigen, inwieweit die hier vorgelegenen Anschauungen zu vertiefter Klärung der biologischen und erbbiologischen Gesetze führen, von denen die individuelle Variabilität beherrscht wird.

Es ist kein Zufall, wenn ein solches Unternehmen gerade von der Psychiatrie ausgeht. Denn in ihm wird die Frage der Leib-, Seele- und der Ganzheitsstruktur des menschlichen Individuums und seines Lebensganzen vertieft zum methodisch lösbaren Problem gemacht, und es ist klar, daß zur Inangriffnahme einer solchen Aufgabe gerade die endogenen Psychosen den günstigsten Start bieten, greift doch ihre Symptomatologie in alle Bereiche des lebendigen Geschehens und währt doch ihr Verlauf leider meist ein ganzes Leben.

Nachtrag.

Unmittelbar bevor die Drucklegung dieses Buches abgeschlossen wird, sehe ich bei literarischen Studien zu anderen Zwecken, daß GIESE[1] bei seinen psychotechnischen Eignungsprüfungen auf einzelne der im Kapitel 7 eingehend dargelegten allgemeinpsychologischen Fragestellungen ebenfalls gestoßen ist, und zwar ausgehend von der Frage nach den Korrelationen zwischen verschiedenen psychischen Leistungen. Er hat diese Frage aber nicht näher bearbeitet und hat sie daher auch nicht einer Lösung zuführen können. Er schreibt: „Die Korrelationen erweisen ferner sehr eigenartige Tendenzen, welche bereits dartun, daß die Zusammenhangsgrundsätze zwischen unseren seelischen Funktionen gewissen Regeln folgen, und daß wir viele logisch gesehene Teilungen — so in Gemüt, Verstand, Wille usw. — nicht unbedingt aufrechterhalten können.“ Angesichts der starken individuellen Leistungsschwankungen bei Eignungsprüfungen mußte GIESE allerdings auf das Problem stoßen: Wie erklärt sich diese biologische Variabilität psychischer Vorgänge? Und dann mußten ihm die psychologischen Unterscheidungen in Wille, Gemüt und Verstand sofort als untauglich erscheinen. Die jetzige Untersuchung zeigt, wie das Problem lösbar ist und welche konkreten biologischen Tatsachen hierbei aufgefunden werden können.

---

[1] F. Giese: Handbuch der psychotechnischen Eignungsprüfungen, S. 662. Halle a. S.: Marhold 1925.

Namen- und Sachverzeichnis.

GPSR Compliance

The European Union's (EU) General Product Safety Regulation (GPSR) is a set of rules that requires consumer products to be safe and our obligations to ensure this.

If you have any concerns about our products, you can contact us on ProductSafety@springernature.com

In case Publisher is established outside the EU, the EU authorized representative is:

Springer Nature Customer Service Center GmbH
Europaplatz 3
69115 Heidelberg, Germany

Batch number: 10844827

Printed by Printforce, the Netherlands